「こころ」「からだ」「行動」へのアプローチ

子どもを理解する

監修 **浅倉次男** 山形県立保健医療大学 保健医療学部

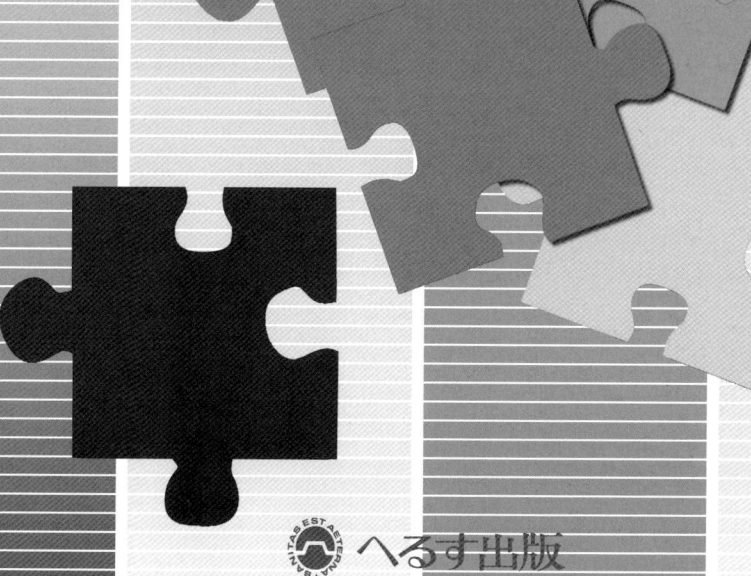

へるす出版

監修にあたって

　平成20年10月14日,「クローズアップ現代」(NHK)で,家族から見放された子どもたちを収容する公的機関(施設)が不足している状況が放映されていた。番組では保護施設・養護施設の生活の様子を紹介していたが,そのなかで,虐待を受け保護された10歳の少年の言動を視聴する機会を得た。彼の「ことば」は,人間不信(とくに,おとなに対する不信感)から発する,背筋が凍りつくような,きわめて恐ろしい(この表現が当てはまるような)彼の生活環境を象徴する内容であった。周知のとおり,虐待やいじめの行為の大半は,加害者自身が被害を受けた経験から生じている。いわば,加害者も同じ被害者である場合がほとんどである。世代間にまたがる悪循環である。両親から見放され,心身に虐待を受け,傷をかかえながら生きていかざるを得ない子どもたちに対して,私たちは,いかなるかかわり方ができるであろうか。

　障害者自立支援法ができて4年目を迎えようとしている。介護給付,訓練等給付,地域生活支援事業等の自立支援など,被対象者の範囲,社会保障全般について,法の見直しを含め,さまざまな課題が明らかになってきている。子どもたちの発達にとって,より前向きの施策が待たれる。

　芳賀彰子らは,小児精神科医の立場から「小児・思春期を対象とする心身医療専門外来の現況」(心身医学,第48巻,第10号,2008)のなかで,「小児・思春期の心身医学は地道な医療活動であるが,努力に見合った収益の享受は質の高い医療を提供し続ける源」と述べ,適切な医療報酬の設定を唱えている。さらに,子どもの「こころの問題」として,メンタルヘルスサービスの充実を図ることは社会病理の健全化に貢献し,家族の精神衛生上,重要であることを指摘している。

　一方,教育面においても「特殊教育」から「特別支援教育」に,「養護学校」から「特別支援学校」に名称を変え,ほとんどの小・中学校に「特別支援教育コーディネーター」が配置されるようになった。6%強の子どもたちは望むと望まないにかかわらず,「発達支援法」の配下におかれ,特別支援教育の発達支援を受けつつある。しかし,臨床現場においては,その肝心な「特別支援教育コーディネーター」の専門性とその役割が周囲に浸透せず,理解されていない状況である。このことは,誕生して間もないせいもあろうが,コーディネーター養成プロセス・課程の問題や,コーディネーター自身の意識の違い(差)が指摘されているのは,ご存じのとおりである。これからは,コーディネーター自身の意識改革はもちろんのこと,文部科学省,各都道府県の担当者の奮闘に期待したいと思う。特別支援教育にかかわる方々が,自信をもって臨床場面におけるコンセプト(つまり「子どものこころ,からだと行動へのトータルアプローチ」)とアイデンティティー(自己の役割意識)をもって業務を遂行していただくことを衷心より切望するしだいである。

　もはや,個人,家族,学校だけでは解決されない複雑な課題を含んでいるのかもしれない。中・長期的視点から,地域社会をも巻き込んでの対応,さらには政治・経済面からの施策が急務の時期にきているといえよう。

　ご多忙のところ,ご執筆くださった先生方のご意向をお汲み取りいただき,現代のさまざまな問題をかかえる「子どもたちのこころ,からだと行動」を理解する手だてのひとつに本書を加えていただければ幸甚である。また,いつも小生のわがままを聞き入れてくださり刊行の機会を与えてくださった,へるす出版の渡部勝氏に心から謝意を申し上げる。

平成20年11月

山形県立保健医療大学保健医療学部　社会福祉学博士　浅倉　次男

執筆者一覧(執筆順)

浅倉　次男(山形県立保健医療大学保健医療学部)
塩飽　　仁(東北大学大学院医学系研究科保健学専攻)
森本　　克(東海大学医学部付属病院小児科)
細谷　亮太(聖路加国際病院小児科)
荒井　恵一(元荒井小児科医院)
倉田　清子(東京都立東大和療育センター)
永井　洋子(静岡県立大学,社会福祉法人駿府葵会 久能の里)
林　　弥生(東京都練馬区立総合教育センター)
濱中　喜代(東京慈恵会医科大学医学部看護学科)
津田　茂子(茨城キリスト教大学看護学部看護学科)
津田　　彰(久留米大学文学部心理学科)
神田　秀人(山形県福祉相談センター)
島　　治伸(徳島文理大学人間生活学部心理学科)
小野　純平(法政大学現代福祉学部)
齊藤　博之(山形県立上山高等養護学校)
西牧　謙吾(独立行政法人国立特別支援教育総合研究所)
横田　雅史(愛知みずほ大学人間科学部)
大村　　清(独立行政法人国立病院機構西多賀病院小児科)
中田　尚子(埼玉県立小児医療センター看護部)
石田　雅美(前あいち小児保健医療総合センター看護部)
千速由美子(あいち小児保健医療総合センター看護部)
西山満智子(前あいち小児保健医療総合センター看護部)
小笠原昭彦(名古屋市立大学看護学部)
山田　　容(龍谷大学社会学部臨床福祉学科)
山下　信子(独立行政法人国立病院機構八雲病院看護部)
芳賀　彰子(九州大学大学院医学研究院心身医学)
坂川樹美子(もりおかこども病院)
小玉　正博(筑波大学大学院人間総合科学研究科生涯発達科学専攻)
佐々木正美(川崎医療福祉大学医療福祉学部)
長畑　正道(筑波大学)
齊藤万比古(国立国際医療センター国府台病院)
廣常　秀人(独立行政法人国立病院機構大阪医療センター精神科神経科)
鄭　　庸勝(小阪病院)

執筆者一覧

西村　喜文（西九州大学大学院健康福祉学研究科臨床心理コース）
元村　直靖（大阪教育大学学校危機メンタルサポートセンター）
小野寺久美子（独立行政法人国立病院機構西多賀病院心理相談室）
関谷　智子（独立行政法人国立病院機構下志津病院臨床研究部生理・リハビリ研究室）
松嵜くみ子（昭和大学医学部小児科）
品川　博二（NPO法人日本ケア・カウンセリング協会）
下川原茂和（宮城県重症心身障害児（者）を守る会）
笹原　洋子（むーみんクラブ）
出口　年明
出口　キヨ

（所属等は執筆当時のもの）

目次

I 専門職として求められること

子どもとかかわる人に求められること 1
はじめに 1/ 子どもを担当するにあたって 1/ まとめ 4

実践に必要な倫理的配慮と QOL 5
子どもの看護の実践における倫理の基本的な考え方 5/ 子どもの看護における QOL 5/「日常」・「非日常」という視点からみた看護ケアの方針 9/QOL を高める看護ケアの基本 11/ QOL を高める具体的な看護ケア 11/ おわりに 14

インフォームド・コンセント/アセントのあり方 15
はじめに 15/ インフォームド・コンセント(informed consent)とは？ 15/ インフォームド・コンセントの歴史 16/ インフォームド・コンセントの実際 16/ 小児患者に対するインフォームド・コンセント/アセント 17/ おわりに 18

開業小児科医と臨床心理士の双方の立場から 19
はじめに 19/ 小児科医とは 19/ 臨床心理士とは 19/ 診察室での対応 20/ 年齢による対応 21/ 同胞について 22/ 親との対応 22/ 臨床心理士として 23/ 小児科医院のコメディカル 24/ まとめ 24

II 子どもの発達理解

子どもの発達；小児をケアするにあたって
● からだの発達 25
はじめに 25/ 身長・体重 25/ 各臓器の成長 25/ 機能の発達 30

● こころの発達 33
はじめに 33/ 乳児期（0〜2歳） 33/ 幼児期（3〜6歳） 35/ 学童期（7〜12歳） 36/ 思春期（13〜16歳） 37/ おわりに 38

成長・発達を促すケア 39
はじめに 39/ 成長・発達の捉え直し 39/ 子どもの成長・発達を促すケアにおいて重要となる前提条件 39/ 成長・発達を促すケアの基本的なアプローチ 40/ 親や家族に対するアプローチの仕方 42/ 発達段階別のアプローチの仕方 42/ おわりに 44

パーソナリティ形成の視点から 45
はじめに 45/ パーソナリティの考え方，捉え方 45/ パーソナリティの形成と発達のメカニズム 47/ 自己意識と自我・自己概念の発達 51/ ポジティブメンタルヘルスとしてのパーソナリティ特性 52/ おわりに 53

発達障害とは 55
はじめに 55/ 何が問題なのか 55/ 何を目標とするのか 56/ 発達障害の分類 57/ 発達障害診断のポイント 57/ 学習障害 58/ 注意欠陥/多動性障害（AD/HD） 58/ 高機能広汎性発達障害 59

III 子どもと特別支援教育・療育

特別支援教育に必要な基礎知識 ……………………………………………………… 61
特殊教育から特別支援教育へ　61/ 特別支援教育の実態と課題　66

評価とアセスメント ……………………………………………………………………… 68
特別支援教育におけるアセスメント　68/ 医学的診断と心理・教育アセスメント　68/ 開発史からみた知能検査の役割の変化　68/ 特別支援教育における知能検査の役割　69/WISC-ⅢとK-ABCの特徴とその解釈法　69/ 特別支援教育における知能検査の活用　72/ 行動観察法　74

ICFと特別支援教育 ……………………………………………………………………… 76
はじめに　76/ICFとは何か　76/ICF活用の実際：どのように子どもを理解し，どのように支援につなげるか　77/ 日本におけるICF/ICF-CYの活用　81/ おわりに　84

教育と療育
● **特別支援学校の使命と役割** ……………………………………………………… 85
時代により変化する特別支援学校の使命（ミッション）：障害者福祉を進めた時代性について　85/ 特別支援学校の目的と機能；改正学校教育法から　86/ 特別支援学校等の教育課程　87/ 特別支援学校の2つの重要な役割　88/ 特別支援教育の推進力としての改正教育基本法と障害者基本計画　89/ まとめ　90

● **病児を担当する教師の心構え** …………………………………………………… 91
はじめに　91/ 病気の変化に対応した教育　91/ 病弱児の教育の場　93/ 病弱教育担当教員に求められる専門性　94/ 医療と教育の連携の8つのポイント　96/ おわりに　97

● **療育とQOL** ………………………………………………………………………… 98
はじめに　98/ 療育の歴史　98/「療育」と「国際生活機能分類（ICF）」　100/ 家族との関係　102/「記録」の必要性　103/「心理アセスメント（テスト）」の実施　104/ 発達を促進する「あそび」　104/ 心身障害児のQOL　106/ これからの療育　108

IV 子どもの病気とこころ

難病をかかえた子どもの身体とこころ ……………………………………………… 109
はじめに　109/ 重症心身障害児について思うこと　109/ 筋ジストロフィー児について思うこと　111

急性期疾患を病んでいる児のこころ；手術目的で入院した子どもへの援助 …… 114
はじめに　114/ 手術が決定し，入院するまでのかかわり　114/ 入院から手術までの子どもと家族へのかかわり　115/ 手術後の子どもと家族へのかかわり　117/ 事例紹介　118/ おわりに　119

慢性疾患を病んでいる児のこころ；療養意欲の低下をどう向上させるか ……… 120
はじめに　120/ 慢性疾患をかかえる児のおかれる状況　120/ ストレスコーピングの種類　121/ 事例検討　121/ 療養意欲の低下を向上させるために　125/ おわりに　125

難治性・進行性疾患を病んでいる児のこころ；喪失体験をどう克服するか

● 臨床心理士の立場から ……………………………………………………… 127
　はじめに　127/ 病気の子どもの基本的な心理と行動　127/ 難治性・進行性疾患の心理特性；進行性筋ジストロフィーの例　128/ 難治性・進行性疾患児と喪失体験　130/ 難治性・進行性疾患児の心理特性・喪失体験への援助　131

● 福祉（精神）の立場から …………………………………………………… 135
　はじめに　135/ ソーシャルワークの特性　135/ 医学モデルの課題と子ども　135/「喪失体験の克服」とは　136/ エコロジカル・パースペクティブ　137/ 援助関係と支援：エンパワーメント　138/ ストレングス視点　138/ 支援技法　139/ おわりに　140

● 看護師の立場から；筋ジストロフィー患者の看護をとおして …………… 142
　はじめに　142/「ぼくの病気って…もしかしたら…」　142/ こころづかい；Ｓ君，20歳　143/ あこがれ　143/「勉強はしたいが，ノートがとれない」　143/「迷うときもある」　143/「この頃，疲れて…」「そろそろ（人工）呼吸器かな？」　143/「飲み込みが悪くて」「むせやすくなった」　146/「社会ってなに？」　148/ ３カ月・６カ月の重み　148/ おわりに　148

Ⅴ 子どもが陥りやすい「こころ」と「行動」

子どもの心身症 ……………………………………………………………… 149
　はじめに　149/ 心身症の定義　149/ 心身症とその関連疾患　149/ 心身症の発症機序・心身相関　150/ 小児心身症への対応と心身医学的治療　152/ 代表的な小児心身症の診療の進め方　155/ 看護側の支援の仕方　155/ おわりに　157

不安と恐怖 …………………………………………………………………… 158
　はじめに　158/ 不安障害とは　159/ 身体表現性障害とは　162/ おわりに　164

引きこもり …………………………………………………………………… 165
　はじめに　165/ 引きこもりとは　165/ 事例紹介　167/ なぜ引きこもるのか　168/ 引きこもりと現代青年の友人関係との関連性　168/ 引きこもりと男らしさの関連性　169/ インターネット環境と引きこもり　170/ 小児看護専門家としてできること　170

子どもと不適応行動 ………………………………………………………… 172
　はじめに：不適応とは　172/ 人間関係　172/ 不適応行動の実際　173/ 子どもの神経症状態　175/ 治療／療育の原理　178

LDとAD/HD ………………………………………………………………… 179
　はじめに　179/LD　179/AD/HD　182/LD・AD/HDと軽度発達障害　185/ おわりに　185

自閉性障害とアスペルガー障害 …………………………………………… 187
　はじめに　187/ 自閉性障害　187/ アスペルガー障害　193

子どもの外傷後ストレス障害（PTSD） …………………………………… 199
　はじめに　199/ 子どものPTSD研究の歴史　199/ 子どものPTSDの診断・評価　203/ 治療とケア　205/ おわりに　209

摂食障害 211
はじめに　211/ 摂食障害の分類　211/ 摂食障害の診断　211/ 発症の背景要因　212/ 発症の契機　214/ 病状が継続する理由　214/ 症状　215/ 治療　216/ 入院治療での留意点　217/ おわりに　218

不登校とスクールカウンセリング 220
はじめに　220/ 不登校　220/ スクールカウンセリング　225/ 学校臨床のあり方　226/ おわりに　228

被虐待児症候群 229
はじめに　229/ 児童虐待の歴史　229/ 児童虐待の定義と分類　230/ 現状　230/ 児童虐待による症状　231/ 児童虐待の診断　233/ 児童虐待の成因と危険因子　234/ 児童虐待への対応　234/ 予後と転帰　236/ おわりに　236

VI 病気の子どもとカウンセリング；傾聴と共感的理解を求めて

子どもへのカウンセリング 237
はじめに　237/ 病気の子どもを理解する際の留意点　237/ 傾聴と共感的理解　238/ 子どものこころが動くとき：子どもの変化を支える　239/ 事例をとおして考える　240

家族へのカウンセリング 243
はじめに　243/ 日常業務のなかで家族を支えること　243/ 家族のかかえる困難と対応　244/ 困難の背景　245/ 支援のステップ　246/ おわりに　247

医療スタッフへのカウンセリング 249
はじめに　249/ 救済者ファンタジー　249/ ある小児科ナースの事例から　250/ キュアとケア　252/ 援助者の孤独を生きる！　254

VII 子どもと家族

父親の役割と子どもへの想い 255
はじめに：娘・紀子について　255/ 乳児期　255/ 幼児期　256/ 小学校期　257/ 中学校期　257/ 高校期　258/ おわりに　258

発達障がい児親の会を立ち上げて；みんな楽しくやってみよう！
障がい児休日活動サークル"むーみんクラブ"立ち上げの記録 259
はじめに　259/ "むーみんクラブ"立ち上げの経緯　259/ サークルの4本柱　260/ 実際の活動開始　260/ ボランティアサークル「清い翼」との出会い　261/「清い翼」とともに　261/ わくわくキャンプへの参加　262/ おわりに　262

孫を介護するということ；祖父母の立場から 264
はじめに　264/ ある日突然…　264/ 孫の回復を祈る日々　265/ 祖父母としての孫の介護　267

索　引 269

Ⅰ 専門職として求められること

子どもとかかわる人に求められること

はじめに

わが国においては，21世紀になって毎年，31,000人を超える人々が自らの手で自らの命を断っている。この数は，地方都市人口すべての老若男女が死亡し，消滅するに匹敵する数である。この事実を私たちは，子どもとの関係において，どのように受け止めたらよいのだろうか。たしかに，現実は，楽しく生きていける条件が十分整っている環境ではないことは理解できるが，短絡的に先祖代々受け継がれてきた大切な命を自ら断つ状況はいかがなものか。子どもたちへの対策は，どうなっているのか。子どもたちの命を守り，発達促進を職務とする私たちにとって，これほど最悪の阻害因子はない。命に対する軽薄な意識の乱れである。

また，教育に対する考え方はどうであろうか。個人の能力開花の環境が保障され，次世代に安心して任せられる状況にあるか。「人間関係（ヒューマン・リレーション）の重要性」，「心身の健康」が唱えられてから久しい。現在の学校，家庭，地域などの教育的環境は，子ども一人ひとりの豊かな人格形成に還元されるかといえば，必ずしも十分な状況とはいえない。

そこで，筆者の40年間の臨床体験と，学生たちとの「QOL論」[1]の授業のなかから，子どもを担当するにあたって大切と思われることと，国際生活機能分類（ICF）の理念[2]から次のようにまとめてみた。

子どもを担当するにあたって

A 担当者として

1） 担当者は幸福観をもち合わせていること

担当者は，「自分にとって幸福とは何か」をしっかり把握し，自らの生き方を肯定し自信をもって接することが大切と考える。そういう幸せなおとなとのかかわりをとおして，子どもたちは安心して自分の幸福観を形成できるのである。また，担当者は，現実をしっかり受け止め，今，生かされていることに心から感謝している姿を子どもたちの前に示すことで，子どもたちにも感謝する気持ちが出てきて，自然と思いやりや優しさが芽生えてくると考える。

2） 担当者はいつも自分の専門性を発揮できる状態にしておくこと

自分の専門性が確立していることで他人から信頼が得られるのである。それぞれの職種の専門性が発揮されることで，お互いを認め合い，チームワーク（協力関係）ができ，子どもの発達促進，治療回復に寄与し，ひいては子どものパワーにつながるのである。それには日頃から，科学性と実践性に基づいた自らの専門性の研鑽を怠ってはならないと考える。

3） 担当者は広い意味での「教育者」であることを認識すること

職務の対象者が「発達する子ども」であることを考えれば，彼らを取り巻く，すべての専門職の担当者は発達支援の教育者といえる。教育者は周知のとお

り，未熟な子どもを教え育てる役割をもつ。それぞれの担当者は子どもを担当する意味と役割を理解し，職務を遂行することである。次世代の平和と安定は，今の子どもをいかに心身豊かに育てていくかにかかっていることを理解すべきである。つまり，重要なのは子どもを育てる教育者としての自覚であるといえる。

4） 担当者は傾聴と共感の姿勢をもって対応すること

担当者は子どもの目線で耳を傾け，ともに感じ合う，クライエント中心カウンセリングの考え方は，子どもとのかかわりのうえで参考になることが多い。子どもは形態的にも能力的にも，おとなと比べ小さく未熟である。未熟な子どもに対し，おとなの威圧的・強制的態度や命令的口調は，子どもの主体性，明朗性，寛容性の発達を妨げる。このことは人間関係構築のうえでマイナス要因にもなり，豊かな人間形成の妨げにもなる。担当者は，自らのこころを開き，子どもの訴えに耳を傾け，苦しみを共有し，子ども自身の気づきを尊重しながら全人的アプローチを心がけることが重要である。

5） 担当者は家族との連携を密にすること（家庭は子どもの安全の基地である）

担当者は，子どもと家族のニーズ（発達・治療回復など）の把握に努め，彼らのQOLの向上を図ることが大切である。とりわけ，両親との連携が重要である。「子どもの幸福」を願うのは専門職の願いでもあり，家族の願いでもある。ここにコラボレーション（協調性）の意義がある。また双方からの情報交換をはじめ，お互い連携を深め，協力することが大切である。そして，家庭が憩いの場，明日のエネルギーの源としての役割機能を果たし得るところに，子どもたちの安全の基地としての存在意義があると考える。

6） 担当者は自分に厳しく，子どもに優しく

担当者の職務は，世の中の批判に耐え得る内容でなければならない。それには自己点検，自己評価の機会を積極的に活用し，自分の専門性の確立と，子どもの幸せに貢献できているかを確認すべきである。自らを律する行為が子どもへの優しさにつながる仕事でありたいものである。とかく，自らの専門性を追究するあまり，子どもの幸せが見えない担当者が目だつ昨今である。自戒すべきと考える。

B　ICFの理念から

2001年にWHO（世界保健機関）から，ICF（国際生活機能分類）が提示された。内容は，生活機能を心身機能，活動・社会参加，環境因子，個人因子から構成し，健康状態（health condition）をめざしたものである。

「健康状態」の概念を社会全体に浸透させていくことが，個人（子どもたち）を健康にする方法のひとつと考える。次に，ICFの倫理的ガイドライン（付録6）[3]に沿って述べてみたい。ICFを「子どもとのかかわり」に置き換えて考えてみた。

1） 尊重と秘密

(1) 子どもとのかかわりは，常に個人の固有の価値と自律性（自己決定権）を尊重されなければならない。

私たちは対象者が未発達な子どもといえども，一人ひとりの存在価値を認め，彼らの意思で決定したことについては最大限尊重することが大切である。

(2) 子どもとのかかわりにおいて，人にレッテルを貼ったり，障害種別のみで人を判断するためであってはならない。

例えば，アセスメント，評価，介入などの際，その結果や診断がいかにあろうとも，その子に烙印を押すようなことになってはならない。また，さまざまな検査は，特定の障害児だけにしか通用しないもので実施してはならない。すべての子どもに共通するもので対応することが基本である。

(3) 臨床の場での子どもとのかかわりは，本人の十分な認識と，協力と同意を得てから進めるべきである。もし，その子の認知機能に制限があり，これが不可能ならば，その子の権利を代弁する人が積極的に関与すべきである。

各専門職は，かかわり合うときにおいて，いかなる場面においても，子ども一人ひとりの十分な理解のもとに行われなければならない。また，一方的に行うことがあってはならない。必ず本人の賛同と了

解を得てから実施すべきである。また，知的面で理解が難しい状況であれば，その子の能力に応じて，保護者・後見人の積極的な関与をお願いし，期待すべきである。

(4) 子どもとのかかわりで得られた情報は個人情報とみなすべきで，そのデータが用いられる様式に適した，機密保持についての承認された規則に従わねばならない。

子どもとのかかわりから得られた情報は，おとなの個人情報とまったく変わりなく，取り扱いについては十分に慎重を期すべきである。とくに機密保持については，所定の手続きと承認された規則に基づいて行われなければならない。

2) 臨床的活用

(1) 臨床家は，できるかぎり個人またはその代弁者に子どもとかかわる目的を説明し，その子の生活の適切さについての質問に進んで応じるべきである。

子どもを対象とする専門家は，職務の目的を保護者・後見人にわかりやすく説明をしなければならない。また，子どもの生活全体にとって，そのかかわり方が適切であるかどうかについての質問にも丁寧に積極的に応じるべきである。

(2) 子ども（または，その子の代弁者）は，できるかぎり社会に参加する機会がもて，評価対象となる項目や評価結果の適切さについて，疑問を述べたり賛同する機会が得られるようにすべきである。

子どもは，できる限り普通の社会参加の機会が保障されなければならない。子どもであっても，社会の一員であることを機会あるごとに体験させるべきである。専門家は子どもを評価する場合，それぞれの評価項目や結果についての妥当性や信頼性についての疑問や賛同に対し，親切に応えなければならない。

(3) 子どもとのかかわりのなかで確認される問題点は，その子の健康状況と，その子が生活している物的・社会的な背景の両方の結果から生じるものなので，子どもとのかかわりは全体的視野に立って語るべきである。

子どもの問題点を論じる場合，個人の要因のみを取り上げるのではなく，彼らを取り巻くすべての環境的要因に目を配り，双方の視点より考えることが大切である。また，子どもとのかかわりは部分のみを重要視することなく，トータル（全人）的に行われなければならない。

3) 社会的利用

(1) 子どもとのかかわりで得た情報は，可能な限り最大限に，障害のある人と協力して，彼ら，彼女らの選択権や自己人生の支配権をより強くするために利用すべきである。

子どもとのかかわりから得られた情報は，疾病や障害のある子どもの場合は，彼らの主体性（自己選択権，生きがいの決定権など）の強化のために活用されなくてはならない。

(2) 子どもとのかかわりで得た情報は，個人の参加を促し，支援しようと努める社会政策や政治改革の促進に向けて用いられるべきである。

専門家は，子どもとのかかわりで得られた情報は，私利私欲のために活用してはならない。子どもが社会参加をしやすくするための支援活動，社会政策，政治改革は重要である。そのための情報として慎重に活用すべきである。

(3) 子どもとのかかわりによって得られたすべての情報は，個人やグループで確立された権利を否定したり，正当な権利を制限するために用いられるべきでない。

専門家は，子どもとのかかわりで得られたどんな小さな情報であっても，個人の権利を侵すために活用してはならない。また，得られた情報は，確立されている個人の権利を侵害したり，奪ったりするために活用してはならない。また，正当な権利を有する子どもの行動を制限してはならない。

(4) 子どもとのかかわりで分類された子どもたちであっても，多くの点で異なっている。かかわりをとおして用いる法律や規則は，子どもたちを本来意図すること以上に同質のものと捉えてはならない。かかわり合う子どもたちを，あくまでも個人として捉えるように保証すべきである。

専門家は子どもの個人差を尊重すべきである。一人ひとり本人だけの遺伝子を有し，育ってきた歴史があり，それぞれの個性をもつ存在であることを認識すべきである。したがって，結果が同じでも，まっ

たく同質と捉えるのではなく，個人として対応すべきである。

🞰 まとめ

1996年，重症心身障害児，つまり重度の知的障害，重度の身体不自由の子の治療・ケアに携わる職員のための「自己点検べからず集」(日本重症心身障害児協会作成)，「自己チェックリスト」(厚生省心身障害研究・国立療養所重症心身障害研究会編)の項目が作成された。前者は41項目，後者は94項目である。対象児は，ほとんど身動きが困難な，意思の疎通のできない子どもたちである。そういった子どもたちのQOLの向上を図る職務を遂行するには，担当者自らの仕事に誇りと責任をもたねばならない。135項目に，そのプロ意識を感じるのである[4]。

2001年，世界保健機関(WHO)は，20年ぶりで国際障害分類(ICIDH)を改定し，ICF(国際生活機能分類)を発表した。「健康状態」は，あらゆる人類・年齢層に共通である。そこには，病気を有する，障害のあるに関係なく，すべて「人間」としての構成要素，背景因子で構成されている。もちろん子どものかかわり方においても，おとなのそれと関係なく，情報も個人情報として尊重されるようになりつつあることは実に喜ばしいことである。これからはICFの理念を理解し，子どもに還元されるよう担当者は努力すべきである。

子どもたちを取り巻くおとなたち，とりわけ，担当する職員(専門家)一人ひとりが「しあわせ」であること，つまり，心身ともに健康であることが，子どもたちを「幸福」に導く大切な要因と考えたい。その意味においても，子どもを担当する専門家はまず，自らが自らの生活の充実を図り，「幸せである」という実感と「ありがとう」という感謝の気持ちを抱くことが出発点である。私たち担当者は，日頃から，これらのことを体験・認識していることが大切である。

=== 資料・文献 ===

1) 浅倉次男：「QOL論」講義 幸福について．山形県立保健医療大学，2003．
2) 世界保健機関(WHO)：ICF国際生活機能分類：国際障害分類改定版，中央法規出版，東京，2002．
3) 世界保健機関(WHO)：付録6 ICFの使用に関する倫理的ガイドライン．ICF国際生活機能分類：国際障害分類改定版，中央法規出版，東京，2002．
4) 飯田良子：心の安らぎについて．重症心身障害児のトータルケア：新しい発達支援の方向性を求めて，へるす出版，東京，2006，pp. 137-142．

● 浅倉次男 ●

Ⅰ 専門職として求められること

実践に必要な倫理的配慮と QOL

1 子どもの看護の実践における倫理の基本的な考え方

看護実践の基本的概念は「患者のニーズ」や「患者中心の看護」であり、看護がその実践をとおしてめざすものは、「安全の確保」、「安楽の確保」と「人権擁護(アドボカシー；advocacy)」であると考えられている。これらを学び実践する自覚と自尊心を支え、責任を全うするために必要とされる重要な理念のひとつが倫理という考え方である。

倫理は、人として行うべき規範、道徳の原理であり、医療に従事する者の規範となる医療倫理は職種によらない共通の概念として捉えられている(表1)[1]。

前述したアドボカシーは、看護の対象者の人権や権利を擁護することを意味し、対象者が自ら行う権利擁護を支援し、また、代理人としての役割を果たすことをさしている。このアドボカシーを含む看護実践上の倫理的概念を表2[2]に示した。

これらの概念や原則に基づいて、看護者が実務的にどのような倫理を遵守すべきかを示したものが「看護者の倫理綱領」(表3)[3]である。子どもの看護の実践における倫理は、これらに準ずることになる。

一方で、子どものさまざまな特徴や、子どもを取り巻く多用な環境を踏まえて、子どもの権利を擁護するためにつくられた国際法がある。通称「子どもの権利条約」とよばれている「児童の権利に関する条約」[4]である。1989年11月に国連総会で採択されたこの法律は、「生存の権利」、「発達の権利」、「保護される権利」、「参加する権利」の4つの権利に大別される全54条からなっており、日本は1994年4月に批准している。

子どもの人権を理解して、これを守る倫理を全うしていくために、子どもの看護に携わるすべての看護者が、この法律の理念と実際を学ぶ必要がある。

子どもの倫理を考えるうえで、とくに重要なのが第3条第1項「児童に関するすべての措置をとるに当たっては、公的若しくは私的な社会福祉施設、裁判所、行政当局又は立法機関のいずれによって行われるものであっても、児童の最善の利益が主として考慮されるものとする」である。この条文には、子どもにかかわることを判断するときは、「子どもの最善の利益を優先する」という原則が明確に示されている。子どものアドボカシーを考える基本理念と捉えるべき内容である。

これまであげた倫理の考え方に基づいて、子どもの看護の実践で、とくに重要な倫理的配慮がまとめられた内容を表4[5]に示した。

倫理という考え方は、単に何かを良い悪いと判断することではなく、一つひとつの局面を丁寧に考えていく過程そのものであり、決して普遍的・絶対的なものではない。そして、倫理という方法論を身に付けていくためには、考えるべき課題に関する事実と倫理に関する多用な考えや知識を得ることと、実際に考え実践を積み重ねていくことがきわめて重要である。

2 子どもの看護におけるQOL

QOLはquality of lifeの頭文字をとった略称であり、生活の質、生命(生きること)の質を指し示す言

表1 医療倫理における6つの原則

自律尊重原則	自律(Autonomy)とは,「自由かつ独立して考え,決定する能力」であり,また「そのような考えや決定に基づいて行為する能力」です
	臨床場面において,患者の自律を尊重することとは,患者が自分で決定できるよう,重要な情報の提供,疑問への丁寧な説明などの援助をおこない,患者の決定を尊重し従うことを,医療専門職および患者の家族など,患者に関わる周囲の人々に対して求めていることを意味します
善行原則 (Beneficence : the promotion of what is best for the patient)	この原則は,「患者に対して善をなすこと」である。特に医療の文脈においてこの原則に従うことは,患者のために最善を尽くすことを要求していると言えます
	そこで,患者をケアする医療専門職は客観的な評価によって,その患者の最善の利益を決定することに意を注ぎ取り組む,と解釈され易い。しかし,患者の最善の利益とは,医療専門職の考える患者にとっての最善の利益をさすのではなく,その患者の考える最善の利益をも考慮することを意味します
無危害原則 (Non-maleficence : avoiding harm)	この原則は,善行原則と連動した意味合いをもち,「人に対して害悪や危害を及ぼすべきではない」とされます。この原則から,1)「危害を引き起こすのを避ける」,2)「害悪や危害を及ぼすべきではない」という責務が導かれます
	医療専門職の無危害の責務を考えたとき,危害を加えない責務および危害のリスクを背負わせない責務を含むと言うことができます。例えば,看護職の無危害の責務として転倒,転落の予防など,注意義務—危害を及ぼすことを避けるために十分で適切な注意を払うこと—などがその一例です
正義原則 (Justice)	正義とは,正当な持ち分を公平に各人に与える意思を言い,正義原則とは,「社会的な利益や負担は正義の要求と一致するように配分されなければならない」ものを言います。この正義原則における分配には,1)形式的な正義—類似した状況にある患者は,同様の医療を受けられるべきである—,2)実質的な正義—ある患者集団に利用可能な医療レベルを決める際には,その患者集団のどのような違いに応じて決められるべきか—があります
	臨床現場においては,最善の可能な医療資源(集中治療室のベッド,災害医療時の医療資源など)をすべての人に提供できるわけではありません。医療システムなど様々な状況の中で,医療専門家は,個々の患者に費やすことができる資源の範囲,提供できる治療の限界について判断することを求められているのです
誠 実 (Veracity)	誠実の原則とは,「真実を告げる,うそを言わない,あるいは他者をだまさない義務」というものである。人に対して正直であることは,医療現場における信頼関係を構築する上で,特に重要です。なぜなら,患者との信頼関係なしに,治療効果やケアの効果を期待することは不可能であるからです
忠 誠 (Fidelity)	忠誠の原則とは,「人の専心したことに対して誠実であり続ける義務」というものです。医療従事者にとって患者からの情報提供なしに,最善の治療を勧めることはできません。忠誠の中に含まれる専心や献身さ,確約は,看護師と患者間の信頼関係に潜在しており,医療専門職の義務である守秘義務や約束を守るという規則の基礎となるものなのです

(文献[1]より引用)

表2 看護実践上の倫理的概念

アドボカシー(擁護), アカウンタビリティ(責任と責務), 協同, ケアリングの原則	
アドボカシー (擁護) Advocacy	・患者の人権や権利を擁護する ・患者がニーズ, 関心, 選択を話せるように援助する ・患者の人間としての基本的特性(尊厳, プライバシー, 福利)を守るため, 代理人としての役割を果たす
アカウンタビリティ (責任と責務) Accountability	・看護実践の基準や道徳的規範に則ってケアを提供する ・自らの責任, 選択や行為について説明と根拠を示す
協同 Cooperation	・患者に質の高いケアを提供するために, 看護師同士の協力を含め, 他の人と積極的に物事に取り組む ・他の医療者の役割を理解したうえで, 共通の目的のもと, 個人的・私的価値に優先して協働する
ケアリング Caring	・患者・看護師関係は特別な関係にあり, 道徳的責務がある ・人間の健康, 福祉の保護, 人間の尊厳を守る ・他者の体験に関心を寄せ, 関わる(患者のためにそばにいる, 患者を尊重する, 共感する, 患者と緊密になる)

(文献[2]より引用)

表3 看護者の倫理綱領

1. 看護者は, 人間の生命, 人間としての尊厳及び権利を尊重する
2. 看護者は, 国籍, 人種・民族, 宗教, 信条, 年齢, 性別及び性的指向, 社会的地位, 経済的状態, ライフスタイル, 健康問題の性質にかかわらず, 対象となる人々に平等に看護を提供する
3. 看護者は, 対象となる人々との間に信頼関係を築き, その信頼関係に基づいて看護を提供する
4. 看護者は, 人々の知る権利及び自己決定の権利を尊重し, その権利を擁護する
5. 看護者は, 守秘義務を遵守し, 個人情報の保護に努めるとともに, これを他者と共有する場合は適切な判断のもとに行う
6. 看護者は, 対象となる人々への看護が阻害されているときや危険にさらされているときは, 人々を保護し安全を確保する
7. 看護者は, 自己の責任と能力を的確に認識し, 実施した看護について個人としての責任をもつ
8. 看護者は, 常に, 個人の責任として継続学習による能力の維持・開発に努める
9. 看護者は, 他の看護者及び保健医療福祉関係者とともに協働して看護を提供する
10. 看護者は, より質の高い看護を行うために, 看護実践, 看護管理, 看護教育, 看護研究の望ましい基準を設定し, 実施する
11. 看護者は, 研究や実践を通して, 専門的知識・技術の創造と開発に努め, 看護学の発展に寄与する
12. 看護者は, より質の高い看護を行うために, 看護者自身の心身の健康の保持増進に努める
13. 看護者は, 社会の人々の信頼を得るように, 個人としての品行を常に高く維持する
14. 看護者は, 人々がよりよい健康を獲得していくために, 環境の問題について社会と責任を共有する
15. 看護者は, 専門職組織を通じて, 看護の質を高めるための制度の確立に参画し, よりよい社会づくりに貢献する

(文献[3]より引用)

葉である。また QOL は, 主観的・個人的な感覚の一部である。

病気や障害ではないこと, 病気や障害の克服や軽減で QOL は維持・向上できるが, QOL を高める要因はそればかりではない。病気や障害にどのように取り組むことができたか, その過程のあり方によって, 病気や障害からの回復が見込めない場合でも QOL は高めていくことが可能である。

看護の実践において QOL を考えるときに, もっとも重要なことは, この過程の質をいかに意図的に

表4　小児看護領域で特に留意すべき子どもの権利

〔説明と同意〕
①子どもは，その成長・発達の状況によって，自らの健康状態や行われている医療を理解することが難しい場合がある．したがって，子どもの理解の程度に関わらず，理解しうる言葉や方法を用いて，治療や看護に対する具体的な説明がなされる必要がある
②幼い子どもは，治療や看護に対して説明されたからといって同意の意志を表示することが難しい場合もあるが，子どもの同意を得られなくても，その子自身が受け入れやすい行為として提供する必要がある

〔プライバシーの保護〕
①子どもが医療行為を必要になった原因に対して，本人あるいは保護者の同意なしに，そのことを他者に知らせない．特に，保育園や学校など子どもが集団生活を営んでいるような場合は，本人や家族の意志を十分に配慮する必要がある
②看護行為においてもおとなの場合と同様に，身体の露出を最低限にするなどの配慮が必要である

〔抑制と拘束〕
治療行為の継続のために，やむを得ず身体の抑制などの拘束を行う場合は，子どもの理解の程度に応じて十分に説明する．あるいは保護者に対しても十分に説明を行う．その拘束は，必要最小限度にとどめ，子どもの状態に応じて抑制を軽減するような工夫をしなければならない

〔意志の伝達〕
子どもが自らの意志を表現する自由を妨げない．子ども自身がそのもてる能力を発揮して，自己の意志を表現する場合，看護婦はそれを注意深く聞き取り，観察し，可能な限りその要求に応えなければならない

〔家族からの分離の禁止〕
①子どもは，いつでも家族と一緒にいる権利をもっている．看護婦は，可能な限りそれを保証しなければならない
②面会人，面会時間の制限，家族の付き添いについては，子どもと親の希望に応じて考慮されなければならない

〔教育・遊びの機会の保証〕
①子どもは，その能力に応じて教育を受ける機会が保証される
②幼い子どもは，遊びによってその能力を開発し，学習に繋げる機会が保証される．また，学童期にある子どもは，病状に応じた学習の機会が準備され活用されなければならない
③子どもは多様な情報(テレビ，ラジオ，新聞，映画，図書など)に接する機会が保証される

〔保護者の責任〕
①子どもは保護者からの適切な保護と援助を受ける権利がある
②保護者がその子どもの状況に応じて適切な援助ができるように，看護婦は支援しなければならない

〔平等な医療を受ける〕
①子どもは，国民のひとりとして，平等な医療を受ける権利を持つ．親の経済状態，社会的身分などによって医療の内容が異なることがあってはならない
②その子にとって必要な医療や看護が継続して受けられ，育成医療などの公的扶助が受けられるよう配慮されなければならない

(文献[5]より引用)

高めていくかということであり，これを志向する際には，前述の倫理という視点と，看護の対象者の「日常生活」に基盤をおくという視点が不可欠である．

QOLについて考えること，QOLの低下を防いだり高めたりしていく看護ケアは，十分な倫理的配慮を行って，日常生活そのものを支援していく過程にほかならない．

A　QOLの低下とその背景

病気になった子どものQOLが低下してしまう背景には，大きく分けて次の2つがあると考えられる．

病気になることで，程度の差はあっても必ず「怖い」，「痛い」，「苦しい」，「不安」など，本人にしかわからない精神的・身体的な日常生活の脅かしに直面させられる．これらがすべてQOLを低下させる．これらは病気そのものや，さまざまな検査や治療を受けることによって生じる．

また一方で，通院や入院は，それまでの生活そのものを激変させる．寝たり起きたりする場所や時間が変わり，食べてはいけないものが出てきたり，家

表5 病気や入院に伴って子どもが抱く主な「非日常」に対する見通しのつかない思い

病気や治療に伴うもの	・どんな病気なの？ ・治る病気？　治らない病気？ ・いつになったら治るの？ ・いつまで薬を飲むの？ ・いつまで注射(点滴)続けるの？ ・検査はあと何回するの？ ・いつまで入院(通院)していたらいいの？
自分自身や自分と他者の関係にかかわるもの	・いつまで「怖い」，「痛い」，「苦しい」，「不安」は続くの？ ・いつ，おうちに帰れるの？ ・いつ家族と会えるの？ ・いつ友達と会えるの？ ・遊んでいいの？　いつ遊べるの？ ・いつ学校に行けるの？ ・いつ(病院の)外に出られるの？

族や友達と一緒にいることができなかったり，遊ぶことすら制限されてしまう。それまでとまったく違う生活がQOLを低下させる。

B 「日常」から「非日常」への転換と見通しがつかないこと

子どもにとって，それまでの日常生活が，ある時点から急激に変わるということの意味は大きく重い。毎日の生活のなかで，大きな心配や不安，苦痛がなく，生活していくうえで安全と安楽が保証され自分自身が尊重されている「日常」が，それらが得られない「非日常」に突然，転換してしまうのである。

当然，子どもは，その転換を理解することも，受容することも，適切に対処することもできず，混乱してしまう。「日常」から「非日常」への転換がうまくできないことがQOLの低下に結びつく。そして，転換がうまくできないことは決して異常なことではなく，普通の反応であるということが重要なのである。さらに，子どもは「非日常」に陥ってまもなく，この「非日常」が，ずっと続くのではないかという不安をもつことが多く，このことが，さらに子どもを苦しめることになる。病気や入院に伴って子どもが抱く主な「非日常」に対する見通しのつかない思いを表5にまとめた。

おとなは，病気や入院によって混乱したとしても，さまざまな防衛機制を働かせたり，医療者の説明を理解し受容しようと努力し，学習することが可能であり，それなりの見通しをもつことができる。子どもは自我の機能が未成熟・未発達であるから，自分の将来を具体的に見通せないのである。少し先の自分の状態すら見通せないことが不安を増強させ，混乱を後押しし，悪循環に陥ってしまう。子どもにとって明日の自分を思い描けないことは，これ以上の不安はないといっていい。

C 子どもの周囲の人々が与える影響

さらに家族も，子ども同様に混乱して，見通せない状況に当然陥りやすい。両親はもちろんのこと，子どものきょうだいや，祖父母などの家族が困惑する様子は，病気の子どもにとって，自分自身に起こっていることが大変な事態であることを認識させる要因になり得る。学校の担任教師や友人なども含めて，子どもにかかわりのある周囲の人々の反応や理解，対応は，病気の子どもに対して相当の影響力をもつことを認識しなければならない。

3 「日常」・「非日常」という視点からみた看護ケアの方針

先ほど述べた「日常」から「非日常」への転換という視点から，病気の子どものQOLを考えると，看護ケアの方針は以下の2つのパターンが考えられる。看護者は，これらの十分な理解のうえに，適切に判断し，対応していく必要がある。

I 専門職として求められること

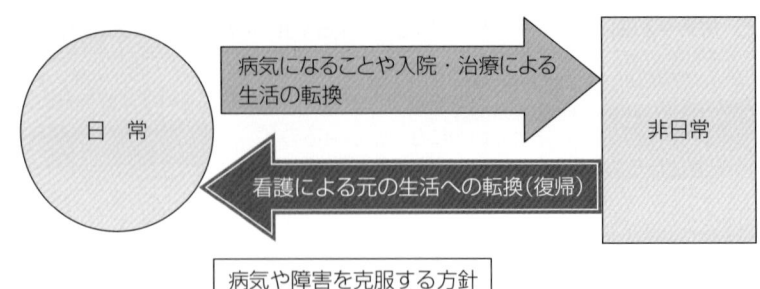

図1 比較的短期間に回復が見込める病気の子どもの看護の方針

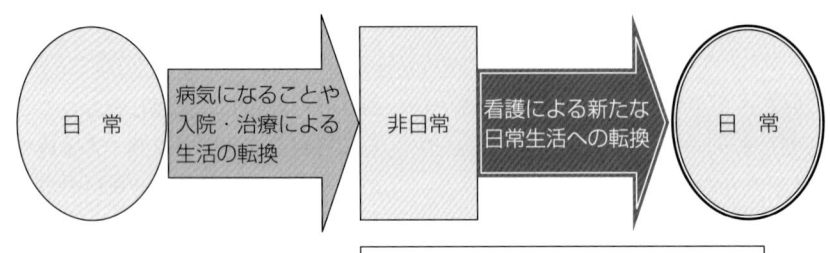

図2 慢性疾患や比較的長期にわたって治療・ケアが必要な病気の子どもの看護の方針

A 比較的短期間に回復が見込める場合

予後がよく，比較的短期間の治療・ケアで回復が期待できる場合は，図1に示したように，病気や障害を積極的に克服できるよう看護によって支援していく。子どもには，現在，陥っている非日常の生活は，本来の自分のあるべき姿では決してなく，一時的なものであり，いつまでもずっと続かないこと，病気になる前の元の日常に復帰できることを保証することが，重要な看護ケアの方針となる。

保証とは，間違いなく大丈夫であると請け合うことであり，見通すことができない子どもに代わって，専門知識と経験に基づいて，看護者が子どもの将来の見通しを具体的に提示することである。看護者は，続いて保証した内容を子どもが達成できるよう個別に支援しなければならない。早期の日常生活への復帰の保証が，QOLの低下を最小限に抑えることになる。

B 慢性疾患や比較的長期にわたって治療・ケアが必要な場合

糖尿病に代表される慢性疾患や血液・腫瘍疾患などに罹患した子どもは，発病以後，ある程度のリスクを背負いながら，一生その病気や障害とともに生活していくことになる。このような病気にかかった子どもの多くは，病気になる前の元どおりの日常生活に復帰することは難しい。

これらの病気の子どもは，初期には，やはり混乱して自分の将来を見通せない不安にさいなまれる。病気や治療・予後などについて情報が提供されないまま，ある程度，入院生活もしくは通院生活に慣れて，病状が改善していることが認識できると，子どもは，現在の非日常の生活はやがて終わりを迎え，元どおりの日常へ復帰できるかもしれないと期待を

抱いてしまうことがある。子どもの期待と現実との差が大きいほど，現実に直面したときの子どもの痛手は大きく，また，その後の回復に要する時間も長く必要になってしまう。

このような事態を防ぐためには，前項で述べたものとはまったく違う看護の方針が必要になってくる。慢性疾患や比較的長期にわたって治療・ケアが必要な病気の子どもの看護の方針を図2に示した。図1で示したパターンと決定的に違うのは，病気や障害を克服して，元の日常生活に復帰させる方針ではないことである。重要なのは，今の非日常の生活は，多少の変化はあっても原則として終わらないということ，完全に元どおりの日常生活をめざすのではなく，今の非日常で改善できることは改善しつつ，これからは今の非日常を基準にして，新たな日常を創造していくという方針だということである。

この方針に従い，子どもや家族に病気や障害の理解と受容を促し，さらに，適切に対処する力を身に付けてもらえるよう支援していくのである。早期に日常生活の質的変化の受容と対処を獲得できるよう支援することにより，QOLの低下を最小限に抑え，また，その向上をめざすことが可能になる。

4 QOLを高める看護ケアの基本

先に2つあげた看護ケアの方針では，長期間にわたって子どもと家族を個別的に支援し続ける必要があるため，後者のほうが，より高度な看護が必要となる。病気の子どものQOLを考慮した具体的な看護では，子どもの性別・年齢・発達とともに，病気や障害が慢性のものかどうか，重症度や予後なども十分に勘案したうえで計画的に展開していくことが基本である。

また，子どもの看護においては，看護者は子どもだけではなく家族をも支援し，家族が子どもを支援することを視野に入れなければならず，したがって，家族の，子どもや病気・障害への理解と受容および対処能力を看護者が早期に的確に把握して，看護を展開することも重要である。

子どもと家族のQOLを高める看護ケアの基本的な要点は，以下のとおりである。

A 基本方針の早期明確化

治療やケアの基本方針に添って，積極的な看護を可能な限り早期から，計画的に展開することが肝要である。そのためには，できる限り早期に治療やケアの基本方針を明確化することが必要となる。

基本方針や目標を決める際には，子どもの最善の利益を何よりも優先する。医療者や親などの一方的な都合で決めてはならない。これらを決めるときには，子ども本人や家族の意向，医療者の専門的な意見を併せて考え，その子どもにとって最善の方針や目標を選択しなければならない。

B 子どもにかかわる人々の連携とインフォームド・コンセント，インフォームド・アセント

前項をスムーズに展開するためには，治療やケアの基本方針や到達目標を子どもにかかわる人々で相談し，統一した見解をもち，それを共有して実施するシステムが必要である。また，一度決めた方針や目標は，状況に応じて柔軟に更新する必要があり，さらに，更新された方針や情報を共有するために，定期的なカンファレンスなどが必要である。

子どもや家族が達成すべき目標は，子どもや家族が知らなければ達成できないので，子どもや家族，医療者などの間で，目標の共有化が必須となる。したがって，基本方針が明確化された後に，できるだけ早期にインフォームド・コンセント，インフォームド・アセントが行われなければならない。また，治療やケアが展開されていく経過においては，基本方針が本当に子どもに合っているかどうかを確認するために，子どもや家族との個別定期面接が必要となる。

5 QOLを高める具体的な看護ケア

「日常」の転換に要する期間は子どもによって違うが，多くの場合，1～3カ月程度かかると考えてよいであろう。生活が一変し，子どもは時に，それを受け付けず要求を突きつけて抵抗し，また時に，退行するという方法で対処しようとする。子どもの要求のなかには，子どもやおとなが，どう頑張っても

できないことがあるのも事実である。その現実は，子どもをひどく落ち込ませる。とくに，子どもに無力な自分を感じさせてしまう「無力化：disempowerment」と「他者からの離断」は，子どもにとって心的外傷（トラウマ）となってしまう。

したがって，これらの状態から子どもを回復させるためには，子どもに有力化（empowerment）を行い，他者との新しい結びつきを創ることが重要になる[6]。具体的には，とくに病気になってからの最初の数カ月に，以下に示すような重点的なケアが必要である。

A 受容的に話を聴く

直接話を聴くときには，決して拒否的・否定的・懐疑的な態度は示さずに，子どもが表現する内容のありのままを，丁寧に聴くことが重要である。また，よくわからなかったことは尋ねて，できるだけ子どもの言葉を正しく理解するように努める。真剣に理解しようとする態度は，子どもに，受け止めてもらえた感覚，孤独ではない感覚を与える。

留意したいのは，「子どもにとっての真実」ということである。実際に何が起きているのか事実を把握することは大切であるが，看護を行ううえでは，子どもが自分自身や周辺に起こっていることをどのように捉えているかを把握することが，事実の把握と同等に重要である。子どもが捉えて表現したことのほうが，子どもにとってはよりリアルであり，子どもを理解し受容するうえでは欠かせない[7]。元どおりの日常へ復帰することへの期待については，まず看護者が，それを受け止めることから始める。

B 「甘えさせる」こと

子どもにとって病気になったり入院することは，心理的には危機である。この危機に対して子どもは，防衛のひとつとして程度の差こそあれ，なんらかの退行を示すようになる。退行することで周囲からの庇護を獲得しようと，無意識に反応するのである。これに対して，「甘えている」と言って子どもに厳しく対応したり，逆に，子どもがかわいそうだとの思いから，過剰に子どもに対応しすぎたりするおとながいるが，子どもにとっては，どちらもよくない対応である。

「甘えさせる」と「甘やかす」を混同していて，「甘やかす」ことに拒否的であるがゆえに，「甘えさせる」ことを実行できないことが多い。「甘やかす」とは，子どもが要求しないのに先取りして，あれやこれやと面倒をみすぎることであり，「甘えさせる」とは，子どもの要求に応えて，それを受け止めて過不足なく対応することである[8]。

子どものQOLを高めていくためには，この「甘えさせる」対応が不可欠である。なぜならば，子どもは「甘える─甘えさせてもらえる」という関係のなかで基本的な信頼関係を育てていき，また，子どもは自分の求めに応じて応えてくれるという関係のなかで，受け止められる安心感を獲得していくからである[9]。

C 自己決定権と自己効力感の尊重

病気になってしまった場合，とくに入院した場合は，子どもの生活はあらゆる場面で大きく変化し，多くの場合は制限されてしまう。この制限は，生命の安全と早期の回復のためには仕方がないことなのであるが，それを一方的に子どもに強要してはならない。生活の変化や制限の意味を丁寧に説明して理解してもらい，納得してもらったうえで，自ら行動してもらうことをめざすべきである。大切なのは説得よりも納得である。

なんら自分の意志を反映させる機会をもてずに治療が展開されていくと，子どもは無力感を感じ，投げやりな態度をとるようになり，やがて闘病意欲が低くなり，そして，闘病の主体者ではなくなってしまう。この事態を避けるためには，年齢や発達を考慮したうえで自己決定権を与える。専門の立場から考えた選択肢とその根拠を提示して，可能な限り，自分で自分自身のことを最終決断する機会を与える。治療やケアの方針などの重要なことだけではなく，日常生活上のどんな些細なことにおいても，子どもの自己決定権を優先していくことを基本とすることである。

また，必ず達成できる課題や目標を子どもに提供して，それを達成できたときに褒めることで，子どもの自己効力感や達成感を高めることができる。課題の達成とその賞賛の反復により，子どもは自分が他者の役に立つ存在であることを体験的に認識する

ことができ，自己価値や自尊感情が高まっていく。

D 新しい「日常」と子どもの要求への対応

新しい「日常」への転換を促す看護の要点は，以下の2点に集約されるであろう。まず，できる限り，病気になる前の「日常」を部分的に維持する方針をとることである。それまで使っていた日常生活物品や，おもちゃなどの持ち込みを推奨し，衣・食・住などにかかわる生活リズムについても，原則として以前と同じようにしてもらう。人間関係の維持については，後述する社会性の維持・発達の支援になる。変わらないことが安心感をもたらし，結果的に変化の受容の基盤を形成する。

一方，「日常」の変化に伴って子どもから要求されたことで対応可能なことについては，一つひとつ丁寧に漏らさず対応していく。対応できないことには，できるだけ早く，ためらわずに「できない」と伝える。ただし，可能な限りの代替案を提案して，子どもの選択に基づき，了解を得て要求を満たしていく。「できない」だけではケアにはならない。

E 「日常」の捉え直し

時に子どもは，病気や自分の体や心，また，医療行為に誤った理解や思い込みをもつことがある。これらには，原則として正しい知識や技術などを教えていきながら，少しずつ修正していくことが必要になる。しかし，病気になってしまったこと，障害を負ってしまったことそのものや，元どおりの日常には戻れないことについては，さまざまな新しい適応が可能になっても，根強く子どもの心のなかでネガティブな感情として残り続けてしまうことになる。「病気だから仕方ない」，「障害があるから，だめなんだ」などのように，容易に満たしたり克服したりすることが困難な子どもの気持ちがあるのも事実である。

変えようのない事実・現実には，新たな解釈，つまり新しい意味を与えるという作業が必要である。安全で安定した人間関係や環境を確保したうえで，直面している現実と，それに対する自分自身の反応について話してもらい，ネガティブな感情など，自分にとって不快な利益にならない反応については，別な視点から捉え直し，直面している現実にポジティブな意味があることを発見できるよう，子どもとともに考えていく。

「この病気になったから，毎日，同じリズムで生活することの大切さがわかったんだ」，「手がうまく動かせなくなったから，同じ病室の友達がいろいろ手伝ってくれる。だから，人の本当の優しさがわかるようになったよ」などは，以前の日常よりも，より高水準のQOLを獲得したことを示す言葉として捉えてよいだろう。同様の看護ケアは家族にも必要であり，また有効である。

F 子どもの社会性の維持・発達の支援

入院することにより，子どもの社会とのかかわりは狭小化してしまう。これによって，入院中に子どもの社会性の発達が停滞や退行・歪曲をきたすと，コミュニケーションに問題が生じ，以後の治療や看護の展開の妨げになることが考えられる。また，この問題は退院後の日常生活に強い影響を与え，将来の人間関係にまで問題を残すことにつながることを考慮しなければならない。外出や外泊を支援することや，子ども同士の関係や学習を支援するために，院内学級への通級や原籍校の友人や教師との交流を促し，それを支えることなどについては，従来から言われているとおり重要な支援となる。

入院中に，子どもの社会性の維持・発達支援をさらに進めるために，子どものおとなとの人間関係をつぶさに観察して，その特徴を捉えることが重要である。とくに，「子ども」として「おとな」と，どのような付き合い方をするのかに注目すべきである。医療者も養育者も，普段の子どもとの付き合い，病気になる前の子どもとの付き合いと違って，病気になった子どもとの付き合いでは，どうしても「病気だから，かわいそう」という気持ちによって，よくないことでも許す，甘やかす対応をしてしまいがちである。さらに，「おとな」と「子ども」の付き合いではなく，まるで友人同士のような付き合いをしてしまう場合すらある。

同じ目標に向かって団結し，連携していくことは必要不可欠なのだが，「おとな」と「子ども」が，病気になる前までのそれぞれの役割を遂行し，その関係性を維持することと，それを「おとな」がリードしていくことには，子どもの社会性を維持・発達させる

という大きな意義がある。子どもに，「おとなの友人」としてではなく，「子どもの友人」として付き合っていくと，子どもはやがて，おとなを「おとな」とみなくなる。つまり，双方に社会的役割の混乱が起こってしまう。

「おとな」として「子ども」にかかわり続けることで，役割や立場の違い(境界)を曖昧にしないこと，さらに一人のおとなとして，医療の専門職者として毅然とした態度で接すること，よくないことをよくないと教え諭すことは，「おとな」の，そして医療人の義務である。そのように子どもと付き合うことは，より適切な，当然あるべき，それまでの「日常」と変わらないおとなとの付き合いの提供となり，そのように接することが，子どもを子どもとして真に尊重するかかわりとなる。

おわりに

QOLを維持・向上させていくことは，子どもの看護を行ううえでは本質的であり，看護の中核となる部分である。それゆえ，子どものQOLについて判断・評価するための研究が展開され，QOLを維持・向上させるための看護技法の開発が進行し，その成果が着々と積み重ねられてきている。

しかし一方で，QOLは目に見えない，きわめて個人的なものであるだけに，難しい課題であることも間違いない。この課題に取り組んでいくためには，子どもの看護を実践されている方々や，研究・教育に携わっている方々が，常に連携・協働していくことが重要である。

=== 文 献 ===

1) 日本看護協会：公式ホームページ内「看護倫理」；医療倫理における6つの原則(2008年12月現在).
2) サラT. フライ(片田範子，山本あい子・訳)：看護実践の倫理，日本看護協会出版会，東京，1998.
3) 日本看護協会：看護者の倫理綱領，2003.
4) 小口尚子，福岡鮎美：子どもによる子どものための「子どもの権利条約」，第1版，小学館，東京，1995.
5) 日本看護協会：小児看護領域の看護業務基準(1999年)；小児看護領域で特に留意すべき子どもの権利. 看護業務基準集(2007年改訂版).
6) Herman, J. L.：Trauma and recovery. Basic Books, New York, 1992.(中井久夫・訳：治療関係とは. 心的外傷と回復, 第1版, みすず書房, 東京, 1996, pp.205-240.)
7) 塩飽仁：精神疾患と看護. 小児看護学[2]；小児臨床看護各論(系統看護学講座 専門23), 第11版, 医学書院, 東京, 2007, pp.457-470.
8) 塩飽仁：摂食障害児をもつ家族への援助. 小児看護, 20：99-102, 1997.
9) 大河原美以：子どもの心身症と家族関係. こころの科学, 62：60-64, 1995.

● 塩飽 仁 ●

Ⅰ 専門職として求められること

インフォームド・コンセント/アセントのあり方

はじめに

　現在，医療にかかわる者のなかで，インフォームド・コンセントという言葉を知らない者はいないであろう。しかし，実際の医療現場で，その意義を十分に理解し，実践できている医療者がどれほどいるのだろうか？　当事者はきちんとできていると勝手に思い込んでいるだけで，患者・家族は，これから起こることを十分には理解できていないことが少なくないと思われる[1]。また，インフォームド・コンセントという考えは患者側の権利を擁護するという観点から発展したが，医療訴訟などとのかかわりのなかで医療側が自己保身するという側面から重要視されてきたのも事実であり，むしろ，そういった観点から形式的に対応している場合が少なくない。

　加えて，自己決定できる成人の場合よりも，小児では年齢や発達程度により理解度が異なる点，十分理解できる年齢であっても法的な点が問題となり，小児医療に携わる者は，その特殊性を十分に理解したうえで対処しなければならない。

　本稿では，インフォームド・コンセントの考え方と小児での捉え方について解説する。

1 インフォームド・コンセント (informed consent)とは？

　文字どおりに訳すと「説明を受けたうえでの同意」となる。後述する日本医師会生命倫理懇談会からの答申では「説明と同意」と訳され一般的に用いられるが，これでは医療者が一方的に説明をしていればよいという印象が強くなってしまい，本来の概念とは異なってしまうように思える。おそらくは，そういった危惧から，インフォームド・コンセントという言葉をそのまま用いることが多いのであろう。

　本来のインフォームド・コンセントとは，「医療者からの診断や治療方法などに関した説明を受けた患者側がその内容を十分に理解したうえでの自主的な同意」を意味する[2]。それを成し得るために医療者はインフォームド・コンセントの意義を理解し，どのようにすれば患者側に伝えることができるのか，常に配慮している必要がある(表1)[3]。

表1　インフォームド・コンセントの意義

(1)	自分の病気の性質についての認知の成立　→　疾病の受容
(2)	治療の意味と効果についての認知の成立　→　治療過程への主体的参加
(3)	治療の中断や，医薬品の不適切な使用による悪影響の自覚　→　予後の向上
(4)	医師をはじめとする医療従事者との信頼関係の形成・促進
(5)	自発的で積極的な治療への姿勢・自己管理能力の形成
(6)	医療事故の防止

(文献[3] p. 1294. より引用)

2 インフォームド・コンセントの歴史

現在では，すべての医療行為に対してインフォームド・コンセントが必要であることは誰にも異論はないであろうが，元々は研究を受ける人々に対しての人権擁護を目的として確立され，今日に至るようになった。

歴史的に当事者への説明と同意の必要性が提起されたのは，第二次世界大戦後のニュールンベルク裁判（ナチス・ドイツが行った非人道的人体実験に対する裁判：1945～1946年）の結果を踏まえたニュールンベルク綱領とされる[4]。その後，主に治験・研究を受ける患者に関する倫理的問題が検討され，1964年のヘルシンキ宣言（世界医師会総会での勧告）やその後の改訂へと続き，1975年に開催された同総会では，「人における研究においては，被験者となる人はその研究の目的，方法，予想される利益と，研究がもたらすかもしれない危険性，および不快さについて十分に知らされなければならない。その次に医師は被験者の自由意志によるインフォームド・コンセント（内容を知らされたうえでの研究または治療についての同意）を，できれば書面で入手すべきである」とされ，現在のインフォームド・コンセントを考えるうえでの基盤ができあがった。さらに，1983年にも改訂され，「対象となる人の利益に対する配慮が，常に科学と社会との利益に優先しなければならない」とされた。

小児患者に対しては，年齢，精神発達，理解力，法的決定権などから，成人例よりも多面的に検討が必要である。1973年にはアメリカ小児科学会から指針が示され[5]，その後も，より検討を加えた指針が提示されている[6]。

こういった流れを踏まえて，研究に関してだけではなく医療全般に対して「患者は自分の診断・治療・予後について完全な新しい情報を，患者に十分理解できる言葉で伝えられ，診断方法や治療内容を選択する権利がある」と広く支持されるようになった。

このように，欧米ではインフォームド・コンセントの重要性が叫ばれてきたが，日本では1980年代後半から徐々に問題提起がされるようになり，1990年

表2 小児患者へのインフォームド・コンセント/アセントの際に必要な内容

(1) 何が行われようとしているのか？
(2) なぜ，それが行われるのか？
(3) その結果はどうなるのか？
(4) 治療による利益とリスクには何があるのか？
(5) 利益とリスクを含めて，その他の選択肢には何があるのか？
(6) 何もしないとどうなるのか？

（文献[7] p.632. より引用）

に開かれた日本医師会生命倫理懇談会からの答申で，その重要性が主張された。当初には，インフォームド・コンセントへの理解や実際の医療現場への対応など不十分ではあったものの徐々に改善され，そのなかで小児への適応も検討されるようになった。

3 インフォームド・コンセントの実際

インフォームド・コンセントをとる際に必要とされる内容を表2に示した[7]。こういった内容に添って，より具体的に説明し，同意を得られれば，説明内容を記載した書面に署名・捺印をもらう。十分に理解できない低年齢患児の場合には，署名ではなく患児自身が理解できる範囲での口頭説明となり，親権者へ書面による説明と同意が行われることになる。

今までは，口頭では詳細に説明しながらも，同意書には診断名のみであったり術式だけだったりすることが多く，これはインフォームド・コンセントを得たとは認められない。また，逆に説明するべき内容をすべて書面で用意し，直接の説明はあまりせずにその書面を手渡すだけといった，形だけの説明・同意書も本来の趣旨からかけ離れてしまい，意味がない。

説明をする際に注意しなければならないのは，医療者は患者側に理解できるように説明しているつもりでも，実際は，その内容が伝わっていない場合が少なくないことである（表3）[8][9]。可能であれば医師・看護師に加え，精神科医，ケースワーカー，小児心理士，保育士といった直接治療を実施しない立

表3 医療者による説明の問題点

- 一方的にしゃべりすぎる
- 患者の話をあまり聞いていない
- 患者の気持ち(の変動)に気づきにくい
- 質問と違うことを答える
- 判断的・評価的に答える
- 安心させる応答をしすぎる
- 教えるだけで患者から学ぶことをしない
- 医学専門用語を安易に用いる
- 治療不能への対処を知らないと回避発言になる
- 独力ですべてを解決しようとする

(文献[8]および文献[9] p. 237. より引用)

表4 未成年者の同意能力(一応の基準)

16歳以上	同意能力を認める(本人に説明と同意が必要)
11歳以上, 16歳未満	アセント能力(拒否権)を認める
6歳以上, 11歳未満	拒否の機会を保障
6歳未満	本人の意向は確認できない

(文献[14] p. 18. より引用)

場の第三者も同席し,医療者としてではなく,患者側に立って説明を聞くようにするべきである。そういった立場の者は,説明の途中でよくわからないことや,本人や家族の表情などから患者側には伝わっていないだろうと判断したときには,一時中断してでも繰り返し説明を求めたり,終了後に,(医師・看護師が同席せずに)家族がどの程度理解できたか確認することも重要である。医師・看護師が「なんでも質問してください」と伝えても,なかなか患児・家族からは言い出せないことも多く,できるだけ,こういった患者側に立てる人間を入れることで,内容的にも十分な説明になっていくものと思われる。

4 小児患者に対するインフォームド・コンセント/アセント

　成人の場合は,本人から直接インフォームド・コンセントを得ることができるが,小児では,年齢や発達程度によって理解度が異なり,法的にも自己判断・決定が認められない。そのため,以前は患児への説明や本人からの同意はあまり重要視されず,親権者を対象になされてきた。しかし,子どもの人権を確立するべく,さまざまな活動が続けられ,小児患者であっても,可能な限り患児自身に(当然であるが,理解できる範囲で,説明の仕方を工夫して)必要な内容を説明し,同意を得るべきといわれ,そういった場合はコンセントではなく,インフォームド・アセントとして区別されるようになった[6)10]。

　インフォームド・コンセント/アセントの適切な進め方は,まずは年齢によって判断される[11)〜13]。

理解力が成人と同等とされるのは15〜16歳以上であり,その場合は本人への説明と同意でよく,親権者からの同意は必要ないとされる(表4)[14]。しかし,法的な自己決定権は多くの国で18歳以上であり,理解力が十分であっても,15〜16歳から18歳未満の患児では,説明や同意は本人を対象とするものの,法的には保護者からの同意も必要とされ,日本の現状では,判例上は20歳までは家族からも同意を得るべきとされている。この際に用いるコンセント・フォーム(同意書の書面・書式)は,成人に用いられるものでかまわない。

　逆に7歳以下の場合は,理解することは困難であり,患児自身へは,わかる範囲を口頭で説明し,両親などの代諾者からインフォームド・コンセントを得る。

　5〜7歳から12歳までは,簡易な文章や挿絵などを用いた説明を行い,可能であれば医療者以外の者からも説明を受けたほうがよい。ただし,臨床治験における日本の指針としては,理解力の点から患児へのアセントは12歳以上とされている[15]。

　12〜16歳は,十分その内容を理解することはできるが,その際に成人に用いるフォームではなく,要点を簡潔に記載してあり,患児が理解可能なフォームを用いて説明し同意を得る。両親へは通常のフォームを用いて同意を得ることとなる。

　こういった年齢による差は,あくまでも目安でしかなく,実際には,個々人の理解力に合わせて柔軟に対応しなければならない。

　さらに,本来はインフォームド・コンセント/アセントの概念からすると,内容にかかわらず,すべてを説明するべきだが,現状では,疾病の種類や重症度,生命にかかわるかどうか,といった点によっても,どの程度の説明を行うかが異なってくる。日本小児科学薬事委員会が報告したアンケート結果[16]

表5 患児本人への説明をすべきとする割合（医師へのアンケート結果）

	6歳	9歳
風邪	42.8%	76.0%
骨折	49.5%	87.4%
腎臓病	26.7%	68.0%
白血病	12.3%	35.0%

（文献[16]より引用）

では，説明すべきであると考える医師の割合は，患児の年齢が上がればすべての疾患において高くなるが，その上昇の仕方には疾患によって偏りがみられる(表5)．これは，それぞれの医師・医療者の考え方で大きく左右されるが，医師や病院によって極端な差異があってはいけないので，適切なガイドラインが必要であろう．

おわりに

歴史の流れのなかで，インフォームド・コンセントという考え方は，研究を受ける患者の人権保護という観点から発展し，医療全般を見直す大きな柱となった．小児であっても，一個人としてその意思と人格を尊重し，小児医療の主体は患児とその家族であることを改めて認識しなければならない．それを実現する方法としてインフォームド・コンセント/アセントは非常に重要であり，今後は，その質をも検証できるような体制が必要であろう．

文献

1) Levetown, M. and Committee on Bioethics, American Academy of Pediatrics：Communicating with children and families：From everyday interactions to skill in conveying distressing information. Pediatrics, 121：1441-1460, 2008.
2) 白幡聡：小児の病気とインフォームド・コンセント．日小児科学会誌，107：646-651，2003.
3) 白井泰子：精神障害者にとってのインフォームドコンセントの意義．精神医学，34：1293-1300，1992.
4) Vollmann, J. and Winau, R.：Informed consent in human experimentation before the Nuremberg code. BMJ, 313：1445-1449, 1996.
5) American Academy of Pediatrics Committee on Youth：A model act providing for consent of minors for health services. Pediatrics, 51：293-296, 1973.
6) Committee on Bioethics, American Academy of Pediatrics：Informed consent, parental permission, and assent in pediatric practice. Pediatrics, 95：314-317, 1995.
7) De Lourdes Levy, M., Larcher, V., Kurz, R., et al.：Informed consent/assent in children：Statement of the Ethics Working Group of the Confederation of European Specialists in Paediatrics (CESP). Eur. J. Pediatr., 162：629-633, 2003.
8) Buckman, R.：真実を伝える，恒藤暁・監訳，診断と治療社，東京，2000.
9) 長谷川知子：本人への告知について．小児科診療，67：235-241，2004.
10) Kon, A. A.：Assent in pediatric research. Pediatrics, 117：1806-1810, 2006.
11) NCI Cancer Bulletin, Children's assent to clinical trial participation, 2001.
12) Human Subject Protection Committees (UCLA)：Assent and Parental Permission for the Participation of Children in Research. Investigator's Manual for the Protection of Human Subjects, 2001.
13) Committee on Human Research (Johns Hopkins Univ.)：Parental Consent/Child Assent Guidelines, 2000.
14) 丸山英二：遺伝子診断をめぐる法律問題．厚生省精神・神経疾患研究委託費「小児期発症筋ジストロフィーの保因者診断をめぐる諸問題の研究」2002年報告書，2002, pp. 8-19.
15) 小児集団による医薬品の臨床試験に関するガイダンスについて，医薬審1337号，2000.
16) 日本小児科学薬事委員会 厚生労働省医薬局 平成13年度委託研究．インフォームド・アセント実施マニュアル作成に関する研究・小児治験での倫理問題研究．研究報告書，2002.

● 森本克，細谷亮太 ●

Ⅰ 専門職として求められること

開業小児科医と臨床心理士の双方の立場から

はじめに

　子どもは次世代を支える「宝物」である。にもかかわらず，産科医，小児科医の減少・不足が叫ばれて久しくなる。このことは，少子・高齢化の影響が大きい要因のひとつかもしれないが，小児科医としての「真の喜び」を体験できないまま研修を終える医師が少ないからともいえる。これは，現在の小児科医の多忙さとひとつの症例に費やす時間と労力が多いこと，それに医療報酬が他の診療科と比べて著しく低いからである。子どもは常に外的要因の影響を受けながらの生活を余儀なくされている。とくに人的環境の影響は大きい。つまり子どもを取り巻く人間関係である。子どもの「心の安定」は，この人間関係によって構築される。小児科医の役割は「子どもの心身の健康」の理解者であり，代弁者でなければならない。その意味において，最近，「子どもの心相談医」(写真1)の資格制度ができたことは喜ばしいことである。

　筆者は長年，小児科の開業医として，「子どもの心」を重要視し，臨床心理士の資格を取得し，双方の立場からアプローチを重ねてきたので以下に紹介する。

1 小児科医とは

　小児科医とは，専門的に子どもを診察する医師のことだが，診療所などで行っている外来一般小児科について述べると，診療内容としては次のようになる。

　(1)　一般内科

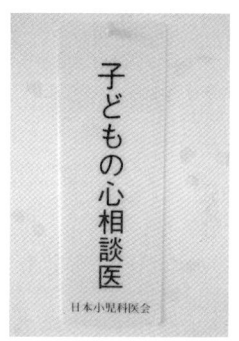

写真1 「子どもの心相談医」の表示

　(2)　専門医と連携(慢性疾患の管理)
　(3)　他科疾患
　(4)　思春期医療
　(5)　子どもの心相談
　(6)　救急医療
　(7)　小児保健(育児相談，乳幼児健診，予防接種)
　(8)　対外活動(園医，校医，健診，休日・夜間診療所，講演など)

　もうひとつの小児科の特徴は，子どもの他に親が付いているということである。そして，親が小児科医を認め，受診を決めるので親との対応が大事になり，子どもと親双方のQOLを考えることが必要になるわけである。

2 臨床心理士とは

　臨床心理士という資格ができてから，まだ十数年であり，この頃やっと知られるようになってきたところである。仕事としては，心理検査・心理相談・

I 専門職として求められること

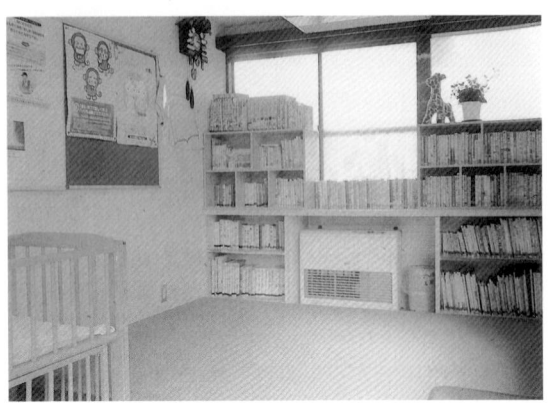

写真2　待合室

心理療法などがあり，心理学の技法や知識に基づいて人を援助することだが，わが国の小児科では0～18歳までが対象となっている。

(1) 心理検査（子どもの発達・知能・性格などを検査し，評価する）
(2) 心理相談（心の悩み，行動や性格などの問題について話し合う）
(3) 心理療法（受容と共感性で人の心に接し，問題点の是正と人格の成長をめざす）

子どもの疾病を診る場合，身体の異常はもちろんだが，心の面で話をしなければならないことが多くなってきており，早く見つけて対応するほど予後もよくなる。

小児科医として子どもと親のQOLを考える場合，小児科診療は臨床心理士の仕事と共通することが多く，子どもや親に病気や治療についての理解を促し，どうしたらよくなるかを考え，納得してもらうことがポイントになる。このようなことを，当院における小児科外来の仕事をとおして述べてみたい。

初診の際，受付での対応が大事になる。来院の目的を聴取し，診察であれば問診表に必要なことを記入してもらった後，順番が来るまで待っていただく。待合室の一部には絨毯を敷いたコーナーを設置し，その奥に子どもの本棚を置いて，親子で読書をしたり，横になったりしながら待てるようにし，また，本棚の脇には鳩時計や玩具を置き，子どもがリラックスして待っていられる雰囲気づくり（写真2）をしている。さらに，その時期に合った診療ニュースを院内報（写真3）として月1回発行し，それを読みながら待っていただいたりしている。

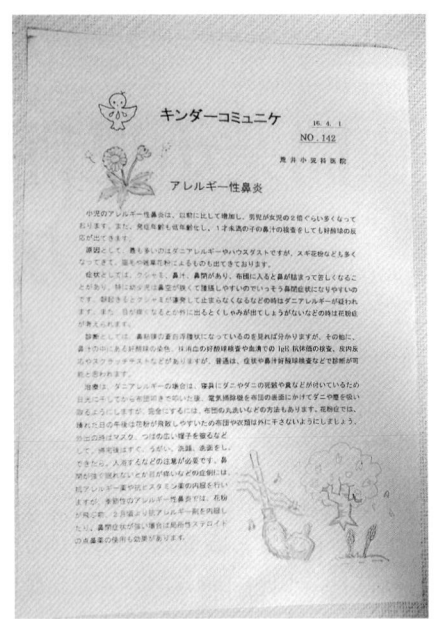

写真3　院内報の掲示

ただし，とくに具合の悪い子などの場合は，看護師がすぐに声をかけて状態を確認し適切な対応をすることは当然のことで，その際は他の患者に断って，順番に関係なく診察室に入っていただいている。

3 診察室での対応

小児科外来には，子どもばかりでなく親や養育者が付き添ってくることが多く，子どもの一挙一動はもちろんのこと，親の視線も気になるところである。また，親も子どもも受診時は緊張していることが多く，医師の話し方や応対の仕方で診察がしやすくなったり，しにくくなったりしてしまう。このため，まず緊張をさせないことが大事になるが，それは病状によっても，子どもの年齢によっても異なってくるため，その手法は一定ではなく，そのときの状況によって変わってくる。

まず，診察室に入ってくるときの状態をみて，子どもの様子を判断することができる。母親に抱かれたり，かかえられたりして入ってくる子どもと，一人で臆せず歩いてきて座る子どもとでは，元気さが異なることがわかる。元気がよく，座るなり診察道具をいじったりして遊ぶ子どもの病状はたいしたことはないかもしれないが，人にかまわず遊んだり，

手当たりしだいに物に触ったりする子どもは，年齢にもよるが，動きの程度によっては多動性に対して要注意である。また，顔つきが苦悶状で，声をかけても返事もできず，喘息の重積状態で呼吸困難があったり，嘔吐下痢症で脱水症状が著明だったり，熱性痙攣や痙攣重積状態で意識がなかったりする病態で来院する場合は，親は，ただうろたえるだけで理性を失っていることが多い。こちらも，それに引きずられてしまいそうになることがあるが，重症であればあるほど医師としては落ち着いた対応が必要であり，親や子どもに不安を与えるような言動は慎まなければならない。このとき，医師や看護師のてきぱきした動作や，ちょっとした声かけで周囲は落ち着いてくれることもあり，それが，医師の適切な治療処置にも影響してくるのである。

このように，病状によって医師の対応が違ってくるわけだが，子どもの年齢によっても，それは異なってくる。

4 年齢による対応

乳幼児の診察時は，まずニコニコ顔で相手の顔を見つめながら診察に入る。とくに，0〜4カ月くらいまでは，まだ人見知りをすることも少なく，笑顔で応えてくれることが多いので，「おお，笑った，笑ったね」と言いながら，こちらももっと笑うと，たいていの母親もニコニコしてくれて話もしやすくなる。このときに笑わないのは，よほど具合が悪いのか，本人に何か問題がある可能性もあり，いちおう，母親に「いつもは，よく笑いますね」と聞いて，その返事により対応を考えることもある。

4カ月を過ぎると徐々に人見知りをするようになり，こちらが笑っても笑ってくれず，かえって泣いてしまうことがある。とくに不安そうな顔で見ている子は，腹部を診る際に寝かせると泣いてしまうことが多い。このときの母親は，不思議と子どもの足元にいることが多いので，子どもの顔の側に来るように話し，子どもの顔を覗くようにすると泣き止んで安心するようになる。その際，子どもの顔の側に来てもあやすこともせず，ただ黙って立って見ている母親がたまにいるが，母親の情緒性に問題があるのか，もっと深い理由があるのかを考えなくてはならない。とりあえず「もっと赤ちゃんの側に寄って見てください」と優しく言葉をかけ，寄ってもらえば子どもは安心して笑うことが多いので，「さすが，お母さんですね」と言うと，母親もたいていは和やかな表情になってくれるものである。

9カ月を過ぎると自我が少しずつ芽生えてくる時期となり，こちらの笑顔などには関係なく泣き喚いたり笑ったり，喃語も活発になって動きだしたりするが，こちらの言うことも少しずつ理解できるようになってくる。そこで，言葉かけをよく行い，「君は上手にできます」と暗示的に言葉をかけてみると案外乗ってきてくれることもあるのだが，気分しだいのことのほうが多いようである。2歳頃になるとだいぶ動きも活発になり，初めての診察の場合は緊張して泣く子もいるが，その際に，アンパンマンやピカチュウなどのおもちゃを見せて話しかけると手を伸ばして反応し，緊張が解け，診察しやすくなるものである。また，母親も応じて「ほら，あなたの好きなアンパンマンよ」などと言ってくれるので，いっそう注意がそちらに向くようになる。この頃の年齢より自己の確立が出てきて，こちらの言葉の意味が少しずつ理解できるようになるが，なかなか言うことを聞いてくれないのは口内を診るときである。とくに舌圧子を入れることを嫌う子が多く，大暴れすることもあるが，これも口内を診るときまでの対応の仕方で違ってくる。とにかく褒めることが大事で，「上手にできたね」と言って得意にさせ，「お口も上手だよね」と持ち上げるとうまく開いてくれて，母親も褒めてくれることになる。

しかし3歳を過ぎると，褒めることだけではうまくいかない場合が出てくる。心に複雑な動揺が生じてきて，自己と他者を認識して判断することもできるようになってくるからである。この時期に褒めることはもちろん大事だが，考えさせることがもっと大事になってくる。診察時に本人に向かって具合が悪いのはどこかを聞いてみて，①本人が答えてくれるか，②親の顔を見るか，③親が答えるか，④泣いてしまうかをみると，その子のパーソナリティーがどうであるかの判断に役立つ。また，それによって対応の仕方も異なってくる。①の自分で答えられる子は，一対一の対応をしても答えてくれて，その後の

診察や処置もスムーズにいくが、③④の場合は、口を診たり検査や注射のときになると抵抗してうまくできないことがある。このときは、初めの診察のときに、どうして診察しなければならないかを子どもの好きなキャラクターとその悪役の例を出して話し、悪役にやられたいかどうか、やられたくなければどうしたらよいかをわかりやすく問い、その後で診察を進めるとその気になってくれて、やりやすくなる。

最初から診察時に泣く子は、まだ自立性が不安定であり、話をしても抵抗することのほうが多いようである。親に対して、いつもこのような状態かどうか、そして「なぜ、そうするのでしょうね」と何気なく問い考えてもらうことで、その子の問題性に気づいてもらうことができれば、しめたものである。幼稚園の年長になると、たいていはすんなり診察をすることができるようになり、あまり問題はないが、思春期に近づいてくるとまた状況は異なり、紳士・淑女としての対応がより大事になってくる。そして、身体の訴えのなかに精神的なものがだいぶ含まれていることもあり、そのあたりの見分けが難しくなる。このときの目安はその子の表情であり、無言、無表情、オーバーな苦痛など、何か「あれっ」と感じるようなことがあるときである。ちょっと時間を要するが、これこそカウンセリングの要領で対話を進めると、精神的な問題がわかってくることもあるものである。

これまで述べてきたことは、考えてみると、小児の発達段階に添って心の発達をみてきたことであり、これこそ小児科医でなければ、なかなかわからない醍醐味のあるところであり、また、発達心理にもつながるので、臨床心理士としても指導の根本となるところである。

5 同胞について

また、同胞の有無によっても子どもの状態は異なるものである。長男・長女は良い子の傾向があり、案外、診察もしやすいのだが、それだけに本当の自分の気持ちを出せず、緊張の度合いが強い場合がある。これは、両親にとっては初めての子どもであり、祖父母をはじめ周りも注目してくれて、みんなで一生懸命になる傾向があり、そのうえ、育児書を読んではいても、わが子が生まれるまでは全然子どもに触れたことがない場合もあって、知識のみの育児となってしまい、実際と異なることも多くなるため余計に手をかけてしまうことになるようである。そのため、教えられたことには忠実に反応できるが、自分からの行動は他に影響されやすくなってくるようである。

また、第二子ができて母親が赤ちゃんの育児に手をかけなくてはならなくなると、母親に甘えて離れなくなることがある。赤ちゃんに母親の手を取られてしまうのだから、その子にとっては急な変化についていけなくなるのである。そんなとき、第二子の診察時に第一子は、母親の服をつかまえて離れたがらなかったりするので、「お兄ちゃん、赤ちゃんのお手てを握ってくれると助かるんだけどな」とか、背中を診るときに「お洋服を上げて、押さえてくれるといいんだけどな」などと言って手伝ってもらい、「さすがお兄ちゃんだね、とても助かったよ」と言うと満足そうな顔つきになり、もっとしてあげるよという気になってくれる。それは、兄としての自覚をもってもらうような促しにもなる。

第二子になると動きも活発になり、自己主張も強くなって、なかなか自分の気持ちを変えることはせず、頑固なところがある。そのため、その子との関係がくずれて意思の疎通がうまくいかなくなってくることもあり、診察時も大暴れして大変になることもあるが、少々、時間をかけて紳士的に対応し、理詰めで話していくと意外に乗ってきて、わかってもらえることもある。

6 親との対応

診察時に、小児科医にとってかかわりのある大事なことのもうひとつに、親との対応がある。親にとっては、子どもが病気になった場合は異常に神経質になることが多く、夜中に電話をかけてくる親の悲痛な声を聞くと、こちらも緊張してしまうが、ほとんどは翌日の受診ですむようなものが多い。乳幼児の診察では初めに親の話を聞くのだが、とくに初めての子どもで、1～4カ月ぐらいまでに受診した母親の場合は、子どものことだけでなく親の状態観察がとても大事になる。母親は、子どものことになると

全部自分が悪いと思う傾向にあり，ふさぎ込んでしまいがちになるものだが，とくに出産後の数カ月はブルーになりやすく，うつ状態になってくる人もいるので，その素振りなどで気づくこともあり，医師やスタッフの対応がとても重要になる。

こちらのペースで進めていくと肝心なことが抜けていることがあるので，親との共同作業と考え，親に合わせて聞いてみると的確に症状が捉えられるようである。親が望むことは，的確な診断と治療はどうするのか，いつ治るのか，再発はするのか，など多々あるものだが，それにも増して大切なのは，話がしやすいか，よく聞いてもらえるかであり，とにかくわかりやすく，専門用語をなるべく使わないで話し，最後に理解できたかどうかを尋ねて了承をとることも大事だと思う。

もうひとつ大切なことは，子どもとの対応をよく見てもらうことである。子どもを褒めたり，考えてもらったりするところを目の当たりにしてもらい，「お母さん，この子は上手にできますね」などと言うと，「本当だ，あなたも上手にできるのね，びっくりしちゃった」などと言ってくれることもあり，自分の子どもの可能性について見直してくれることにもなるようである。それとともに，親も，子どもと一緒に病気を治そうとする気持ちになってくれて，投薬や看護もきちんとやり，薬の飲み忘れなども少なくなってくるものと思われる。ただ，だいぶわがままな親も目に付くようなこともあり，戸惑うことがあるが，まず，その気持ちの受け入れをきちんとやったうえで考えてもらうような対話を試みることが肝心である。

親は，来院して話したいことの何％を話しているのか，と思うことがある。診察時によく説明したつもりでも，受付で再び同じ質問をして聞いていく親がときどきおり，多分もっとじっくり話を聞くと，内面的な問題も浮かんできて，よりよい治療につながっていくのではなかったかと思うときもある。

7 臨床心理士として

幼稚園や学校に行っている子が，ときどき，お腹が痛い，気持ちが悪い，頭が痛い，などと繰り返し訴えてくる場合は要注意である。ひととおりの内診が終わってから，「1日のうちで具合が悪くなるのは，いつですか」と尋ねると，朝起きてしばらくすると腹痛を訴えることがよくあるとか，学校で保健室に行くことが多い，などということがあるが，このとき「何か気になるようなことで思いあたるようなことはありますか」と聞くと，実は，このごろ学校を休みがちだとか，宿題を忘れがちになったとか，夜寝るのが遅くなったとか，問題点を言ってくれることがある。ここからは心の相談になってくるわけである。この状態を子ども自身がどのように感じているのか，また，親が問題のあることに気づいているのかどうかだが，本人に「学校は楽しいと思うけど，でも嫌なこともあるのかな」などと尋ねてみると，「うん」と首を振ってくれて，すかさず「嫌なことをする人がいるのかなー」などと聞くと，少しずつ事実がわかってくることがある。側で聞いていた母親は驚いて，「お前そんなことがあったの，全然気が付かなかった，なんで黙っていたのよ」とか，「お前どんなことがあるの，教えなさい」などと性急に促してくることをよく経験する。

時間があれば子どもとしばらく話して解決することもあるが，たいていは話が進まず時間をとって話し合う必要が生じて，カウンセリングが必要になってくる。ここからが臨床心理士の仕事になるわけである。

つまり，一般診療のなかでのカウンセリングは時間的にも無理があり，特別に時間をとって行う必要がある。そこで当院では，夕方診療が終わってから，1人1時間，1日2人を基本にして相談室（写真4）で行っている。主な相談は，不登校，チック症，遺糞・遺尿症，拒食症，脱毛・抜毛症，AD/HD（注意欠陥/多動性障害），場面緘黙，過呼吸症候群，母子分離不安など，さまざまあり，基本的には，子どもと親は別々にして話を聞くようにしている。このような子どもたちが立派に成人して当院を訪ねてくれることがあるが，そのようなときは本当に至福の時をいただいた気がする。

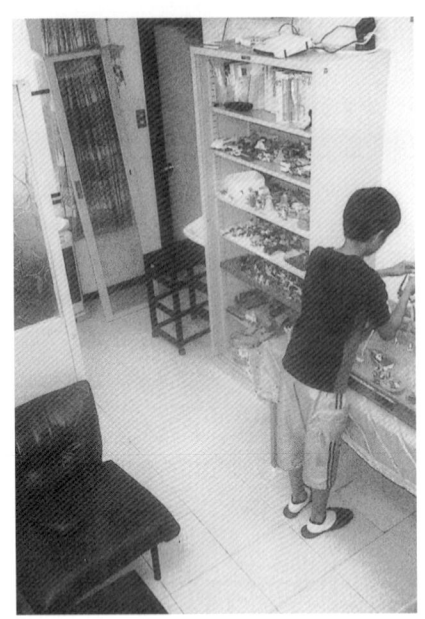

子どもがしているのが箱庭で，その左側のケースには玩具が入っている

写真4 相談室

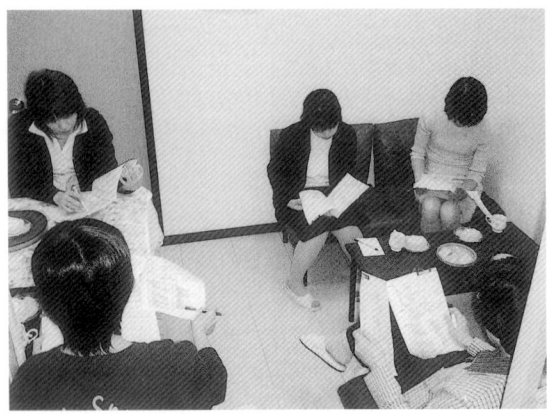

写真5 院内のミーティング

8 小児科医院のコメディカル

次に，コメディカルについてだが，医師の他に，看護師，薬剤師，検査技師など，資格の必要な専門部門があり，この他に，受付や医療事務などがある。それに臨床心理士も加えて診療体制がとれれば理想的である。このなかで来院しやすい外来をつくるには，働く側の積極的な意思が大切であり，診療の流れに乗ってスムーズに進めるとともに，一人ひとりの患者の要求に添うように対応しなければならない。そのためには，医療知識の向上に努めること，患者の立場に立って病気や心理を考えること，つまり思いやりの精神を常にもって対応することである。とくに子どもの場合，前述したように年齢によって心も身体もその状態が異なるため，それぞれの発達状態の理解が絶対に必要になる。そのうえで，常に子どもや親への温かい観察の眼差しや気配りが，子どもの不安を和らげ，親の安心感を引き出すこととなり，診療のやりやすさや治療の効果へとつながっていく。

また，子どもの場合は，ちょっと目を離した隙にベッドから落下したり，汚物に触ったりといった危険なこともあるので，咄嗟の事態への対応がどうしても必要になる。そのためにも八方に目を向けた注意が大切である。さらに，看護師は医師と患者の言動にも耳を傾け，医師の意図している動作に即対応することができれば診療の流れはいっそうよくなり，その後の子どもや親への対応も満足できるものとなる。

このようなスムーズな連携をとるためには，コメディカル同士の意思の疎通が大事になるので，そのための話し合いや勉強会などが必要であり，院内のミーティング（写真5）や研修会への出席なども大事になる。ただし，これが義務的なものになってしまっては余り意味がなく，個人それぞれの意識のうえに立ってやる意欲が一番肝心であり，こうした医療に対する使命感が，子どもや親へのQOLにつながっていくことになると思われる。

まとめ

以上，開業小児科医と臨床心理士の立場から述べてきたが，この両者は一般小児診療のなかでは非常に共通しているところが大きい。心の診療の必要性である。つまり，小児科医にとって「臨床心理学」は不可欠の学問であり，専門の領域であるといえる。

これからは，制度が充実し，小児科医を志す若い医師たちがやりがいを感じ，子どものより豊かな発達を担う主治医として，ぜひ「子育て」の喜びを家族ともども共有してほしいと念じてやまない。

荒井恵一

II 子どもの発達理解

子どもの発達；小児をケアするにあたって
からだの発達

はじめに

子どもの身体発達は目覚ましいものがあることは周知の事実であるが，年齢によりその速度は異なり，また臓器や器官により成長や発達に特徴がある。小児への医療的かかわりをするときには，その特徴を理解しておく必要がある。

1 身長・体重

身長・体重ともに，その増加率は胎児期にもっとも大きいが，出生後は3カ月頃までが増加率が高い。その後も緩慢に増加するが，思春期に再び急激に増加する。図1に示したのは，母子健康手帳に載っている乳児および幼児の男女別身体発育曲線である。保護者が子どもの身長・体重をグラフに記入して発達の目安にするように作成されている。図2a，bは，学童期小児の身長・体重の年間発育量を示したグラフであり，文部科学省（2006年版）の学校保健統計調査から引用したものである。思春期の増加率がとくに男子に高く，しかも，身長の伸び率がもっとも高いのは男子12歳・女子10歳と，女子のほうが早熟であるのがよく理解できる。

図3aは体型の発達を模式的に示したもので，胎児は頭部が身長の1/2を占めるが，成長に伴い比率が小さくなる。図3bは母子健康手帳に載っている頭囲の発育曲線で，身長・体重と同様，保護者が記入するようになっている。頭囲は脳の発達に準じて，小児期から成人まであまり大きくならない。

2 各臓器の成長

A 脳

胎生期の脳の発生は目覚ましく，神経細胞は胎生期の間に増加し，新生児期の神経細胞は数だけは成人と同じである。出生直後は神経細胞同士の連携はまだできていないし，また，髄鞘という刺激伝達に大きな役割を果たす神経線維の鞘が未発達で，脳はまだ働いていない状態である。図4には，胎生25日から出生直前9カ月までの脳の大きさと形態を示した。胎生9カ月には，ほとんど成人と変わらない外観を呈している。

図5には脳重量の発育を示した。生下時に約400gの脳は生後6カ月で2倍，生後12カ月で3倍になり，2歳頃より12歳頃までは増加し，その後はゆっくり成長してゆき，男では20歳，女では18～19歳で完成する。神経細胞の数は増えないので，脳重量の増加は，神経細胞から伸びていく樹状突起の絡み合いや髄鞘，グリア細胞などによる。

B 呼吸器

気管や気管支は，年齢に応じて長さや幅が大きくなっていく。気管の長さは成人になると1歳未満の乳児の3倍になり，気管支は年齢が長ずるに従って横に幅広くなる。乳幼児が下気道感染症にかかりやすい要因は，このような解剖学的特徴も関与している。肺胞の数や呼吸面積なども年齢とともに増加していく。呼吸が規則的になるのは生後1カ月以後であり，呼吸数は新生児では30～40回/分，6歳前後

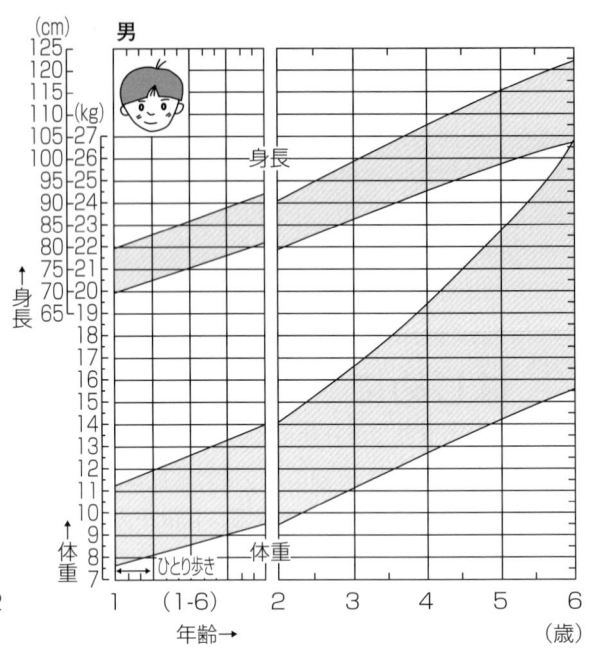

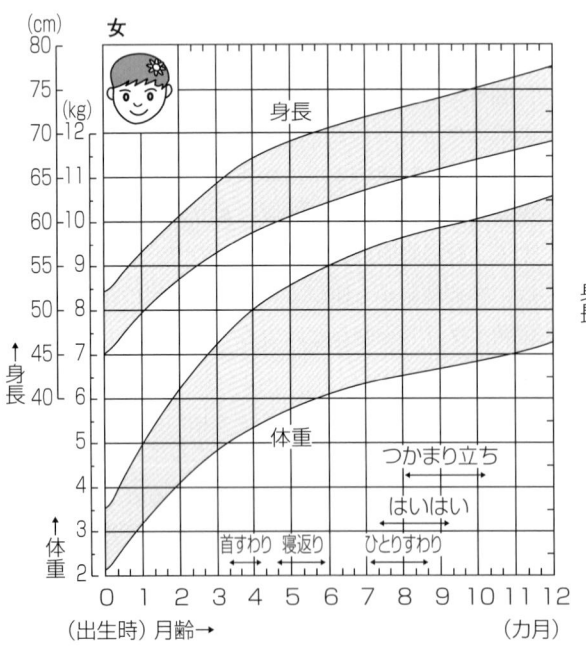

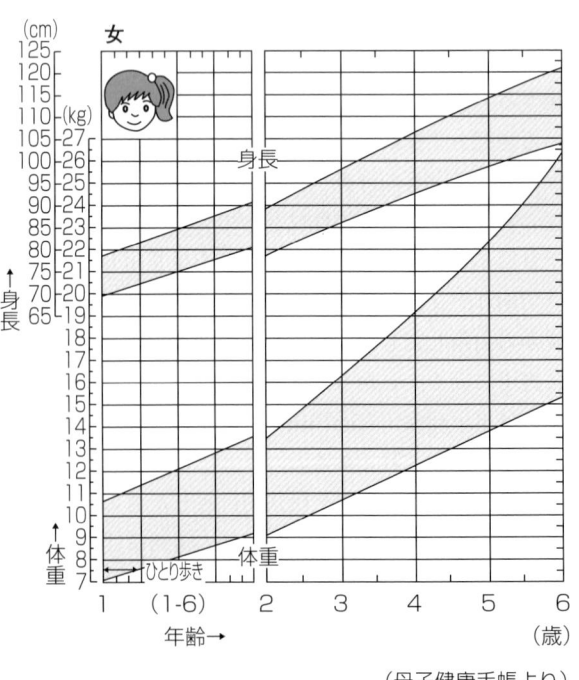

図1 乳幼児発達曲線

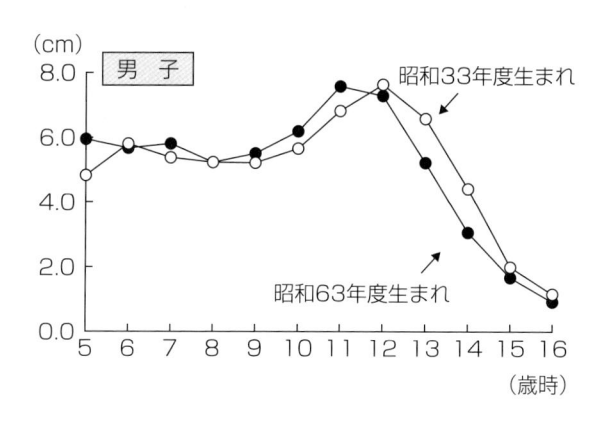

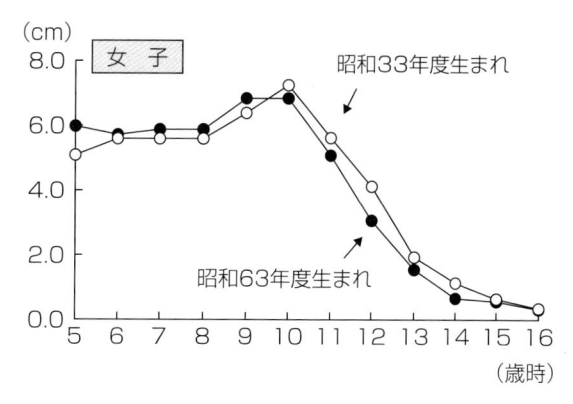

図2a 身長の年齢別年間発育量
（文部科学省の学校保健統計調査，2006．より）

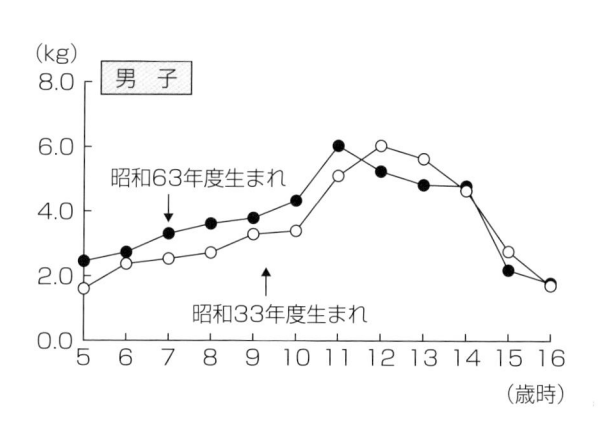

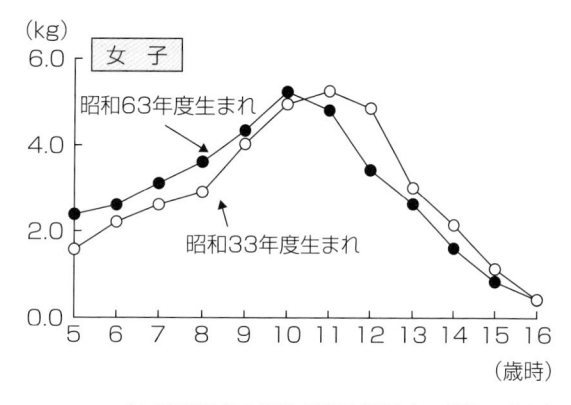

図2b 体重の年齢別年間発育量
（文部科学省の学校保健統計調査，2006．より）

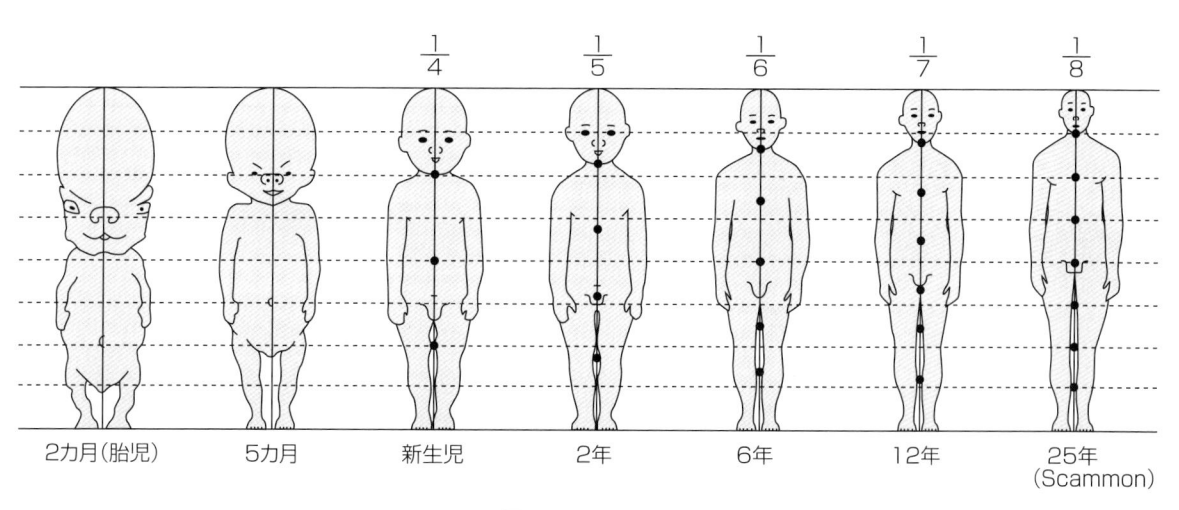

図3a 体型の発達

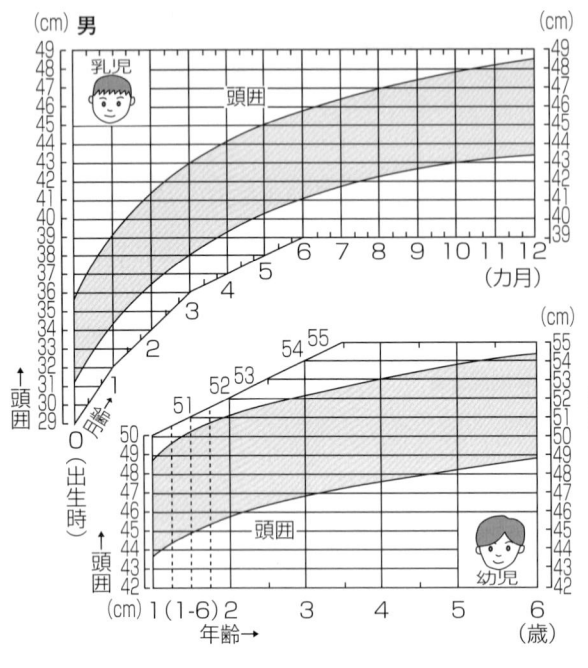

乳幼児身体発育曲線（平成12年調査）
お子さんの頭囲をこのグラフに記入しましょう。

乳幼児身体発育曲線（平成12年調査）
お子さんの頭囲をこのグラフに記入しましょう。

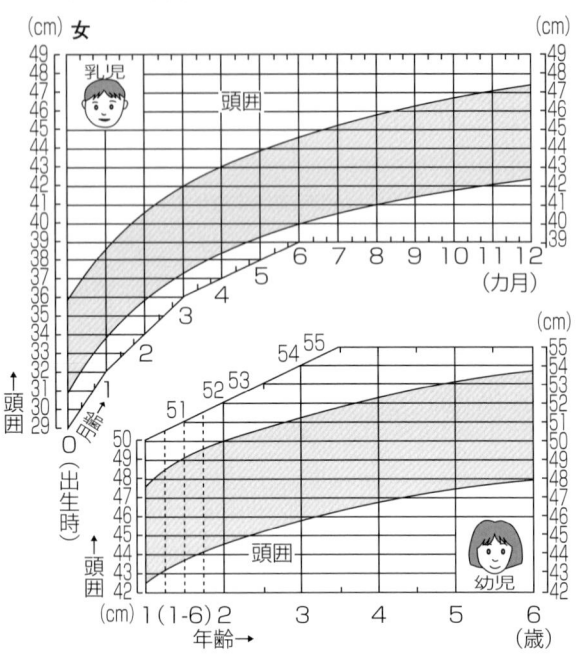

（母子健康手帳より）

図3b 頭囲曲線

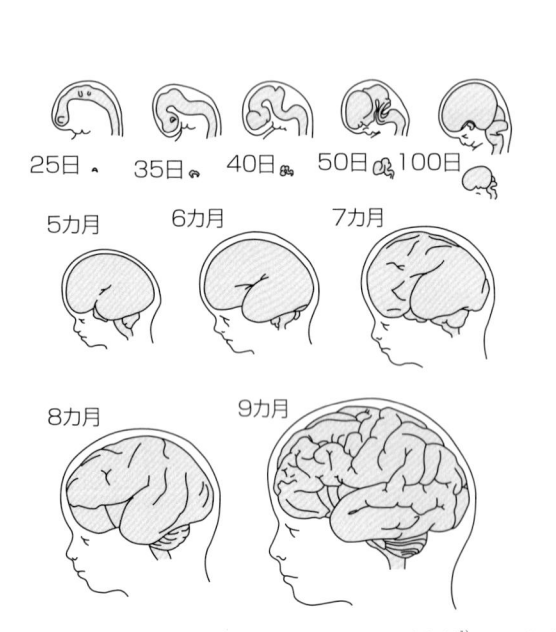

（文献1)より引用）

25～100日までの大きさを5カ月以降と同じ縮小率で描いたものが上段の下に示してある

図4 脳の外観の発達に伴う変化

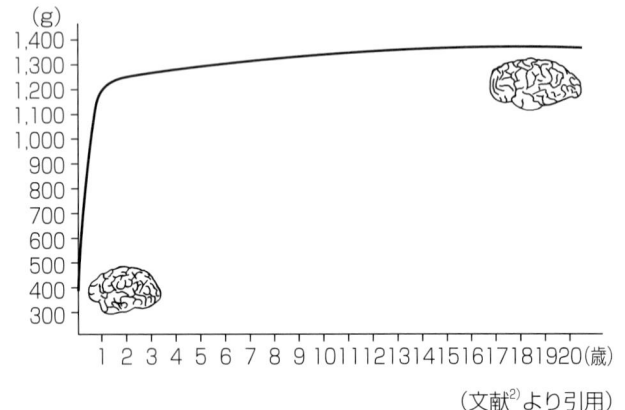

（文献2)より引用）

図5 脳重量の発育

では16～20回/分，思春期以後になると成人と同様14～16回/分である。呼吸運動では5～6歳までは腹式呼吸が主になり，その後しだいに胸式呼吸になっていく。呼吸機能も成長とともに発達していく。簡単な呼吸機能について表1に示してある。

表1 年齢別呼吸気量(Wiggers)

年齢	呼吸数 回/分	Tidal volume (ml)	分時量 (ml)	換気量 (ml/kg)
出生時	40〜45	27	1,080〜1,215	360〜405
1歳	25	48	1,200	323
2歳	24	85	2,040	291
3〜7歳	20	124	2,480	168
8〜14歳	18	221	3,978	180
成人	16	500	8,000	114

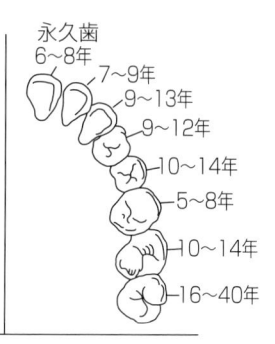

図6 生歯の時期

C 消化器

いうまでもなく，消化器は，栄養を摂取する口腔から始まって排泄する肛門までの消化管と，肝臓・膵臓の実質臓器から成り立っている。消化管は胎生初期には，口から肛門までの単純な1本の管であるが，口腔，食道，胃，腸と進化していき，胎生7カ月で，すでに十分に発育している。歯は生後6〜7カ月で生え始め，図6に示すような時期に生えていく。唾液腺の発達は，生後3カ月で新生児期の2倍，6カ月で3倍，2歳で5倍となる。唾液の分泌量も生後1年では50〜150ml/日，学童500ml/日，成人1〜1.5l/日と増加していく。新生児や幼若乳児では鼻からオトガイ部までの距離が短く，口腔が狭く，乳房や哺乳瓶からの吸啜運動に適した構造になっている。

食道の長さも年齢とともに増加していくが，乳幼児期は軀幹の1/2，学童から青年期には1/3，成人では1/2.5である。胃の形態は，乳児は傾いたフラスコ様あるいは楕円形であるが，年齢が進むにつれてJの字型になっていく。また機能的にも，前述したようにかなり成熟していて，生後2週間以内でも1日500〜600mlの乳汁を消化できる。しかし，噴門部は括約筋が脆弱なため逆流や嘔吐を起こしやすい。新生児の胃容量は30〜60ml，3カ月では170ml，1歳で460mlといわれている。

腸の長さは，新生児4m，乳児5m，6歳6m，成人では9mである。食物の腸通過時間は個人的な差が大きいが，乳児では平均15〜18時間とされている。最近，腸内細菌についての研究がよく行われ，成長に伴い細菌の種類が変化していくということがいわれている。無菌状態で出生した新生児では，ビ

表2 健康小児の1日尿量(Nelson)

年齢	1日量(ml)
1〜2日	30〜60
3〜4日	100〜300
10〜2カ月	250〜450
2カ月〜1年	400〜500
1〜3年	500〜600
3〜5年	600〜700
5〜8年	650〜1,000
8〜9年	800〜1,400

フィズス菌や種々の腸内細菌が乳児期早期に増殖していく。

D 泌尿器：腎

腎重量は，新生児期には26g，3カ月で36gであり，腎重量と体重とは並行して増加するといわれている。組織的には，腎小体や糸球体の大きさも新生児では成人の1/2である。健康小児の尿量は新生児期には30〜60ml/日であり，以後しだいに増量するが，摂取水分量，発汗，下痢などにより大きく動揺する。健康小児の1日尿量を表2に示した。腎は，体内環境の恒常性維持が目的の臓器であり，腎機能の発達に関して糸球体濾過率を指標にしてみると，新生児期には成人の20〜40%であり，生後1年になると大部分が成人域になり，3年になると全部が成人と変わらないといわれている。

E 生殖器

男児の場合，睾丸および付属器官の容積は，思春期前小児では増加の速度がわずかであるが，11〜15

歳前後に急激に増大する。これは，テストステロンの分泌上昇に相関している。発達の開始から終了までの期間は平均3年程度であるが，かなり個人差が認められる。

女児の内外性器は，初経直前に著明に発達する。初経は大多数の正常女子では11～15歳の間に経験するといわれるが，乳房の発達とはあまり相関しないという。二次性徴の臨床的評価は，外陰部・乳房・筋肉・骨格・恥毛・にきびの出現・初経などで観察される。これらの要素は互いに相関せず，個人差が大きいことが指摘されている。性発育の判定法を表3に示した。恥毛・男子外陰部・乳房を，それぞれ5段階に分けて表現している。

F 骨年齢

性発達・身長・精神運動発達，これらはすべて強い相関があり，成熟の指標として骨年齢が用いられる。正常発達の場合は，おおよそ骨年齢＝暦年齢＝身長年齢となる。骨年齢の判定には，手根骨のX線写真による方法がおもに用いられる。これを図7に年齢順に示した。

表3 性発育の判定法

恥毛	1度：恥毛なし
	2度：陰茎基部ないし陰唇周囲に，長い，やや着色した軟らかい毛をまばらに認める
	3度：毛はかなり濃く密になり，ちぢれの度を増し，恥骨結合までまばらに広がる
	4度：成人型に近いが，大腿内側に広がることはない
	5度：成人型
男子外陰部	1度：思春期前
	2度：睾丸と陰嚢は大きさを増し，陰嚢に色素沈着を認めるようになる
	3度：睾丸と陰嚢はさらに大きくなり，陰茎もその大きさを増す
	4度：陰茎は太く大きくなり，陰嚢・睾丸もさらに大となり，陰嚢は色素を増し，濃くなる
	5度：成人型
乳房	1度：思春期前
	2度：乳房と乳頭が小さな隆起をつくり，乳頭輪も大きさを増す
	3度：乳房と乳頭輪はさらに大きくなるが，両者の同一平面上にある
	4度：乳房の上に乳頭と乳頭輪がさらに高まって，第二の隆起をつくる
	5度：乳頭だけが隆起して，乳頭輪と乳房は同一平面上にある（成人型）

（文献3)より引用）

3 機能の発達

A 運動の発達

運動機能は，精神機能の発達と相関して発達して

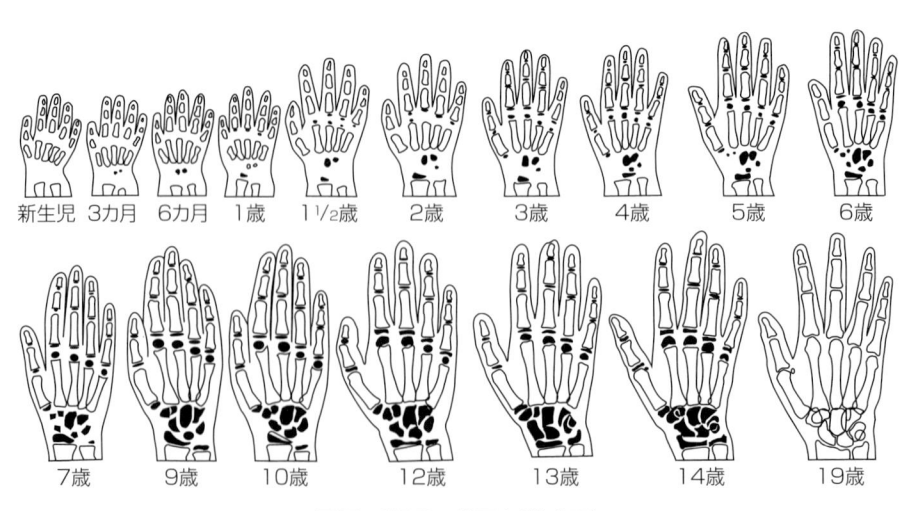

図7 手根骨X線写真（模式図）

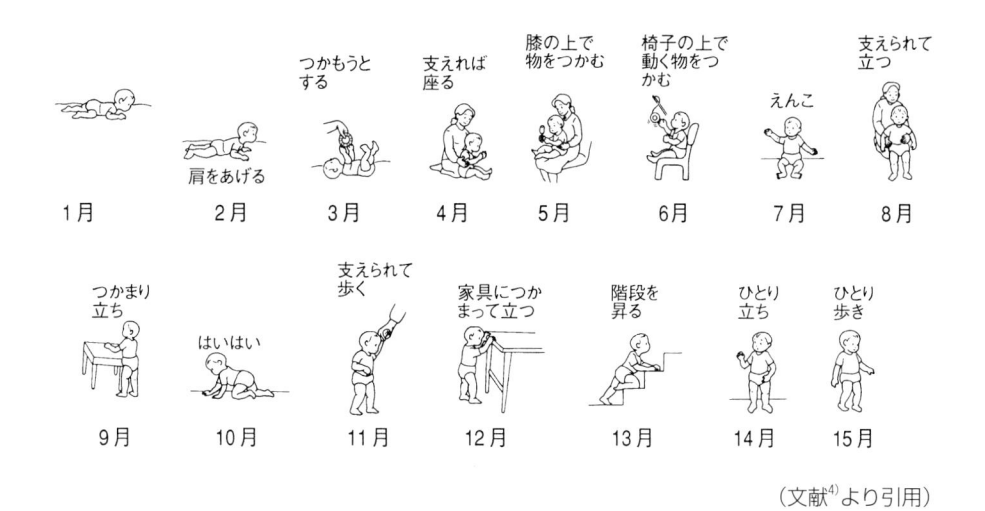

図8 運動の発達の順序

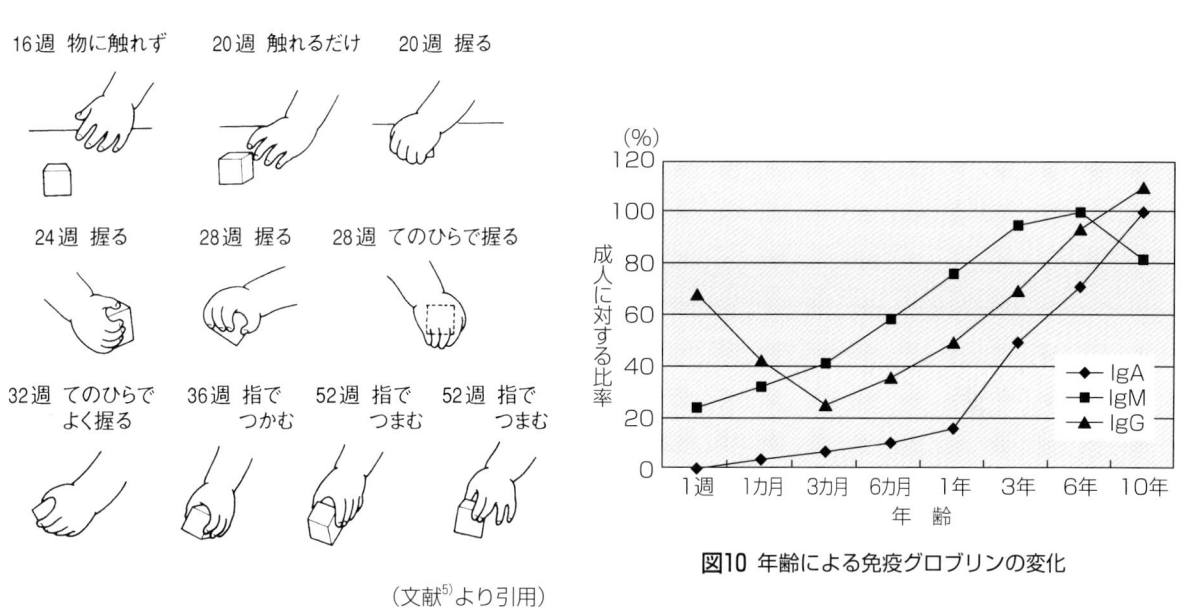

（文献4）より引用）

図9 つかみ方の発達

（文献5）より引用）

図10 年齢による免疫グロブリンの変化

いく。それゆえ，小児の発達は全体的に評価する必要がある。広く用いられている評価法は，日本版デンバー式発達スクリーニング検査や，遠城寺式発達検査などである。詳細は省くが，図8・9に全体運動としての移動運動と，局所運動としての手腕運動を示した。

B 免疫の発達

免疫は，自己と非自己を区別して，感染から生体を防御する働きであり，細胞性免疫と液性免疫とが共同で働いている。すべてを紹介できないが，液性免疫の年齢による変化を図10に示した。IgAは生下時は認められず1年目で成人の20％程度になり，また，IgMは生下時は成人の25％程度を示し，2～3歳で成人値になる。IgGは生下時は成人値に近いが，しだいに低下して25％程度に下がり，1年でやや成人値に戻るという。

━━━━━ 文　献 ━━━━━

1) Cowan, W. H.（天野武彦・訳）: The Development of the Brain（脳の発生）．サイエンス，9：68-81，1979．
2) 島田照三：児童精神医学マニュアル，世界保健通信社，東京，1982，p. 2.
3) Marshall, W. A. and Tanner, J. M.: Puberty, Scientific Foundation of Pediatrics. William Heinemann, London, 1974.
4) Shirley, M. M.: Locomotor & visual-manual functions in the first two years. ed. by Murchison, C., In Handbook of Child Psychology, J. Wiley, New York, 1933, p. 247.
5) 高木俊一郎：精神的発達（現代小児科学大系　第3巻），中山書店，東京，1967，p. 52.

● 倉田清子 ●

II 子どもの発達理解

子どもの発達；小児をケアするにあたって
こころの発達

はじめに

　病院を訪れる子どもたちは，身体疾患そのものによる苦痛だけでなく，治療行為・治療環境による恐怖やストレス，生活の変化や行動上，我慢しなければならないこと，学校・社会とのかかわりなど，さまざまな困難に直面する。入院治療となると，安全基地としての母親の膝元を離れて，子どもは自らの力で困難に立ち向かうことになるが，状況を把握する認知力や対処方法，言葉による理解・表現力などは，発達年齢によりその特徴が異なり，おとなとは違った，その年齢特有な考え方がある。

　例えば，ステロイド療法を受けている腎疾患児を対象にした調査研究[1]では，小学生が味・形状といった薬剤自体に関するストレス認知を多く示したのに対し，中・高生は容姿の変容を伴う副作用(満月様顔貌，浮腫など)を強く認識し，服薬行為や薬剤の作用といった，より抽象的な内容に関する訴えが多く，ストレス認知が発達段階によって異なることを明らかにしている。医療技術の進歩に伴い，一人ひとりの子どもに適した対応が必要となる。また，親のストレスからみると発達障害児の家族を対象とした筆者らの研究では，幼児期においては，子どもの認知発達が比較的よい場合にも親のストレスが高まることが示されていた[2]。つまり，幼児期にはとくに，母子関係の視点から，こころのケアを中心とした医療の質が問われるようになってきている。

　小児医療の現場は，子どもにとって治療の場であると同時に，生活・成長の場でもある。したがって，各発達段階において，どのような人生の課題を達成していけばよいのかを念頭におき，子どもたちの健やかな成長・発達を促し，生き生きとした生活を過ごしていけるよう援助していくことも必要となる。つまり，よりよい看護援助を行うためには，子どもが，いつ，どのようにして外界を認知し，社会的行動や対人関係を発展させていくのか，という発達の特徴を考慮することが重要であると思われる。

　そこで本稿では，主に思考の発達に関するピアジェ(Piaget)の認知発達理論[3][4]，エリクソン(Erikson)の心理・社会的発達理論[5][6]をベースに，ボウルビィ(Bowlby)の愛着理論にも触れつつ，各年齢段階における特有な発達的特徴を整理し，その時期の対応のポイントについて述べる。さらに，必要に応じて発達障害についても触れたいと思う。

1 乳児期(0～2歳)

A 認知・言語の発達

　乳児期は生後わずか2年の間に，移動(歩行)が可能になり，言葉を獲得するなど，劇的な発達を遂げる時期である。ピアジェは，知能の発達を大枠では感覚運動的段階，前操作的段階，操作的段階の3段階に分け，0～2歳を感覚運動期とよんだ。ピアジェの発達段階と発達の節目を図1に示した。誕生後，間もない頃から，視覚・聴覚・触覚などの感覚器から外界を積極的に取り込み，吸う，握る，微笑む，見つめる，といった生得的な反射的行動を繰り返し(循環反応)，外界への働きかけを活発に行う。

　8カ月過ぎになると，じゃまなものをよけて，その向こうにあるものをつかむ，あるいは親の手首を

Ⅱ 子どもの発達理解

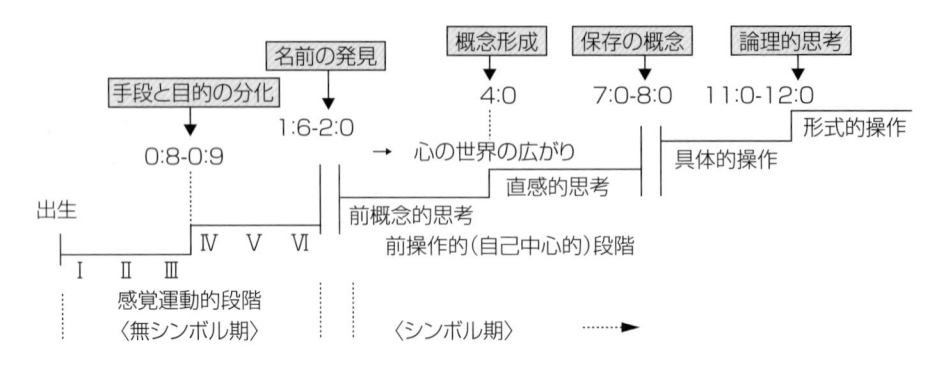

図1 ピアジェの発達段階と発達の節目

(図:
- 手段と目的の分化 0:8-0:9
- 名前の発見 1:6-2:0
- 概念形成 4:0
- 保存の概念 7:0-8:0
- 論理的思考 11:0-12:0
- 出生 → Ⅰ Ⅱ Ⅲ Ⅳ Ⅴ Ⅵ
- 感覚運動的段階〈無シンボル期〉
- 心の世界の広がり
- 前概念的思考／直感的思考／前操作的(自己中心的)段階
- 具体的操作／形式的操作
- 〈シンボル期〉)

図2 子どもの言語・社会性の発達

年齢	〈話し言葉の発達〉	〈表象機能の発達〉	〈社会性の発達〉
誕生			①おとなへの受動的反応（0〜5）
↓	レディネス期	無シンボル期	②人見知り（5〜6）
1:0		感覚運動期	③おとなへの積極的働きかけ（7〜9）
↓	片言期		④おとなとの相互交渉（10〜21）
1:6			1）子どもと受動的関係（13〜20）
↓	命名期 ←名前の発見	移行期	
2:0			⑤自己統制（21〜）
↓	羅列期		2）子どもとの積極的交渉（21〜35）
2:6		前概念的思考	
↓	模倣期		
3:0		シンボル期	⑥社会的要求への適応（36〜48）
↓	成熟期		3）子どもと相互交渉・自己顕示（36〜53）
4:0	←概念形成		4）集団適応（54〜84）
↓	多弁期		
5:0		直感的思考	⑦自立生活の拡張（60〜72）
↓	適応期		

＊話し言葉の発達，社会性の発達とともに5〜6歳くらいまでに基礎的な機能ができてくる
＊社会性の発達で○数字はおとなとの関係，片カッコ数字は子どもとの関係を示す

持って，ほしいもののところに持っていく（クレーン現象）という意図的な動作，すなわち「手段と目的の分化」がみられ，人間の発達にとって大事な節目となる。興味の対象として物をなめる，紐を振る，物を叩く，などの感覚運動的な探索行為を繰り返す。

1歳を過ぎる頃にはさらに進歩して，いろいろな物を繰り返し落として，その変化を楽しむようになる。自閉症などの場合，運動機能に比べて認知発達が遅れて成長し，この時期に重いものをベランダから落として楽しむなど，大きな問題となることがある。一般に，この頃には模倣が学習の手段となる。

言語発達は，生後2カ月頃から「アーアー」といった喃語が始まり，1歳頃には「パパ」，「マンマ」など初語がみられるようになる。1歳半〜2歳の間に，物には名前があることを発見し，その後に「これ何？」という質問を活発に繰り返す。この言語の獲得はシンボル機能の中心的な手段となり，人間の発達にとって，もっとも重要な節目となる。話し言葉

表1 人生段階における心理社会的課題と危機（エリクソン）

人生段階	心理社会的危機	中心的過程
乳児期	信頼 対 不信	養育者との相互性
幼児期	自律 対 恥・疑惑	模倣
学童前期	積極性 対 罪悪感	同一視
学童後期	勤勉性 対 劣等感	教育
青年前期	集団同一性 対 疎外	仲間の圧力
青年後期	個人同一性 対 役割拡散	役割実験
成人前期	親密性 対 孤立	仲間との相互性
成人中期	生殖性 対 停滞	人と環境との相互作用と創造性
成人後期	統合 対 絶望	内省

（文献[6] pp. 46-47. より引用・抜粋）

と表象機能の発達，および社会性の発達について図2に示した。

B 社会的行動・対人関係の発達

エリクソンは，人間を社会的存在として捉え，ライフサイクルをとおしての自我（＝自分が自分であること）の発達に注目した。8つの発達段階に分けて，それぞれの段階に課題があり，それを乗り越えることで次の段階へと成長する，との考えを示した。エリクソンの各発達段階における心理社会的課題と危機について，ニューマンらによるものを表1[6]に示した。乳児期の課題は基本的信頼感の獲得であり，食事や睡眠といった生理的欲求を他者（母親）に充足してもらうことで基本的信頼感を培うと同時に，欲求が満たされないと不信を経験する。

一方，ボウルビィは対人関係や社会的行動の基礎的概念として，愛着（アタッチメント）を重視した。乳児の示すさまざまな愛着行動（泣く，微笑む，しがみつく，など）に母親が温かく応えることで，永続的なこころの絆としての愛着が形成される。生後6カ月頃から母親を他者と識別し，母親にあやされると泣き止み，母親の顔を見て微笑むようになる。この頃に見知らぬ人を怖がり，母親が離れると泣いて後を追う，姿が見えないと捜す，といった人見知りや分離不安を示すようになる。発達障害においては，母親などに何かを見せに来る，やりとりを楽しむ，などの相互性が乏しいことが問題となる。このように発達をベースとしながら，親との相互的な遊びが楽しめるようになる。

C 対応のポイント

この段階では，言葉の発達が未熟で，自己と外界とが未分化であり，主に身体をとおして外界とかかわる段階である。認知面ではシンボル形成以前にあたり，情緒面では基本的な信頼感の基礎づくりの時期にあたる。感触や音色，視覚などによって楽しめるおもちゃを提供し，言葉をかけながら微笑むなど，子どもの感情を共有することが大切である。

基本的な信頼感の獲得は，後の対人関係や自尊感情，適応など，さまざまな発達に影響を及ぼすといわれる。この時期における養育上の重要なポイントは，①子どもの欲求を満たす際に一貫性と温かさをもって対応すること，②保護・養護者としての役割を果たすこと，③感覚的・運動的・社会的探索を促すこと，があげられる。とくに入院児は，母子分離を余儀なくされ，そのショックは，時に病気よりも深いこころの傷として残る可能性もある。親のストレスも計り知れない。治療上困難であっても，面会時間の延長や，母子がスキンシップできるように可能な限り配慮したい。

2 幼児期（3〜6歳）

A 認知・言語の発達

目の前に存在しない物を頭のなかでイメージすることができるようになり，延滞模倣（ある活動を数

時間後，数日後に模倣する）や，ごっこ遊び（ままごと，お店やさんごっこ，など）が盛んになり，やりとりを楽しむようになる。発達障害の場合には，こうしたシンボル機能の芽生えが乏しかったり，やりとりを楽しむ姿が認められなかったりする[7)8)]。

　一般に，この時期の思考の特徴は，①自己中心性，②直感的思考，③アニミズム的思考である。自己中心性とは，自分の視点からしか物事を考えることができない性質であり，相手の立場や考えを理解することは難しいことをさす。直感的思考は見た目に左右されることで，例えば，同じ水量でもコップの高さや太さによって水面の高さが変化すると，量そのものが変わったと考えてしまう思考（「保存の概念」の未成立）をさす。アニミズム的思考とは，自他の区別が曖昧で，人形を自分と同じように生命のある存在として扱う。例えば，人形が落ちると「痛い」という，あるいは星の絵に顔を描く，などにみられる。

　一方，言語面では，"物に名前のあること"を発見し，シンボル機能の形成という発達の重要な節目を乗り越えて，言語面での急激な発達が認められる。遊び，模倣，描画，イメージなど多くの側面にシンボル機能の芽生えが認められ，4歳頃には比較の概念をはじめとして，さまざまな概念を形成する。子どものこころの世界は，時間と空間を超えて飛躍的に広がっていく。

B　社会的行動・対人関係の発達

　エリクソンによる幼児前期の課題は，"自律性"対"恥・疑惑"である。安定した愛着が形成された子どもは両親を安全基地として，歩行の確立によって飛躍的に拡大した外界を積極的に探索する。また，トイレット・トレーニングや食事，着脱といった生活習慣のスキルを身に付ける過程で，母親の介助を嫌い「自分でやる！」あるいは「やだよ！」などと強い自己主張あるいは反抗的態度がみられる。これらの経験をとおして自律性を形成する。それに対し，親などが過度に励ましたり失敗を叱ると自信がなくなり，恥が強まる。幼児期後期の課題は，"積極性"対"罪悪感"である。「○○みたいになりたい！」，「〜したい！」という目標や目的をイメージし，ひるまず挑戦するという積極性を培うのである。

　また，愛着対象は母親から家族に広がり，親をこのなかにイメージすることで離れていても安心できるようになる。一方，環境の大きな変化があったり，親との情緒的結びつきが不安定な場合，赤ちゃん返り（退行現象）を示し，対応によっては発達が遅れることもある。

C　対応のポイント

　外界への探索行動が盛んになるこの時期は，入院児に対しては，一過的に養育者や医療スタッフが子どもの安全基地の役割を負うことになる。また，なんでも一人でやりたがり「自分で！」，「いらない！」を多用する。親は，ついつい「〜しちゃダメ！」という禁止の言葉が増えるが，子どもが自律するうえで「一人でできる」という経験は欠くことができない。「ダメ！」と言わずに，子どもが納得できるまで待つ，必要な手助けをする，といった対応を心がけたい。子どもは遊びによって気持ちを紛らわし，ストレスを発散する。実際に体験したことを自由遊びやごっこ遊びに上手に取り入れることによって，治療のストレスや苦痛を軽減することができる。

　例えば，子どもが医師や看護師役となって行う"お医者さんごっこ"には，自分が受けた治療を人形に対して再現することで，痛かった注射の嫌な体験を癒し，「いい子，いい子。頑張ったね〜」と人形を励ますことで自分を励まし，自己を肯定的に認めるといった効果があるだろう。うまく言葉で表現できなくとも，子どもは子どもなりの見方で外界を捉え，それを伝えようとする。一方的に我慢を強いるのではなく，攻撃や，わがままといった行動の裏にある子どもの感情に添い，「〜したい」という動機を引き出すような対応を心がけたい。また，入院や手術といったストレスの高い状況では，お気に入りの玩具やタオルなど，見慣れたものを用意する，できるだけ，わかりやすく規則的な環境を保つなど，情緒への配慮が必要である。

3　学童期（7〜12歳）

A　認知・言語の発達

　学童期は，生涯でもっとも安定し，健康的な反応

を示す時期である。物事に対する興味や関心が強く，「知識生活時代」ともよばれている。認知面では，具体的なものがあれば論理的に考えることができる段階（具体的操作期）である。数，量，長さ，重さ，時間，因果性などの基本的な多くの概念を習得する。保存の概念が成立し（図1参照），物の見え方に惑わされずに頭のなかで考えることが可能になる。

　また，他者の立場になって考えることができるようになる。ただし，抽象的な概念に関する思考は未熟である。言語能力に関しては，会話がより洗練され，物とイメージが結びつくことによって，読み・書き・計算といった書き言葉が習得される。感情を表現する手段としても，行動をコントロールするうえでも言葉が有効に機能する。

B 社会的行動・対人関係の発達

　この時期には，学校を中心とした生活へと社会的な世界が広がることに伴い，対人関係も，重点が家族から友人関係へと移り，広がっていく。この時期は，エリクソンからみると"勤勉性"対"劣等感"が課題となる。つまり，仲間集団のなかで対人技能を学び，他者と自己を比較するなどにより，自我形成や社会性を獲得する。

C 対応のポイント

　児童期後半（小学校高学年頃）になるとギャンググループという仲間集団が形成され，同じ遊びを共有する仲間，友達関係が重要となる。とくに長期の入院などで学校への通学がままならない場合，仲間関係の形成に困難を生じたり，対人技能や社会性といった社会生活に必要なスキルの獲得に失敗する可能性が出てくる。つまり，話し相手や生活を共有してくれる同世代の友達がいない寂しさだけでなく，退院後に問題行動や不適応状態といった，さまざまな問題につながることも考えられる。したがって，看護師が子ども同士の間を取り持ち，つながりをもてるようなケアを心がけたい。手紙や電話といった言語を用いた手段も有効である。また，その子どもの疾患については，認知・言語の発達に応じて，なぜ治療が必要なのかをわかりやすく説明することが重要である。

　長引く治療に伴う副作用，先の見通しのもてない入院生活は，治療意欲の低下や，医療スタッフに対する不信感をまねく。子ども自身が主体的に治療に参加できるよう配慮することは，病気と闘う意欲を引き出し，ともに病気に立ち向かうスタッフや家族との信頼関係を強めることにつながる。この時期の子どもは，実際に経験したり，具体的な物が存在すれば論理的思考ができる。したがって，人体模型のような人形を使って説明することにより，病気への理解を促したり，どのようなことがもっともストレスとなっているかを聴いたり，イラストを交えたアンケート用紙により子どもの気持ちや考えを把握する，などの工夫が必要である。

4 思春期（13〜16歳）

A 認知・言語の発達

　ピアジェの言う形式的操作期に入り，こころの世界が現実の制約から解放されて飛躍的に自由度が増してくる。先の見通しをもって事前に計画する能力，仮説的思考と可能性の思考などが発達する。自分に問いかける，自己の内なる世界をもつようになり，こころの世界との対話ができる。

B 社会的行動・対人関係の発達

　自我同一性の確立が課題である。児童期から思春期にかけてみられる身体的変化は，自己像や性役割に多大な影響を及ぼす。こころと体のギャップ，将来の不安，異性に対する恋愛感情，親への依存と反抗，他者からどうみられるか，など内面的葛藤が生じる。「自己とは何か」「どう生きるべきか」「なんのために生きているのか」といったことを模索し，大きな不安に見舞われる時期でもある[9]。

　筆者がカウンセラーとしてかかわった中学生の多くは，不登校を経験している[9]。本人の話をじっくりと聞く，共感する，アドバイスする，など自分を見つめる手助けをすることによって，多くは不登校の経験を成長過程のなかで，よい方向に活かすことができる[10]。

C 対応のポイント

　両親には言えない悩みを相談し，弱みをみせる，趣味や興味を共有する，といった情緒的な絆を結ぶことのできる友人を必要とする時期である．友人は自己を映す鏡であり，自我同一性の危機を乗り越えるうえでは欠かせない存在である．友人とのかかわりをとおして，さまざまな価値観や考え方を知り，社会での人間関係の基礎を築く．

　この時期の対応としては，一人ひとりの個性や性格を尊重した対応を行うことであろう．友達との交流をできるだけ妨げないよう，手紙やメールといった手段を利用する，同世代の子どもとの仲を橋渡しするといった点にも配慮したい．とくに同じ疾患をかかえた友人ができることは，共通の悩みを分かち合い，互いに励まし，ともに病気に立ち向かう，よき理解者となる．同じ苦難を乗り越えることで深い絆を結ぶことができる．その友人が退院するなど，別れを経験した際はフォローが重要となる．

　この時期には，おとなに近い言葉の表現力を有し，抽象概念を用いた思考ができる．したがって，医療においてもインフォームド・コンセントといった，治療方法の説明，メリット・デメリット，副作用など，おとな同様に言葉で説明することが望まれる．さらに，容姿の変化に過敏な時期である．副作用による外見の変化や，入院中はプライベートな空間がもてないことなど，思春期特有のストレスにも目を向ける必要がある．じっくり子どもの声に耳を傾けることが大切である．治療方針に関しても，選択肢を設けるなど，本人の希望や意思が反映されることが望ましい．

おわりに

　以上，子どもの発達段階における，こころの特徴と社会的行動，対応のポイントについて述べた．小児医療にかかわる際には年齢が低いほど，治療だけのかかわりではなく話し相手・遊び相手になり，寄り添い，見守り，話しかける，といった治療後のケアあるいは生活自体にかかわる姿勢が大切になる．

　一方で，子どもが年長になるほど，専門家として適切な距離をとり，子ども自身で自律的に解決できるように援助する必要がある．それをとおして，子どもが病気あるいは障害にしっかりと向き合って，その経験が生きることの価値を高めるように働きかけたいものである．

文　献

1) 有村衣代，村田惠子：長期ステロイド療法を受けている腎疾患児のステロイド剤に対する認識とストレス認知：小学生と中高生の比較．小児看護，26：1001-1005，2003．
2) 永井洋子，太田昌孝，亀井真由美，他：自閉症児における親子間の相互作用と家族のニーズに関する研究（第2報）子どもが及ぼす母親のストレス認知について．安田生命社会事業団研究助成論文集，22：91-101，1986．
3) ジャン・ピアジェ，ベルベル・イネルデ（波多野完治，須賀哲夫，周郷博・訳）：新しい児童心理学，白水社，東京，1969．
4) 波多野完治・編：ピアジェの発達心理学，国土社，東京，1965．
5) E・H・エリクソン（仁科弥生・訳）：幼児期と社会Ⅰ，みすず書房，東京，1989．
6) バーバラ・ニューマン，フィリップ・ニューマン（福富護・訳）：新版 生涯発達心理学；エリクソンによる人間の一生とその可能性，川島書店，東京，1988．
7) 永井洋子：こころの発達障害．理学療法ジャーナル，33：915-920，1999．
8) 永井洋子，太田昌孝：太田ステージと認知発達治療．医学のあゆみ，217：990-996，2006．
9) 永井洋子，金生由紀子，太田昌孝，他：学校嫌いからみた思春期の精神保健．児童青年精神医学とその近接領域，35：272-285，1994．
10) 永井洋子，太田昌孝：学校精神保健の課題：中学生のこころと教育のありかた．児童青年精神医学とその近接領域，47：242-249，2006．

●永井洋子，林　弥生●

II 子どもの発達理解

成長・発達を促すケア

はじめに

子どもは常に成長・発達し続ける存在である[1]。それは子どもの一番の特徴でもある。病気の子どもでも，なんらかの健康問題や障害があっても，健康な子どもに比べて緩やかかもしれないが，確実に成長・発達する。

ここでは，子どものこころとからだの成長・発達を促すケアについて考える。健康な子どもへの支援に基礎をおくも，ここでの対象は健康になんらかの問題のある子どもを中心に考える。例えば，慢性疾患で入院中の子どもや健康問題や障害があって家庭で療育中の子ども，また発達障害のある子どものように，とくに発達に支援が必要な子どもたちを対象に考える。

1 成長・発達の捉え直し

本来，成長・発達は脳・神経の発達を前提にして，身体的な発達と精神的な発達の両面がつながり，関与し合って起こり，それと同時に遺伝，栄養，養育環境，健康障害など，さまざまな要因によって影響を受ける[2]。成長・発達には，敏感期あるいは臨界期とよばれる，環境からの刺激作用に敏感でその時期を過ぎてしまうと周りからの働きかけの効果があまりみられなくなる重要な時期があるとされる。

しかしその一方で，人間の発達は弾力性と可塑性に富んでいることが実証されている。成長・発達を促すためには，さまざまな影響因子を考慮しながら，敏感期・臨界期を意識しつつも，子どもの可能性を信じて，よりよいと考えられる対応を進めていくことが大切である。

鮫島は，「『発達』という考えが広く浸透するにつれて，大人の子どもに向ける目はいつも『何ができて何がまだできないか』を見，『発達』が順調であるかどうかを確かめることに向かうようになり，それに反比例して，大人の目は子どもの心に向かわなくなってしまった。言い換えれば，目に見えるところで子どもの育ちを見て，子どもの心の育ちに目を向けることがおざなりになったということである」[3]と指摘している。

成長・発達の主体は子どもであり，促すケアを考えるとき，行動ばかりに目を向けるのではなく，こころを育てるという視点を忘れてはならない。

2 子どもの成長・発達を促すケアにおいて重要となる前提条件

A 子どものこころに安定感・信頼感を育てる

まず前提となるのが，子どものこころに安定感・信頼感を育てることである。子どものこころが安定していて，自分に対する信頼感が育っていなければ，発達を促すケアは成り立たない。「自分が世界を動かせる」という能動感や自信をもつことができるように，助けることから始めなければならない。

B 子どもの生活を整え，健康状態をよりよく保つ（回復させる）こと

前提条件の2つ目として，子どもの生活を整え，健康状態をよりよく保つことをあげたい。もちろん，

39

先にも述べたように子どもは日々，成長・発達する存在である。しかし，例えば体調が不良な時期や急性期や手術後，化学療法中などで全身状態が不良な場合には成長・発達を積極的に促すことは難しく，適切でないことも多い。まずは，苦痛や不快を取り除き，生活を整え，休息と活動のバランスを適当に保ち，できるだけ全身状態を良好にすることを優先する。

子どもが回復してくると，全身からパワーがあふれだし，さまざまな刺激を吸収し，どんどんと成長・発達が促される時期が訪れる。子どものサインを見逃さず，その時期を有効に活用したい。一方，病状から回復が望めないケースであっても，病状をできるだけよい状態に保ちながら，子どもの希望を取り入れて，対応を工夫することは十分可能である。

C 子どもにとって心地よい「居場所」を提供すること

発達途上にある子どもにとって，心地よい「居場所」は本来のその子どもの力を存分に発揮するためには，なくてはならないものである。しかし現代社会は，さまざまな意味合いで子どもにとって生きにくい環境・社会になってきているのではないだろうか。とりわけ発達障害のある子どもたちは，周りの人に障害がわかりにくいという障害に共通する点が不利益になり，生きにくくなっている可能性がある[4]。

個々の発達段階・状況に合った人的・物理的・社会的環境を整えることで，「生きにくさ」をできるだけ少なくし，子どもにとって心地よい「居場所」を提供することが求められる。社会で生きていく術を自然に獲得することが困難であったり，自分を表現することが難しい，あるいはできにくい健康問題や状況（環境）があったりする場合には，術を獲得しやすいように配慮され，自分を表現しやすい心地よい「居場所」を保証することが，発達を促すうえでの大きな前提となる。

3 成長・発達を促すケアの基本的なアプローチ

成長・発達を促すケアは，まさしく「子どものもっている力を最大限に引き出す」作業である。それぞれの子どものもっている力と，その可能性を信じる姿勢がまず必要である。また専門家としてかかわるには，子どもの成長・発達についてアセスメントする能力が最低限必要である。成長・発達を評価する自分自身の"ものさし"をもつように努めなければならない。

例えば，いつ頃何ができ，発達課題はなんなのかという成長・発達の理解はもちろんのこと，それぞれの発達段階における適切な世話の仕方，家族の役割の違いについても理解したうえで，評価できるものさしをもつことが必要である。そして，そのものさしで測る（評価）だけではなく支援につながる具体的なケアの方法を考え，実践することが求められる。加えて，自分自身のものさしが古びたり，偏りが出ていないか修正確認する機会，例えば，病気の子どもと多く付き合う職場にあっては，意図的に健康な子どもと付き合う時間をもつようにして，子どもについて多様な見方ができるように努力することも忘れてはならない。

田中は「ものさしを差し出し合い，測り方を一緒に考えていくことが連携ではないか」[5]と述べている。医師，看護師，保育士，教育者などの専門家や親のものさしでは，それぞれ異なっていることが少なくない。お互いのものさしを否定せず，批判せずに一緒に測り方を考え，連携していくためには，多様性のあるものさしをもつことが課題となる。

基本的なアプローチとして，以下の10項目をあげた（表1）。

1）～5）は発達を促すキーワードで，すべての子どもに共通することであり，6）～10）は，とくに成長・発達に支援が必要な子どもの場合に強調したい点である。

1） 個人差も含め，準備状況を見きわめ，整える

準備状況が整っていないのに発達を促すことは，子どもにとって虐待になりかねないほど危険な行為である。まずは最初に準備状況を見きわめ，整えることが大切である。整える例として，例えば離乳食を進めていくときに，おとなの食事場面を見せて，食べたそうにしているかどうかを観察して，関心や意欲を確認して進めていくことなどがある。

表1 発達を促すための基本的なアプローチ

1) 個人差も含め，準備状況を見きわめ，整える
2) 子どもの意思・意欲を大切にし，楽しみや自発性を尊重する
3) 褒めたり，励ましたりすることで自尊心を高める
4) 一貫性を保ち，日々の生活のなかで根気よく繰り返す
5) おとながモデルを示すとともに，子ども同士のかかわりを大切にする
6) 発達段階を柔軟に捉え，個々に合ったアプローチを考え，実践する
7) 子どもの特性や健康問題・障害を踏まえたアプローチを考え，実践する
8) 親になる過程を支え，親や家族の意向を尊重し，パートナーとして一緒になって対応にあたる
9) かかわる職種間で連携・協働して，目標や方法を統一して支援にあたる
10) 健康問題（診断名）に左右されない，あたりまえの感覚を大切にする

2) 子どもの意思・意欲を大切にし，楽しみや自発性を尊重する

子どもの自身のもっている「育つ力」を引き出すために，やりたい気持ち，やる気といった意思・意欲を大切にする。こころから楽しんでやることは身に付きやすい。ともに楽しみながらできるような場や環境を整える。

3) 褒めたり，励ましたりすることで自尊心を高める

褒めたり，励ましたりすることは，誰にでも，どのような場合にも通用する基本的な方法である。子どもの自尊心を高めることが，さらに次のステップへの足がかりになる。

4) 一貫性を保ち，日々の生活のなかで根気よく繰り返す

世話をする人によって，さまざまな方法がとられ一貫性がなければ，子どもは混乱するばかりである。同じ方法で日々繰り返されることによって，子どもは感覚がつかみやすくなり，ひとつのことを達成しやすい。

5) おとながモデルを示すとともに，子ども同士のかかわりを大切にする

子どもは模倣が得意なので，おとなが，やってほしいことをやって見せることが大切である。また，子どもは子ども同士のかかわりのなかで刺激し合い，高め合うものである。可能な限り子ども同士の接触を増やし，遊びや交流をとおして，発達が促されるように環境を整える。

6) 発達段階を柔軟に捉え，個々に合ったアプローチを考え，実践する

先にも述べたように発達には個人差があり，発達段階も，おかれている状況も異なり，方法の適切性においても個別性が強い。同じ方法が必ずしも，どの子どもにも通用するとは限らない。発達段階を柔軟に捉え，画一的にならないよう，子どもの反応を丁寧にみて，個々に合ったアプローチを考え，実践する。

7) 子どもの特性や健康問題・障害を踏まえたアプローチを考え，実践する

子どもの特性や健康問題・障害を踏まえたアプローチを考え，実践することも大切である。例えば，粗大運動の発達支援や言語の発達支援の仕方など，一般に確立している方法をうまく取り入れていく。また，言語的なコミュニケーションが難しい場合はゼスチャーや特有なサインを読み取り，「〜したいのね」など，言葉に出して代弁しながら接することが大切である。

同じ発達障害でも，例えばAD/HD児では「焦らない，視覚に訴える」かかわり，自閉症児には「落ち着けるスペースを用意する，言葉かけはシンプルにする」かかわりのように，それぞれの特徴に合ったアプローチの仕方が解明されてきている。とくに初心者では，子どもの特性や健康問題・障害に対する一般的なアプローチを学び，うまく活用し実践に活かしていくことを薦めたい。

8) 親になる過程を支え，親や家族の意向を尊重し，パートナーとして一緒になって対応にあたる

このことについては，次項の「親や家族に対するアプローチの仕方」を参照されたい。

9) かかわる職種間で連携・協働して，目標や方法を統一して支援にあたる

実際に支援者が子どもとかかわっている様子を親の許可を得てビデオに撮り，同じ職場の他職種間で，子どもの反応からかかわりの適切性を評価して，今後の目標や方法を統一して支援にあたっていることを施設の方から聞くことがある。子どもにかかわる他職種間で意見交換を密に行い，情報を共有し，それぞれのもっている専門性を活かして，一緒に考え，一緒に働きかけることに努めたい。

10) 健康問題（診断名）に左右されない，あたりまえの感覚を大切にする

診断名に左右されない，あたりまえの感覚を大切にすることを提言したい。専門家として，アセスメントする力を磨くほかに，専門家であるがゆえに陥ってしまいがちな，診断名に偏ったものの見方や判断基準になっていないか気づく力も常にもち続けていたい。

以前に，単純に母親が離れて寂しがっている子どもに対して，○○疾患特有な○○という症状だと分析して，普通にかかわろうとしない若い教員にお会いしたことがある。あたりまえの感覚を大切にして，診断名に左右されないように，厳にいましめたいものである。

4 親や家族に対するアプローチの仕方

子どもの成長・発達を促すためには，親や家族の存在は欠かせないものである。しかしながら，親は最初から親として存在するのではない。とくに成長・発達に問題をかかえる子どもの場合，親は戸惑い，親としての役割を果たすことが難しい場合も少なくない。まずは親が親になる過程を支えることが重要となる。

そのうえで，親が子どもをありのままに受け止められるよう支援することが必要である。時には親の価値観が問われることにもなり，厳しい状況に迫られる。発達障害のお子さんを育てている海津は，「これこそが子どもの幸せとさまざまなことを子どもにお膳立てして常に今の力より伸ばすことばかり期待して子どもの前を歩く親ではなく，子どもの今の力を充分愛していると伝え，信じ，後ろから見守ってくれる親を子どもは求めているかもしれません」と述べている[6]。このような境地に達するのは並大抵のことではなく，それ相当の時間や経験が必要となる。

「一緒に対応を考えましょう」という支援者の言葉に救われたという親の話をよく耳にする一方で，反対に「まったくいつもこうなんだから，親なんだから，なんとかしてください」のように否定的な言葉で子どものできないことばかりを指摘され，傷ついたという訴えを聞くことも多い。子どもにかかわるすべての人が助け合い同じ方向で対応しなければ，成長・発達を促すことはできない。常に親や家族の意向を尊重し，パートナーとして一緒になって対応にあたるように心がけることにより，少しでも親が子どもをありのままに受け止められるように手助けをしたいものである。

5 発達段階別のアプローチの仕方

ここでは，発達段階別に，子ども自身に対する成長・発達を促すためのアプローチの仕方について解説する。発達に遅れがある場合は年齢ではなく，発達の程度に合わせて対応を考える。例えば，暦年齢が5歳であっても発達の程度が2歳くらいであれば，その発達の段階に合わせた対応を考えるようにする。

しかし一方で，例えば10歳の子どもに赤ちゃん言葉で接することは不適切であることは言うまでもないことであり，常に暦年齢を考慮して接するように努めなければならない。

A 乳児期（0～1歳半頃）

乳児期は一般には1歳までを示すが，成長・発達において1歳半頃までが同様の特徴を示すことから，ここでは範囲を拡大して，ケアのあり方について考えたい。

人生のなかで，こころもからだも，もっとも著しい発達を遂げる時期である。乳幼児の世話のポイントにもあげられることであるが，まず，愛情深く接

し、生理的な欲求を適切な方法で満たすことが基礎になる。生理的な欲求を母親(または代理者)からの母性的な世話により充足してもらうことで、基本的な信頼が培われる時期である。乳児は、生理的な欲求を一人では満たすことができないので、空腹を満たし、十分な睡眠がとれるようにし、排泄による不快を解消し、身体を清潔で快適な状態に保ち、生活リズムを整えることが最低限必要で、そのことがあって初めて成長・発達を促すケアにつながる。

また、世話をする親や保育者、支援者との愛着形成や信頼関係ができていくなかでこそ、順調な発達が促される。抱っこ、スキンシップ、優しい言葉かけ、アイコンタクトなどの愛情深い接し方は、人間形成の基盤となる出発点であるこの時期において、とくに重要である。日常生活の世話を受けながら、情緒的な交流をとおして、自然に成長・発達が促されていく。

また、言葉では訴えられない子どものサインや反応を五感(視覚、聴覚、触覚、臭覚、味覚)を使って、丁寧に観察し見きわめることにより、子どもに合ったケアが可能となる。相手の反応を丁寧に「見て、聞いて、感じて」、いつもと違うちょっとした変化に気づく感性を養いたい。

この時期の成長・発達は、通常の範囲でも個人差が大きい。ましてや健康問題や障害をもつ場合は、さらにその程度は大きくなりやすい。また、入院や治療などさまざまな状況により、粗大運動が極端に遅れるなど、一人の子どもにおいて発達のバランスが偏ることも少なくない。個人差や成長・発達のバランスの偏りを捉え、あくまで個人を尊重して支援する姿勢がポイントとなる。

できないことに目を向けるのではなく、できることに目を向け、それを伸ばす支援が大切である。成長・発達を促すには、親や保育者がもっている情報、例えば普段の生活の様子や習慣、好み、コミュニケーションの特徴などの情報を確認し、うまく取り入れることが、とくに有効である。

B 幼児期(1歳半頃～6歳)

幼児期前期(1歳半～3歳)は、自律性すなわち自分の身体機能を自分で制御できたという体験ができていく時期である。母親(または代理者)を安全基地にして、探索行動を盛んにする状況から、徐々に離れて行動ができるようになる時期である。危険のないような環境を整え、温かく見守り、やりたい気持ちを大切にして、一人でできる経験をできるだけ増やすことが重要である。

粗大運動・言語や情緒の発達がとくに著しい時期である。先にあげた発達を促すアプローチの1)～5)がとくに必要である。叱責や脅かしによる対応は避け、励ましや賞賛を多くする。親とのかかわりが重要な時期であり、親の意向や育児観、気持ちを尊重し、できるだけ取り入れ、一緒になってケアする姿勢をとっていく。あらゆるケアに遊びの要素を取り入れる。健康問題や障害のために、生活の制限を受けている場合であっても、可能な限り規則的な生活リズムを保ち、できるだけ生活空間を普通の環境に近づけるようにする。入院や健康問題による生活の規制のために、獲得しつつあった習慣ができなくなったり、退行現象が起こったりしやすい。一時的な現象であることが多いので、病状をみながら、徐々に取り戻せるように支援する。

幼児期後期(4～6歳)は、自発性すなわち周囲の人に見守られ、自発的行動が保証され、さまざまな体験ができていく時期である。日常生活習慣の自立ができていく時期でもある。保育士と連携して、子どもの興味に基づいて、遊びなどさまざまな体験的な行動をとおして自発性を育んでいく。子どもの目線に合わせ、話を聞く態度を忘れず、肯定的な言葉できちんと反応を返すことが求められる。

子ども同士の生活・交流により、自己中心性が解消され、社会性が培われる時期であり、できるだけ子ども同士のかかわりを促すようにする。病状や発達の段階、健康問題の特性によって対応が難しい場合もあるが、親や家族と意見交換を密にして、過保護・過干渉あるいは放任に陥らないように注意しなければならない。

子どもは自尊心が高い存在である。認められること、褒められることが子どものもっている力を引き出す最良の方法であることを忘れてはならない。健康問題や障害がある場合には、ほんの少しの変化であっても、子どもにとって貴重な意味をもつことが多い。まずは、ほんの少しの変化に気づく力(感性)を鍛えたい。

C 学童期（7～12歳）

　学童期は，これまでの段階で獲得した課題である基本的信頼，自律性，自発性を基盤として，勤勉性を身に付けていく時期である．生活習慣が確立しているのに，病状や治療方針などにより，できることを他の人に依存しなければならないことで，自尊心が傷つけられることもある．できることは十分わかっていることや手伝っている理由について，きちんと説明し，納得させてケアを行う．長期的な治療が必要な場合はとくに，家族だけではなく，子ども自身にインフォームド・アセント／コンセントを丁寧に行い，主体的に治療に参加し，子ども自身のペースで療養生活ができるように配慮する．それにより成長・発達が促される．

　院内学級や訪問学級のシステムを利用して，特別支援学校の教師と連携して学習の支援を行う．教育は子どもの日常性を保証し，病気の苦しさや孤独感を忘れさせる場[7]であり，勉学を保証することで学童としての本来の姿を取り戻すことは，成長・発達を促すうえで非常に重要である．

　学童期前半は幼児性も残すも，後半になると同年代の仲間集団のなかで，自己形成と社会性を身に付けていく時期であり，入院中であっても，仲間と触れ合える時間や場を積極的につくり，院内での行事や活動で年長児として役割がとれるように配慮することが大切である．不安や悩みをもち，つらさを我慢していても，率直に気持ちを表現しない時期でもあるので，言動や周りの人とのかかわりの方に変化がないか注意して接するようにする．家族とともに，できるだけ体調を整え，生活のQOLを上げることが成長・発達を促すことにつながる．

D 思春期（12～15歳）

　思春期は，今までの成長過程でつくり上げた自己観を再検討し，新しい自己観（自己の定義づけ）をつくり上げるという，人生のなかできわめて重要な時期である．可能な限り，健康問題や治療のためにさまざまな制限を加えることは避け，規則的な生活リズム・習慣をくずさないように配慮する．学習の機会を保証し，入試を控えている場合など必要時には個別に学習できる環境を整備する．

自意識が高く，自己像の変化に敏感で不安定になりやすい時期でもある．悩みを相談できずに一人でかかえ込んでしまうことも起こってくる．日頃から信頼関係を築き，子どもが躊躇しないで相談できるような体制をつくっておく．

　おとなの干渉を嫌う反面，関心を向けてもらいたい欲求があり，自己主張も強くなる．頑張りを認め，個人を尊重したかかわりをする．普段から本人の意思や希望を確認し，対応に反映させる姿勢を忘れてはならない．

おわりに

　成長・発達を促すケアについて，考えを進めていくうちに確信したことが2つある．そのひとつは，子どもに対するあらゆるケアはすべて，実は成長・発達を促すケアに通じるのではないかということである．2つ目は，子どもを支援する立場にある人は，子どものこころやからだの成長・発達の過程を側で直接体感することを大きな喜びにして，逆に，人として成長させられているのではないかということである．子どもの可能性を信じて，他職種や家族と手を携えて，今後も子どものケアに尽力していきたい．

文　献

1) 濱中喜代：子どもにあった看護を行うために．小児看護，27：513-518，2004．
2) 濱中喜代：健常児の成長と発達．坂田三允・編，こどもの精神看護（精神看護エクスペール・12），中山書店，東京，2005，p.20．
3) 鮫岡峻：子どもは「育てられて育つ」；親と子の関係発達を考える．教育と医学，56：57，2008．
4) 筐倫子：LD，ADHD，高機能自閉症の子どもの生きにくさ．育療，34：10，2006．
5) 田中康雄：生きること・支え合うこと⑲　ものさしを差し出し合う．教育と医学，56：62，2008．
6) 海津敦子：発達に遅れのある子どもの親になる；子どもの「生きる力」を育むために．日本評論社，東京，2002，p.252．
7) 濱中喜代：臨床看護と学校教育　①入院中の支援．小児看護，30：1512-1517，2007．

●濱中喜代

II 子どもの発達理解

パーソナリティ形成の視点から

はじめに

　乳児をよく観察してみると，その泣き方やミルクの飲み方，睡眠のパターンなど，それぞれ違っている。幼児になると，これらの違いはさらに大きく，目だつ行動として認められる。性格もまた，各人各様に特徴的に異なる。子ども一人ひとりが，個性的であるといわれる所以である。

　このような個人差は，いつ，どこで，どのようにして生じ，どのように形成されてくるのだろうか。あるいは，自分という意識は，いつ頃から芽生え，どのようにして形成されてくるのだろうか。そもそも，こころの発達とは，どのようなことなのか。

　本稿では，子どものこころの発達について，パーソナリティ（人格）形成の視点から理解することを試みる。「こころの基盤」であり，行動を習慣化する源泉と目されるパーソナリティは，発達心理学や人格心理学における，もっとも基本的な課題のひとつとなってきた。

　近年の発達に関する実証的研究は，非常に活発に行われており，パーソナリティの発達についても，広範囲において新しい知見が集積されつつある。そこで，乳幼児のメンタルヘルス（精神保健）の研究の動向に焦点をあてながら，①パーソナリティの考え方と捉え方，②パーソナリティの形成と発達のメカニズム，③自己意識と自己概念，④ポジティブメンタルヘルスとしてのパーソナリティ特性，について考察する。

1 パーソナリティの考え方，捉え方

　心理学では，パーソナリティ（personality）に対する考え方は，精神分析的な視点から学習・行動理論的，人間学的，生物学的なアプローチまで，さまざまである。その記述の仕方もまた，類型論をはじめ特性論，因子論など，いろいろある[1]。

A パーソナリティとは

　パーソナリティは，性格（character）と同じような意味で使われることが多いが，性格が知的行動の側面を含まないのに対して，パーソナリティは知能を含む広義の性格であり，「個人のもつ一貫性のある行動パターン（顕在的なもの，潜在的なもの）に多様な影響を与える個人に独得な心理的特性の総称」と，一般に定義づけられる[2]。以前は，パーソナリティを人格と訳していたが，日常会話のなかで「あの人は人格者である」といった使われ方があるように，人格には価値的（倫理的，道徳的）な意味を含んでいることより，専門的な学術用語としては用いられなくなっている。

　パーソナリティの中核は，「気質」（temperament）である（図1）[3]。気質は，個体内部の生物学的な素質と関連が深く，感情的な表出の基礎となる。その周りに，いわゆる「（狭義の）性格」（つまり，異なる文脈においても一貫してみられる反応傾向，行動的特徴）が形づくられる。そして，「習慣的態度」（経験や学習による）と「役割行動」（役割に従って安定的に示される行動）が，その周辺をなしている。層の内側ほど先天的・遺伝的に決められた面が強く，一貫

性格の4つの層

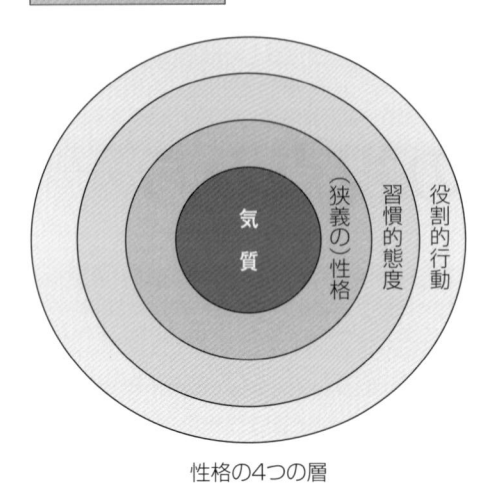

（文献3) p.6. より引用）

図1 パーソナリティの層構造

表1 乳児にみられる気質的な行動特徴とタイプ

カテゴリー	特徴
活動水準	身体運動の活発さ
接近-回避	新奇な刺激に対する積極性-消極性
生理的機能の規則性	睡眠・排泄などの身体機能の正しさ
順応性	環境変化に対する慣れやすさ
反応閾値	感覚刺激に対する敏感さ
反応の強度	泣く，笑うなどの反応の現れ方の激しさ
気分の質	肯定的気分-否定的気分の頻度
転導性	外的刺激に対する気の散りやすさ
注意の範囲-持続性	特定のことに携わる注意の長さ-集中性

タイプ	サンプルの割合	特徴
扱いやすい子 (easy child)	40%	生理的機能の規則性，新奇な刺激への接近，変化に対する順応性，気分の安定
気むずかしい子 (difficult child)	10%	生理的機能の不規則性，新奇な刺激からの回避，変化に対する不適応性，否定的気分
ゆっくりと適応する子 (slow to-warm up child)	15%	新奇な刺激に繰り返し接すると，だんだん適応性を示すようになる

（文献5) より引用・改変）

性が高く，変わりにくい。一方，層の外側ほど，社会的状況によって決められ，後天的に獲得された面が強く，一貫性は低く，比較的変わりやすいとされている。

　ある個人の行動特徴が，知・情・意に関する諸機能全体を通じて生じるという観点は，知的・情緒的・意志的な行動の側面をすべて含めた全人的なものの表れとして個人差と安定性を考えている。このような見方は，パーソナリティの層構造を基盤にしている。

B 気 質

　生後まもなくの乳児でも，刺激や環境に対する感受性や反応の強さ，速さの違いがあり，その子固有のテンポがみられる。よく泣く子もいれば，ほとんど泣かない子もいる。これらの行動的特徴は，「気質」と称される[3]。

　Thomas and Chess[4]によれば，乳児は誕生時にすでに，9つの行動的特徴の次元を反映する3つの気質タイプに分類できる(表1)。これらの知見は，気質という人生早期の子どもの側の要因がパーソナリティの原型になるとともに，その後の発達において，母子関係のあり方など，乳児が環境からの影響を左右するうえの媒介要因として機能することを示唆している。しかしながら，気質がどの程度パーソナリティの基盤となるのか，さらに，その後の母子関係を規定するのかについて，十分に明らかとなっているわけではなく，その度合いを評価するために，双生児研究法を用いた行動遺伝学的研究が進展している。

2 パーソナリティの形成と発達のメカニズム

パーソナリティの形成には，遺伝と環境のどちらの影響がより強いかという議論が，これまで繰り返されてきた。しかし，現在では，人間は周囲の環境に能動的に働きかけながら成長する存在という視点に立って，遺伝的に受け継いだ形質と生育環境の特徴が，相互に関連し合ってパーソナリティが形成されるという相互作用説が広く受け入れられている[5]。

A パーソナリティの形成

新生児を対象とした研究より，多くの気質的な差異は先天的なものであり，乳児の行動は，すべて初期の環境によって形づくられるものではなく，親と乳児の関係は相補的なものであることがわかってきた[6]。

例えば，すぐに泣きやんだり，抱き上げると親和的な態度を示したりするような乳児は，親としての育児能力や愛情の感情を高めてくれる。しかしながら，なだめようとしても，なかなか泣きやまない乳児は，親としての不適切さや拒否的感情を形成することになる。また，抱きしめると身体をすり寄せたり，話しかけたり一緒に遊んだりしようとすると，すぐさま注意を向けて喜ぶ乳児であれば，親と子の愛情の絆は容易に確立されるだろう。

これらの特徴をもつ子どもたちが，それぞれの環境とどのような相互作用を行い，パーソナリティを基盤として，環境への適応がどのように異なってくるのかを長期的に追跡検討した研究があり，以下のような知見が得られている[7][8]。

(1) 「気むずかしい」気質の子どもたちは，「扱いやすい」子どもたちに比べて，学校での問題を後々多く示す傾向がある。

(2) 成人期での気質と適応の評価は，3〜5歳に得られた児童期の気質の評価と有意な相関がある。

(3) 気むずかしい子どもの両親が，快活で安定した家庭生活を提供できれば，その子どものもつ否定的で扱いにくい行動は年齢とともに減少する。

(4) 生後21カ月時に，かなり抑制的であると分類された子どもは，13歳では，外在化，非行，攻撃行動の一連の検査において有意に低い得点を示す。

(5) 気質のひとつの側面である見慣れない事態に対して近づくか回避するかの傾向は，年齢が変化しても，かなり安定している。

これらの知見は，①健康的なパーソナリティの発達の鍵となるのは，子どもが有している気質と家庭環境との好ましい適合であること，②気質の連続性ないしパーソナリティの形成は，子どものもつ遺伝子型(genotype)と環境との相互作用の結果としての表現型(phenotype)によることを示唆する。

B Eriksonの心理・社会的発達理論

Erikson[9]は，人間の一生を8つの段階に分類し，第1の階層から第2の階層へというように，順序に従って徐々に心理・社会的なパーソナリティの発達が進んでいくとする発達理論を提唱した(図2)。

彼によると，人生周期の各段階において，心理的な発達危機が起こり，それを解決することがその時期の発達課題となること，その課題の達成いかんによってパーソナリティの働きが違ってくることを概念化した。

ここでは，乳児期から学童期までの発達段階における，発達課題と心理社会的な発達危機，その結果として獲得される徳(人格的活力)に言及しながら，パーソナリティの発達について考える。また，Freudの性発達論的性格理論[1]との関連性についても若干言及する。

1) 乳児期

乳児は，生きるために必要な授乳や排泄の世話を，母親またはその代わりとなる養育者に頼っている。したがって，母親などの養育者から安定した養育を受けた経験をとおして，乳児は，「お母さんは，食べ物を与えてくれるだろう」「お母さんは，自分が困ったとき，きっと助けてくれるだろう」といった世界に対する「基本的信頼感」を身に付ける。

しかし，母親が乳児の要求を適切に満たしてやれなかった場合には，母親だけでなく，他者や環境に対して「不信感」を抱くことになる。この「信頼」と「不信」を同時に経験したうえで「信頼」を獲得していくことが，人格的活力としての「希望」を身に付け，次の乳児後期の段階に移行するために重要となる。こ

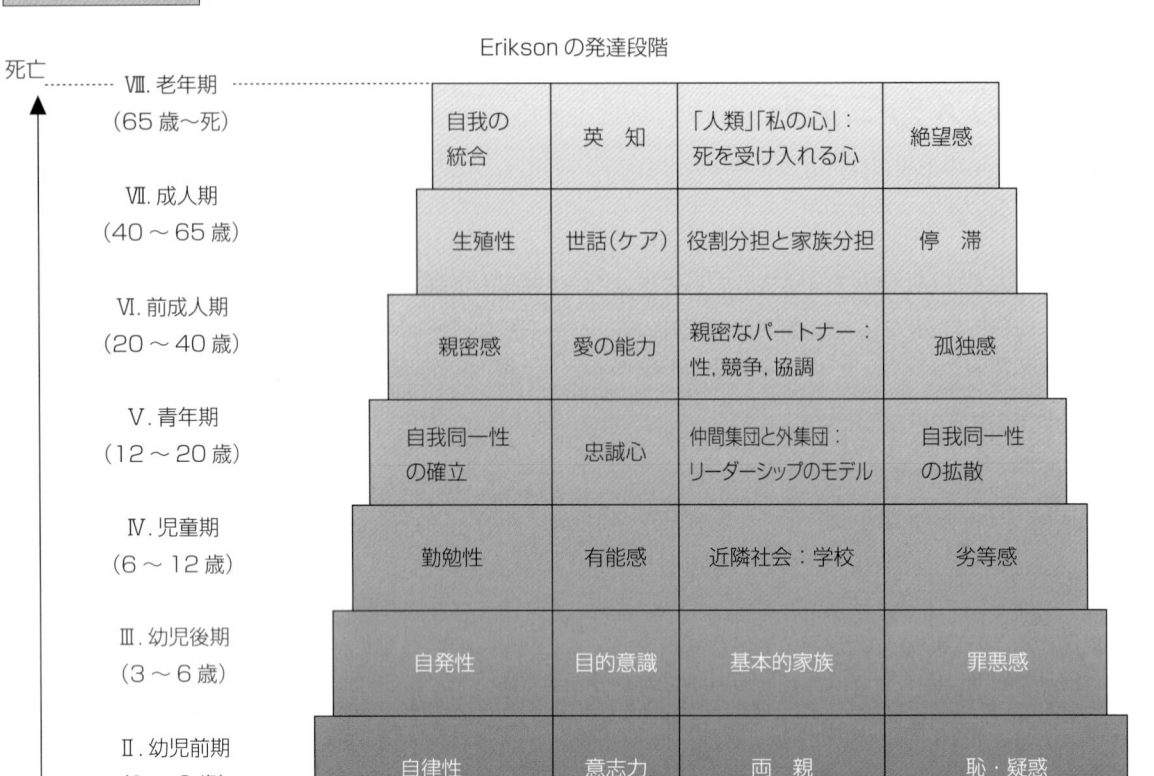

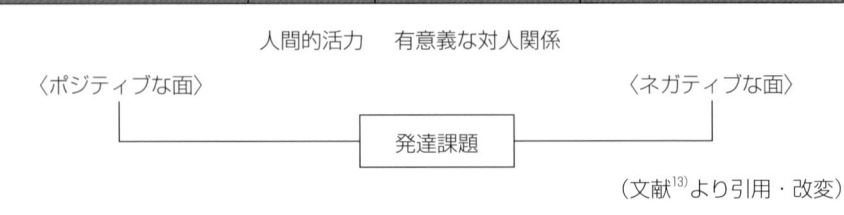

II 子どもの発達理解

Eriksonの発達段階

段階	ポジティブな面	人間的活力	有意義な対人関係	ネガティブな面
Ⅷ. 老年期（65歳～死）	自我の統合	英知	「人類」「私の心」：死を受け入れる心	絶望感
Ⅶ. 成人期（40～65歳）	生殖性	世話（ケア）	役割分担と家族分担	停滞
Ⅵ. 前成人期（20～40歳）	親密感	愛の能力	親密なパートナー：性，競争，協調	孤独感
Ⅴ. 青年期（12～20歳）	自我同一性の確立	忠誠心	仲間集団と外集団：リーダーシップのモデル	自我同一性の拡散
Ⅳ. 児童期（6～12歳）	勤勉性	有能感	近隣社会：学校	劣等感
Ⅲ. 幼児後期（3～6歳）	自発性	目的意識	基本的家族	罪悪感
Ⅱ. 幼児前期（1～3歳）	自律性	意志力	両親	恥・疑惑
Ⅰ. 乳児期（0～1歳）	基本的信頼感	希望	母親またはその代わりとなる者	基本的不信感

〈ポジティブな面〉　　　　　　　　　〈ネガティブな面〉

発達課題

（文献13)より引用・改変）

図2 Eriksonの心理・社会的発達理論

れがうまくいかない場合は「不信感」のみが強くなり，次の課題を達成するために必要な，自分の意志によって行動範囲を拡大することができなくなる。

　この段階は，Freudの性発達論的性格理論における，もっとも初期の「口唇期」にあたる。Freudによると，乳児はこの時期，唇で生理的な快感を得ることによる満足（すなわち，性のエネルギーであるリビドーを満たす）が充足されないと固着が起こり，寂しがりやや甘えん坊，期待を裏切られると腹を立てる，などの口唇愛の性格が形成されると考えた。

2) 幼児前期

　この時期，乳幼児は，肛門括約筋など全身の筋肉が成熟し，排泄の訓練や自立歩行の体験を通じて，自分の意志で全身をコントロールすることができるようになり，両親との躾などのやりとりの過程のなかで「自律性」を学ぶ。

　しかし，それに失敗した場合には，「恥・疑惑」や羞恥心が獲得され，人格的活力の「意志力」が身に付かない。乳児にとっては，「恥・疑惑」よりも「自律性」を数多く学ぶ必要があり，もし，「恥・疑惑」や羞恥心を多くもつと，劣等感や攻撃性が強くなる。

この段階は，Freudの理論における「肛門期」に相当する。Freudは，生理的な快感（リビドー）を肛門から得ることによる葛藤と固着が起こると，几帳面で倹約家，融通がきかず，意地をとおす，といった肛門愛の性格が形成されると考えた。

3）幼児後期

この時期，遊びをとおして子どもの行動する生活空間が急速に拡大し，いろいろなものに興味・関心を抱くようになる。能動的に周囲を探索したり，移動したりする行動をとおして，自分で何かを解決したり，いろいろな遊びに挑戦しようとする「自発性」（積極性，自主性）が発達する。

その結果，人格的活力としての「目的意識」が獲得され，知的好奇心や創造性が育つ。逆に，家族がそのような行動を強く抑えすぎると，子どものなかに「自発性」は育たず，罪の意識や「罪悪感」が生まれることになる。また，この時期は自分をおとなと比較することを覚え，男女の違いにも気づくようになる。

Freudによれば，この段階は「男根期」にあたり，エディプス・コンプレックス（男の子が異性の母親を思慕し，同性の父親に対して憎悪の抑圧された感情をもつ）といった葛藤がうまく解決できないと罪悪感がつくられ，劣等感をもったり，引っ込み思案になったりするようなエディプス性格が残るとした。

4）児童期

この時期は，学校教育を受けるようになり，児童は知的能力の発達によって，学校において，自由にいろいろな活動や学習に取り組めるようになる。また，地域社会的にも，いろいろな人との変化に富んだ相互交渉が起こる。

もし，このとき，生産的に物事をやり遂げたりすることができた場合には，「できた」という「効力感」の感情が生まれ，「勤勉性」が身に付く。また，それをとおして，「有能感」といった人格的な活力が育つ。しかし，失敗体験も多くなり，「劣等感」も形成されやすい。

この時期はFreudによれば，「潜伏期」や「潜在期」とよばれる性的欲求の段階（性的エネルギーとしてのリビドーが一時的に小休止する）に相当する。

C パーソナリティ形成に関連する要因

パーソナリティが形成される過程で，さまざまな環境の影響（例えば，育児方法，親の養育態度，教育的・文化的要因，家庭の社会的・経済的要因，家族構成，居住地域，時代・文化）を受ける。これらの要因は複合的・相乗的に影響する。また，パーソナリティの形成には，個人的要因（例えば，自己意識やジェンダー，自律性など）もかかわっている[5]。

ここでは，パーソナリティ形成に及ぼす要因のなかでも，とくに，母子相互作用―愛着（attachment；アタッチメント）―と親の養育態度の重要性について考察する。

1）母子相互作用―愛着（アタッチメント）―

母親の子どもに対するかかわり方は，子どもの気質や感情のコントロール以上に，子どもの社会化に大きな影響を与える。その代表的なものが，母と子の情愛の絆，すなわち愛着（アタッチメント）である。愛着とは，「乳児が特定な人との密接な関係を求める傾向やそれらの人がいることにより安心する傾向」と定義されている[7]。

Bowlby[10]は，生後まもない頃，特定の人に対する安定した愛着を形成することに失敗した子どもは，その後，成人になって親密な対人関係を形成することに困難をきたすことを明らかにした。

Bowlbyの愛着理論について実証的な検討を加えて，さらに発展させたのがAinsworthら[11]である。彼女らは，「ストレンジ・シチュエーション」（strange situation）法とよばれている実験室的手続き（表2）によって，12～18カ月における子どもの愛着の安定性などの質を評価した。これまでの研究より，次の4つの愛着のパターンが見出されている[12)13)]。

(1) 安定愛着型

母親に対して分離不安を示し，見知らぬ人に対しては不安を示し，母親が戻ってくると喜びの態度を示す。母親を安全基地としている。

(2) 非安定愛着型（回避）

母親が同じ部屋にいても，母親を無視するかのように一人で遊ぶ。母親の退室を嫌がらず，再会しても歓迎的な態度を示さない。

表2 ストレンジ・シチュエーション法の手続き

順番	手順	時間
1	実験者が，子どもを抱いた母親を実験室に案内する。実験者は，母親に子どもを降ろす位置を指示して，退室する。母親は，子どもをおもちゃが並べられた床におき，自分は部屋の反対側に座る	30秒
2	母親は，椅子に座り，子どもはおもちゃで遊んでいる	3分
3	見知らぬ女性(stranger)が部屋に入ってきて，静かに椅子に座る	1分
4	見知らぬ女性は，母親と話をする	1分
5	見知らぬ女性は，子どもとおもちゃ遊びをする	1分
6	1回目の母子分離。母親は不意に部屋から出て行く。子どもが泣かないなら，見知らぬ女性は静かに座りなおす。もし，気が動転して泣いたら，あやしてなだめる	3分
7	1回目の母子再会。母親が部屋に戻ってきて，子どもと遊ぶ。その間に，女性は退室する	3分
8	2回目の母子分離。この時点で，子どもは一人で部屋に残される	3分
9	見知らぬ女性が再び戻ってくる。もし，子どもが動転しているなら，あやしてなだめる	3分
10	2回目の母子再会。母親が部屋に戻ってきて，見知らぬ女性は退室する	3分

(文献[7]より引用)

(3) 非安定愛着型(両価的)

母親に対する態度に一貫性がない。分離後の再会場面で母親に抱きついたりするときもあるが，拒否的な態度を示すこともある。

(4) 無秩序型

しばしば問題のある行動を示す。例えば，世話をしている母親に近づくことはあるが，母親に目を向けようとしない。また，近づいたかと思っても次に回避したり，静かにしていたかと思うと突然，泣きだしたりする。非安定愛着型の回避と両価的特徴を併せもつ子も多い。虐待された新生児や，両親が精神障害の治療を受けている家庭の子どもに高い割合で出現することがわかっている。

これら乳幼児期の愛着の質は，幼児期以降，児童期，青年期における社会的能力のみならず，自尊心や好奇心，問題解決能力やアイデンティティといった側面にも影響を及ぼすことがわかっており，発達初期の養育者との間の関係いかんによって，「自分に対する信頼感」や「他者に対する信頼感」といった心的表象，もしくは内的作業モデルが形成されること，その後の人生における，よりよい対人関係の情緒的な絆や，信頼関係を構築する能力の基盤となる

ことを示唆している[1)5)7]。

2) 親の養育態度

Baumrind[14]は，親の養育態度を「受容性・応答性」次元と，「要求性・統制性」次元の2次元で捉えて4つに分類するとともに，養育行動を養育上の統制，親子間のコミュニケーションの明快さ，成熟の要求，養育の思い，の4つのカテゴリーに沿って評価したとき，子どものパーソナリティの発達が，どのように異なってくるのかを検討している。

(1) 信頼的な養育態度

子どもとのコミュニケーションを重視し，温かく，愛情豊かで，応答的で，子どもの行動に必要な制限を加える際には，子どもに理解できるような養育態度をとる。

このように育てられた子どもは，自律性や責任感が強く，自信を有し，仲間との関係など社会生活上の適応もよい。他の養育態度で育てられた子どもより，保育園のときと9歳のときのいずれでも社会的責任感があり，仲間と友好的・協力的であるなど，向社会的な行動特徴を示す。

(2) 権威的な養育態度

権威的な態度の親とは，説明よりも懲罰を多く用

い，一方的な態度で子どもを従わせようとする。
　このような養育態度で育てられた子どもは，自信がなく不安感をもちやすく，仲間との関係なども消極的で，孤立や孤独感を感じやすくなる。

(3) 寛容的養育態度

　子どもに対する受容性・応答性は高いが，要求や統制も少ないなど，親が過保護や過干渉であったりすると，子どもの自立や自己制御の面において問題が起こりやすい。

(4) 無関心的養育態度

　子どもに対する受容性・応答性も，要求性・統制性も，ともに乏しい場合などの放任主義では，子どもの自己制御などの面において問題が起こりやすいともいわれている。

3 自己意識と自我・自己概念の発達

　自分自身に対して注がれている意識を「自己意識」(self-consciousness)という。赤ちゃんは，いつから，行動や意識の主体である自分という，このような感覚，すなわち自我が芽生えてくるのだろうか。あるいは他の人とは別個の存在であるという意識を，いつから，もち始めるのだろうか。また，そのような自分についての感覚や理解，イメージについては，自己概念(self-concept)ともよばれる。

A 自己意識の形成と自我の芽生え

　自己は，「自分の内面に注意を向けて，自分が感じる意識や感情」という私的意識と，「他者からみられ，評価される自分」という意識された対象としての公的意識に区別される。服部[15]によると，感情や思考，行動をコントロールし，自覚する主体という意味が強い場合は，「自我」(ego)を用いる。例えば，自我の芽生え，自我の確立。それに対して，自分が客観的に自分自身を見つめる作業の過程で生じてくる意識やイメージを，自己意識や自己像，自己概念として区別する。

　生後まもない乳児では，自他が未分化で，自我もみられない。Mahlerら[16]の分離個体化論によれば，乳児は，人生早期の3年間のなかで自分を取り巻く世界と出会い，経験することで，「主体としての私」(自我)と「客体としての私」(自己)が発達してくる。このことを模式的にまとめたものが図3である。誕生から1歳くらいまでの乳児は，すべての面で母親に依存し，母子が融合しているが，生後1～2歳半くらいまでに，幼児は外界への働きかけを活発に行うようになり，母親との一体化が緩んでくる。さらに2歳半から3歳半くらいまでには，幼児は母親から離れて，独立した存在としての自分を自己主張するようになる。これが，自我の芽生えと考えられている[17]。

　服部[15]を引用すると，「幼い日からの＜私＞が経験したことが＜私＞のなかに蓄積され，それらの個人史的記憶の一貫性によって，自分自身を＜私＞とする意識が支えられる。(中略)継続的に発展展開してきたものが，やがて＜私＞意識の中核になり，アイデンティティの獲得につながる」。

B 自己概念の発達

　赤ちゃんは1歳にならないうちから，名前をよばれると振り向くようになる。また，幼児が，鏡に映る自分の姿を「自分だ」と認識したり，「○○ちゃんの」と，所有の「の」を用いて自己主張したりする姿は2歳前後までに発現する。成長するにつれて，自分という感覚，すなわち自己概念が発達し，自分の行動や性格，所属集団など，自己に関する知識を蓄えていくと考えられている[13]。

　自己概念は，「20答法」(Who am I ?)によるテストや，自己定義に対する「私は誰？」という問いかけに対する「自己理解」の答えからも明らかなように，幼児期から児童期，青年期にかけて，身体的特徴から内面的特徴へと分化，発展していく。「自分は，○○ができる」という自分についての評価は，とくに「有能感」(認知されたコンピテンス)として，また，「自己の価値についての知覚」は「自尊感情」として，「行動をうまく行うための自分の能力に対する信念」は「自己効力感」とよばれる[18]。このような自己評価の高さが，その後の適応のあり方を規定することが，健康心理学などのストレス-コーピングに関する最近の研究から知られるようになってきた[19][20]。

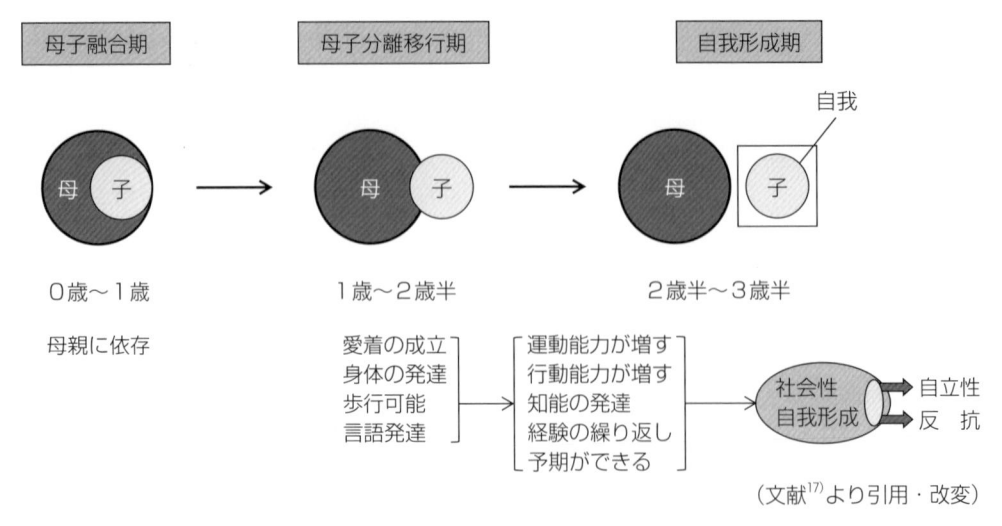

図3 自我の芽生えと形成

4 ポジティブメンタルヘルスとしてのパーソナリティ特性

近年,心理学の領域では,乳幼児期から高齢期までのライフコースにわたるポジティブメンタルヘルスの重要性が注目されている[21)22)]。前述のとおり(「Eriksonの心理・社会的発達理論」の項),発達における初期経験の愛着などの重要性はよく知られていたが,このポジティブメンタルヘルスの動きは,精神的な病理に焦点化されてきた従来の取り組みを見直して,乳幼児が元来有する強さやポジティブな心理的機能に,もっと着目しているところに特徴がある。

子どもの成長・発達において,よりよいウエルビーイング[23)](主観的幸福感,心理的健康感や安心と安全が保障された生き生きとしたポジティブ感情などを包括的・総合的に表す概念)を達成しようとする試みであり,そのためのアセスメントのツールや介入のプログラムが開発されつつある。

A 精神的回復力・復元力(レジリエンス)

母性的養育が剝奪されたために,対人関係の基本となる乳幼児期の愛着が不全であっても,人は,それをその後の対人関係のなかで修復する精神的回復力,復元力を有していることがわかっている。このような力は,レジリエンス(resilience)とよばれ,人が社会環境との相互作用のなかで,よりよく生きるために備わった能力と目される[24)]。

図4に,レジリエンスの発達を模式的に示してあるが,発達課題に取り組む過程で獲得してきた人間的活力を栄養素にして醸成される因子は3つである。祐宗[23)]によれば,「私は○○○である」は,家族内外のサポートによって発達する。「私は○○○できる」は,外的サポートと個人内資源が働いて発達する。「私は○○○を持っている」は,個人のスキル同士が作用し合って発達する。

同じような観点から,筆者らも,心理・社会的相互作用場面での幼児や児童の向社会的なポジティブ行動や,困難なことへの対処行動を評価する尺度を開発し,コミュニティにおける精神的ならびに行動的健康の支援のためのアセスメントのツールとして活用している[25)]。

B 社会性と情動の教育

知識と知性があり,責任感があり,思いやりがある子どもを育てることは,学校や家庭,そして地域社会にとって優先される課題である。長期的視点に立てば,これらの能力に加えて,生産的で,献身的で,暴力を好まず,健全なる自尊感情をもった健康な社会構成員の育成ということになる。

筆者らは,社会性と情動の能力を育成する教育(social and emotional learning;SEL)を展開する過

「今の自分には意義深い
他者がいるんだ」

「今の自分は
こんな子ども
なんだ」

「今の自分は
こんなことが
できるんだ」

レジリエンスの根底　　心理概念的発達

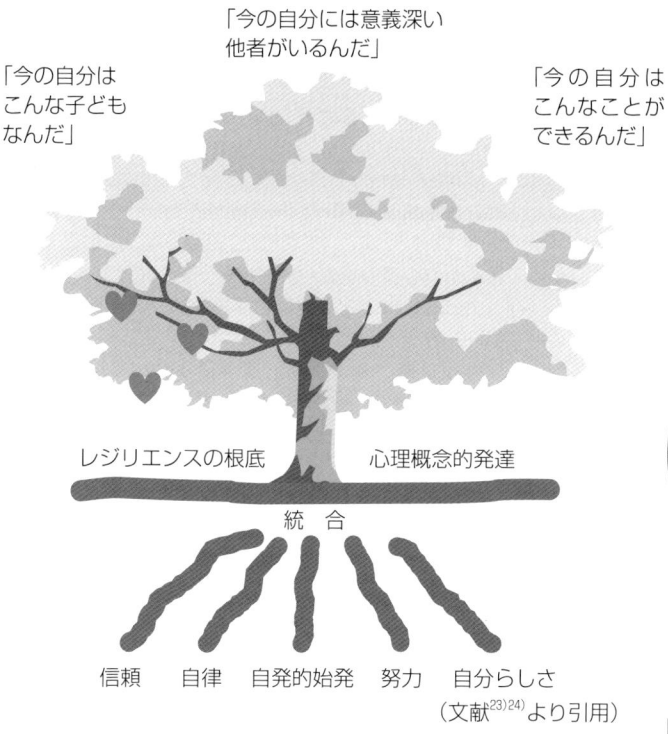

統　合

信頼　自律　自発的始発　努力　自分らしさ
（文献[23][24]より引用）

図4 レジリエンスの系統図

応用的な社会的能力
- 生活上の問題防止のスキル
- 人生の重要事態に対処する能力
- 積極的・貢献的な奉仕活動

基礎的な社会的能力
- 自己への気づき
- 他者への気づき
- 自己のコントロール
- 対人関係
- 責任ある意思決定

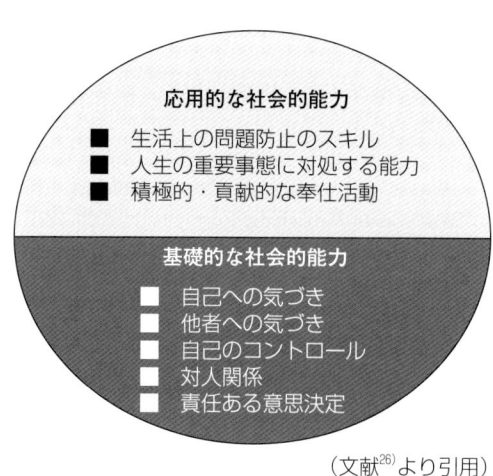

（文献[26]より引用）

図5 社会性と情動の能力の教育において育成が求められている能力

程で，児童・生徒が学習，対人関係づくり，日々の問題解決，成長や発達に伴う複雑な要求への適応といった課題にうまく対処できるスキルや態度，価値観の発達をめざすプログラムを開発した（**図5**）[26]。社会的な能力（自己への気づき，他者への気づき，自己のコントロール，対人関係，責任ある意思決定，生活上の問題防止のスキル，人生の重要事態に対処する能力，積極的・貢献的な奉仕活動）を育成するなかで，健全な自尊感情が培われ，学校，ひいては社会生活への適応がどのように進むのか，ポジティブ心理学の領域において，その検証が待たれている[27]。

おわりに

子どもは，親など身近な養育者との調和的な社会的相互作用（やりとり）の経験から，質の高い愛着を形成し，他者の感情に対する感受性，肯定的な対人的構えと動機を身に付け，パーソナリティを発達させていく。

養育者の「応答感受性」は，子どもが先天的に示す気質と相互作用する。食事や睡眠，排泄などの生活リズムが規則的で，環境の変化にもすぐに順応でき，普段，機嫌がよい子どもは，親にとって育児が楽しく思え，母子相互作用が円滑で，安定した愛着の様式が形成される。

Erikson[9]やBowlby[10]が指摘するように，乳幼児期の人生の初期段階における養育者との安定した愛着は，パーソナリティの形成にきわめて重要である。「親は，自分を愛し，受け入れてくれている」「自分は安全で安心だ」「保証されている，守られている」という「信頼感」の感覚と絆，イメージは，その後の発達との間に強い関連があり，ストレス耐性をはじめレジリエンスと称される回復力，自己存在感や自己肯定感，自尊心，自己効力感などの自己イメージ・自己意識といった自己概念の形成，ひいては人生における成功をも左右しかねない結果につながる。

心して，子どもへの育児や看護に臨みたいものである。

文　献

1) 詫摩武俊,鈴木乙史,清水弘司,他・編：性格の理論,

ブレーン出版,東京,2000.
2) 丹野義彦:性格の心理,サイエンス社,東京,2003.
3) 宮城音弥:性格(岩波新書),岩波書店,東京,1982.
4) Thomas, A. and Chess, S.: Temperament and Development. Bruner, New York, 1977.
5) 詫摩武俊・監:性格心理学ハンドブック,福村出版,東京,1998.
6) 服部祥子:生涯人間発達論,医学書院,東京,2000.
7) Atkinson, R. L., Atkinson, R. C., Smith, E. E., et al.: Hilgard's Introduction to Psychology. 13th ed., Wadsworth Publishing, Fort Worth, 2000.(内田一成・監訳:ヒルガードの心理学,ブレーン出版,東京,2002.)
8) Thomas, A. and Chess, S.: The New York longitudinal study. Plomin, R. and Dunn, J. eds., In The Study of Temperament. Erlbaum, Hillsdale, 1986, pp. 39-52.
9) Erikson, E. H.: Childhood and Society. Norton, New York, 1963.(仁科弥生・訳:幼児期と社会 1・2,みすず書房,東京,1977,1980.)
10) Bowlby, J.: Attachment and Loss. Hogath Press, London, 1973.(黒田実郎,大羽蓁,岡田洋子,他・訳:新版 愛着行動:母子関係の理論・1,岩崎学術出版社,東京,1991.)
11) Ainsworth, M. D. S., Blehar, M. C., Walters, E., et al.: Patterns of Attachment. Erlbaum, Hillsdale, 1978.
12) Main, M. and Solomon, J.: Discovery of an insecure-disorganized/disoriented attachment pattern. Brazelton, T. B. and Yogman, M. eds., In Affective Development in Infancy. Ablex, Norwood, 1986, pp. 95-124.
13) 桜井茂男,濱口佳和,向井隆代:自分をよく知りたい;自己概念とパーソナリティ.子どものこころ,有斐閣アルマ,東京,2003, pp. 131-145.
14) Baumrind, D.: Current patterns of parental authority. Dev. Psychol. Monographs, 4:1-103, 1971.
15) 服部祥子:人を育む人間関係論,医学書院,東京,2003.
16) Mahler, M. S., Pine, F. and Bergman, A.: The Psychological Birth of the Human Infant. Basic Books, New York, 1975.(高橋雅士,織田正美,浜畑紀・訳:乳幼児の心理的誕生,黎明書房,名古屋,1981.)
17) 山口勝巳:子ども理解と発達臨床,北大路書房,京都,2007.
18) 遠藤辰雄,井上祥治,蘭千壽・編:セルフ・エスティームの心理学,ナカニシヤ出版,京都,1992.
19) 津田彰,田中芳幸:心理.二木鋭雄・編,ストレスの科学と健康,共立出版,東京,2008, pp. 80-87.
20) 津田彰:健康行動の変容と健康心理カウンセリング.津田彰・編,医療の行動科学Ⅱ,北大路書房,京都,2002, pp. 54-61.
21) 廣瀬たい子:乳幼児精神保健の発展に向けて.小児看護,31:685-688, 2008.
22) 田中芳幸,津田彰,小笠原正志,他:高齢者の主観的ウェルビーイング.日米高齢者保健福祉学会誌,3:235-248, 2008.
23) 祐宗省三・編:ウエルビーイングの発達学,北大路書房,京都,2003.
24) Grotberg, E. H.: A guide to promoting resilience in children, Bernard van Leer Foundation, 1995.
25) Matsuishi, T., Magano, M., Araki, Y., et al.: Scale properties of the Japanese version of the strengths and difficulties questionnaire. Brain Dev., 30:410-415, 2008.
26) 日本SEL研究会・編:こどもの「心」にはたらきかける「社会性と情動」の教育プログラム,日本SEL研究会,2005.
27) 島井哲志・編:ポジティブ心理学,ナカニシヤ出版,京都,2006.

● 津田茂子,津田 彰 ●

Ⅱ 子どもの発達理解

発達障害とは

はじめに

　子どもをどのように捉えるかについて，時代とともに大きく変化する部分がある。そのよい例が，本稿のテーマである発達障害に関する最近の関心の高さにみられると思う。以前であれば，親の愛情不足とか，育て方や躾が悪い，などと理解されていたことが，子どもの生まれついての特性に由来するのかもしれないと認識され始めている。この認識は，子どもに対して細やかな配慮をすることを可能にするという意味で，非常に価値が高いものと考えられる。

　しかし，その一方で，新たな差別を生み出しかねない危険もあるようである。例えば，教室で問題行動ばかりを起こす子どもがいて，その子どもが発達障害と診断されて，さまざまな治療を受けているとする。それでも収まらない問題行動に担任教師が困り果て，「発達障害だから仕方がないのよ」と，つぶやいた場面を想像してみてほしい。私は，教師の本心が「打つ手がないので，あきらめるしかない」ということであれば，これは差別だと思う。発達障害の各論に移る前に，発達障害の何が問題で，何を目的としてかかわるべきなのかについての，私の考えを述べる。

1 何が問題なのか

　はじめに図1を見てほしい。この図は，発達障害

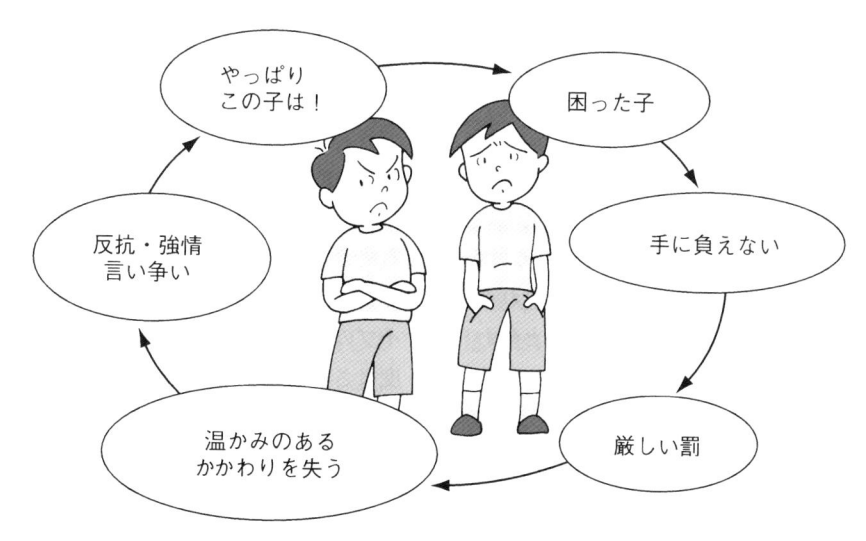

（藤井和子：山形講演資料，2004.より一部改変）

図1　子どもとのかかわりをめぐる悪循環

知能力の問題であり，情緒障害は親のかかわり方などからくる心理面での問題である。そして，新たに発達障害としてカテゴリー化されたのが，LD，AD/HD，広汎性発達障害（自閉症，自閉症スペクトラム障害）であり，LDは学力の問題を軸とし，AD/HDは行動の問題を軸とし，広汎性発達障害は社会性の問題を軸として診断される。

5 学習障害

A 診断について

　平成11（1999）年に当時の文部省は，「学習障害及びこれに類似する学習上の困難を有する児童生徒の指導方法に関する調査研究協力者会議」の報告書にて，「学習障害とは，基本的には全般的な知的発達に遅れは無いが，聞く，話す，読む，書く，計算する又は推論する能力のうち特定のものの習得と使用に著しい困難を示すさまざまな状態を指すものである。学習障害は，その原因として，中枢神経系に何らかの機能障害があると推定されるが，視覚障害，聴覚障害，知的障害，情緒障害などの障害や，環境的な要因が直接の原因となるものではない」としている。

　一方，医学的なLDの定義としては，中枢神経系のなんらかの機能障害により，「読む」，「書く」，「計算する」において，知的能力に比して著しい学習上の困難が認められる発達障害となり，それぞれ「読字障害」「書字表出性障害」「算数障害」とよばれる。診断の軸は先ほど述べたように，学力が知的能力に比較して著しく落ち込んでいるかどうか，ということになる。医学的に「聞く」，「話す」，「推論する」能力については学習障害と見なさない点については，このような能力には，注意集中の問題，社会性の問題，コミュニケーション能力の問題などが含まれてしまうからである。医学的には，これらの能力の障害は，AD/HDや広汎性発達障害，コミュニケーション障害などに含まれると考えられる。これらは見逃されると，より子どもの予後に悪影響を及ぼす可能性があり，LDの診断については十分に注意する必要がある。

B 対応について

　先の報告書のなかでは，ティームティーチング（TT）による指導体制や，放課後個別指導，通級指導などを，例えば，つまずきをもつ子すべてを対象とするなどして，子どもが抵抗を感じないやり方を工夫しながら行うことなどを記述している。総じて学力の問題なので，医学的な治療よりは教育的配慮が必要になる。

　例えば，字を書くことが苦手ならワープロを使ってよいことにする，などの配慮をすることも必要と思われる。総じて，できないことを伸ばすことだけに固執せず，苦手としていること以外の，得意なものを伸ばしてあげることの大切さが強調されることが多いようである。

6 注意欠陥/多動性障害（AD/HD）

A 診断について

　AD/HDは，その年齢で期待される発達にふさわしくないほどの不注意/多動性と衝動性を特徴とする行動の障害とされている。多くの研究者によって，中心的な問題は，自己の行動のコントロール不全と捉えられているようである。前頭葉機能など中枢神経系のなんらかの機能不全によるものと推測されており，これまでの海外での疫学調査によると，その出現率は学齢期で3～7％とされている。通常，年齢とともに症状が軽減していくことが多いのであるが，近年になり，児童期の30～50％ほどの人が成人期になっても症状が持続するといわれており，仕事が長続きしないなど，社会的に深刻な問題につながることが知られるようになった。診断は，DSM-Ⅳなどの診断基準を，家庭と学校など2カ所以上の場面で満たすかどうかを，専門性のある評価者が判断することによってなされる。診断にあたっては，家族や保育士・教師などからの生育歴や状態像の詳しい聞き取りと，「ADHD RS-Ⅳ日本語版」などを用いた評価や，子どもの情緒面や行動全般を評価するために，「子どもの行動チェックリスト（CBCL，TRF）」などを用いて評価することも必要である。

さらに，標準的な発達・知能検査や各種心理テストも使用される。

近年，診断面で議論をよんでいるのは，被虐待児などの状態がAD/HDの子どもとよく似ていることや，AD/HDと診断されて治療を受けていても，社会性の問題が中心であることが徐々に判明して，高機能広汎性発達障害の診断に至るケースが多いことなどがある。

また，治療が困難なAD/HDのなかに，躁状態とうつ状態をめまぐるしく繰り返すような双極性感情障害と診断すべき事例があるのではないか，という議論もあるようである。被虐待児では，児童相談所などとの連携を図る必要があり，また，高機能広汎性発達障害，双極性感情障害などは，薬物療法において大きく選択薬物が変わる可能性がある。今後この分野での，より詳しい研究と臨床の積み重ねが期待されるところである。

B 合併症について

合併症の問題は，その障害がAD/HDに並存しているのか，それともAD/HDの二次的な障害として合併したものかの判断が困難なことにある。例えば，学習障害などは約20％合併がみられるとされ，基本的には並存したものと考えられている。また，破壊的行動障害と総称される，反抗挑戦性障害や行為障害などの反社会的行動を示すようになる児童・生徒がいることも知られ，それぞれ約50％・約10％と，高い並存率が報告されている。これらは，AD/HDが見逃されたり，その対応が不十分であったための二次的な障害と捉えられることが多いようである。

C 対応について

AD/HDには薬物療法が有効であることが広く知られるようになり，近年では乱用の危険も心配される状況になった。そのためもあり，平成20（2008）年より日本で使用可能な薬物はコンサータ®（メチルフェニデート）だけとされ，現在のところ18歳未満の使用のみ認められている。この薬物は70％を超える有効性があるといわれており，確かに症状の軽減に有効である。しかし，もっとも大切な対応のポイントは，障害をもつ子どもの自尊心が健全に発達するようにサポートを継続することであり，ペアレントトレーニングなど行動療法的なかかわりが有効とされている。

はじめに示した図1のような悪循環を早期に察知し，本人の苦手さを理解したうえで肯定的にかかわる図2のような関係を構築する努力を続けることが非常に重要である。自己コントロールに関する行動を励まし，部分的にしか成功しなくても本人が努力したことを見逃さず評価し，次の努力を引き出すような工夫が対応のコツになる。また，そのような対応が二次障害を予防することになるのは徐々に実証されつつある。しかし，できれば小学校低学年までの早期の対応が望ましく，年齢が上がるにつれ対応の困難さは増加することが多いようである。

7 高機能広汎性発達障害

A 診断について

広汎性発達障害とは，対人関係の質的障害，コミュニケーションの質的障害，想像力の障害とそれに基づくこだわり行動の三つ組みの特徴をもつ障害であり，それに加えて聴覚過敏など知覚の異常や不器用など，広汎な領域の発達の異常を併せもつことが多いとされる。また，高機能とは，知的障害がないという意味で使用される。したがって，このグループには，3，4歳頃から急速に言語発達を示して知的障害がないことが判明した広汎性発達障害のケースや，もともと言葉の遅れが目だたないが社会性の障害や想像力の障害とこだわり行動などの特徴を満たすアスペルガー障害，さらに，診断時点では基準を部分的に満たすだけであるが過去には診断基準を満たしていた，などの特定不能の広汎性発達障害が含まれる。症状が広範囲の領域に及び，かつ幼児期，児童期，思春期，青年期と中心的な症状が変化するため，専門家の間でも診断の齟齬が生じることがある。

しかし，平成18（2006）年に広汎性発達障害日本自閉症協会評定尺度（PARS）が発表され，各年代での特徴を把握しやすくなり，青年期に初めて診断されるような場合でも，家族などから各年代の症状につ

いての回顧的な聞き取りを行うことで，より信頼性のある診断をすることが可能になってきている。

また，広汎性発達障害は自閉症スペクトラム障害ともよばれ，症状がスペクトラムを形成するという考え方が受け入れられるようになり，決して，まれな障害ではないと理解されつつある。最近の調査では，広汎性発達障害全体で0.9～1.7％の発生率がある，などの報告がある。

B 対応について

専門家の多くは，広汎性発達障害の中心的な問題は社会性の障害にあると考えているようである。しかし，その症状を列挙してゆくと，人に対する関心の薄さがあり，人の表情や感情の読み取りが苦手で，言葉を知っていてもコミュニケーション手段としてつかうことがうまくできず，狭い部分に偏った関心をもち，注意を向ける対象をうまく分散できず，変化の少ない慣れたパターン化された生活を好み，苦手な音や匂いなどがある，など実に多様である。そのためか支援プログラムも数多くあり，代表的なものだけをみても，TEACCH（構造化により被支援者にわかりやすく整えた環境で興味を引くものを使って学ばせる），PESC（絵カードを使ってコミュニケーション能力の向上を図る），ソーシャルストーリーズ（物語を通じて他者の心理状態を推測する手がかりを与え，社会性の向上を図る），応用行動分析（一対一の訓練で，褒めて励ましながら社会性と言語能力の向上を図る），対人関係指導法（経験共有の喜びを学習できるように，細分化されたステップで対人関係能力の向上を図る）など，これもさまざまである。

私は，発達障害をもつ人と図2のような関係をつくることの大切さを強調した。その考えに変わりはないのであるが，これだけ多くの支援プログラムがあるということは，広汎性発達障害の人とよい関係をつくることが困難であることの証拠でもあると思う。つまり，広汎性発達障害をもつ人には，それぞれ独特の認知世界や感覚世界があるため，本人にとって苦手なものや喜びになるものが非常に個性的なのである。それを見きわめながら，学習のよい循環を形成してゆくことが大切である。

一般的に正しいとされる，大きな声で褒めたり，愛情を込めて抱きしめたりすることが，本人にとっては図1のような「冷たいかかわり」である可能性すらあることを認識しておくことは，とても重要である。幸い高機能の人は，常識的でないことをすぐに否定するような態度をもたずに耳を傾けると，自分の好きなことや苦手なことを率直に教えてくれることが多いようである。その現実を踏まえながら，一緒に何を学ぶかを考えていく態度が，よい関係をつくる鍵になると思う。

=== 文 献 ===

1) 上林靖子，齊藤万比古，北道子・編：注意欠陥/多動性障害-AD/HD-の診断・治療ガイドライン，じほう，東京，2003．
2) 杉山登志郎，原仁：特別支援教育のための精神・神経医学，学習研究社，東京，2003．
3) シンシア・ウィッタム（上林靖子，中田洋二郎，藤井和子，他・訳）：読んで学べるAD/HDのペアレントトレーニング：むずかしい子にやさしい子育て，明石書店，東京，2002．
4) ロリ・フロスト，アンディ・ボンディ（門眞一郎・監訳）：PECSトレーニングマニュアル，第2版，NPO法人それいゆ，佐賀，2005．
5) スティーブン・E・ガットステイン（杉山登志郎，小野次郎・監）：RDI 対人関係発達指導法；対人関係のパズルを解く発達支援プログラム，クリエイツかもがわ，京都，2006．

● 神田秀人 ●

Ⅲ 子どもと特別支援教育・療育

特別支援教育に必要な基礎知識

1 特殊教育から特別支援教育へ

　特別支援教育という概念を理解するにあたって，かなり大雑把にはなるが，戦後の障害児教育の歴史を少々たどってみることにする。そのなかで，時代の変化とともに現れた特殊教育の限界とでもいうべき諸々の課題を，特別支援教育という新たな概念と枠組みの導入によって，展開していることを理解したい。

　併せて，特別支援教育が特殊教育で培われてきた専門性の継承と発展であることも理解できるはずだ。

A 戦後特殊教育の歩み

　戦後日本の教育制度は，日本国憲法で保障された「国民の教育を受ける権利」を，学校教育制度を使って行政の責任下で執行することにより，平等性を担保して成り立っている。つまり，全国的な一律条件の下で「学校という専門的な場所」と「教職員という専門的な人材」を提供し，国家制度として義務教育を行うというものである。言い換えれば，学校という単位（9年間の学籍）で，国民の教育権を保障しようとするもので，私立学校においても，基本的にこのシステムに準拠している。

　さて，第二次世界大戦後のわが国は，戦勝国であるアメリカ合衆国の主導によって，あらゆる体制の立て直しに迫られた。教育制度も同様で，欧米式の民主的な教育制度を確立しようと，具体的な教育改革の勧告を行った『アメリカ教育使節団報告』〔1946（昭和21）年〕は，「身体障害や精神薄弱の児童に対しては，それぞれの学校の程度に応じて注意を払うことが必要である。盲児，聾児及びその他通常の学校では充分にその必要を満たされない重い障害を有する児童に対しては，特別の学級または学校が用意されなければならない。その就学については，通常の義務教育法によって規定されなければならない」と述べている。

　また，アメリカ教育使節団帰国後に内閣に設けられた教育刷新委員会で，委員を務めた東京聾唖学校長　川本宇之介が，障害のある児童・生徒に対する義務教育の実施を強く主張したことも，当時の文部省に記録されている。これらのことは，このあと成立をする学校教育法のなかの，障害児の教育に関する規定に対して大きな根拠を与えたとみられている。

　そして，1947（昭和22）年3月31日，戦後日本の教育制度の骨格を定めた学校教育法が公布され，同年4月1日から施行された。このときの学校体系や教育制度が，日本の教育制度の中核として今なお続いている。ここで特徴的なこととして，特殊教育が通常の学校教育の一環をなすものとしていることがある。つまり，学校教育制度と学籍という意味も含めて，特殊教育が通常教育と異なるものという考え方ではなく，基本的には，障害のない児童・生徒も障害のある児童・生徒も，同じ目標の下に教育を受けることとしているのだ。そして，特殊教育というのは，障害があることに対する教育上の特別な配慮を必要とする教育であるとしていることである。

　いわゆる先進国といわれる国のなかにも，障害があることを理由に教育か福祉かを選択するという制度をもつところがある。しかし，わが国の標準が，

少なくとも、すべての国民の教育権の保障という視点で学校教育制度を定めたことは注目に値する。ただし、小・中学校の就学義務が同年4月からすぐに始まったのに対して、盲・聾・養護学校（特別支援学校）の義務制については、施行期日すら決まっていなかった。

戦後処理に追われる混乱と復興の時代に、障害のある子どもにも例外なく学籍を付けるには、施設や設備という「場所」と専門的な指導のできる「人材」等を確保するには、資金確保の問題もあったようだ。それゆえにか、1923（大正12）年の「盲学校及聾学校令」によって道府県に設置義務があり、すでに各都道府県に学校が設置されていた視覚障害者および聴覚障害者について、翌1948（昭和23）年度から学年進行で、盲学校と聾学校の義務制が実施され、1956（昭和31）年度に義務教育の完成をみている。

しかし、その一方で、身体虚弱〔病弱者の概念は1957（昭和32）年以降〕者や、肢体不自由者、知的障害者等については、養護学校の未整備などから、就学の猶予・免除によって学籍が付かない子どもが多かった。

B 養護学校義務制実施へ

もっとも、盲学校と聾学校の義務教育が学年進行で進んでいた1952（昭和27）年に、盲・聾教育以外の特殊教育施策の推進のために、文部省初等中等教育局内に「特殊教育室」が設けられ、特殊教育行政に関してのいっさいの業務が統一されている。盲・聾学校の就学率の向上と、まだ義務制になっていない知的障害・肢体不自由・身体虚弱等への対応のためである。

1954（昭和29）年には、中央教育審議会から「特殊教育およびへき地教育振興に関する答申」が文部大臣に提出され、第1回目の全国特殊学級研究協議会の開催や、特殊学級教員養成講習会の開催などが記録されており、特殊教育への量的・質的な向上への動きが活発化してきたといえる。しかし現実的には、養護学校は都道府県の任意設置であり、1955（昭和30）年度まで全国に養護学校が5校（公立1校、私立4校）しかなかった。そのため、同年3月の「養護学校整備に関する打ち合わせ」の開催で、特殊教育関係10団体による「養護学校・特殊学級整備促進協議会」が結成された。

その後、養護学校建設費補助が計上されたり、議員立法による「公立養護学校整備特別措置法」が成立し、養護学校への就学を小・中学校への就学義務と同等と見なすという学校教育法一部改正等の法整備や、養護学校および特殊学級の計画的な設置を奨励されるに至った。

このような背景のなか、文部省の特殊教育総合研究調査協力者会議が『特殊教育総合研究機関の設置について』〔1968（昭和43）年8月〕をまとめ、特殊教育の総合的な研究をする国立の研究機関の設置提案や、『特殊教育の基本的な施策の在り方について』をまとめた。また、中央教育審議会の『今後における学校教育の総合的な拡充整備のための基本施策について（答申）』〔1971（昭和46）年6月〕でも、特殊教育の拡充整備の提言がされた。

これらを受けた文部省は、1972（昭和47）年度から、養護学校の充実や特殊学級の増設を柱とする特殊教育拡充整備計画を策定し、とくに養護学校については、義務制早期実施をめざして養護学校整備7年計画を立て、1978（昭和53）年度までに養護学校対象の児童・生徒の就学が可能な条件整備を進め、『教育上特別な取扱を要する児童・生徒の教育措置について（第309号通達）』を出して、就学指導委員会の設置等についての具体的な内容を示し、1979（昭和54）年度からの養護学校義務制実施を迎えた。

ただし、養護学校の義務制実施については賛否両論があった。反対をする立場から、障害のある児童・生徒と障害のない児童・生徒との間に、就学する学校による分断の危惧が示された。また、就学が教育措置であることから、保護者（当事者）が学校選択権をもつべきであると主張する人たちもいた。しかし、養護学校の義務制実施によって、当面の学校教育の目標であった全員就学（国により国民すべてに学籍を付ける）という仕組みが達成されたのは事実である。

障害や病気を理由とした就学猶予・免除者の数を見てみると、1972年度には2万人弱、1978年度でも1万人近くいるが、義務制の実施により二千数百人にまで一挙に減少し、その後着実に減り続け、現在では100人余りになっている。

C 特殊教育から特別支援教育へ

文部省は、1990（平成2）年6月に「通級学級に関

する調査研究協力者会議」を設置して，小・中学校における障害のある児童・生徒への対応について具体的な検討を行い，1992(平成4)年3月に『通級による指導に関する充実方策について』を公表した。これにより，通常の学級に在籍する軽度の障害のある児童・生徒への「通級による指導」の制度化が，翌1993(平成5)年度から行われるようになった。また，法律等の改正で，通級による指導の教員定数を加配できるようにした。これにより，特殊教育諸学校・特殊学級・通級による指導という，児童・生徒の障害の程度に応じた特殊教育の制度的枠組みが完成した。

一方で，1992年6月から「学習障害およびこれに類似する学習上の困難を有する児童生徒の指導法に関する調査研究」が始められ，1999(平成11)年には『学習障害児に対する指導について』の報告がまとめられた。これに基づき，2000(平成12)年度から3年間，「学習障害児(LD)に対する指導体制の充実事業」が全都道府県で始まった。

また，1999年3月に告示された『盲学校，聾学校及び養護学校幼稚部教育要領，小学部・中学部学習指導要領，高等部学習指導要領』で，教育課程の編制上の重複障害者の特例に関して，児童・生徒の障害の重度・重複化や高等部の訪問教育の開始とも関係して，実態に即した，より柔軟な教育課程の編制を可能にした。

やがて，2001(平成13)年1月，「21世紀の特殊教育の在り方に関する調査研究協力者会議」によって，2000年6月から審議されてきた最終報告書，『21世紀の特殊教育の在り方について(最終報告)』が出された。この年，文部省は，省庁再編を受けて文部科学省に改組され，特殊教育課が特別支援教育課になった。これは単なる名称の変更だけではなく，所管事項のなかにも，学習障害児等の，通常の学級に在籍する特別な教育的支援を必要とする児童・生徒への対応が加えられている。

さて，「一人一人のニーズに応じた特別な支援の在り方について」というサブタイトルの付けられた『21世紀の特殊教育の在り方について(最終報告)』では，「特殊教育については，これまで児童生徒等の障害の種類，程度に応じて特別の配慮の下に手厚くきめ細かな教育を行うため，盲・聾・養護学校や特殊学級などの整備充実に努めてきたところである。しかし，近年，ノーマライゼーションの進展や障害の重度・重複化や多様化，教育の地方分権など特殊教育をめぐる状況の変化が生じており，以下に詳しく述べるように，これからの特殊教育は，障害のある児童生徒等の視点に立って一人一人のニーズを把握し，必要な支援を行うという考えに基づいて対応を図る必要がある」とし，

(1) ノーマライゼーションの進展に向け，障害のある児童生徒等の自立と社会参加を社会全体として，生涯にわたって支援する。

(2) 教育，福祉，医療，労働等が一体となって乳幼児期から学校卒業後まで障害のある子ども及びその保護者等に対する相談及び支援を行う体制を整備する。

(3) 障害の重度・重複化や多様化を踏まえ，盲・聾・養護学校等における教育を充実するとともに，通常の学級の特別な教育的支援を必要とする児童生徒等に積極的に対応する。

(4) 児童生徒の特別な教育的ニーズを把握し，必要な教育的支援を行うため，就学指導の在り方を改善する。

(5) 学校や地域における魅力と特色ある教育活動等を促進するため，特殊教育に関する制度を見直し，市町村や学校に対する支援を充実する。

という基本的な考え方を今後の特殊教育の在り方として，いくつかの具体的な提言を出している。なかでも，就学指導の在り方の改善については，2002(平成14)年4月の学校教育法施行令の一部改正と，同年5月の初等中等教育局長通知『障害のある児童生徒の就学について(通知)』によって見直され，新たに認定就学者という概念を導入した。これは，特殊学校が適当であると判断された，障害のある児童生徒に関して総合的に判断をし，小・中学校等で教育が可能な場合には，それを認定するというものである。

D 特別支援教育の仕組み

2001(平成13)年10月に，前述の最終報告を受けて，「特別支援教育の在り方に関する調査研究協力者会議」が設けられ，より具体的な制度等の検討が進められた。

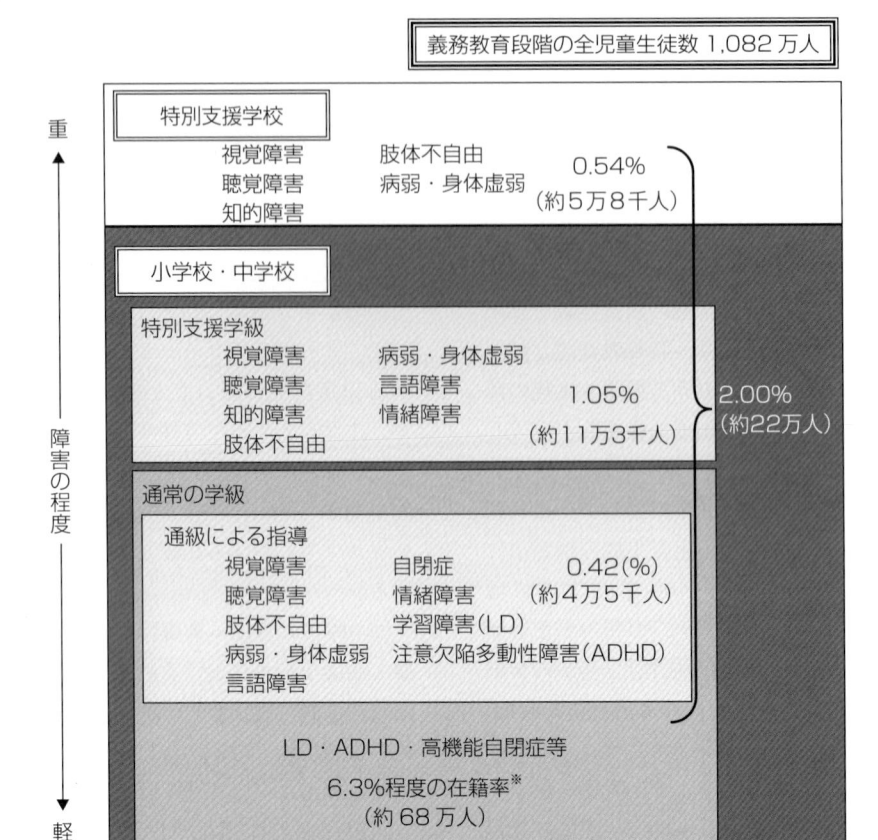

Ⅲ 子どもと特別支援教育・療育

義務教育段階の全児童生徒数 1,082万人

重 ←
│
│ 障
│ 害
│ の
│ 程
│ 度
│
軽 ←

特別支援学校
　視覚障害　　肢体不自由　　0.54%
　聴覚障害　　病弱・身体虚弱
　知的障害　　　　　　　　　（約5万8千人）

小学校・中学校
　特別支援学級
　　視覚障害　　病弱・身体虚弱
　　聴覚障害　　言語障害
　　知的障害　　情緒障害　　1.05%
　　肢体不自由　　　　　　　（約11万3千人）

　　　　　　　　　　　　　　　　　　　　2.00%
　　　　　　　　　　　　　　　　　　　（約22万人）

　通常の学級
　　通級による指導
　　　視覚障害　　自閉症　　　　　　　0.42(%)
　　　聴覚障害　　情緒障害　　　　（約4万5千人）
　　　肢体不自由　学習障害(LD)
　　　病弱・身体虚弱　注意欠陥多動性障害(ADHD)
　　　言語障害

　　　　LD・ADHD・高機能自閉症等
　　　　　6.3%程度の在籍率※
　　　　　　（約68万人）

※　この数値は，平成14（2002）年に文部科学省が行った調査において、学級担任を含む複数の教員により判断された回答に基づくものであり，医師の診断によるものでない
〔平成19（2007）年5月1日現在〕

図1　特別支援教育の対象の概念図（文部科学省）

そして，2003（平成15）年3月に『今後の特別支援教育の在り方について（最終報告）』（以下，「最終報告」）が出され，特別支援教育の基本的視点が示された。そこでは，障害のある児童・生徒一人ひとりの教育的ニーズを把握し，適切な対応を図ることが基本であるとされ，「これまでの特殊教育の対象の障害だけでなく，その対象でなかったLD，ADHD，高機能自閉症も含めて障害のある児童生徒に対してその一人一人の教育的ニーズを把握し，当該児童生徒の持てる力を高め，生活や学習上の困難を改善又は克服するために，適切な教育を通じて必要な支援を行うもの」を，特別支援教育と位置づけ，「教育の場を固定したものと考えるのではなく，児童生徒の実態等に応じて弾力的に教育の場を用意するという考え方に立って取り組むことが必要である」とした。

「最終報告」を受けた文部科学省は，特別支援教育を進めるうえで，法改正を必要とするものとそうでないものとに区分し，まずは後者における，特別支援教育推進体制モデル事業等を通じて，教育委員会や自治体における特別支援教育の推進体制や，学校における推進体制を進めた。また一方で，中央教育審議会において，法改正を含む学校制度等の在り方についての審議を行った。

中央教育審議会は，2004（平成16）年2月24日，初等中等教育分科会に「特別支援教育特別委員会」を設置し，各委員による意見交換や関係団体からのヒアリングなどを通じて，盲・聾・養護学校制度の見直しに関する審議や，小・中学校における特別支援教育体制についての審議をし，パブリックコメントを行った後，2005（平成17）年12月8日に『特別支援教

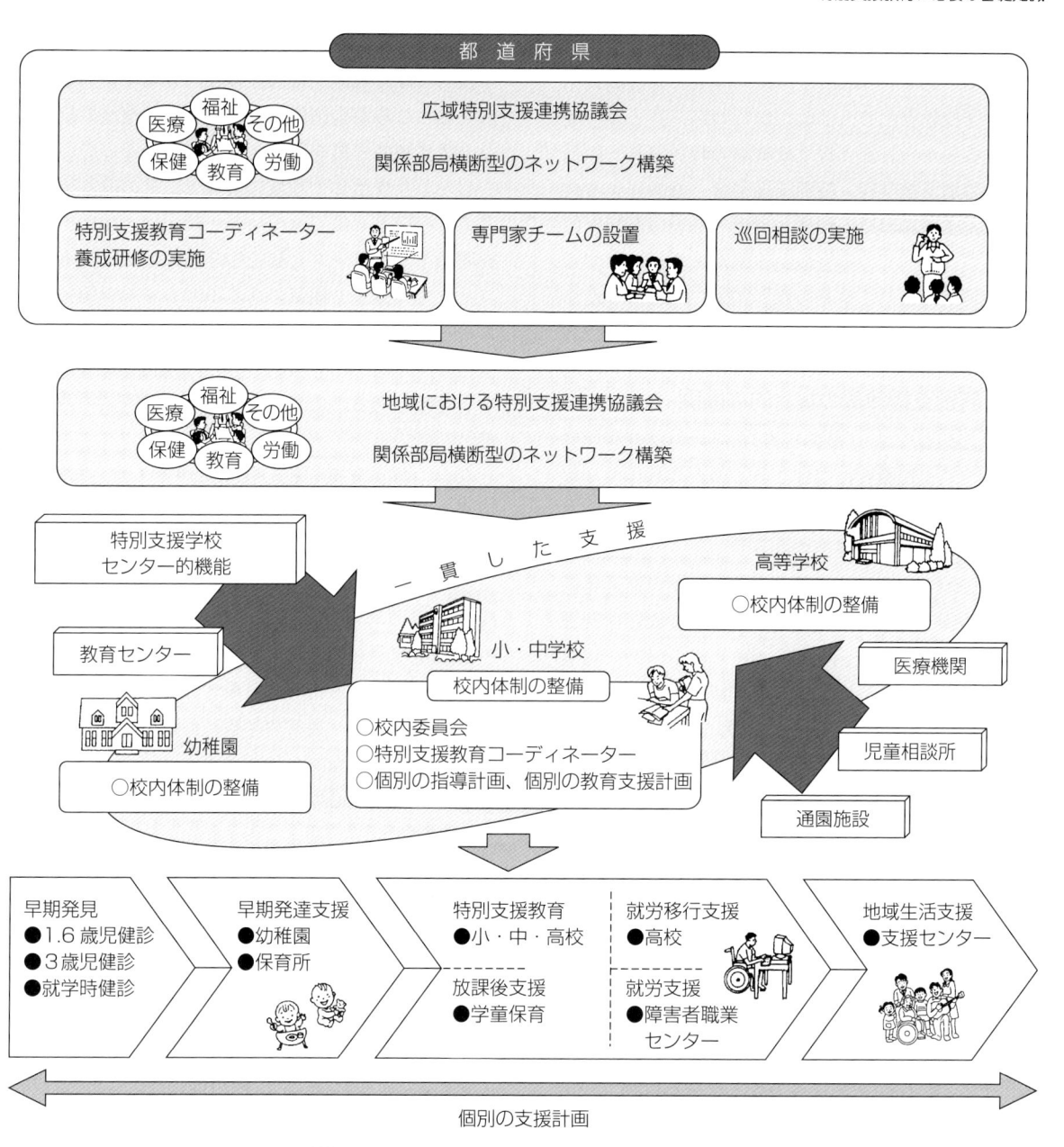

図2 文部科学省事業の説明図による総合支援体制

育を推進するための制度の在り方について(答申)』を文部科学大臣に出した。

ここで,特別支援教育の理念と基本的な考え方として,特別な場で教育を行う「特殊教育」から,一人ひとりのニーズに応じた適切な指導および必要な支援を行う「特別支援教育」に発展的に転換するとし,

- 盲・聾・養護学校を障害種にとらわれない学校制度(特別支援学校)にするとともに,地域の特別支援教育のセンターとしての機能を明確に位置づけること
- 小・中学校における通級による指導の指導時間数および対象となる障害種を弾力化し,LD,AD/HDを新たに対象とすることと,交流および共同学習を促進すること
- 教員等の専門性を強化するための免許制度の改善をすること

など，制度的な課題についての報告がされた。これを受けて，2006（平成18）年の通常国会で教育職員免許法や学校教育法の一部改正が行われ，盲・聾・養護学校教諭から特別支援学校教諭の教員免許への転換や，特別支援学校，特別支援学級，通級による指導，通常学級における配慮と支援，といった制度的枠組みが，すべての障害のある児童・生徒に対する学校教育制度として整えられ，2007（平成19）年度から名実ともに特別支援教育がスタートした（図1）。

E 特別支援教育の総合的な展開

前述したように，「最終報告」を受けた文部科学省では，特別支援教育に向けたいくつかの具体的な取り組みを2003年度から順次始めていた。法改正を必要としない部分での推進である。

全都道府県を対象とした「特別支援教育推進体制モデル事業」（2005年度からは「特別支援教育体制推進事業」）や，「特別支援教育コーディネーター指導者養成研修」は，それまでの「学習障害児（LD）に対する指導体制の充実事業」等の成果を引き継ぎ，「障害のある子どものための教育相談体系化推進事業」や「盲・聾・養護学校の専門性向上推進モデル事業」などと連動しつつ，新たな制度である特別支援教育体制を整えてきた。

ここで，自治体や学校等による制度的な整備が求められ，特別支援連携協議会の設置，専門家による巡回相談事業，校内委員会や特別支援教育コーディネーターの指名，個別の教育支援計画の策定などが，特別支援教育推進のために整備されてきたのである。そして，学校教育法等の改正による特別支援学校，特別支援学級，通級による指導に加えて，通常学級における指導や支援とともに，特別支援教育体制を総合的で全体的に構成されたといえる（図2）。

2 特別支援教育の実態と課題

A 特別支援学校のセンター的機能

2006年の学校教育法の改正によって特別支援学校では，それまでの障害種に応じた専門的な教育機関という性格から，地域の障害児教育センターとしての役割を担うこととなった。これに伴って，特別支援学校内には，地域支援部等の校内分掌や担当者を配置するところが全国的に増えており，地域の総合的な支援体制の一翼を担うところが多くなっている。

しかし，自治体や地域によって，その取り組みや考え方の格差も出てきている。例えば，特別支援学校間のネットワークと福祉等を結ぶ地域支援ネットワークで，障害や病気のある子どもを総合的に支援できる体制がとれている自治体がある一方で，旧態依然の「特殊教育諸学校」としての役割しかもっていない学校もある。これに伴う教職員の意識の差も歴然としている。

なお，特別支援学校の役割については，「教育と療育；特別支援学校の使命と役割」（pp. 85-90）を参照されたい。

B 特別支援学級と通級による指導

2006年度からの学校教育法施行規則の一部改正により，通級による指導の対象者の拡大と指導時間の柔軟化が行われ，通常の学級における学習障害児への対応がフレキシブルに行えるようになった。個々の児童・生徒に必要な指導の時間に応じて，月1時間から週8単位時間までの柔軟な対応が可能になったのである。

また，2007年度から，地方財政措置によって特別支援教育支援員の配置も可能になり，障害のある児童・生徒等の学校生活・学習活動に支援ができるようになった。一方で，交流および共同学習等によって，特別支援学級の運用についても柔軟化が可能になっている。国立特別支援教育研究所等による研究報告では，全国各地で特別支援学級と通級による指導（通級指導教室）の柔軟な運用によって校内体制を整備しているようだ。

ただ，ここで問題となってくるのが教職員の意識である。特殊教育の時代では，障害のある児童・生徒イコール専門的な特殊教育のみという図式で考えられていたので，学校全体という考えでなくともよかった。しかし，地域や学校で全体的で総合的な指導や支援をするという特別支援教育の考え方では，通常学級の担任も，発達障害等の基本的な特性や指導方法を知っていなければならない。もちろん，今までにも発達障害の児童・生徒は通常の学級に在籍

していたのだが，個人の努力不足等ではないことが明らかになった以上，障害特性に応じた対応を求められるようになったのである．

個々の児童・生徒等の障害に応じた柔軟な学校制度等，制度は十分に整ってきた．次に求められるのは，実際に対応する教職員の意識とスキルである．

C 特別支援教育を進める教育行政と管理職

前述した国のモデル事業や指定研究などは，数年前から公募制が多くなってきている．しかも，いわゆる上意下達的な都道府県経由市区町村というものではない．2000年施行の地方分権一括法が成立後，教育行政の有り様も変化してきている．そういう意味からも，地方教育行政が積極的であるかどうかで学校教育環境も変わってくる．特別支援教育を進める点からみると，2003年度のモデル事業から取り組んだ市町村（都道府県）とそうでないところでは，2008（平成20）年度現在で明らかに差が出ているといえる．

また，学校長の裁量権の拡大も現在の学校現場の大きな特徴である．同時に，大きく変わりゆく教育の現状を十分に把握していなければ，学校管理体制を含む全般的な対応が難しいといえる．2007年度末のT市による悉皆調査によると，一般教員と管理職との特別支援教育への意識の差があった．また，管理職の意識が高い学校のほうが，教職員の授業づくりに対する姿勢が積極的であるらしい．すべての学校に共通するかどうかはわからないが，特別支援教育に対する意識が高ければ学力向上につながるという報告がある（2008年度日本教育心理学会シンポジウム）以上，管理職に期待されるものは大きいといえるだろう．

D 特別支援教育コーディネーター

公立小・中学校の特別支援教育コーディネーター配置が，ほぼ100％となった（文部科学省：平成19年度特別支援教育体制整備状況調査結果について）．学校の内外で，関係者や関係機関をつなぐための重要な位置を占める校務分掌である．2003年度には20％以下であったが，特別支援教育の推進を担う立場としての必要度が認知されたこともある．

また，当初は，特殊学級（特別支援学級）の担任が兼ねることも多かったが，その役割の違い等が知られるようになったことから，複数配置や対外的な役割をもつ分掌との兼務が増えていると聞く．「最終報告」で，「学内，または，福祉・医療等の関係機関との間の連絡調整役として，あるいは，保護者に対する学校の窓口の役割を担う者として学校に置く」と説明されていたことが，徐々に浸透してきたのだろう．

いずれにしても，特別支援教育コーディネーターの役割は重要で，連携による適切な支援を効果的に行うための「個別の教育支援計画」の策定においても，各校において中心的に働いている．そのため，障害のある児童・生徒の関係者や関係機関との連絡調整役のみならず，障害のある児童・生徒の教育に関する校内の専門家として，さまざまな場所で研修等を通じて養成されている．しかし，校内体制や管理職および教職員の意識があってこその特別支援教育コーディネーターである．地域や学校で全体的で総合的な指導や支援を行う特別支援教育の，さらなる理解と発展と相俟って相互作用をしていくと考えられる．

したがって，まだまだ特別支援教育という枠組みには馴染みにくく，旧い特殊教育や障害児教育の概念にしばられている自治体や学校現場も残っている現状から，システム全体の転換と意識の改革をめざして，根気強い実践が求められている．

―――――――― 文 献 ――――――――

1) 特殊教育120年の歩み，文部省，平成11年11月．
2) 特別支援教育資料（平成15～19年度），文部科学省．
3) 特別支援教育推進基礎資料（平成15～18年度），文部科学省．
4) 21世紀の特殊教育の在り方について（最終報告），2001．
5) 今後の特別支援教育の在り方について（最終報告），2003．
6) 柘植雅義：学習者の多様なニーズと教育政策，勁草書房，東京，2004．
7) 特別支援教育を推進するための制度の在り方について（答申），中央教育審議会，2005．
8) 特別支援教育コーディネーターのための個別の教育支援計画，全国心身障害児福祉財団，2006．

● 島　治伸 ●

III 子どもと特別支援教育・療育

評価とアセスメント

1 特別支援教育における アセスメント

　アセスメントとは，ある問題を解決するにあたり，その状況を正確に把握するためのプロセスである。アセスメントプロセスでは，情報の収集，分析，解釈・意味づけなどを行い，問題解決の方法を計画・立案するための情報を提供する。

　特別支援教育における心理・教育アセスメントは，援助の対象となる人や環境について，情報の収集，分析，解釈・意味づけなどを行い，適切な心理・教育的援助の方法を計画・立案するための情報を提供するプロセスであるといえる。

2 医学的診断と 心理・教育アセスメント

　診断とは，主として医療において用いられる用語であり，症状に対応した疾病を同定するプロセスである。疾病は，症状，経過，予後および治療法を含む概念であり，疾病の同定は，患者の症状から，その予後・経過を明らかにし，治療法を決定する一連のプロセスである。

　特別支援教育においては，診断名を決定することが必ずしも援助の方法を決定することにはつながらない。それは，援助の対象となる子どもとその環境（家族，学校，地域社会など）を含めた全体が援助の対象となるのであり，病名の決定が，そのまま援助の方法を決定することにはならないからである。そこで，心理・教育的援助においては，医学的診断と区別するためにアセスメントという用語を用いている。

　以下では，特別支援教育における心理・教育アセスメントとして，知能検査法および行動観察法を取り上げ，その理論と利用法について詳述する。

3 開発史からみた 知能検査の役割の変化

　現在，国内で使用されている主な知能検査法には，ビネー式，ウェクスラー式，カウフマン式がある。それぞれの知能検査の特性を十分理解したうえで，検査目的に合った適切な検査法を選択する必要がある。検査法の選択には，各知能検査の特徴をよく理解する必要があるが，ここではまず，それぞれの知能検査が開発された歴史について触れてみたい。

　知能の多様な側面を総合的に測定することのできる今日的な意味の知能検査のルーツは，1905年にフランスの心理学者ビネー（Binet, A.）により作成された尺度である。1904年，当時のフランス文部省から，通常学級では十分な教育が得られない児童を早期に発見する方法の開発を依頼されたビネーは，翌年（1905年），小児科医シモン（Simon, T.）とともに，難易度順に配列された30項目からなる知能検査ビネー–シモン尺度を完成させた。この尺度は，言語を媒介とした判断・記憶・理解を総合的に測定するものであった。

　1908年に改訂が行われ，全般的な知的水準を表す値として精神年齢（mental age；MA）が導入され，さらに1911年改訂版では，適用年齢が成人にまで広げられ，現在のビネー式知能検査の原型がここに確立した。

1911年改訂版は，各国で相次いで自国語版の標準化がなされ，これを契機に知能検査は世界中で急速に普及することとなる。アメリカでは，何人もの心理学者が英語標準化を試みたが，このうちもっとも重要なものが，スタンフォード大学の心理学者ターマン(Terman, L. M.)によるスタンフォード-ビネー知能検査である。

1916年に完成したスタンフォード-ビネー知能検査では，全般的な知的水準を表す値として，これまでの精神年齢(MA)に代えて知能指数(intelligence quotient；IQ)が採用された。知能指数を採用したスタンフォード-ビネー知能検査は，このほかにも標準化の手続きや問題の選択などにおいても優れた特徴を有していたため，原版のビネー-シモン尺度に代わり，ビネー式知能検査における事実上のスタンダードとなる。わが国の田中ビネー知能検査は，このスタンフォード-ビネー知能検査の1937年改訂版を基本として作成されたものである。

アメリカの心理学者デビット・ウェクスラー(Wechsler, D.)は，当時，兵士の適切な配置を目的として使用されていた集団式知能検査，アーミーα(スタンフォード・ビネーときわめて類似した内容の言語性知能検査)およびアーミーβ(非言語性の知能検査)を参考に，言語性知能と非言語性(動作性)知能の両方を測定することができ，かつ臨床的利用に耐えうる個別式知能検査として，1939年にウェクスラー-ベルビュー検査を開発した。

ビネー式知能検査が，教育効果が得られない児童の早期発見という，いわばスクリーニングを目的として作成された検査であるのに対して，ウェクスラー式知能検査は，知的機能を多面的に分析し，診断・治療に役立つ具体的な情報を提供することを目的として作成された検査である。ビネー式知能検査が，判別・鑑別に有用なIQに基づくシンプルな一元尺度の形態をとっているのに対して，ウェクスラー式知能検査の構成は，多元的で多面的な構成となっている。ウェクスラー-ベルビュー検査は，その後，適用年齢別の3つの検査，幼児用のWPPSI，児童用のWISC，成人用のWAISへと展開する。

WISCの改訂版であるWISC-Rの開発リーダーであったアラン・カウフマン(Kaufman, A. S.)によって，1983年に開発された知能検査がK-ABCである。K-ABCは，幼児・児童を対象とした知能検査であり，対象児の認知能力とそれを応用して獲得された習得知識・技能(算数，言葉の読みや理解など)を分けて測ることができる。こうした特徴は，今日の特別支援教育において，学習上の成果とその基となる認知能力を分けて測定することができるという意味において画期的な成果であるといえる。

カウフマンはK-ABCの開発にあたり，「知能検査は，学習達成度を予測するためのものではなく，すべての個人にとって個性に合ったもっとも有効な教授方法を発見するための道具である」[1]と述べている。

4 特別支援教育における知能検査の役割

特別支援教育における知能検査とは，カウフマンが述べているように，"すべての個人にとって個性に合ったもっとも有効な教授方法を発見するための道具"である。知能検査は，ビネー式からウェクスラー式へ，そしてカウフマン式へという歴史的な発展過程のなかで，通常学級では十分な教育効果が得られない児童の早期発見から，知的機能を多面的に分析し，診断・治療に役立つ具体的な情報を提供するための検査へ，そしてさらに，学習者の認知特性を把握し，個性に合ったもっとも有効な教授法を発見するための検査へと展開してきた。

今日，特別支援教育における知能検査の役割は，個に応じた適切な援助計画を立案するために，個人の認知特性の多様性や学習量を的確に把握するところにあるといえよう。知能検査を単にIQの算出や，それに基づくいわゆるレッテル貼りに用いてはならない。個性を重視し，一人ひとりの個性を活かすことにより，最終的にQOL(生活の質；quality of life)を高めることこそが，知能検査の今日的な目的なのである。

5 WISC-ⅢとK-ABCの特徴とその解釈法

以下では，特別支援教育への知能検査の利用とし

表1 WISC-Ⅲの下位検査と実施順序

言語性下位検査	動作性下位検査
1. 知識	2. 絵画完成
3. 類似	4. 符号
5. 算数	6. 絵画配列
7. 積木模様	8. 単語
9. 組合せ	10. 理解
11. 記号探し	12. 数唱
13. 迷路	

表2 4つの群(因子)とそれに属する下位検査

言語理解	知覚統合	注意記憶	処理速度
知識	絵画完成	算数	符号
類似	絵画配列	数唱	記号探し
単語	積木模様		
理解	組合せ		

て，WISC-Ⅲ(国内で使用されているWISCの最新版)およびK-ABCを取り上げ，その特徴と特別支援教育における解釈法について述べる。

A WISC-Ⅲの特徴とその解釈法

1) WISC-Ⅲとその特徴

児童用知能検査のWISC-Ⅲは，言語性が7つの下位検査，動作性が6つの下位検査から構成されている(表1)。

これらの下位検査の成績から，言語性IQ (VIQ)，動作性IQ (PIQ)および全検査IQ (FIQ)の3種類のIQが得られる。なお「記号探し」「数唱」「迷路」の3下位検査は，なんらかの理由で基本検査(これら3検査を除く10下位検査)が実施できない場合に使用する補助検査でありIQの算出には用いない。ウェクスラー式知能検査で得られるIQは，すべて偏差IQである。その値は平均100，標準偏差15に標準化されており，3つのIQは相互に比較できるようになっている。

WISC-Ⅲでは3種類のIQのほか，次の4種類の群指数を得ることができる。この群指数も平均100，標準偏差15に標準化されており，相互に比較することができる。表2は，因子分析により特定された4種類の群(因子)とそれに属する下位検査である。

4種類の群指数を得るためには，基本検査(IQ算出に用いる10下位検査)に加えて，「数唱」「記号探し」の2つの補助検査を実施する必要がある。そこで，特別支援教育においてWISC-Ⅲを使用する場合，13の下位検査すべてを実施することが望ましい。

2) 検査結果の解釈とその手順

WISC-Ⅲ検査結果の解釈は，以下の(1)～(7)の手順に従って行う。

(1) 全検査IQ (FIQ)による総体的な知能の水準
はじめに全検査IQ (FIQ)の値から，対象児の全般的な知能の水準を把握する。

(2) 言語性知能(VIQ)と動作性知能(PIQ)の水準
次に，言語性知能(VIQ)および動作性知能(PIQ)の水準を把握する。

(3) 言語性知能(VIQ)と動作性知能(PIQ)の差
VIQとPIQ間に差がある場合には，知能になんらかのアンバランスが生じている可能性があるので，その要因について，背景情報，行動観察および，その他の検査結果と併せて総合的に検討する。

(4) 4つの群指数の水準
群因子(言語理解，知覚統合，注意記憶，処理速度)は，WISC-Ⅲの因子分析結果から得られた4つの因子である(表2)。このことは，WISC-Ⅲが知能をこの4つの因子から測定していることを示している。群指数から，言語理解，知覚統合，注意記憶，および処理速度の4つの能力について評価する。

(5) 4つの群指数間の差
4つの群指数間に差がある場合には，知能になんらかのアンバランスが生じている可能性があるので，その要因について，背景情報，行動観察および，その他の検査結果と併せて総合的に検討する。

(6) プロフィール分析法
プロフィール分析法は，下位検査間の評価点(平均10，標準偏差3に標準化された下位検査の得点を評価点とよぶ)のばらつきに基づき，診断仮説を導くための方法である。例えば，WISC-Ⅲにおいて「符号」「組合せ」「記号探し」の評価点が一致して低い値を示す場合，プロフィール分析法により，固執性の強さが診断仮説候補としてあげられる。また，「絵

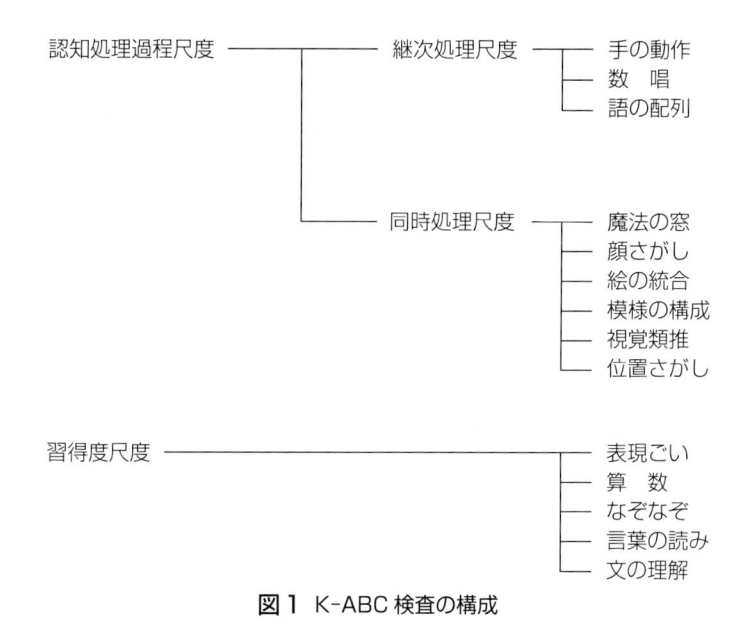

```
認知処理過程尺度 ─┬─ 継次処理尺度 ─┬─ 手の動作
                  │                 ├─ 数　唱
                  │                 └─ 語の配列
                  │
                  └─ 同時処理尺度 ─┬─ 魔法の窓
                                    ├─ 顔さがし
                                    ├─ 絵の統合
                                    ├─ 模様の構成
                                    ├─ 視覚類推
                                    └─ 位置さがし

習得度尺度 ──────────────────────┬─ 表現ごい
                                   ├─ 算　数
                                   ├─ なぞなぞ
                                   ├─ 言葉の読み
                                   └─ 文の理解
```

図1　K-ABC 検査の構成

画完成」「符号」「記号探し」の評価点が一致して低い値を示した場合には，視覚記憶の弱さが診断仮説候補としてあげられる。プロフィール分析法から得られた診断仮説候補は，背景情報，行動観察および，その他の検査結果と併せて検討し，最終的に複数の仮説候補のなかから妥当な診断仮説を採択する。

(7)　各下位検査が独自に測定する能力の評価

これまでの分析によっても，対象児の WISC-Ⅲ 検査結果を解釈するための有力な診断仮説が得られない場合には，最終的に各下位検査の個々の検査結果から解釈を試みる。

B　K-ABC の特徴とその解釈法

1)　K-ABC とその特徴

K-ABC (Kaufman assessment battery for children) は，1983年にカウフマン夫妻 (Kaufman, A. S. and Kaufman, N. L.) により開発された幼児・児童用の知能検査である。図1は日本版 K-ABC[2] の構成である。K-ABC は，認知処理過程尺度と習得度尺度の2つの尺度から構成されており，さらに認知処理過程尺度は，継次処理尺度と同時処理尺度の2つの下位尺度から構成されている。K-ABC は，ウェクスラー式知能検査と同様に，知的機能を多面的に分析する知能検査であるが，さらに以下のような特徴を有している。

(1)　知的機能をその認知処理過程に焦点をあてて分析する。

従来の知能検査が情報の入出力結果（ウェクスラー式知能検査における言語性尺度，動作性尺度など）に注目していたのに対し，K-ABC では情報の認知処理過程そのものに焦点をあてて知的機能を分析する。

(2)　認知処理過程と，それを活用して得られた知識・技能を分けて測定する。

従来の知能検査においては，習得された知識を問う課題が多く含まれており，これが IQ に大きな影響を与えていた（例：ウェクスラー式知能検査の「知識」「算数」「単語」など）。知識や技能の獲得には，学習環境や動機づけなどの非認知的要因が深くかかわっており，これらは認知的要因と区別して扱う必要がある。そこで K-ABC では，認知処理過程と，それを活用して得られた知識や技能の蓄積とを分けて測定するために，認知処理過程尺度と習得度尺度の2つの尺度から構成されている。なお，K-ABC は知能指数 (IQ) という用語は使用しておらず，認知処理過程尺度の標準得点（平均100，標準偏差15に標準化された得点）が，従来の知能検査における IQ に相当する。K-ABC の認知処理過程尺度および習得度尺度の標準得点は，ウェクスラー式知能検査の IQ と同様に平均100，標準偏差15に標準化されてお

り，2つの知能検査の値は，そのまま比較することができるようになっている。

(3) K-ABCの認知処理過程尺度は，継次処理尺度と同時処理尺度の2つの下位尺度から構成されている。

K-ABCでは，認知処理過程に継次処理様式と同時処理様式の2つの符号化(coding)が存在するとする「継次—同時情報処理モデル」を採用している。継次処理様式とは，情報をひとつずつ時間的・系列的に処理する処理様式であり，同時処理とは，一度に複数の情報を統合し，全体的なまとまりとして処理する処理様式である。これらを別々に測定するために，認知処理過程尺度は，継次処理尺度と同時処理尺度の2つの下位尺度に分かれている。

(4) 従来の知能検査に比べ，検査結果の教育的働きかけへの翻訳が容易である。

K-ABCのもうひとつの大きな特徴は，検査結果の教育的介入への翻訳を強く意識した点にある。認知処理過程尺度の得点と習得度尺度の得点を比較することは，この場合とくに重要な意味をもつ。例えば，ある児童において，認知処理過程尺度に比べて習得度尺度の値が著しく低い値を示した場合を考えてみる。この場合，実際の知識や技能の習得に際して，情報を認知的に処理して新しい問題を解決する本児の力が十分に発揮されていないと考えることができる。そこで教育的援助においては，学習への意欲や興味，学習習慣，教室や家庭の環境調整などの側面から子どもへの援助を計画する必要があることが理解される。このほかにもK-ABCにおいては，検査結果を教育的援助に活かすためのさまざまな工夫がなされている。

2) 検査結果の解釈とその手順

K-ABC検査結果の分析は，以下の(1)〜(7)の順序に従って行う。

(1) 認知処理過程尺度の標準得点に基づく全体的な知能の水準

はじめに認知処理過程尺度の標準得点から全体的な知能の水準を把握する。

(2) 習得度の水準

次に習得度尺度の標準得点を基に，習得された知識・技能の水準を把握する。

(3) 継次処理および同時処理の水準

認知処理過程尺度は，継次処理と同時処理の2つの下位尺度から構成されており，それぞれの処理様式の水準を把握する。

(4) 認知処理過程と習得度の差

認知処理過程尺度の標準得点と習得度尺度の標準得点の比較から，全体的な知的水準と習得された知識・技能の水準を比較する。

(5) 継次処理，同時処理，習得度のパターン分類

継次処理，同時処理，習得度の標準得点の比較からパターン分類を行い，対象児の学習上の問題を分析する。

(6) プロフィール分析法

プロフィール分析法[3]を実施し，得られた診断仮説候補は，背景情報，行動観察およびその他の検査結果と併せて検討し，最終的に複数の仮説のなかから妥当な診断仮説を採択する。

(7) 下位検査の分析

これまでの分析によっても，対象児のK-ABC検査結果を解釈するための有力な解釈仮説が得られない場合には，最終的に各下位検査の個々の検査結果から解釈を試みる。

6 特別支援教育における知能検査の活用

A 認知スタイルに合わせた個別的支援計画の作成

近年，教育における個性重視の傾向はいっそう高まりをみせ，一人ひとりの個性に応じた教育，すなわち個に応じた教育を進めることが強く求められている。特別支援教育においては，学習者の学習特性を的確に把握することが不可欠である。学習特性のなかでも，近年とくに注目されているのが認知スタイルである。情報処理の仕方には個人差があり，認知スタイルとよばれている。これは，知覚，記憶，思考などにみられる比較的安定した情報処理様式のことであり，代表的な認知スタイルには，場独立—場依存型，衝動—熟慮型，同時処理—継次処理型などがある。

教育的援助においては，例えば，同時処理が得意

な子どもに対しては，同時処理を活用しやすいように教材提示などの工夫をする。具体的には，同時処理とは，一度に複数の情報を統合し，全体的なまとまりとして処理する処理様式であるので，教材の提示にあたっては，①絵やVTR，コンピュータなど視覚的情報を多くする，②全体から部分へと学習を進める，③要素間の関連性を強調した提示を行う，などにより学習を促進することが可能であると考えられる。

B 学習障害における知能検査の活用

学習障害は，AD/HD，高機能自閉症とともに，『特別支援教育の在り方に関する調査研究協力者会議による最終報告書；今後の特別支援教育の在り方について』[4]において取り上げられている障害であり，また，これとは別に『学習障害及びこれに類似する学習上の困難を有する児童生徒の指導方法に関する調査研究協力者会議最終答申』[5]において，その指導方法が検討されるなど，特別支援教育において，とくにその指導の充実が求められている障害である。

学習障害およびこれに類似する学習上の困難を有する児童・生徒の実態については，知的発達に遅れはないものの，「聞く」「話す」「読む」「書く」「計算する」「推論する」などに著しい困難を示す児童・生徒として，通常学級に在学する児童・生徒の4.5%にのぼるとされる[4]。

学習障害の判定にあたっては，知的能力の評価において，全般的な知的発達の遅れがなく，かつ認知能力のアンバランスが生じていることが，その基本とされている。その指導方法については，①学習障害児に共通した一般的な指導方法は現時点では確立されておらず，②同一の能力に困難を有していても，個々の学習障害児に生じている学習上のつまずきや困難などはさまざまであり，これらを改善するためには，個々の実態に応じた指導を行うことが必要であり，③その際，個々の児童・生徒の認知能力の特性に着目した指導内容・方法を工夫することが有効であるなど，より個別的な対応の必要性が述べられている。

知能検査を用いた学習障害の判定に関しては，近年，数多くの研究がなされており，なかでもWISC-RやWISC-Ⅲを用いたlearning disability indexは，その有効性に関する研究を含めて多くの研究がなされている[6]。WISC-RやWISC-Ⅲを用いた研究においては，さらに，reading disability, language disability, arithmetic disability, spelling disability, math disabilityなど，学習障害のサブタイプに関する研究がなされている。

また，K-ABCを用いた研究では，言語性の学習障害において，同時処理尺度が継次処理尺度より高くなる傾向があり，また，非言語性の学習障害においては，逆に，継次処理尺度に比べて同時処理尺度が高くなる傾向などが明らかにされている[7]。

知能検査を，こうした学習障害の判定に用いる研究がなされている一方で，子どもの多様な認知特性を把握する方法として知能検査を用いるために，検査結果を詳細に分析するさまざまな方法が開発されている。そのなかでも前述のプロフィール分析法は，もっとも使用頻度の高い方法であり，国際的にschool psychologistの約7割がこの方法を用いている[8]。ウェクスラー式知能検査とともに普及率の高いK-ABCにおいても同様に，カウフマンによるプロフィール分析方法が開発されている[1]。

ウェクスラー式およびカウフマン式の知能検査の特徴は，知的能力をさまざまな側面から評価するために，10数個の，それぞれほぼ独立したサブテストから構成されている点にある。カウフマンによるプロフィール分析法は，これらのサブテストから得られた情報を系統的に総合・分析することにより，対象児の認知特性を正確に把握する方法である。こうした検査結果の分析方法の開発なくしては，知能検査の結果を有効に利用することができない。

知的能力の指標として知られるIQは，こうした10数個のサブテストの得点をひとつの得点に総合した値である。IQは，知的障害の有無をスクリーニング目的で使用する場合には，有効な値である。しかしながら，本来，人間のもつ認知機能はきわめて多様であり，IQといったひとつの値を用いて多様な人間の認知機能を表すことはできない。知能検査の今日的な利用においては，むしろ後者の個人の多様な認知特性をいかに正確に表現するかが焦点となる。なぜならば，これによって，個々の児童・生徒の認知能力の特性に着目した，個別的な指導の内

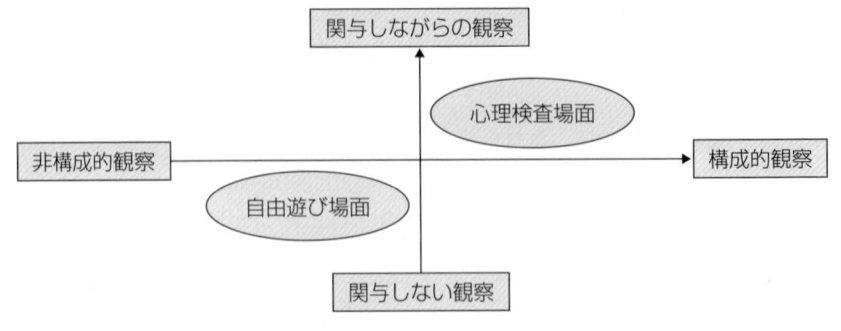

図2 観察法としての心理検査

容・方法の検討が可能となるからである。プロフィール分析法といった知能検査の分析方法は，こうした今日的な知能検査の使用目的を達成するために開発されてきたものである。

7 行動観察法

特別支援教育における心理・教育的アセスメントにおいては，知能検査をはじめとした心理検査法のほかに，さまざまな観察法が使用される。

A 観察法と心理検査法

観察法とは，対象の行動を観察し，質的・量的に分析する方法である。例えば，コミュニケーションの問題で来所した幼児の心理・教育的アセスメントにおいては，はじめにプレイルームでの自由遊び場面や，保育園・幼稚園における友達との自由な遊びの様子を観察することが有効であろう。一方，ある幼児の数を扱う力について詳細に評価する場合には，基盤となる大・小概念，一対一対応概念，数字を順番に唱える力などについて，周到に準備された課題を実施することが必要となろう。

このように観察を行う場合，その目的によって場面をどの程度意図的に構成するかが異なる。心理検査は，標準化された手続きに従い，対象の行動サンプルを得る方法であり，広義には観察法の一技法であるともいえる。心理検査を観察法の視点からみた場合，意図的に構成した場面において周到に準備された課題を実施する構成的な観察である。

また，心理・教育的アセスメントにおける心理検査は，常に対象とのかかわりのなかで実施される。これを観察法の視点からみるならば，関与しながらの観察として捉えることができる。心理検査とは図2のように，対象とのかかわりのなかで行われる関与しながらの構成的な観察であるということができる。

B 行動観察法としての発達検査

発達障害においては，早期から障害の状態および発達段階などを的確に把握し，個別的な援助計画を作成して，より早い段階から介入を行うことにより，障害の状態の改善を図り，望ましい成長・発達を促進する必要がある。こうした知能検査が実施可能となる年齢以前から，発達に関する詳細なアセスメントを行う技法として発達検査法がある。知能検査法と比較して，①非構成的，あるいは構成度の低い行動観察を主体として，②1歳以前の乳幼児期から実施可能であり，③粗大運動，微細運動，社会性などの広い領域のアセスメントが可能である。

以下では主要な発達検査を取り上げ，その特徴について説明する。

1） 遠城寺式乳幼児分析的発達検査法

本検査は，乳幼児の発達を運動，社会性，言語の3領域から総合的に評価する発達検査である。適用年齢は0カ月～4歳7カ月までである。運動領域は移動能力と手の運動，社会性領域は基本的習慣と対人関係，言語領域は発語と言語理解の下位検査領域から，それぞれ構成されている。発達の程度は，6つの下位領域からなるプロフィール形式で図示されるので，発達のバランスを視覚的に捉えることがで

きる．また，言語領域の下位検査は，言語理解と発語が対比されているので，言語の入出力という視点から言語発達をみることができる．

2） 新版K式発達検査

ゲゼル(Gesell, A. L.)の発達診断に依拠し，ビネー(Binet, A.)式検査などの項目を参考として作成された，子どもの全般的な発達段階を評価する検査である．適用年齢は0～14歳過ぎとなっている．検査は，姿勢・運動領域，認知・適応領域，言語・社会領域の3つの領域から構成されており，3領域と全領域のそれぞれについて，発達年齢および発達指数が算出される．

3） 津守式乳幼児精神発達検査

乳幼児の発達を，運動，探索・操作，社会，食事・排泄・生活習慣，理解・言語の5つの領域から評価する発達検査である．検査は対象児の年齢により，1～12カ月，1～3歳，3～7歳の3種類に分かれている．検査は，観察結果に基づくチェック表の形式となっている．

文 献

1) Kaufman, A. S. and Kaufman, N. L.：Kaufman Assessment Battery for Children. MN：American Guidance Service, Circle Pines, 1983.
2) 松原達哉，藤田和弘，前川久男，他：K-ABC心理・教育アセスメントバッテリー実施・採点マニュアル，丸善メイツ，東京，1993.
3) 前川久男，石隈利紀，藤田和弘，他：K-ABCアセスメントと指導；解釈の進め方と指導の実際，丸善メイツ，東京，1995.
4) 文部科学省：特別支援教育の在り方に関する調査研究協力者会議最終報告書；今後の特別支援教育の在り方について，2003.
5) 文部省：学習障害及びこれに類似する学習上の困難を有する児童生徒の指導方法に関する調査研究協力者会議最終答申，1999.
6) Bellemare, F. G., Inglis, J. and Lawson, J. S.：Learning disabilities indices derived from a principal components analysis of the WISC-R. Can. J. Behav. Sci., 78：86-91, 1986.
7) Chow, D. and Skyu, M.：Simultaneous and successive cognitive processing with nonverbal learning disabilities. Sch. Psychol. Int., 20：219-231, 1999.
8) Stinnett, T. A., Havey, J. M. and Oehler-Stinnett, J.：Current test usage by practicing school psychologists：A national survey. Journal of Psychoeducational Assessment, 12：331-350, 1994.

〔小野純平〕

Ⅲ 子どもと特別支援教育・療育

ICF と特別支援教育

はじめに

「ICF は，障害のある人だけに関するものとの誤解が広まっているが，ICF は**全ての人に関する分類**である」。

これは，WHO（World Health Organization；世界保健機関）が出している「ICF」における一文である[1]。

日本の教育において，ICF を活用した取り組みの報告は，その多くが特別支援教育を中心に行われていること，また，ICF の前身である ICIDH（International Classification of Impairment Disability and Handicap；国際障害分類）が，特殊教育における「養護・訓練」の理念の充実に貢献した経緯があることなどから，このような誤解が生じるのではないかと思われる。

本稿では，特別支援教育における ICF 活用について論じるものであるが，「ICF は**全ての人に関する分類である**」ことを受ければ，教育全般での活用が期待できるものであることをはじめに述べておきたい。

1 ICF とは何か

A 生きて生活し人生を歩む

ICF とは，International Classification of Functioning, Disability and Health の略で，日本語では国際生活機能分類と訳される。人間の生活機能と障害を記述するための「共通言語」とするため，WHO が2001年5月の総会で採択し，発表したものである。

ICF には概念枠組みの部分と，詳しい分類項目の体系の部分がある。図1に示されるように，人間の

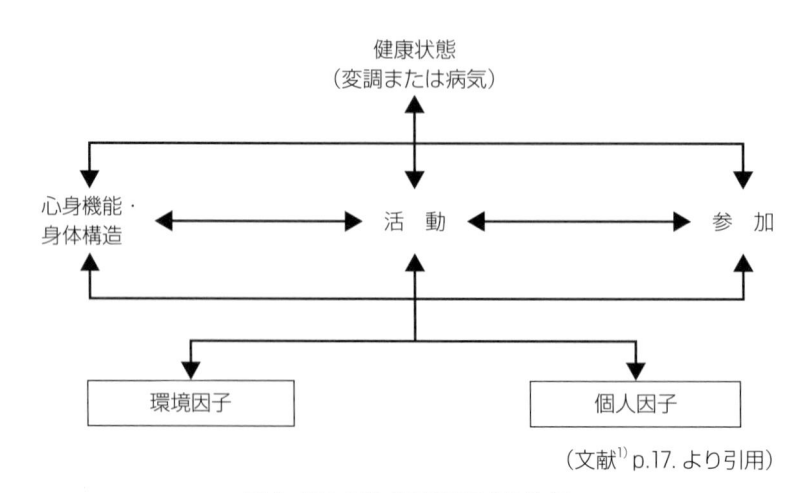

```
              健康状態
         （変調または病気）
    ┌──────────┼──────────┐
    ↓          ↓          ↓
心身機能・  ←→  活 動  ←→  参 加
身体構造
    ↑          ↑          ↑
    │          │          │
    ↓          ↓          ↓
  ┌─────────┐    ┌─────────┐
  │ 環境因子 │    │ 個人因子 │
  └─────────┘    └─────────┘
```

（文献[1] p.17. より引用）

図1 ICF の構成要素間の相互作用

生活機能を「心身機能・身体構造」，「活動」，「参加」の3つの次元に区分している。それぞれは，生物(生命)，個人(生活)，社会(人生)を意味しており，人が「生きて生活し人生を歩む」ことを表している。人が「生きて生活し人生を歩む」ことは，「健康状態」と「環境因子」ならびに「個人因子」からなる「背景因子」と影響し合う。このため，ICFは人間と環境との相互作用モデルといわれる。また，病気や機能障害を重視する「医学モデル」と，社会環境を重視する「社会モデル」の統合モデル(生物・心理・社会モデル)ともいわれる。これは，ICIDHで批判の多かった，機能障害→能力障害→社会的不利という一方向的な関係を再検討した結果が反映されたものである。

ICIDHでは，身体・個人・社会の3つの次元で，障害というマイナス部分を機能障害，能力障害，社会的不利に分類していたが，ICFでは，「生活機能」というプラスの部分を見ようとするところに特徴がある。なお，生活機能の各次元が問題をかかえた状態をそれぞれ「機能障害」，「活動制限」，「参加制約」といい，その総称を「障害」とよぶ。

障害を捉えるということに対して，障害にばかり目を向けるのではなく，「その人の生きて生活し人生を歩む」ことに目を向け，環境を含めた，多面的で総合的な考え方ができるようになったといえる。

B 各要素の定義と項目，コード化

各要素の定義については，以下のとおりである[2]。

心身機能：身体系の生理的機能(心理的機能を含む)

身体構造：器官・肢体とその構成部分などの身体の解剖学的部分

機能障害(構造障害を含む)：著しい変異や喪失などといった，心身機能または身体構造上の問題

活　動：課題や行為の個人による遂行のこと

参　加：生活・人生場面へのかかわりのこと

活動制限：個人が活動を行うときに生じる難しさ

参加制約：個人が，なんらかの生活・人生場面にかかわるときに経験する難しさ

環境因子：人々が生活し，人生を送っている物的な環境や社会的環境，人々の社会的態度(促進因子と阻害因子という2つの側面がある)

個人因子：個人の人生や生活の特別な背景，健康状態や健康状況以外のその人の特徴

現在，「活動」と「参加」の項目は分けられてはいない。また，ICFでは，「活動」を「能力」と「実行状況」に分けて捉えることも重要なポイントである。これについて上田は，「能力」を「できる活動」，「実行状況」を「している活動」というように表し，この2つの視点をもつことの重要性を述べている[3]。

ICFのもうひとつ重要な側面，詳細な分類項目の体系ということでいうと，ICFは1,424の項目から構成される。そして，その項目はすべてコード化され，評価点をつけることができる。

分類項目やコード化に関する詳細については，文献[1)2)]を参照してほしい。

C ICF-CYの概略

「ICFは全ての人に関する分類である」[1]としながらも，日本の特別支援教育においてICFの項目が，子どもや発達段階初期にある人への活用が十分でないことへの指摘や，子どもに対応するICFの必要性が世界的にも指摘されてきた経緯がある[4)5]。そのような経緯を踏まえ，WHOは2007年10月に，18歳未満を対象としたICFの派生分類として，ICF-CY〔ICF Children and Youth Version；ICF児童青年期版(仮訳)〕を公表した。

18歳未満に特化したICF-CYによって，特別支援教育におけるICFの視点を活かした実践は，ますます増えるものと思われる。それに伴い，2006年に国立特殊教育総合研究所(当時)では「ICF児童青年期バージョンの教育施策への活用に関する開発的研究」を立ち上げ，その成果を国内外に発信している[6)7]。

2 ICF活用の実際　どのように子どもを理解し，どのように支援につなげるか

A ICFモデルとICIDHモデルからみた子どもの理解

特別支援教育におけるICF活用を論じるにあたり，ICIDHモデルによる理解の仕方と比較をしておきたい。

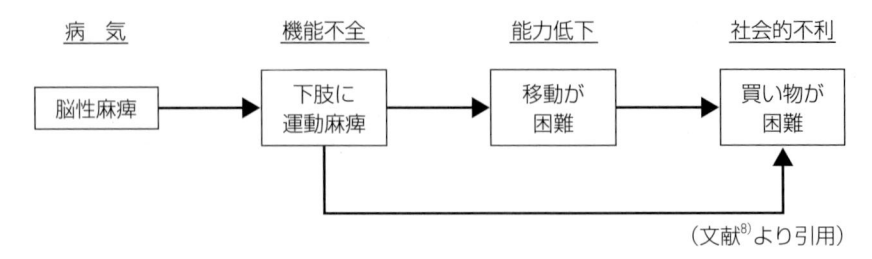

Ⅲ 子どもと特別支援教育・療育

図2 ICIDH モデルの視点からみた A 君の状態

病　気　　機能不全　　能力低下　　社会的不利

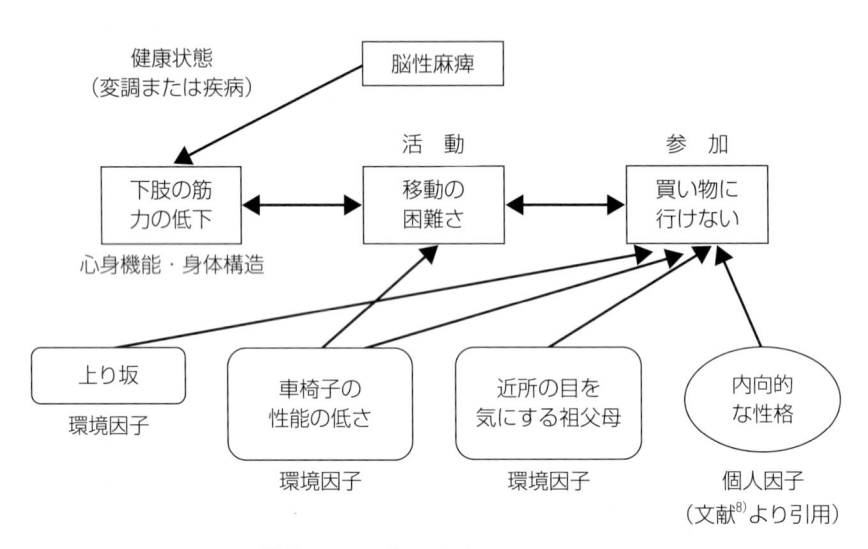

脳性麻痺 → 下肢に運動麻痺 → 移動が困難 → 買い物が困難

(文献8)より引用)

図3 ICF モデルの視点からみた A 君

健康状態（変調または疾病）：脳性麻痺

心身機能・身体構造：下肢の筋力の低下
活動：移動の困難さ
参加：買い物に行けない

環境因子：上り坂
環境因子：車椅子の性能の低さ
環境因子：近所の目を気にする祖父母
個人因子：内向的な性格

(文献8)より引用)

　徳永は，子どもの理解について，ICIDH モデルの視点からみた場合と，ICF モデルの視点からみた場合を次のように整理している[8]。
・脳性麻痺という診断を受けており，下肢に運動麻痺がある。
・移動にはクラッチを使って歩いたり，車椅子を使用したりしている。
・住民の転出入があまりない，比較的保守的な地域に3世代家族で住んでいる。
・自宅からもっとも近いスーパーは，約50m のなだらかな坂を上ったところにある。
・内向的な性格である。
・近所のスーパーに買い物に行きたいが，行くことに心理的な抵抗がある。

　これらの状況にある子どもを ICIDH モデルの視点から整理すると，
〈A 君は，脳性麻痺により下肢に麻痺があるため，歩行には制限がある。また，上り坂を車椅子で速く移動することも難しい。だから，スーパーに買い物に行けない〉
となり，図2のように表せる。一方，ICF モデルの視点からは次のように捉えられる。

〈A 君は買い物に行きたいが，行くことができない。その原因としては，歩行などの本人の移動の難しさのほかに，坂道そのものの存在，現在使用している車椅子の性能，もともとの本人の内向的な性格などが考えられる。また，おじいちゃん，おばあちゃんが近所の人の目を気にして，A 君を外に出したがらないという話も聞いたことがある。一方，買い物も含めてあまり外に出ないから，車椅子で移動する力もあまり伸びないし，近所の人たちと接する機会も減り，ますます出にくくなるのかもしれない〉
モデル図で表すと，図3のようになる。

B ICF を活用するとは

　ICF を活用するといった場合，さまざまな活用の

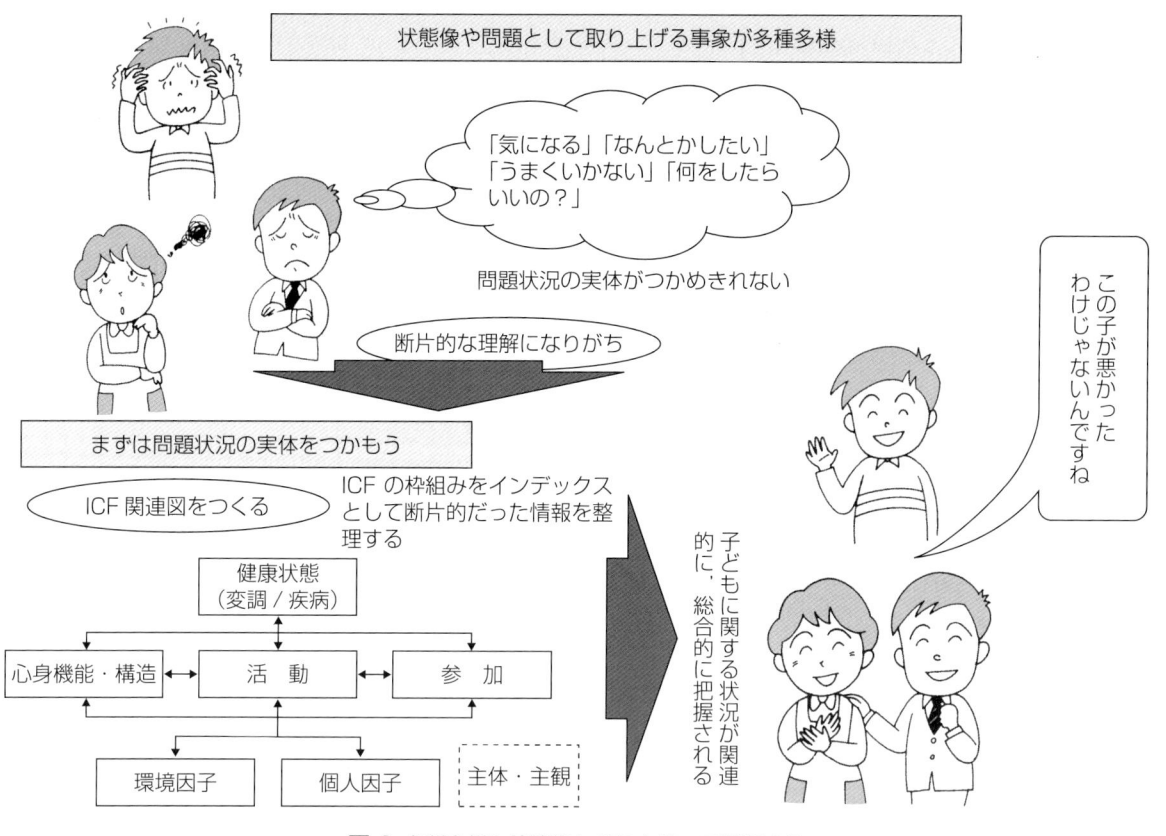

図4 多種多様な状態像をICFを使って整理する

仕方があるが，筆者が主に行うのは，子どもの生活機能に関する状況をICFチェックリスト[9]や分類項目を参考にしながら，「ICFの構成要素間の相互作用」の図を基にしたICF関連図にその情報を整理するという方法である（図4）。

「この子が悪かったわけじゃないんですね…」これは，筆者が地域支援において，子どもの理解と支援にICFを活用したときに聞かれた感想である[10]。この感想は，さまざまな問題を子どもにみるのではなく，環境との相互作用のなかで捉えようとするICFの特徴と，その重要性を表している。よりよい支援を実現するには，より適切な「子ども理解」が大切であると考える。何か問題があり，解決がみられなかったりすると，「もしかして，障害があるのではないか」と考えたり，「診断名がつかないと支援の対象にならない」と考えたりする傾向を感じることがあるが，子どもの「生活機能」を中心にみていくと，必ずしも障害（従来でいう障害；自閉症，AD/HDなどの診断された障害名）が重要なのではなく，子どもの生活のしにくさを中心に理解しようとすることが重要であることがわかる。

例えば，多動の傾向があり，衝動的な行動から人間関係上のトラブルを起こしてしまいがちなど，さまざまな問題をかかえている子どもの場合，学校現場にいるわれわれにとって，「この子がAD/HDかどうかをどうやって判断するか」は二の次であるし，だからといって「この子はAD/HDに違いない」と判断し，支援にあたるのがよいわけでもない。この子どもの「参加」の様子（集団のなかでの状況）や「活動」の様子（生活や学習場面での能力および実行状況），「心身機能・身体構造」に関する状況，「環境因子」（クラスメイトや家族など）を関連的に把握し，学習や生活のしにくさを総合的に理解することが適切な支援の第一歩であると考える。この際に，その子が抱いている「想い」も重要な視点である。

このようにICFを活用することで，子どもを取

Ⅲ 子どもと特別支援教育・療育

図中テキスト:
- 障害があることで生じる生活や学習上の困難さなど ＝ ニーズ
- 健康状態（変調または病気）
- 診断された障害名
- 心身機能・身体構造
- 活動
- 参加
- 適切な指導
- 必要な支援
- 環境因子
- 個人因子
- 「想い」（主体・主観）生活上の困難さに対してどのような想いを抱いているのか。どうなりたいと思っているか
- （文献[14]より引用）

図5 特別支援教育とICF

り巻く状況を多面的・総合的に捉えることができ，一つひとつの事象の関係性を把握しやすくなる。

C 「想い」に寄り添う

人を理解する際，その人が，生きて生活し人生を歩むうえで，今の生活をどのように感じているか，あるいは，どのようになりたいと望んでいるかという「想い」に寄り添うことは大切なことであると考える。現在，ICF/ICF-CYには，こういった「想い」（「主体・主観」）にかかわる項目の分類はないが，この部分を取り入れて検討している報告は多数なされている。なお，国際的にも主観的側面については検討されており，WHOでも，国際研究グループと日本の検討チームとの協力で策定の方向で動いている。

D ICF関連図

教育におけるICF活用の報告の多くが，ICF関連図を利用している。ICF関連図とは，対象となる子どもの生活を環境因子などを含め，多面的・総合的に理解するため，さまざまな情報を「ICFの構成要素間の相互作用」の図（図1）を模した図に表すものである。この関連図には，時間的経過が書き込まれていたり，ICFの用語を平易な言葉で表していたり，子どもの現状に加えて目標も記されていたり，評価点を書き入れ指導前後の子どもの変容をみる試みをしたり，などの工夫がみられる。いずれにしても，子どもの現状と目標を含めた支援の見通しなどがわかりやすく表現されている。

ここで気をつけてほしいのは，ICF関連図そのものが重要なのではなく，「ICF関連図をつくる」というプロセスを尊重することが大切であるということである。ICF関連図を活用した試みのほとんどの事例から，このことが伺える。また，ICF関連図がもつ意義について，宮崎がシステム論の立場から整理している[11]。

このようなICF関連図の取り組みは，日本の教育分野での特徴的な取り組みとして，国際会議でも報告されている[12]。

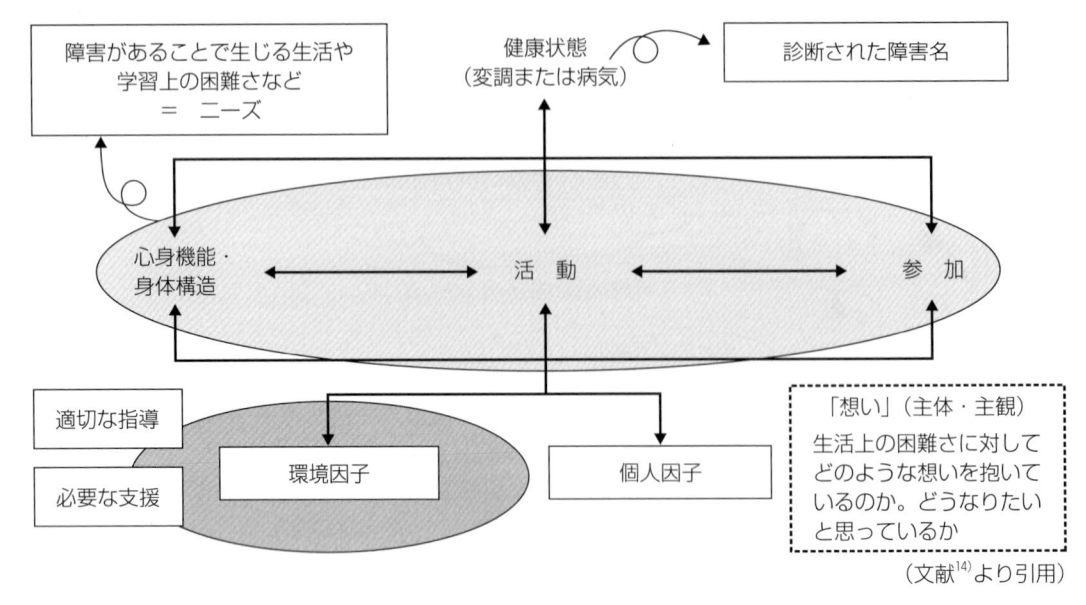

E 特別支援教育とICF

特別支援教育とは，障害のある幼児児童生徒の自立や社会参加に向けた主体的な取り組みを支援するという視点に立ち，幼児児童生徒一人ひとりの教育的ニーズを把握し，そのもてる力を高め，生活や学習上の困難を改善または克服するため，適切な指導および必要な支援を行うものである[13]。このことをICF関連図で表すと，図5[14]のようになる。

しかし，ここで強調したいことがある。診断された障害名と記しているが，診断された障害名がなければ教育の対象にならないのかというと，そうでは

ないということである。つまり，診断される前の状態への支援，あるいは，現在の状態から悪化させないように予防するという観点での支援が可能であり，重要である。

F　ICF 関連図の作成

では，実際に ICF 関連図をどのように作成するか，筆者の方法から簡単に紹介する[15]。筆者の場合は，ICF 関連図を「子ども理解シート」（図6）と「目標と支援計画シート」（図7）の2つに分けて表している。

1）情報の収集

生活地図や生活スケジュール[10]などを利用したり，観察したりして，その子の現状にかかわる情報を集める。

2）子ども理解シート

子どもに関する情報を整理して，現状を把握するためのシートである。
step1：問題状況についてイメージするため，集めた情報を読み上げる。
step2：シートに情報を記入。集めた情報を ICF の項目と照らし合わせながら記入する。その際にコードとタイトルを書いておく。
step3：見落とした情報がないかチェックする。
step4：子どもの「想い」を記入する。
step5：できあがったシートを見ながら，一度説明してみる。この際に，何を問題として取り上げるのか，問題の優先順位はどうなっているかということを検討する。

3）目標と支援計画シート

解決課題の設定ならびに課題解決の方法を考える。
step1：活動制限や参加制約の軽減を考える。子ども理解シートから読み取れる仮説に従って，具体的に何をすると活動制限や参加制約が軽減できるか確かめる。
step2：参加と活動の目標を立てる。この際に，子どもにどのような「想い」をもってほしいかということも考える。また，目標を立てる際には参加の目標から考える。その目標達成のために何をするのか，「する活動」の目標を設定し，「している活動」，「できる活動」の目標を設定していく。
step3：子どもが「できる」状態になるように，教材や指導方法などの環境面での調整はもちろん，単に「できる」状態をつくりだすだけではなく，「伸びる・伸ばす」という面を含んで考えるようにする。「誰が」，「いつ」，「どこで」，「何を」，「どのように」行うかを具体的に決める。

なお，step1～3までは，この順番どおりに進めなくてもよい。

以上，ICF 関連図作成の手順を紹介したが，作成の目的や用途，誰が利用するかに応じて，さまざまな工夫が可能である。また，このような作成プロセスを複数の関係者が一緒に行うということも重要なポイントである。

G　プロセス・モデル

ICF 関連図をつくることが ICF/ICF-CY を活用するということではない。あくまでも，"どのように"子どもを理解するかという子ども理解のプロセスと，"どのように"支援につなげるかという方略設定のプロセスが大事だということである。つまり，ICF の枠組みや ICF/ICF-CY の項目を視点にしながら，ひとつのプロセス・モデルをなしていくということである。また，このようなプロセスを踏まえ，個別の教育支援計画や個別の指導計画を作成したり，ケース検討会や評価検討をしたりと，さまざまな場面，さまざまな形態で活かすことが可能である。

3　日本における ICF/ICF-CY の活用

特別支援教育における ICF/ICF-CY の活用について，現在，多くの報告がなされている。また，日本の特別支援教育のナショナルセンターとしての独立行政法人国立特別支援教育総合研究所では，ICF-CY の教育施策への活用について報告しており[6,7]，今後も，研究を進めているところである。さらに，筆者もメンバーの一人であるが，ICF-CY と子ども・家族のことを検討している民間のネットワーク組織「ICF-CY Japan Network」（http://www.ICFcy-jpn.org/wp/）も，さまざまな活動を

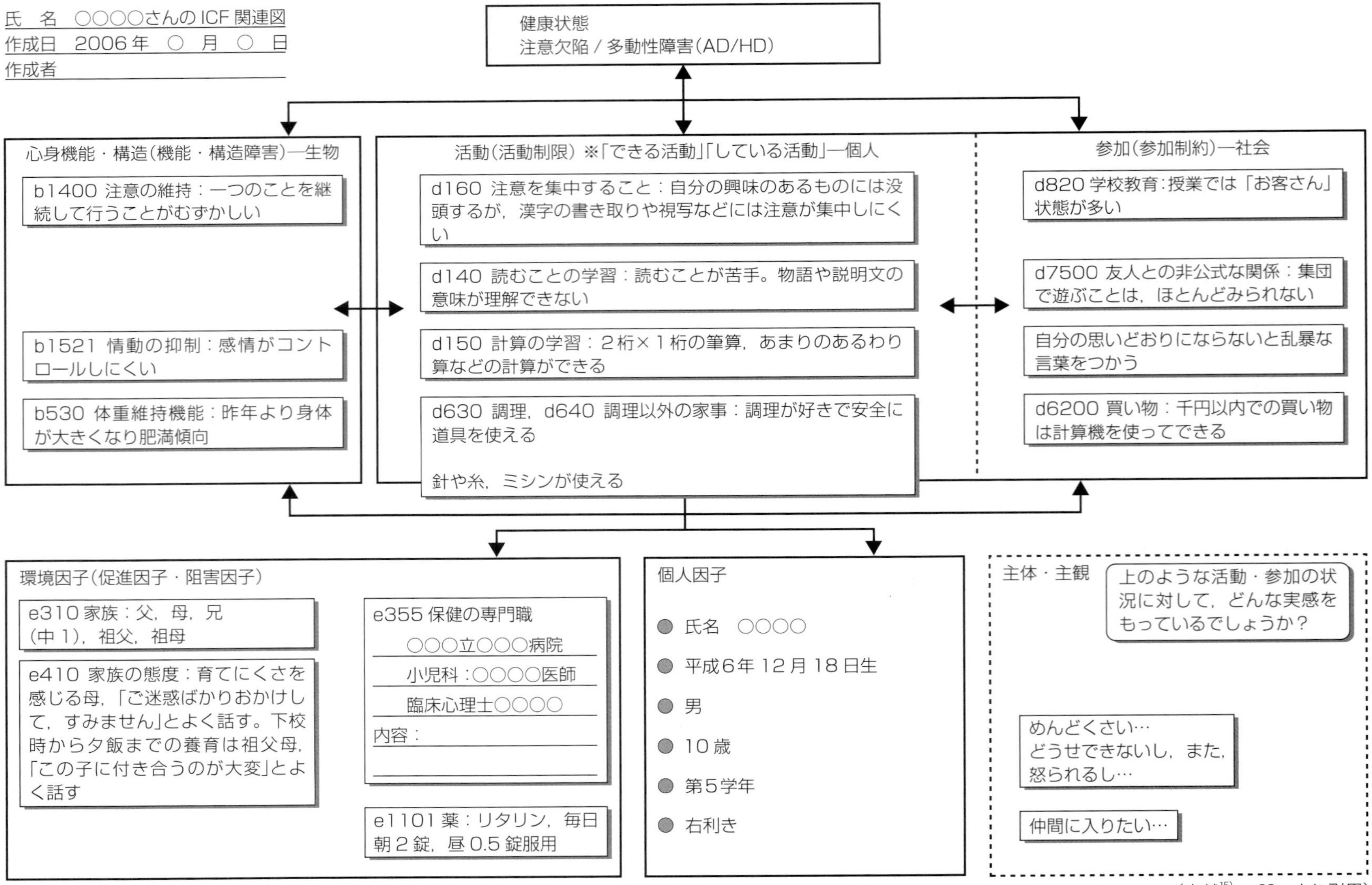

III 子どもと特別支援教育・療育

氏 名 ○○○○さんのICF関連図
作成日 2006年 ○月 ○日
作成者

健康状態
注意欠陥/多動性障害（AD/HD）

心身機能・構造（機能・構造障害）―生物

b1400 注意の維持：一つのことを継続して行うことがむずかしい

b1521 情動の抑制：感情がコントロールにくい

b530 体重維持機能：昨年より身体が大きくなり肥満傾向

活動（活動制限）※「できる活動」「している活動」―個人

d160 注意を集中すること：自分の興味のあるものには没頭するが、漢字の書き取りや視写などには注意が集中しにくい

d140 読むことの学習：読むことが苦手。物語や説明文の意味が理解できない

d150 計算の学習：2桁×1桁の筆算、あまりのあるわり算などの計算ができる

d630 調理、d640 調理以外の家事：調理が好きで安全に道具を使える
針や糸、ミシンが使える

参加（参加制約）―社会

d820 学校教育：授業では「お客さん」状態が多い

d7500 友人との非公式な関係：集団で遊ぶことは、ほとんどみられない

自分の思いどおりにならないと乱暴な言葉をつかう

d6200 買い物：千円以内での買い物は計算機を使ってできる

主体・主観

上のような活動・参加の状況に対して、どんな実感をもっているでしょうか？

めんどくさい…
どうせできないし、また、怒られるし…

仲間に入りたい…

個人因子
- 氏名 ○○○○
- 平成6年12月18日生
- 男
- 10歳
- 第5学年
- 右利き

環境因子（促進因子・阻害因子）

e310 家族：父、母、兄（中1）、祖父、祖母

e410 家族の態度：育てにくさを感じる母。「ご迷惑ばかりおかけして、すみません」とよく話す。下校時から夕飯までの養育は祖父母。「この子に付き合うのが大変だ」とよく話す

e355 保健の専門職
○○立○○○○病院
　小児科：○○○○医師
　臨床心理士○○○○
内容：

e1101 薬：リタリン、毎日朝2錠、昼0.5錠服用

（文献15) p. 92. より引用）

図6 子ども理解シート

ICFと特別支援教育

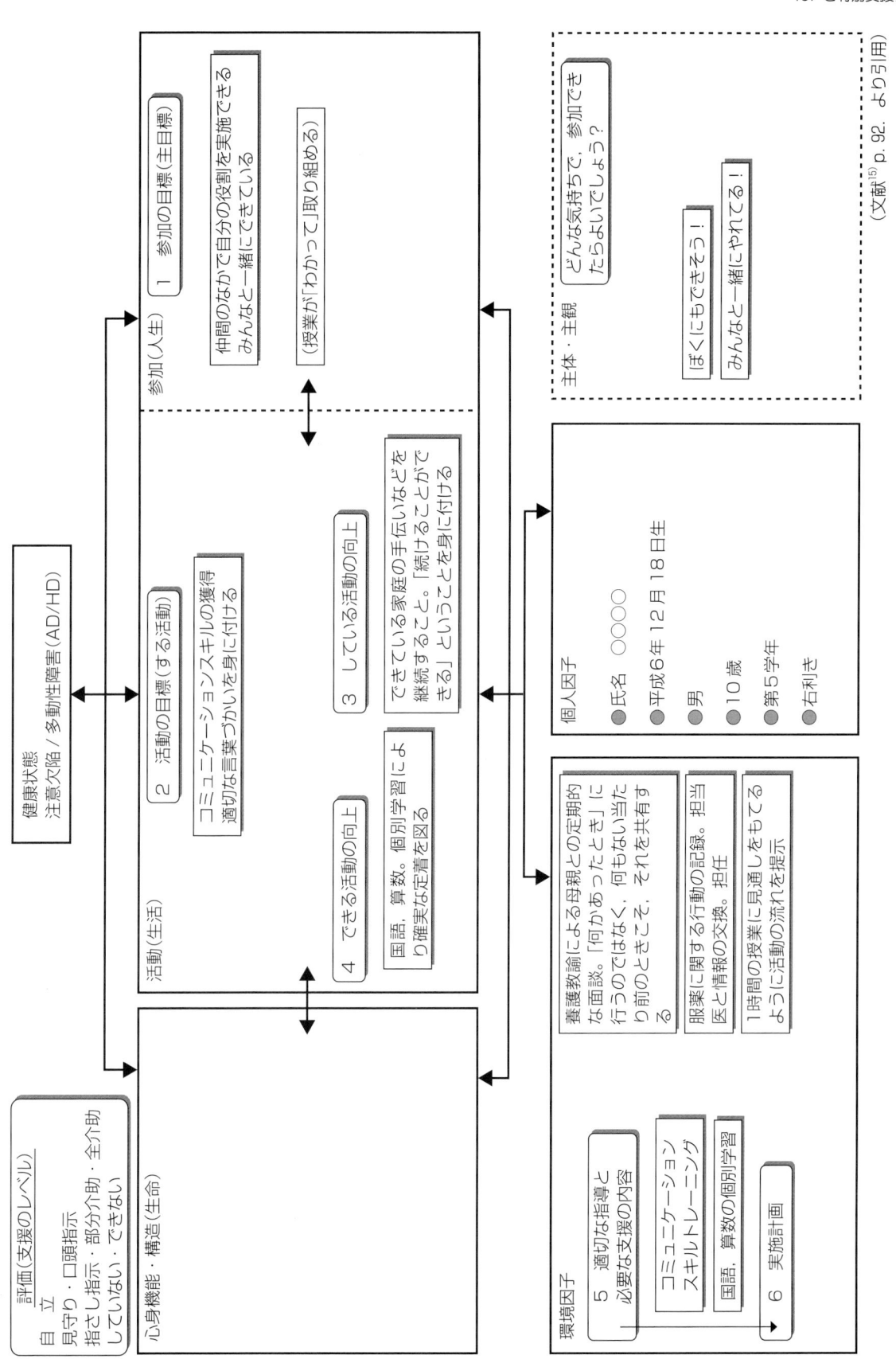

健康状態
注意欠陥/多動性障害(AD/HD)

参加(人生)

1　参加の目標(主目標)

仲間のなかで自分の役割を実施できる
みんなと一緒にできている

(授業が「わかって」取り組める)

主体・主観

どんな気持ちで、参加でき
たらよいでしょう?

ぼくにもできそう!
みんなと一緒にやれてる!

(文献[15] p. 92. より引用)

活動(生活)

2　活動の目標(する活動)

コミュニケーションスキルの獲得
適切な言葉づかいを身に付ける

3　している活動の向上

できている家庭の手伝いなどを
継続すること。「続けることがで
きる」ということを身に付ける

4　できる活動の向上

国語、算数、個別学習によ
り確実な定着を図る

個人因子
●氏名　○○○○
●平成6年12月18日生
●男
●10歳
●第5学年
●右利き

評価(支援のレベル)
自　立
見守り・口頭指示
指さし指示・部分介助・全介助
していない・できない

心身機能・構造(生命)

環境因子

養護教諭による母親との定期的
な面談。「何かあったときに」に
行うのではなく、何もない当たり
前のときこそ、それを共有する

服薬に関する行動の記録。担当
医と情報の交換

1時間の授業に見通しをもてる
ように活動の流れを提示

5　適切な指導と
必要な支援の内容

コミュニケーション
スキルトレーニング

国語、算数の個別学習

6　実施計画

図7　目標と支援計画シート

おわりに

中央教育審議会は，平成20（2008）年1月17日に，「幼稚園，小学校，中学校，高等学校及び特別支援学校の学習指導要領等の改善について（答申）」を出した。そのなかの具体的な改善事項のなかに，「ICFの視点について」とし，「ICFの考え方を踏まえ，自立と社会参加を目指した指導の一層の充実を図る観点から，子どもの的確な実態把握，関係機関等との効果的な連携，環境への配慮などを盛り込むこと」が記述されている[17]。この背景には，学校現場でICFを活用する取り組みが多数報告されていることを踏まえ，中央教育審議会初等中等教育分科会教育課程部会特別支援教育専門部会にて議論された結果が反映されている[7]。

このように，ICF/ICF-CYに対する関心は，今後ますます高まっていくものと思われる。しかし，徳永らが指摘しているように，学校現場でのICF活用の方法論の整理や，学校現場などの目的に沿ったICF-CYの項目のセット（コアセット）の開発，評価指標としての活用方法の検討，ICF-CYおよびその活用についての幅広い理解啓発，活用のための研修パッケージの開発などの課題もかかえている[7]。

多くの期待と課題をかかえたICF活用の取り組みであるが，「共にあゆむ道に光があたる—」，このコンセプトを大切にしながら，ICF/ICF-CYを活用した実践を重ね，その人がその人らしく，生きて生活し人生を歩むことができるように，そして，積極的に人生を創っていくことができるように，社会的成熟をめざしながら実践にあたっていきたいと考える。

文　献

1) 障害者福祉研究会・編：ICF国際生活機能分類；国際障害分類改定版，中央法規出版，東京，2002，p. 6.
2) 前掲書1) p. 9.
3) 上田敏：ICFの理解と活用；人が「生きること」「生きることの困難（障害）」をどうとらえるか，きょうされん，萌文社，東京，2005，p. 17，pp. 27-28.
4) 徳永亜希雄，田中浩二：ICF-CYの概要．「ICF児童青年期バージョンの教育施策への活用に関する開発的研究」研究成果報告書，独立行政法人国立特別支援教育総合研究所，2008.
5) 佐藤久夫：ICF-CYが必要とされた歴史的経緯．「ICF児童青年期バージョンの教育施策への活用に関する開発的研究」研究成果報告書，独立行政法人国立特別支援教育総合研究所，2008.
6) 独立行政法人国立特別支援教育総合研究所：ICF及びICF-CYの活用；試みから実践へ－特別支援教育を中心に，ジアース教育新社，東京，2007.
7) 独立行政法人国立特別支援教育総合研究所：「ICF児童青年期バージョンの教育施策への活用に関する開発的研究」研究成果報告書，独立行政法人国立特別支援教育総合研究所，2008.
8) 徳永亜希雄：ICFと個別の教育支援計画．WHO，独立行政法人国立特別支援教育総合研究所・編著，ICF（国際生活機能分類）活用の試み；障害のある子どもの支援を中心に，ジアース教育新社，東京，2005，pp. 81-90.
9) 前掲書8) pp. 17-31.
10) 齊藤博之：ICFの地域支援への活用．WHO，独立行政法人国立特別支援教育総合研究所・編著，ICF（国際生活機能分類）活用の試み；障害のある子どもの支援を中心に，ジアース教育新社，東京，2005，pp. 135-141.
11) 宮崎昭：システム論からみたICFと特別支援教育．ICF及びICF-CYの活用；試みから実践へ－特別支援教育を中心に，ジアース教育新社，東京，2007，pp. 218-225.
12) 徳永亜希雄，笹本健，大内進，他：教育におけるICF-CY活用の方向性．「ICF児童青年期バージョンの教育施策への活用に関する開発的研究」研究成果報告書，独立行政法人国立特別支援教育総合研究所，2008.
13) 中央教育審議会：特別支援教育を推進するための制度の在り方について（答申），2005.
14) 齊藤博之：ICF（国際生活機能分類）の地域支援への活用．日本特殊教育学会　第43回大会発表資料，2005.
15) 齊藤博之：特別支援学校のセンター的機能におけるICF活用の取り組み．ICF及びICF-CYの活用；試みから実践へ－特別支援教育を中心に，ジアース教育新社，東京，2007，pp. 88-95.
16) 大久保直子：「ICF-CY Japan Network」の紹介．ICF及びICF-CYの活用；試みから実践へ－特別支援教育を中心に，ジアース教育新社，東京，2007，pp. 241-243.
17) 中央教育審議会：幼稚園，小学校，中学校，高等学校及び特別支援学校の学習指導要領等の改善について（答申），2008.

齊藤博之

Ⅲ 子どもと特別支援教育・療育

教育と療育
特別支援学校の使命と役割

1 時代により変化する特別支援学校の使命（ミッション）　障害者福祉を進めた時代性について

　日本の障害者福祉の対象を概観すれば，「子ども中心」から「青少年」，「成人」そして「高齢者」に重点を移してきている。これは，戦後の日本では，人口が飛躍的に増加し，人口ピラミッドが少子高齢化に動き，経済発展のなかで地域社会が変化し，社会的弱者を支える仕組みが家族から社会への外注化へと進んだ過程で，一番課題の大きいところに重点をおいてきたからである。

　最近では，安定的な財源の確保と契約制度への移行という意味で，高齢者に対する介護保険の導入（2000年）と女性の就労を進めるための保育所利用制度改革（1998年）に，社会保障制度改革の本質をみることができる。

　日本の障害者支援は，「特殊教育」が先鞭をつけたといってよい（明治初期には，特殊教育という言葉はなかった）。わが国の特別支援学校の発祥は，京都盲唖院とされ，明治11（1878）年の設立である。現在のような社会保障制度がまだ整備されてはおらず，学校制度も整備途上であった明治初期に，視覚障害，聴覚障害への障害児教育が開始されたのは，欧米で，すでにその分野の教育方法が確立され，その時代で職業的自立が可能であったからと推察される。

　明治期に日本の義務教育が完成するに及んで，学校の教育課程に乗らない知的障害のある子どもの教育という課題が見えてきた。富国強兵政策を推進するなかで，彼らの多くは就学猶予・免除の対象であった。身寄りなき後は，全国各地で彼らの収容施設が設立された（滝乃川学園など）。昭和になると，肢体不自由の療育（治療と教育）というスタイルが，整形外科医　高木憲次から提案され，戦後の肢体不自由教育の興隆につながる。当時の整形外科の対象は，多くは小児であり，末梢性障害（多くは結核性）を手術により改善し，リハビリテーション（以下，リハビリ）により社会復帰をめざした背景を理解する必要がある。医療資源や福祉資源が未整備の時代に唯一，全国的に設置されつつあった学校という場を利用して，教育に障害児福祉を期待していたように思われる。

　戦後，確立した身体障害者福祉は，戦時中の傷病軍人という成人を対象に始まり，そこでの経験の蓄積や技術の発展が，その後のリハビリの発展につながった。現在は疾病構造が変化し，高齢者を対象に，脳卒中後のリハビリが中心である。また，現在の通園施設を中心とする「療育」は，昭和30年代に就学猶予免除児童を対象に保育として始まり，児童福祉分野で発展した。現在のような就学前の乳幼児が対象になったのは，養護学校義務制後である。

　戦後，児童福祉法は頻回に法改正を繰り返し，子どもの障害福祉のほぼ全体をカバーするようになったが，成人の身体障害者，知的障害者，精神障害者施策は，各福祉法により独自の発展を遂げ，平成18（2006）年4月より，障害者自立支援法に統合された。福祉という言葉がなくなり自立支援がその代わりに使われたことは，この法の趣旨を象徴的に示している。同法の附則においては，施行後3年を目処として見直しを行うこととされ，とくに障害児支援は検討項目として明記されており，「自立と共生」という理念を踏まえた検討を行うことが求められた。

また，平成17(2005)年には発達障害者に対する支援の促進をめざした「発達障害者支援法」が施行された。平成19(2007)年には，一人ひとりの教育的ニーズに応じた指導・支援を行う特別支援教育を推進するための改正学校教育法が施行された。これらを受けて，平成20(2008)年3月より，集中的に障害児支援の見直しが議論された。

戦後の障害児教育の沿革は，島の論文〔「特別支援教育に必要な基礎知識」(pp. 61-67)〕に詳しいので，そちらを参考にされたい。戦後の特殊教育を総括すれば，医学や心理学などの発展による新たな障害種を取り込みながら，社会保障の観点からも，生涯にわたる障害者支援の大きな一分野を占めるに至ったといえる。

一方，養護学校や特殊学級が整備・充実し，障害種別の専門性を高めるなかで，児童福祉(入り口)や障害福祉(出口)との関係性を希薄にして，学校教育のなかでも，通常の教育とは一線を引いて独自の発展をしてきたと考えられる。

そこで，2003年4月より始まった障害者基本計画では，教育・育成の施策の基本的方向として，一貫した相談支援体制の整備および専門機関の機能の充実と多様化が謳われた。ここが，個別の教育支援計画策定と特別支援学校のセンター的機能の根拠となる部分であり，基本方針により，特別支援教育への流れが加速されたといえる。

平成19(2007)年4月1日，特別支援教育元年度当初，文科省初中局長通知で，特別支援教育の理念の再確認が行われた。そこには，「特別支援教育は，障害のある幼児児童生徒の自立や社会参加に向けた主体的な取組を支援するという視点に立ち，幼児児童生徒一人一人の教育的ニーズを把握し，その持てる力を高め，生活や学習上の困難を改善又は克服するため，適切な指導及び必要な支援を行うものである。また，特別支援教育は，これまでの特殊教育の対象の障害だけでなく，知的な遅れのない発達障害も含めて，特別な支援を必要とする幼児児童生徒が在籍する全ての学校において実施されるものである」と，今までの考えを再度強調し，その次に以下の文章を加えている。「さらに，特別支援教育は，障害のある幼児児童生徒への教育にとどまらず，障害の有無やその他の個々の違いを認識しつつ様々な人々が生き生きと活躍できる共生社会の形成の基礎となるものであり，我が国の現在及び将来の社会にとって重要な意味を持っている」(傍点筆者)。これは，特別支援教育が，まぎれもなく日本の障害者施策の一翼を担うことの宣言である。

日本は，養護学校義務制に向けて全国に養護学校を増やし，現在も，その運営に毎年大きな財源を投じている。これからの特別支援学校は，障害者支援における大きな社会資源であることを認識し，子ども期から高齢の障害者の在り方まで見とおし，障害のある人を支える共生社会形成の基礎づくりという使命を意識すべき時期にきている。

2 特別支援学校の目的と機能　改正学校教育法から

特別支援教育への転換は，学校教育法等の一部を改正する法律〔平成18(2006)年法律第80号〕の施行により，法的整備が終わった。それに伴い，学校教育法施行規則の一部改正も行われた。障害のある幼児・児童・生徒一人ひとりの教育的ニーズに応じて適切な指導および必要な支援を行う特別支援教育を進めていくうえで，また，障害の重度・重複化に対応するため，これまで障害種別に設けられていた盲・聾・養護学校が，障害種別を超えた「特別支援学校」に改められた(傍点筆者)。

特別支援学校の役割は学校教育法第72条で規定し，特別支援学校においても，幼稚園，小学校，中学校および高等学校に準ずる教育を行う(原則として，いわゆる通常教育を行うという意味)とともに，障害に基づく学習上や生活上のさまざまな困難を改善・克服し自立を図るために必要な知識，技能，態度を育成するための教育を行うことに変わりはない。基本的には，これまでの盲・聾・養護学校の対象となっている5種類の障害種別〔視覚障害，聴覚障害，知的障害，肢体不自由，病弱(身体虚弱を含む)〕および，これらの重複障害に対応した教育を行うことになっているが，新たに「特別支援学校においては第72条に規定する者に対する教育のうち当該学校が行うものを明示する」(学校教育法第73条)とされている。

これを受けて，学校教育法施行規則第119条にお

いては，当該特別支援学校の施設設備や当該学校所在地における障害のある児童生徒等の状況等を考慮しつつ，当該学校が行う教育の種別を学則その他の設置者の定める規則において明らかにするとともに，その情報を積極的に提供すべきこととしている。特別支援学校の対象となる障害の程度等について変更はなく，これまでと同様，学校教育法施行令第22条の3に定められている。また，就学の通知にあたっては，市町村の教育委員会は，これまでの専門家の意見の聴取に加え，新たに保護者の意見も聴くものとされている。

そこで，障害種を超えた特別支援学校の趣旨に添うためには，いかなる形態の特別支援学校をどのように配置していくかについて，設置者である都道府県等は，地理的な状況や障害種別ごとの教育的ニーズの状況など，それぞれの地域の実情に応じたきめ細かい検討に基づき判断する必要がある。その際，「事務次官通知」では，「児童生徒等ができる限り地域の身近な特別支援学校に就学できるようにすること，同一の障害のある児童生徒等による一定規模の集団が学校教育の中で確保され，障害種別ごとの専門的指導により児童生徒等の能力を可能な限り発揮できるようにすること等を勘案しつつ，児童生徒等の障害の重複化への対応という今般の制度改正の趣旨を踏まえ，可能な限り複数の障害種別に対応した教育を行う方向で検討されることが望ましい」とされている。

また，「特別支援学校においては，在籍する児童生徒等に対する教育を行うほか，障害により教育上特別の支援を必要とする小・中学校等の児童生徒等の教育に関し，必要な助言又は援助を行うよう努めること」（学校教育法第74条）とし，センター的機能が新たに規定された。

3 特別支援学校等の教育課程

特別支援学校の教育課程の課題は，障害のある幼児・児童・生徒一人ひとりの教育的ニーズに対応した効果的かつ弾力的な教育課程編成をどのように実現するかであることは，いうまでもない。「特別支援教育を推進するための制度の在り方について」（中央教育審議会答申）を受けて，平成17(2005)年12月に中央教育審議会初等中等教育分科会教育課程部会に，特別支援教育専門部会（以下，「専門部会」）が設けられ，特別支援学校や，幼稚園・小学校・中学校・高等学校における特別支援教育にかかわる学習指導要領の改善等について検討が進められた。

そこでの議論を踏まえ中央教育審議会は，平成20(2008)年1月27日に「幼稚園，小学校，中学校，高等学校及び特別支援学校の学習指導要領等の改善について」の答申を公表した。今回の答申では，いわゆる「知識基盤社会」の時代といわれる社会の構造的な変化のなかで，現行学習指導要領の「生きる力」を育むという理念はますます重要になっているとし，その理念を新しい学習指導要領に引き継ぐことを前提に，教育基本法や学校教育法の改正を踏まえ，その理念を実現するための具体的な手立てを確立する観点から学習指導要領を改訂するとの考え方が示された。特別支援教育に関しては，社会の変化や障害の重度・重複化，特別支援学校制度の創設や小・中学校等における特別支援教育の制度化などに対応し，一人ひとりの子どもの教育的ニーズに対応した適切な教育や必要な支援を行う観点から，教育課程の基準の改善を図るとし，このため，①特別支援学校，②幼稚園，小学校，中学校および高等学校等における特別支援教育の2つに分けて具体的な改善事項が示されている。まず，特別支援学校に関しては，社会の変化や子どもの障害の重度・重複化，多様化に応じた適切な指導を進めるため，自立活動の改善，個別の指導計画や個別の教育支援計画の作成，職業教育などの充実を図ること，センター的機能を学習指導要領に位置づけること，小・中学校等との交流および共同学習の充実を図ること，ICF（国際生活機能分類）の考え方を踏まえた指導の充実を図ることなどが示された。幼・小・中・高等学校等における特別支援教育に関しては，障害のある子どもへの適切な指導および必要な支援を行うための校内支援体制の整備や指導の充実を図るとともに，交流および共同学習，障害のある子どもへの理解を深める指導を充実することなどが示された。

この答申を受け，文部科学省で学習指導要領等の改訂作業が進められ，平成20(2008)年3月に小・中学校の学習指導要領が告示され，高等学校と特別支

援学校の学習指導要領は，平成20(2008)年中を目処に告示される予定となっている。また，平成20(2008)年6月には，小・中学校学習指導要領の改訂に伴う平成21(2009)年度からの移行措置に関する省令と告示も公示され，小・中学校学習指導要領解説書も出された。そのなかには，小・中学校における特別支援教育についての記述もなされている。

以上のように，今後の特別支援学校では，今後，複数の障害種，重度重複化に対応すべく，より弾力的な教育課程の編成が求められる。大きく分類すれば，「準じた教育」，「下学年適応」，「知的障害養護学校の教育課程に代替」，「自立活動を主とした」教育課程の編成を行いながら，実際には，一人ひとりの個別の指導計画を基に指導することになる。新しい学習指導要領（教育要領）に合わせて学習指導要領の編成を進めるだけでなく，センター的機能を発揮するために，幼稚園，小・中学校，高等学校の学習指導要領にも気配りが必要になる。

4 特別支援学校の2つの重要な役割

特別支援学校の大きな役割は，障害者基本計画にもあるように，個別の教育支援計画策定とセンター的機能である。ここでは，この役割の意味するところを考えてみたい。

個別の教育支援計画とは，障害のある幼児・児童・生徒の一人ひとりのニーズに基づいて長期的な視点をもち，教育のみならず，福祉・医療・労働等のさまざまな側面から，関係機関，関係部局の密接な連携協力のもと，一貫して必要な支援を行うために策定されるものであるが，言い換えれば，障害のある児童・生徒一人ひとりの教育的ニーズに応じて適切な教育的支援を行うための個人レベルの基本計画ともいえる。目の前の障害のある一人ひとりの子どもがかかえるニーズとは，学校不適応，非行，学力問題など，子どもに顕在化した現象そのものではない。子どものなかにある障害などの生きにくさそのものや，問題をかかえる子どもや家族の背後に存在する家庭的・経済的問題に起因することが多い。それらの多くは，教育のなかだけでは解決不可能である。そこで，個別の教育支援計画の策定過程では，教員は，それまで子どもが利用してきた関係機関や保護者からの情報を基に，問題をかかえるまでに至った道筋を検証し，問題解決に向かう糸口を見つけ，関係機関との連携をとりながら，その対策を立てることが求められる。これにより，教員の視野は学校という枠から解き放たれ，教育の質を高めることもできるのである。

しかし，教育は教育，医療は医療，福祉は福祉で別々に支援し，関係機関の間で情報がうまく流れないとき，その支援は非効率的で効果も薄くなる。それらが有機的に連携し機能してこそ，適切な指導と必要な支援が得られるのである。そして，義務教育期間に少しでも子どもの成長・発達を促し，子どもを支える家族の成長を期待し，子ども自身が，自分の夢を実現し，地域で自立した生活を送ることができる力を身に付けることまでを想定して計画を策定することから，個別の教育支援計画の目的は，本来的には特別支援教育の目的そのものともいえる。

また，センター的機能として実際に小・中学校等が特別支援学校に期待する項目は，特別支援教育が始まった当初は，特別支援学級への支援，障害のある児童・生徒のアセスメント・発達検査の実施，発達障害のある子どもの指導についての相談，研修会の実施，講師の派遣，教材・教具の貸し出しや施設・設備の開放等が多かった。それが年々，小・中学校等からの支援ニーズが，障害とは何か，心理検査の内容等，基礎的・基本的な事項についての情報提供から，授業改善の方法や不登校，いじめ，非行問題を併せもつ発達障害の子どもへの対応，きょうだい支援のような，より実際的で複雑な問題への支援に変化してきている。

このように，小・中学校等で障害のある子どもを支援するノウハウが蓄積されれば，小・中学校等と特別支援学校の特別支援教育の専門性の格差は少なくなり，一方向のセンター的機能ではなく，複数の障害に対応できる特別支援学校間のセンター的機能や小・中学校等と特別支援学校の相互連携により，それぞれの課題解決に向けての教育方法のさらなる改善が求められるようになる。例えば，筋ジストロフィーという疾患のある子どもは，同一県内で特別支援学校(病弱)と特別支援学校(肢体不自由)の両方に在籍しても，同じ自立活動内容にはなっていない。

特別支援学校間でも，より得意な分野をもつ学校が他の学校を支援することで，地域における障害の子どもを支える専門性の格差が是正され，身近な学校で適切な教育を受けることができる環境が整うのである。

このセンター的機能を担う人材が，特別支援教育コーディネーターである。特別支援教育コーディネーターは，地域にある療育センター，障害者就労支援センター，更正相談所等，障害児・者の支援の専門機関の経験豊富なコーディネーターや保健師などとの連携を進め，さらに充実した地域ネットワークを形成していただきたい。かつての日本は地縁・血縁で結ばれた地域社会で，子どもは，さまざまな社会のルールを学ぶことができた。現在では，家族の個人化と子育ての外注化のなかで，数少ない子どもたちは支えてもらえる地域をもたない。かつての地域の役割を果たすものが，知識の縁（知縁）や共通のニーズで結びつくネットワークであろう。サッカー好きの子どもたちは，サッカークラブで鍛えられるのである。では，自ら，自分のやりたいこと（その子どものもつニーズ）を主張する力の弱い子どもたちは，どうすればよいのか。ニーズのある人が自ら，自分に合ったサービスを探すのではなく，コーディネーターにマネージメントしてもらうほうが効率的であり効果的である（傍点筆者）。

今まで蓄積してきたさまざまな社会資源をネットワーク化し，社会をより効率的で効果的な仕組みに変革するのも人々のニーズである。特別支援教育コーディネーターが地域に出て活動し，個別の教育支援計画を数多く策定すればするほど，将来，地域で生活する障害のある人が生活しやすい仕組みづくりが進むのである。

5 特別支援教育の推進力としての改正教育基本法と障害者基本計画

特殊教育から特別支援教育への転換のなかで押さえておくべき重要な動きは，ひとつは，実に60年ぶりの教育基本法の改正である〔平成18(2006)年12月22日公布・施行〕。特別支援教育関連では，第4条の2の教育の機会均等等の条項に，障害がある者への教育的支援が新たに設けられた。教育基本法改正を受けて，平成19(2007)年6月20日には教育改革関連3法案（教育職員免許法及び教育公務員特例法，地方教育行政の組織及び運営に関する法律，学校教育法）が成立した。教育基本法は，いうまでもなく日本国憲法第26条 教育権の保障を根拠に制定されるが，その沿革は国家教育の成立にゆきあたる。改正前の教育基本法の主旨を忠実に実現したのが特殊教育であり，世界でいちばん就学猶予免除の少ない学校教育を実現したのである。

今回の改正教育基本法に障害のある子どもの教育的支援が入ることの重要性を，教育関係者のみならず，障害のある子どもの関係者は認識すべきである。特殊教育が，障害の重さにかかわらず教育の機会を保障するものとして，指導内容を深めてきたのならば，特別支援教育は，障害のあるなしにかかわらず子どもの教育的ニーズに応じた教育の機会を保障することをめざし，支援方法を充実させ，指導内容の質を変えるものであり，その根拠を教育基本法に求められるからである。まさに，これから特殊教育で積み上げた経験や教育技術を基に，十分な時間をかけて特別支援教育を育てなければならないのである。平成20(2008)年7月に出された教育振興計画では，特別支援教育に関する記述は，わずか2カ所であることからも，現在の特別支援教育のおかれた現状を理解する必要がある。

また，現在，進められている日本の障害者施策の総合的な取り組みの流れも押さえておきたい。昭和57(1982)年，「国連障害者の十年」の国内行動計画として初めて，「障害者対策に関する長期計画」が策定され，これを契機に日本の障害者福祉施策は大きく進んだ。平成4(1992)年には，その後継計画として，平成5(1993)年度からおおむね10年間を計画期間とする「障害者対策に関する新長期計画」（以下，「新長期計画」）が策定され，その後，同年12月に改正された「障害者基本法」により，同法に基づく障害者基本計画と位置づけられた。わが国の障害者施策は、これらの長期計画に沿ってノーマライゼーションとリハビリテーションの理念の下に着実に推進され，建物，交通分野でのバリアフリー化や，障害者の社会参加を阻む欠格条項の見直しが行われた。

この間に，国連においては，平成4(1992)年に「国連障害者の十年」の終了を受けて，アジア太平洋地

域における国連「障害者に関する世界行動計画」をさらに推進するため，ESCAP（国連アジア太平洋経済社会委員会）は「アジア太平洋障害者の十年」をスタートさせ，この「十年」の終了する平成14(2002)年5月のESCAP総会において，わが国の主唱によりさらに10年延長され，すべての人のための障壁のない，かつ権利に基づく社会に向けた行動課題「びわこミレニアムフレームワーク」の取り組みが進められているところである。平成14(2002)年12月には，新たな「障害者基本計画」〔平成15(2003)～24(2012)年度〕および同計画の前期5年間に重点的に行う施策と達成目標を定めた「重点施策実施5か年計画」〔平成15(2003)～19(2007)年度〕が策定された。このような障害者を取り巻く社会経済情勢の変化等に対応し，障害者の自立と社会参加のいっそうの促進を図るために平成16(2004)年，障害者基本法が改正された。

現在，進められている特別支援教育は，障害者施策の教育・育成にある計画に沿って進められていることを，併せて理解する必要がある。今後は，国連「障害者の権利条約」(2006年成立，2007年日本が署名，まだ批准していない)の動向を見守る必要がある。

まとめ

以上，特別支援学校の使命を理解するために，特別支援学校の役割を考える時代性や日本の内外における障害者福祉の動向を概説した。また，特別支援学校の役割を理解するために，改正学校教育法を詳述した。これからの特別支援学校は，地域の社会資源を十分に熟知し，地域の関係機関と連携し，個別の教育支援計画策定をとおして，共生社会の実現をめざした地域づくりの一翼を担うことが期待される。

─────── 文　献 ───────

1) 特別支援教育資料(平成19年度)．文部科学省初等中等教育局特別支援教育課．http://www.mext.go.jp/a_menu/shotou/tokubetu/material/020.htm（平成20年4月更新）．
2) 障害のある子どものための地域における相談支援体制整備ガイドライン(試案)．http://www.mext.go.jp/a_menu/shotou/tokubetu/material/021.htm（平成20年3月更新）．

● 西牧謙吾 ●

Ⅲ 子どもと特別支援教育・療育

教育と療育
病児を担当する教師の心構え

はじめに

わが国の病弱教育は，対象児童・生徒の病気の種類の変化，医学などの進歩に伴っての治療方法の変化に応じて，教育の内容・方法が大きく変わってきている(図1)。

また，2006年6月の学校教育法等の一部を改正する法律(平成18年法律第80号)により，2007年度から特別支援教育へと大きく制度が変わった。こうした状況下において，病弱児の教育を担当する教師の免許制度も変わり，今後の専門性にいっそう期待できるところである。

本稿では，わが国の病弱教育の変遷と現状・課題を踏まえ，病弱の子どもの教育を担当する教師の心構えについて述べる。

1 病気の変化に対応した教育

歴史的にみると，わが国の病弱教育は，明治時代

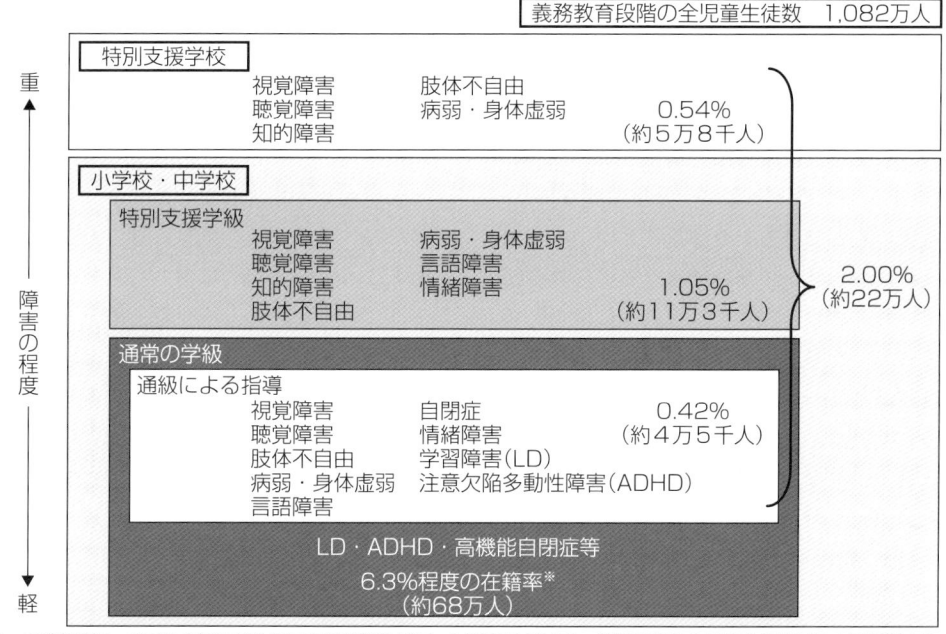

| 義務教育段階の全児童生徒数　1,082万人 |

特別支援学校
　視覚障害　　肢体不自由
　聴覚障害　　病弱・身体虚弱　　0.54%
　知的障害　　　　　　　　　　　(約5万8千人)

小学校・中学校
　特別支援学級
　　視覚障害　　病弱・身体虚弱
　　聴覚障害　　言語障害
　　知的障害　　情緒障害　　1.05%
　　肢体不自由　　　　　　(約11万3千人)　　2.00%
　　　　　　　　　　　　　　　　　　　　(約22万人)

　通常の学級
　　通級による指導
　　　視覚障害　　自閉症
　　　聴覚障害　　情緒障害　　0.42%
　　　肢体不自由　学習障害(LD)　(約4万5千人)
　　　病弱・身体虚弱　注意欠陥多動性障害(ADHD)
　　　言語障害

　LD・ADHD・高機能自閉症等
　　6.3%程度の在籍率※
　　(約68万人)

障害の程度　重←→軽

※ この数値は，平成14(2002)年に文部科学省が行った調査において，学級担任を含む複数の教員により判断された回答に基づくものであり，医師の診断によるものでない

〔平成19(2007)年5月1日現在〕

図1　特別支援教育の対象の概念図(義務教育段階)

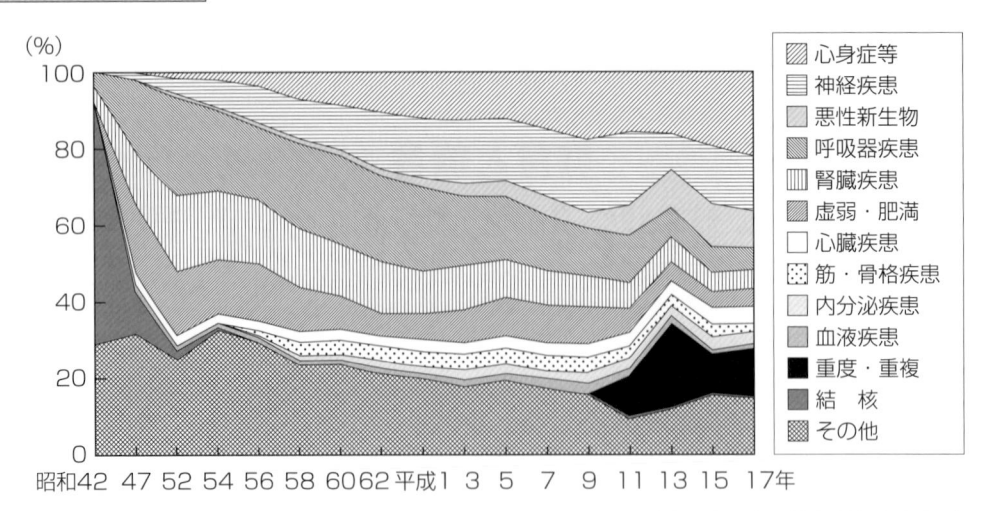

図2 病弱・虚弱教育対象児童・生徒の病種の推移

（全国病弱虚弱教育研究連盟調べ）

表1 病気の種類と病弱教育の変遷

病気の種類	病気との対応	病弱教育で大切にしていること
結核期	闘 病	規則正しい生活と運動，栄養
喘息期	克 病	病気理解と鍛錬
慢性疾患期	共 病	病気の自己管理能力の育成
心身症期	理 病	自己理解

に脚気・結核などを対象として取り組みが開始され，昭和40年代前半頃まで結核が主流であった。この結核が多かった時代の教育は，病気と闘い（闘病）ながら，規則正しい生活とともに十分な栄養を摂り，きれいな空気のもとで体力をつけることが中心であり，林間学校や海浜学校，健康学園などでの教育が展開されていた。教育の内容には運動・検温などの時間も含まれていたり，授業は午前中を原則とし，健康の程度に応じて一部午後も授業を行う，などの配慮がなされていた。

　その後，抗生物質などの開発とともに結核が激減し，高度経済成長と時期を同じくして喘息が増加してきた。喘息児の教育については，病気を克服（克病）するために水泳やジョギング，剣道などをとおして体を鍛えたり，木管楽器や金管楽器の演奏をとおして腹式呼吸法を身に付けたりする指導が行われた。一方，自分の病気を理解し，発作のときの対応方法を学習するといった取り組みについても教育の内容に取り入れられるようになってきた。

　昭和53（1978）年度から学校検尿が実施されるようになったが，この頃から腎炎・ネフローゼ症候群などの腎疾患が増加してきた。こうした慢性疾患については，それまでの病気と闘ったり病気を克服したりしようとする努力に対して具体的な効果をみることができないため，一生涯，病気とともに（共病）生活するために病気を理解する，といった内容の指導が展開されるようになってきた。

　昭和60年代頃から，拒食症などの摂食障害や前籍校で不登校を経験し医療を必要とする程度の心身症が増加してきており，最近は，ほとんどの病弱養護学校や院内学級に在籍するようになってきている。こうした心身症の子どもに対しては，病気や自分を理解（理病）することができるようになる指導が必要であり，隣接する医療機関などとの連携のもとに構成的エンカウンターやカウンセリングの考え方を取り入れ，自己理解を図るような取り組みがなされて

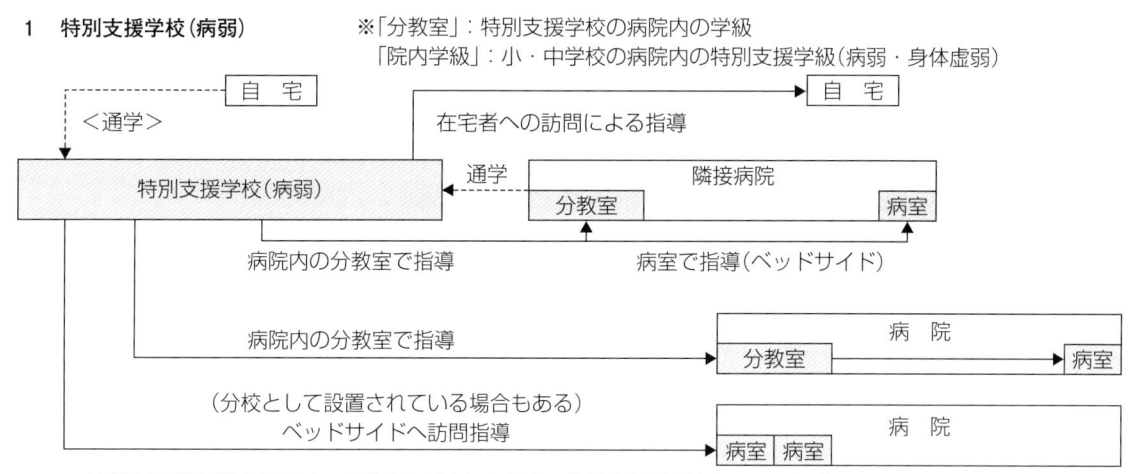

1 特別支援学校（病弱）

※「分教室」：特別支援学校の病院内の学級
「院内学級」：小・中学校の病院内の特別支援学級（病弱・身体虚弱）

※特別支援学校（肢体不自由，知的）の病院内の分校・分教室が設置されている場合もある

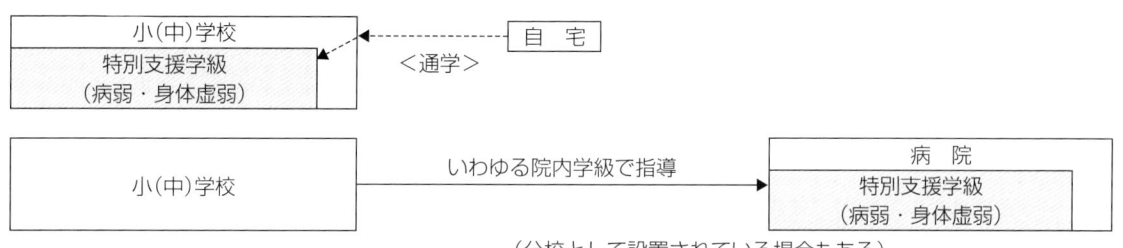

2 特別支援学級（病弱・身体虚弱）

図3 病弱教育の場

いるところである（図2，表1）。

また，2007年度から，従前の病弱児を対象とする養護学校が病弱部門をもつ特別支援学校になったことや，隣接する病院などで発達障害についても対象にするようになったところが増えてきたため，LD（学習障害），AD/HD（注意欠陥/多動性障害），高機能自閉症などの子どもや知的障害，肢体不自由，視覚障害，聴覚障害などの部門のある学校なども増えてきている。

2 病弱児の教育の場

これまでの病弱教育の場は，病弱養護学校と病弱・身体虚弱特殊学級の2つに大別されていたが，制度の改正に伴い，従前の病弱養護学校が病弱部門のある特別支援学校に，小・中学校の病弱・身体虚弱特殊学級が病弱・身体虚弱部門のある特別支援学級に改正された。それぞれの場での教育をまとめると，次のようになる（図3）。

A 病弱部門のある特別支援学校

(1) 隣接する病院から通学してくる児童・生徒の教育
(2) 隣接する病院内に設置している分教室で行う教育
(3) 隣接する病院の病室で行う教育（ベッドサイド授業）
(4) 自宅から通学してくる児童・生徒の教育
(5) 自宅療養中の児童・生徒のところに教師が訪問して行う教育（訪問教育）
(6) 隣接していない病院内に設置している分教室で行う教育
(7) 隣接していない病院の病室で行う教育（ベッドサイド訪問授業）

〔(4)～(7)については，知的障害部門や肢体不自由

表2 就学基準

特別支援学校(病弱)対象の子ども

一 慢性の呼吸器疾患，腎臓疾患及び神経疾患，悪性新生物その他の疾患の状態が継続して医療又は生活規制を必要とする程度のもの
二 身体虚弱の状態が継続して生活規制を必要とする程度のもの

特別支援学級(身体虚弱)対象の子ども

一 慢性の呼吸器疾患その他の疾患等の状態が持続的又は間欠的に医療又は生活の管理を必要とする程度のもの
二 身体虚弱の状態が持続的に生活の管理を必要とする程度のもの

通級による指導を必要とする子ども

病弱又は身体虚弱の程度が，通常の学級での学習におおむね参加でき，一部特別な指導を必要とする程度のもの

部門のある特別支援学校で行っている場合もある〕

B 病弱・身体虚弱部門のある特別支援学級

(1) 通常の小・中学校のなかに設置されている特別支援学級

入院する必要はないものの，健康な子どもたちと同じような学校生活には耐えられなかったり，健康を損なう可能性があったりする場合に子どもたちが学習する教室

(2) 病院のなかに設置されている小・中学校の特別支援学級(院内学級)

入院し，通常の小・中学校に通学できなくなった子どもたちが学習する教室(院内学級を設置している小・中学校への転学手続きをして教育を受ける)

C 就学基準

平成14(2002)年6月に改正の現行の制度では，就学基準は表2のようになっている。

D 特別支援教育における病弱教育の場

特別支援教育においては，従来の盲・聾・養護学校は障害の種別を問わない学校(特別支援学校)としての在り方や小・中学校の特別支援学級についても，通常の学級に在籍しながら必要な内容を必要な時間数だけ特別な教育を受ける全体を，一元化した教育制度の在り方に変わった(図4・5)。

したがって，前述のとおり，これまでの病弱児を対象としていた特別支援学校に発達障害を含む他の障害の子どもが在籍するようになったり，いわゆる院内学級では，転学手続きをとらないまま，病気の回復の程度に応じて通常の学級と連携したなかでの指導を展開することができるようになるなど，さまざまな変化が考えられる。

病弱教育では，これまでも医療を必要としている場合には，どのような障害がある子どももその対象としてきた経験から，他の障害のある子どもを受け入れることは困難なことではないと考えられるが，従前の学習指導要領の特例だけではできない対応も求められるようになることも考えられる。

3 病弱教育担当教員に求められる専門性

前述したように，近年，病弱教育対象児童・生徒の病気の種類は多くなり，その一つひとつの病気について配慮事項が異なることから，病弱教育を担当する教員には通常の学校の教員に求められるもの以上に，さまざまな専門性が求められることになる。具体的には，次のような点が考えられる。

A 実態把握(評価)の力

病弱教育の対象児童・生徒の多くは，病気になって突然，病弱教育を受けるようになったものであり，病気が回復すると元の学校(前籍校)に戻る場合が多い。病弱教育を受ける期間は入院期間に限られていることもあることから，担当教員は転入してきた直

教育と療育

特殊教育

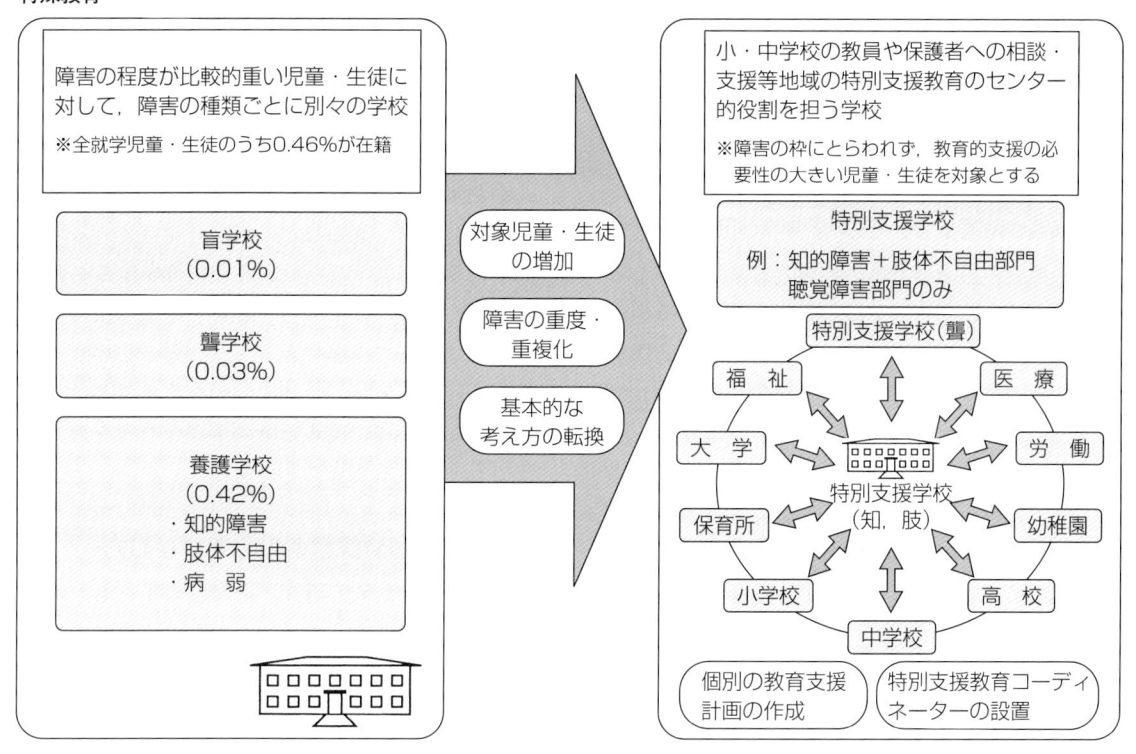

障害の程度が比較的重い児童・生徒に対して，障害の種類ごとに別々の学校
※全就学児童・生徒のうち0.46%が在籍

- 盲学校 (0.01%)
- 聾学校 (0.03%)
- 養護学校 (0.42%)
  ・知的障害
  ・肢体不自由
  ・病弱

→（対象児童・生徒の増加／障害の重度・重複化／基本的な考え方の転換）→

小・中学校の教員や保護者への相談・支援等地域の特別支援教育のセンター的役割を担う学校

※障害の枠にとらわれず，教育的支援の必要性の大きい児童・生徒を対象とする

特別支援学校
例：知的障害＋肢体不自由部門
　　聴覚障害部門のみ

特別支援学校（聾）／特別支援学校（知, 肢）を中心に：福祉・医療・労働・幼稚園・高校・中学校・小学校・保育所・大学

- 個別の教育支援計画の作成
- 特別支援教育コーディネーターの設置

図4 特別支援学校

現　状

特殊学級

81,827人
（全就学児童・生徒のうち0.73%）
1学級あたり2.79人

● 対　象
　・知的障害　　・肢体不自由
　・病弱・身体虚弱　・視覚障害
　・聴覚障害　　・言語障害
　・情緒障害

通常の学級

通級による指導
31,767人
（全就学児童・生徒のうち0.29%）

● 対　象
　・言語障害　　・情緒障害
　・視覚障害　　・聴覚障害
　・肢体不自由　・病弱・身体虚弱

LD，AD/HD，高機能自閉症の児童・生徒
（通常の学級の在籍者の約6%※）

※　担任教師に対するアンケート調査の結果であり，医師等の診断を経ていない

通常の学級

特別支援学級
障害の状態に応じて，必要な時間，特別の指導を行う

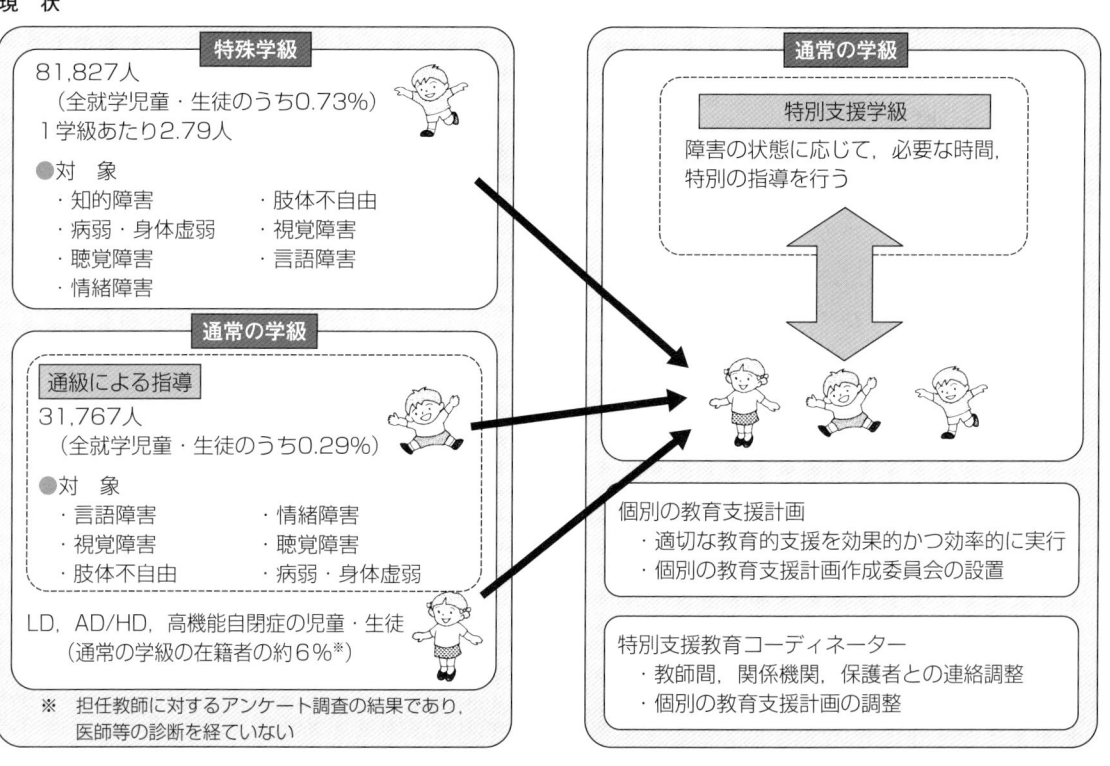

個別の教育支援計画
　・適切な教育的支援を効果的かつ効率的に実行
　・個別の教育支援計画作成委員会の設置

特別支援教育コーディネーター
　・教師間，関係機関，保護者との連絡調整
　・個別の教育支援計画の調整

図5 小・中学校における特別支援学級

後から，なるべく早い時点で的確な実態把握を行い，指導の目標を設定したり，その目標を達成するための指導内容を具体的に見出したりしなければならない。そのためには，実態把握の力が必要となるのである。

B 病気や障害についての専門的な知識と指導力

学習指導要領の指導計画の作成と各学年にわたる内容の取り扱いにあたっては，児童・生徒の障害の状態や特性などを十分考慮することのほか，病弱部門のある特別支援学校では次の4つの点が示されている。

(1) 児童・生徒の授業時数の制約などの状況に応じて，指導内容を適切に精選し，基礎的・基本的な事項に重点をおくとともに，各教科等相互の関連を図るなどして，効果的な学習ができるようにすること。

(2) 健康状態の改善などに関する内容の指導にあたっては，とくに自立活動における指導との密接な関連を保つようにし，学習効果をいっそう高めるようにすること。

(3) 児童・生徒の身体活動の制限の状態などに応じて，教材・教具の工夫やコンピュータなどの情報機器の有効な活用を図るなどして，指導の効果を高めるようにすること。

(4) 児童・生徒の病気の状態などを考慮し，学習活動が負担過重とならないようにすること。

こうした事項を具体化するためには，一人ひとりの病気について基本的な知識を得ておくことが必要である。しかし，これまでの大学等における養護学校教員免許状取得のための養成機関のほとんどにおいて，一つひとつの病気についての配慮事項についての指導がなされてはいないため，喘息の発作や筋ジストロフィーの子どもの生活などについてまったく知らない教師が多く，病弱教育に取り組んでから学ばなければならない状況にあることは否めない。

このたびの学校教育法などの一部を改正する法律により，特別支援学校の教員免許状については，「総合性」と「専門性」のバランスに配慮し，学校制度の一本化に合わせ，免許状も一本化すること，特定障害についての専門性の確保の観点から，修得した単位数などに応じて教授可能な教育の領域の一または二以上を定めて免許状を授与することとなり，病弱者に関する教育も専門性16単位のうち4単位含まれることとなった。

C 教科の指導（評価）の力と教師間の信頼

病気回復後には前籍校に戻ることを考慮しながら，学習時間や運動などの制限を受けている入院期間中に学力が低下しないような指導をする必要がある。そのためには，もっとも新しい指導法についても常に把握して指導できるような力が必要である。また，同僚や他校の教師の信頼を得ることは，子どもたちが前籍校に戻るための手続きなどを進めるうえでも非常に重要なことになる。

D 子どもや保護者の心をつかむ力

前述したとおり，近年，心身症の子どもが増加してきている。こうした子どもたちの指導に際し，構成的エンカウンターやカウンセリングの考え方を取り入れるなどした取り組みで成果をあげてきている学校もみられるようになってきている。しかし，実際には指導技術の前に子どもや保護者から人として信頼されることが必要であり，そのうえにカウンセリングなどの考え方を取り入れた取り組みができるようにすることが大切である。

E 医療など他機関との連携の力

「医療と教育の連携」は，病弱児の教育の展開において昔からいわれている古くて新しい課題である。今後は，隣接する医療機関だけではなく，地域にある他の機関との連携する力も必要である。

4 医療と教育の連携の8つのポイント

国立特殊教育総合研究所（現：独立行政法人国立特別支援教育総合研究所）の初代病弱教育研究部長であった永峰は，Robin Boakの医師と教師の共同作業を行った際の相互の不満についてのまとめから，長い人間関係を保つための留意事項として次の8項目をあげている。

(1) 相手に好感をもつこと
(2) インフォーマルな人間関係を大切にすること

(3) 相互に相手の専門性を尊重すること
(4) 相手の立場になって考えること
(5) 自分自身の専門性を高めること
(6) 相互に必ず連絡・報告をすること
(7) 時間的に余裕をもって接すること
(8) ギブ・アンド・テイクの関係を考えること

　これらは，なにも病弱教育担当者だけに求められていることではなく，職種の異なる者が共同していくために欠かせないものである。しかし，医療とのかかわりの大きい病弱教育担当教員は忘れてはいけないことであると考える。また，筆者らは「病弱教育担当教員の資質に関する基礎的研究」において，病弱教育担当教員に求められる資質をアンケート調査の結果から21項目にまとめ，その資質を身に付ける方法について調査した。その結果，必要と考えられる資質のうち，病気についての知識，カウンセリングの知識，コンピュータの知識・技術，養護・訓練(現在の自立活動)の指導力および心理検査の知識・技術については，「研修をとおして身に付ける」と回答した比率が高く，病気についての知識，教科や養護・訓練(自立活動)の指導力，教師としての使命感，他の教師や保護者・医療関係者との協調性については，「養護学校等における日常の教育活動をとおして身に付ける」と回答した比率が50％以上であった。心の豊かさと包容力，豊かな感受性，子どもを思いやる優しさについては，「生来の素質として備わっている」「家庭生活(親の養育等)をとおして身に付く」という回答が50％を超えていた。

　こうしたことから考えると，医療と教育のように異職種の者が共同して仕事をする場合には，自分の専門性を高めると同時に相手を大切にすることにポイントがあり，その資質は，養育環境で培われてきたものに加えて，その職場での研修などによって身に付けていく必要があるものと思われる。

おわりに

　今後，特別支援教育に大きく制度が変わっても，子どもの病気がなくなることはないであろうし，今以上に病気の種類が増え，教育上の配慮事項や高い指導力が求められていくものと考える。

　子どもが，いつ，どのようなところで病気になっても，教育を受けることについての心配をすることなく，安心して医療を受けることができるような社会をめざして，さまざまに取り組んできたところである。そうした社会の優しさが，その国の成熟度のバロメータといわれているが，まさに病弱の子どもへの対応をみるときに明確に見えてくるものと思われる。

　病弱児を担当する教員の心構えとしては，基本的には健康な子どもに対するものと変わるものではなく，教員の専門性の向上のための研鑽に，すべてが裏づけられているのかもしれない。

―― 文　献 ――
1) 山本昌邦，横田雅史，中井滋，他：病弱教育担当教員の資質に関する基礎的研究：その4　病弱教育担当教員に求められる資質(Ⅲ)．日本特殊教育学会　第35回大会発表論文集，1997，pp. 310-311.
2) 横田雅史：進歩や変化に対応した教育を進めるために．特殊教育ほっかいどう(北海道立特殊教育センター機関誌)，9：22-25，1990.
3) 横田雅史：いわゆる院内学級をめぐる諸問題．小児保健研究，62：301-309，2003.
4) 横田雅史：心の支援を考える；病弱教育の立場から．保健の科学，43：925-929，2001.
5) 横田雅史・監：病弱教育 Q & A part Ⅰ～Ⅴ．ジアース教育新社，東京，2001-2004.

〈横田雅史〉

III 子どもと特別支援教育・療育

教育と療育
療育とQOL

はじめに

「療育」の概念は，言語的には「療育」とは「療」と「育」から構成されている。「療」は「いやすこと・病気をなおすこと」で「医療・治療・療養の熟語がある」。「育」は①「育てること」で「育児・育英・徳育」，②「成長すること」で「発育・成育」の熟語がある（以上いずれも『広辞苑』），それに「教育」もある。双方を合わせての「療育」は「いやし（病気を治し）育てること（成長すること）」になる。漢字からの意味は紛れもなく疾患をかかえる子どもたちに対する言葉である。つまり，療育とは「病気をもつ子どもたちが病を癒し，より豊かに育つ（育てる）」意味の熟語である。対象は病気（疾患）を有する子どもたちである。

最近，発達支援，生活指導，職業指導といった，医療を除いた面を強調する傾向にあるが，筆者は，今日までの臨床経験と関係各位の先生方からのご意見等をお伺いし，さらには，その歴史的所見から考えて，部分的，具体的見直しは否定しないが，医療の領域は療育の概念の重要な大きい部分を占めると考える。

病気になったらまず病気を治す対策を最優先し，完全治癒をめざすのが当然である。しかし，病気が治り難かったり，後遺症が残り障害を余儀なくされると，治療だけに専念するのは困難になってくる。殊に，脳性麻痺児のように中枢（脳神経系）の疾患（損傷）の子どもたちの場合は，心身の発達にとって，より高度で細やかな対応が必要である。そういう子どもたちの発達を保障する意味からも「療育」は不可欠の専門領域である。

1 療育の歴史

難治性・進行性疾患児や心身障害児は心身（心と体）に疾病や障害をもち，なんらかの病因を有する子どもたちである。身体面において「療育」という概念を初めて定義した人物といえば，「高木憲次」といわれているが，実は，彼よりも早く「療育」を唱え，その実践を行った人物が存在したことを，杉浦守邦は著書『日本最古の肢体不自由学校柏学園と柏倉松蔵』のなかで明らかにしている。それによると，日本最初の「療育の概念」の提唱者は初代東京大学医学部整形外科教室教授「田代義徳（1864〜1938年）」である。彼の描いた肢体不自由学校の構想は「それは西洋で言う『クリップルスクール』です。クリップルスクールというものは，①教育を授け，②治療を施し，③授産をなし，④なお寄宿舎でなければならぬ。そうならんでは手足の不自由な子供を社会人として育て上げるというのはこの4つが揃わんといかぬ」[1]と。つまり，教育と治療，それに授産，同時に寄宿舎をもつことが肢体不自由児にとって大切であることを述べたのである。そして，それを初めて実践したのが山形県出身（日本体育会体操学校）の卒業生で田代の弟子の柏倉松蔵（1882〜1964年）（東京大学医学部整形外科教室研究生）と，その妻とく（1885〜1966年）（山形女子師範出身）であった。柏倉松蔵は園長の一方，自らのことを「医療体操士」と称し，時間割を「体操・マッサージ」にして，運動療法，水治療法，温熱療法，電気療法，マッサージ，日常動作訓練など，つまり今でいう理学療法を行っていたのである。妻とくは学科を担当し，寄宿舎には保母を

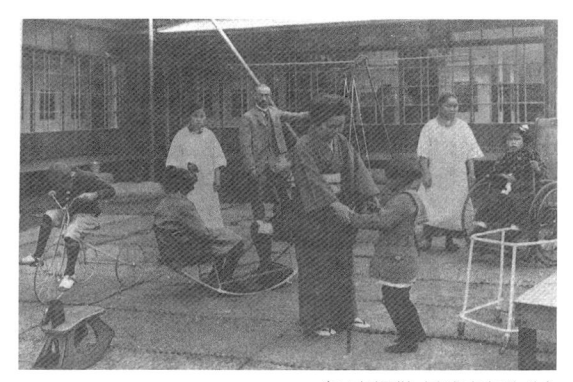

（写真提供 杉浦守邦先生）
後方：柏倉松蔵，手前：妻とく
写真1 柏学園療育風景〔大正13(1924)年5月14日〕

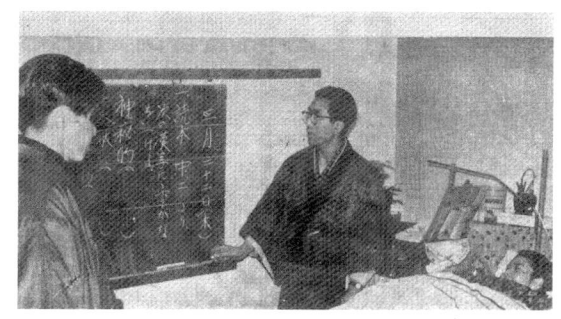

（文献3）より引用）
写真2 昭和27(1952)年頃の患者先生の授業

配置し，日常生活指導を行っていたのである〔大正10(1921)年〕(写真1)。

また，田代は前後してこれより先，身体の運動機能障害の児童をよぶに，「片輪」「不具」の語を嫌い，日本で初めて「手足不自由〔大正6(1917)年〕」または「身体不自由〔大正9(1920)年〕」なる呼称を用いたことも特記すべきことであろう。

その後，田代の弟子である「高木憲次(1888〜1963年)」が「療育」という意味の言葉を用いたのが，太平洋戦争中の整肢療護園の設立時〔昭和17(1942)年〕に述べたときである。「現代の科学を総動員して不自由な肢体を出来るだけ克服し，それによって幸いにも回復したら『肢体の復活能力』そのものを出来るだけ有効に活用させ，以って自活の途の立つように育成することである」。整肢療護園はその後，昭和20(1945)年に空爆焼失したが，昭和23(1948)年，日本肢体不自由児協会を発足させ，昭和27(1952)年，復活再建させるに至ったのである。

一方，病弱児においての療育の始まりは結核児童が対象であった。肺結核，骨結核で入院療養している子どもたちに同じ病気の患者たちが教育したことに始まったのである(写真2)。国立療養所西多賀病院院長近藤文雄の功績が，そこにあったのである。東京大学医学部整形外科教室出身(田代義徳を恩師とする)の彼は，カリエス(骨結核)の手術を専門としていたが，ベッド上だけの子どもたちの姿を見て，ただ，治療するだけが子どもたちの幸せでないことに気づいたのである。自分の病院に私設の学校を設置し〔昭和27(1952)年〕，患者や病院職員を動員して教育を行って卒業証書まで発行したのである〔昭和32(1957)年〕。

また，近藤は，自分の国立療養所西多賀病院に進行性筋ジストロフィーの子どもや重症心身障害児をいち早く入院させ〔昭和35(1960)年，39(1964)年〕，教育委員会に働きかけ正式な学校(分校)を設置し，今日の病弱養護学校の基礎を築いたのである。さらに，子どもたちの生活の充実を図るために児童指導員や保母を中心とする院長直轄の「療育部門」をつくり，進行性疾患児童や重症心身障害児の療育の向上に尽力したのである。以後，近藤の影響を受けた人たちが国立療養所に残り彼の意思を受け継ぎ，当時としては，医療機関としては画期的な主要スタッフの代表(病院長・事務部長・総看護婦長・児童指導員・保母)と厚生省の役人を巻き込んだ療育部門の「国立療養所における児童指導員と保母の組織的位置づけと標準業務」の検討委員会を発足させ〔昭和52(1977)年〕，完成させたのである〔昭和57(1982)年5月〕(表1)。筆者も，その検討委員の一人として，病児，重症心身障害児の療育のあり方について意見を述べさせていただき，子どもたちの発達にとって療育部門の充実が大切であることを力説させていただいた。

日本の「療育」は，東京大学医学部整形外科教室の歴史，つまり，「田代義徳」を源流として，弟子で研究生であった「柏倉松蔵」とその妻「柏倉とく」(柏学園)，田代の弟子の「高木憲次」(日本肢体不自由児協会)，同じく弟子の「近藤文雄」(国立療養所西多賀病院)とともに発展してきたことが理解できる。

表1 国立療養所における児童指導員の標準業務（厚生省国立療養所課）

1．面接および観察……患児（者）および家族
2．指導資料の収集
　（1）患児（者）および家族
　　　①発達状況……身体面，知識面，情緒面，社会面の発達状況
　　　②基本的日常生活動作の状況
　　　③問題状況……習癖，問題行動，悩みなど
　　　④家庭状況および生活状況……生育歴など
　（2）医療チームなど
　　　①疾病状況……治療方針および治療計画，看護方針および看護計画
　　　②学　校……教育指導計画
3．評　価
　（1）指導計画作成のための評価
　（2）指導の実践に基づく評価
4．指導計画の作成
　（1）指導方針の決定……目標の設定，指導内容の決定
　（2）年間計画などの作成……年間，月間，週間計画など
5．指導の実践
　（1）日常生活の指導
　（2）自立のための指導
　　　　身体面，知識面，情緒面，社会面の育成，作業職能訓練など
　（3）問題行動などへの対応と指導
　（4）行事活動……院内行事，院外行事
6．記　録
　（1）ケース記録
　（2）業務記録……日誌，報告など
7．連絡，調整
　（1）院内各部門との連絡，調整
　（2）養護学校（級）との連絡，調整
　（3）関係諸機関（児童相談所，福祉事務所，教育委員会など）との連絡，調整
　（4）家庭との連絡，調整
　（5）関係団体，ボランティアなどとの連絡，調整
8．維持，管理
　（1）指導環境の維持，管理
　（2）指導器具，指導物品などの維持，管理
9．その他，指導に必要な事項

〔昭和57（1982）年5月〕

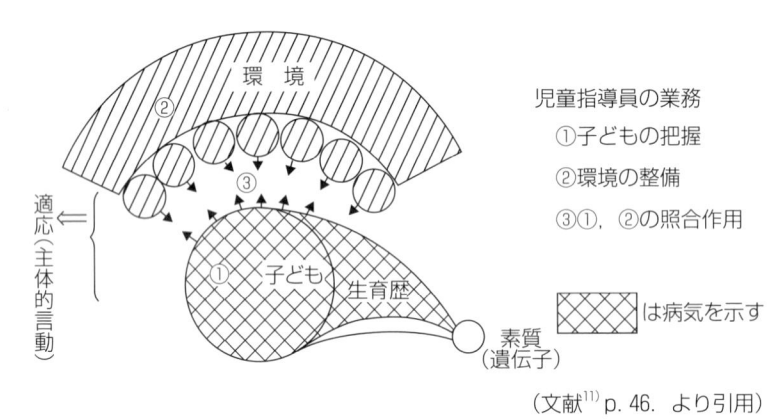

（文献[11] p.46.より引用）

図1　小児慢性疾患収容病院における児童指導員の業務

2 「療育」と「国際生活機能分類（ICF）」

　筆者は学生時代〔昭和42（1967）年〕に近藤の講義を受講し，彼の考え方に魅せられて国立療養所西多賀病院に就職した経緯をもつ。『看護と指導』1巻1号〔昭和47（1972）年〕のなかで医療機関における児童指導員の業務を紹介した。子どもの人格形成の観点から個人の心と身体の把握の必要性と環境の整備を訴え，重症心身障害，慢性疾患の子どもの発達面を担当する児童指導員の業務の重要性を紹介した。その図を紹介する（図1）。

A　子どもの把握

　心身両面の把握が大切である。発達レベルの評価から，その子の療育目標が設定されるのである。筆者が臨床で使用した発達評価表（図2）を紹介する。発達には順序性と方向性があるのは周知のとおりである。ほかに必要に応じて特定部分の検査を実施することもあるが，子どもの発達に還元されないよう

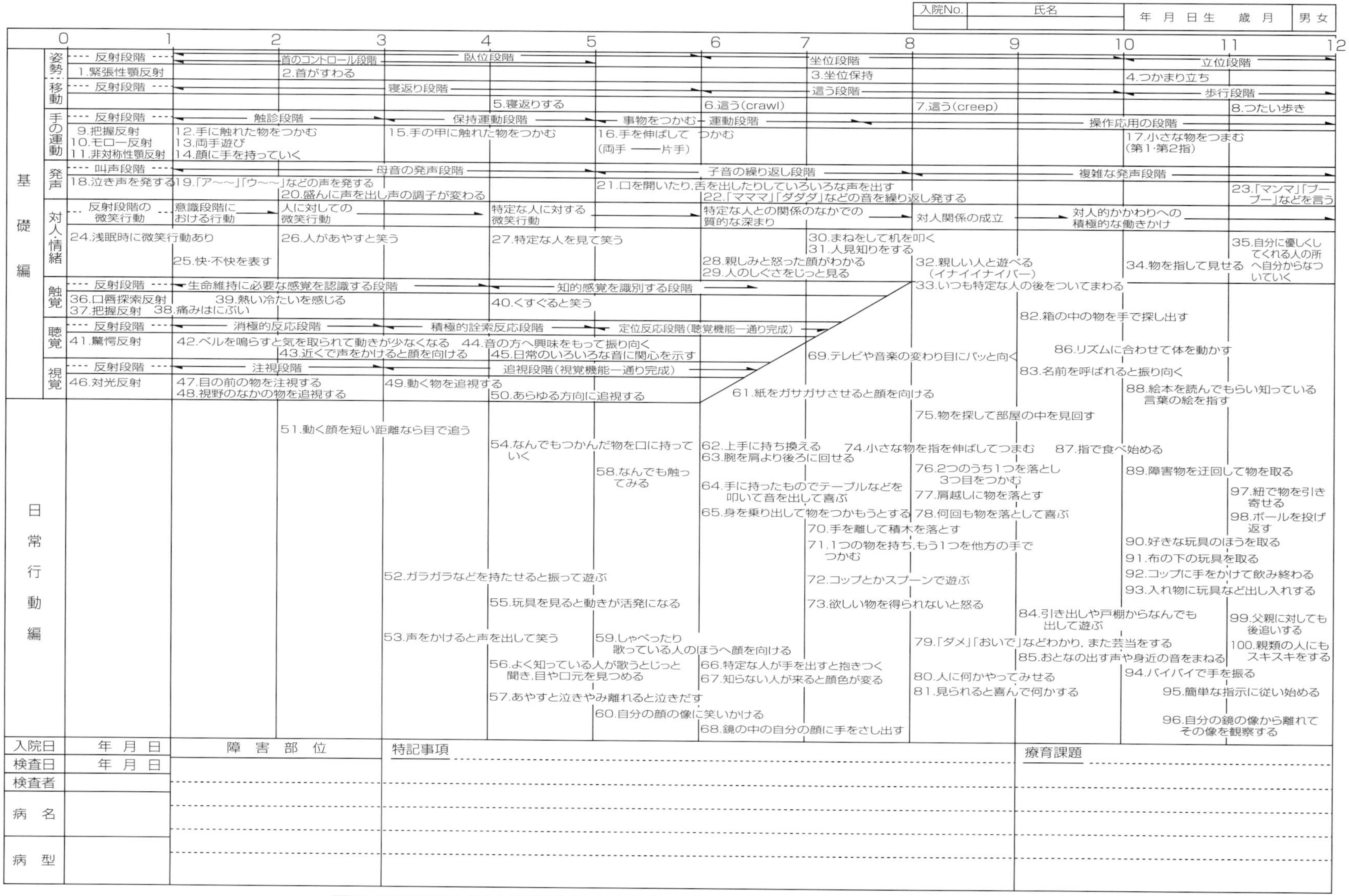

図2 発達評価表（国立療養所重症心身障害研究会協同研究　発達評価法に関する研究班）

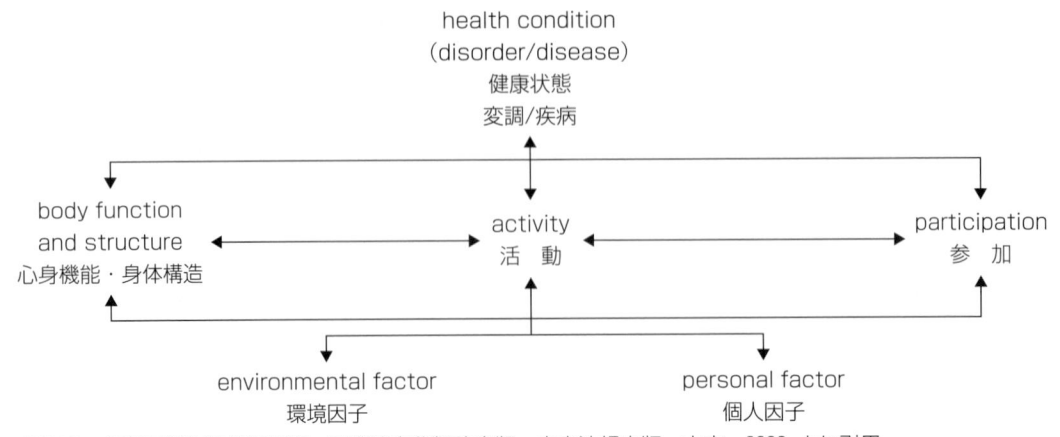

図3 国際生活機能分類(ICF)の構成要素間の相互作用

〔WHO：ICF 国際生活機能分類；国際障害分類改定版，中央法規出版，東京，2002．より引用
原著：WHO：International Classification of Functioning, Disability and Health, ICF, 2001．〕

なものや，子どもの嫌がるようなこと（不快感を示すようなこと）は極力避けることである。

B 生育歴の理解

誕生の時期から今日に至るまでの経過を知ることは，子どものパーソナリティ形成を理解し，現実場面において具体的にかかわるうえで大切なことである。例えば，主たる養育者がどなたで，どこの病院（施設）にお世話になり，今までどんな治療を受けてきたか，などである。今後の療育方針を設定する意味で，非常に参考になることが多い。

C 環境の調整

人的環境のなかで大切なのは，家族との関係である。詳細については「家族との関係」の項で後述する。次に，スタッフ間でのコミュニケーションの問題がある。自分の専門領域にこだわるあまり，他者の考えることにネガティブになる人が少なくない。お互いの専門性を尊重することで療育効果が倍増することを，お互いに認識することが大切である。

次に，前述の「国立療養所における児童指導員の標準義務」を紹介する（表1）。この内容は9領域から構成され，入院する子どもたちの発達促進のための「療育」そのものである。これらの考え方は，世界保健機構（WHO）の国際障害分類2（ICIDHⅡ）（2000年）・国際生活機能分類（ICF）（2001年）の「環境因子（environmental factors）」，「個人因子（personal factors）」を重要視し，「社会参加（participation）」を図り，「健康状態（health condition）」をめざす理念とまったく一致するものであり（図3），現在の「チャイルドライフスペシャリスト」に近い存在であることが理解できる。

3 家族との関係

療育を必要とする子どもたち，とくに難治性・進行性疾患の子どもたちや心身障害児の家族の多くは，罪悪感の念に苛まれているといってよい。したがって，子どもたちの生育歴において問題点をかかえている場合が多い。より豊かな発達をめざす周囲のおとなたちのチームアプローチが不可欠である。お互いの立場を尊重したうえで自分の専門性を発揮することが大切である。それには，日頃から，それぞれのもつ情報を提供し合い，遠慮なく意見が交換できる雰囲気を形成していることが重要である。家族との関係は「子どもたちの幸せのために」という共通目標に向かって協力し合い，生育歴や家族構成などの家庭環境を理解しておくことは，療育実践上きわめて効果がある。

家族の一員としての存在感をみんなで確認していくことである。併せて障害そのものの正しい理解を家族全員に理解していただかなくてはならない。誤って理解され，卑屈になることのないよう勇気づ

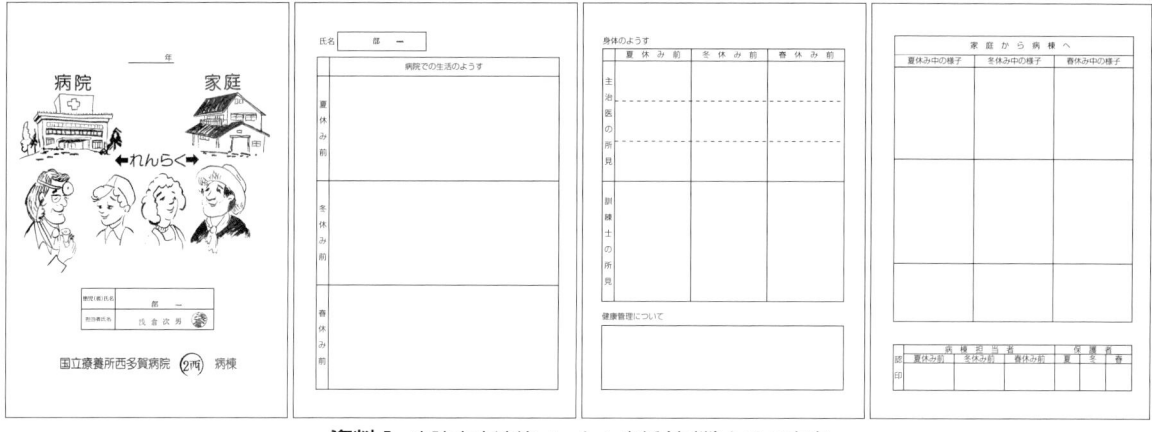

資料1 病院家庭連絡ノート：表紙（左端）とその内容

け，子どもを育てていけるよう十分配慮してあげることが大切である。また，障害のある子どもの場合，どんな地理的環境で育ったかを理解することは，人格形成の一端を知るうえからも重要である。農漁村か都市ばかりでなく，地域の人々の障害児に対する態度(偏見や差別)がどうか，なども外出しやすい環境であるかどうかに関係するのである。また，偏食(食事の好き嫌い)は放っておくと生涯継続することが多く，栄養が偏り，体力維持に支障をきたす場合が出てくることがある。家族の方々にも，病院，施設での子どもの治療や生活の様子を知っていただくことは，お互いのコミュニケーションの強化(信頼関係の構築)の意味からも大切である。

筆者が国立療養所西多賀病院勤務時代に活用していた「病院家庭連絡ノート」を**資料1**に紹介する。これは年3回(長期外泊時の前)児童指導員が家族に手渡し(面談しながら)，帰院時にやはり面談しながら受け取り，お互いに情報交換するものである。記録者は，主治医，看護師長(受け持ち看護師)，理学療法士，児童指導員，保育士である。

最近，家族に関する研究が注目されてきている。その際に配慮しなければならない重要な事柄が軽視される傾向がある。疾病や心身障害の児をかかえ，不安な状況にあるところへ研究者の一方的な思い込みや関心が先行し，子どもや家族の方々の心情を無視し，傷つける例が増えてきている。研究者たちが業績追求のみを優先し，不用意で無礼な内容の調査，実験であったりすることが目だつようになってきている。研究者は，十分に留意して取り組むことが大切である。

4 「記録」の必要性

療育目標の設定：本児のニーズ，家族の意向，スタッフの意見などから療育目標を設定し，関係者一丸となって「共通意識」のもとにかかわることが大切である。それぞれ専門職，関係者の方向性の確認の意味からも療育目標の設定は意義がある。

また，個人の記録は，子どもがこの世に生を受けて，発達する機会を得ることができたということの証明書を意味するものでもある。また，「記録を残すこと」は病児や心身障害児のQOLの向上「生きてきた」「生きている」「生きていくこと」を保障する貴重な業務行為である。そして，内容によっては守秘義務を徹底することと，子どもの人格を擁護する気持ちを忘れてはならない。

また，記録は入院当初の面接(インテーク)での情報はもちろんのこと，家庭訪問や日ごろ家族が病院を訪れた際にも，常に新しい情報を入手し把握して記述しておくことが重要である。彼らの多くは，病気や心身障害を背負っていることによって健常児の生活と違った過去をもつことがほとんどである。身体状況(出産状況，処女歩行，異常発見時期など)の経過を知り，記録することは，入院する以前の家族の養育態度の理解につながり，チームアプローチに

も参考になる大切なものである。その際，留意すべきことは，不必要なことをズケズケと聞くようなことは慎まなければならない。病児や心身障害児にとって大切なことは，在宅時代の把握である。家族の対応などが理解されないままにケアしているケースが多いようである。また，家族構成を知っておくことも大切である。祖父母が同居しているか，兄弟が何人で，本児に対してどのようなかかわり方をさせているかなど，よきにつけ悪しきにつけ，さまざま影響を受けているものである。

5 「心理アセスメント（テスト）」の実施

　難治性・進行性疾患や心身障害の特徴や，家族からの離別などの問題から子どもの精神衛生上マイナスの要因が多く存在し，それが健全な発達を阻害していることは周知のとおりである。それらの負の要因を臨床心理学的視点より探り，順調な発達を促進させなくてはならない。そのためにも療育担当者は必要な心理テストを実施し，その結果を考察する知識・技術を身に付け，それらの資料を周囲の人々にわかりやすく解説できるようでなければならない。臨床心理学は，その意味でも療育上不可欠の学問である。ただ，最近数多くの心理テストが販売され手軽に実施される状況にあるが，数多く検査すればよいというものではなく，必要に応じてのみ実施すべきである。やたらと多くやったからといって，子どもの心理が客観的に理解できるとは限らない。むしろ，必要最小限にとどめ，しかもテストの結果に振り回されることなく，あくまで療育上の参考資料として利用すべきである。人間の心理は，現在の学問的レベルではすべてを理解することは不可能であり，それに，各心理（人格）テストにはそれぞれ一長一短があり，完全なものなどあり得ないということを念頭においたうえで実施することである。とくに，「療育」対象の子どもの場合は，病気や障害の絡みから心身健康な子どもを対象として標準化されたテストをそのまま当てはめること自体，本来無理なことである。また，実施するにあたってはテストの意義をしっかり説明し，子どもならびに保護者の了解を得ることは当然のことである。

6 発達を促進する「あそび」

　子どもの発達にとって「あそび」は不可欠である。とくに病児や障害児の発達の促進には，できるだけ多くの機会の提供が重要である。その際の留意点について述べる。

● 目的的であること（コミュニケーション能力，社会性能力の開花をねらう）

　今，遊んでいることのねらいはどこにあるかを，しっかり理解することが大切である。時間と労力を効果的に使い，必ず遊んだ後の評価を行うことである。そして，子どもとの良好な関係を身に付ける（コミュニケートできる）ことが大切である。

● 子どもに主体性が存在すること（自発性を尊重すること）

　おとなの側の思い込みや自己満足だけであそびを提供すると，子どもの客観的な状況が見えなくなることが多くなる。常に観察を怠りなく，子どもの反応を尊重しながら，かかわり合うことである。

● 快感を伴うもの（楽しいもの）

　あそびは，子どもにとって楽しい愉快な嬉しいものでなければならない。どんなに緻密に企画したあそびであっても，苦痛で嫌なつまらないものであれば，続けて取り組もうという気持ちにはならない。意欲を出させ，次に発展させていくには，快感を伴う喜ぶものを選ぶことが大切である。

● 発達段階に即応していること

　発達には順序性と方向性があり，それらに応じたあそびの提供が要求される。とくに発達レベルが12カ月未満の心身障害児にあっては，情緒面，運動面（反射，姿勢も含む）を評価し，現在の状態を把握して遊ばせることが大切である。

● 学習的意義があること（知識，技術，態度が身に付く可能性があること）

　子どもの将来にとって役に立つ有意義なものであることが大切である。短絡的な期待感は控えなければならないが，あそびをとおして少しずつながらも適応のためのスキルが身に付くような（スキルにつながるような）内容のものを提供すべき

教育と療育

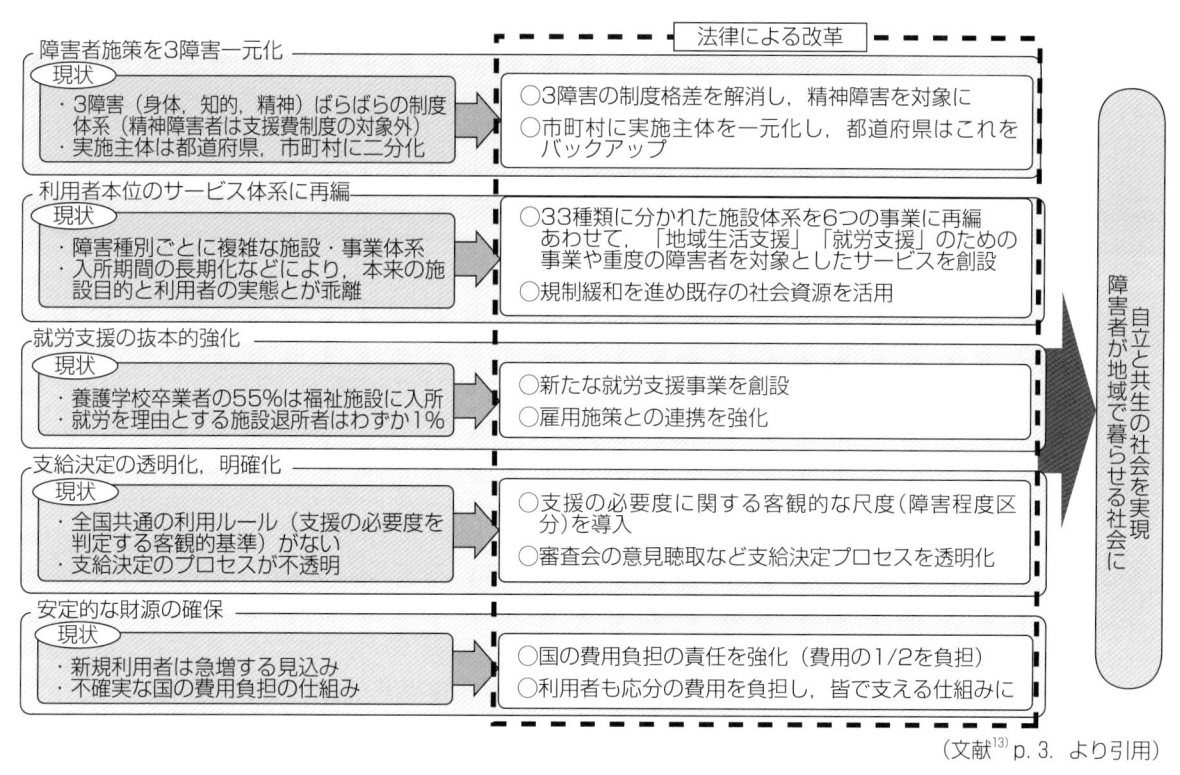

障害者施策を3障害一元化
現状
- 3障害（身体，知的，精神）ばらばらの制度体系（精神障害者は支援費制度の対象外）
- 実施主体は都道府県，市町村に二分化

→
- ○3障害の制度格差を解消し，精神障害を対象に
- ○市町村に実施主体を一元化し，都道府県はこれをバックアップ

利用者本位のサービス体系に再編
現状
- 障害種別ごとに複雑な施設・事業体系
- 入所期間の長期化などにより，本来の施設目的と利用者の実態とが乖離

→
- ○33種類に分かれた施設体系を6つの事業に再編 あわせて，「地域生活支援」「就労支援」のための事業や重度の障害者を対象としたサービスを創設
- ○規制緩和を進め既存の社会資源を活用

就労支援の抜本的強化
現状
- 養護学校卒業者の55％は福祉施設に入所
- 就労を理由とする施設退所者はわずか1％

→
- ○新たな就労支援事業を創設
- ○雇用施策との連携を強化

支給決定の透明化，明確化
現状
- 全国共通の利用ルール（支援の必要度を判定する客観的基準）がない
- 支給決定のプロセスが不透明

→
- ○支援の必要度に関する客観的な尺度（障害程度区分）を導入
- ○審査会の意見聴取など支給決定プロセスを透明化

安定的な財源の確保
現状
- 新規利用者は急増する見込み
- 不確実な国の費用負担の仕組み

→
- ○国の費用負担の責任を強化（費用の1/2を負担）
- ○利用者も応分の費用を負担し，皆で支える仕組みに

（法律による改革）

⇒ 障害者が地域で暮らせる社会に／自立と共生の社会を実現

（文献[13] p. 3. より引用）

図4 「障害者自立支援法」のポイント

○障害者の状態やニーズに応じた適切な支援が効率的に行われるよう，障害種別ごとに分立した33種類の既存施設・事業体系を，6つの日中活動に再編
- 「地域生活支援」「就労支援」といった新たな課題に対応するため，新しい事業を制度化
- 24時間を通じた施設での生活から，地域と交わる暮らしへ（日中活動の場と生活の場の分離）
- 入所期間の長期化など，本来の施設機能と利用者の実態の乖離を解消。このため，1人1人の利用者に対し，身近なところで効果的・効率的にサービスを提供できる仕組みを構築

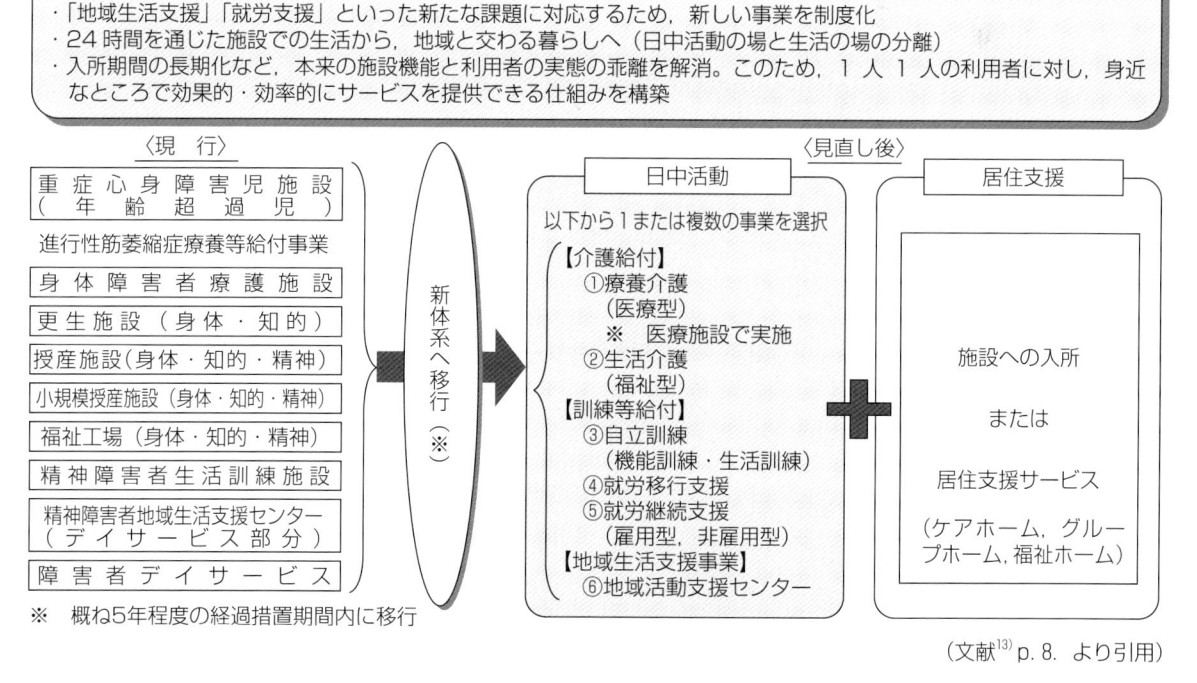

〈現行〉
- 重症心身障害児施設（年齢超過児）
- 進行性筋萎縮症療養等給付事業
- 身体障害者療護施設
- 更生施設（身体・知的）
- 授産施設（身体・知的・精神）
- 小規模授産施設（身体・知的・精神）
- 福祉工場（身体・知的・精神）
- 精神障害者生活訓練施設
- 精神障害者地域生活支援センター（デイサービス部分）
- 障害者デイサービス

※ 概ね5年程度の経過措置期間内に移行

→ 新体系へ移行（※）

〈見直し後〉

日中活動
以下から1または複数の事業を選択
【介護給付】
① 療養介護（医療型）
　※ 医療施設で実施
② 生活介護（福祉型）
【訓練等給付】
③ 自立訓練（機能訓練・生活訓練）
④ 就労移行支援
⑤ 就労継続支援（雇用型，非雇用型）
【地域生活支援事業】
⑥ 地域活動支援センター

＋

居住支援
施設への入所
または
居住支援サービス
（ケアホーム，グループホーム，福祉ホーム）

（文献[13] p. 8. より引用）

図5 施設・事業体系の見直し

1.事業者に関する経過措置

平成18年10月1日時点で、現に運営している支援費対象施設および一部の精神障害者社会復帰施設について、平成23年度末までの間は、経過措置として、従前の形態による運営が可能

2.利用者に関する経過措置

平成18年9月末時点で、支援費対象施設に入所・通所している者については、事業者が新しい事業へ転換しても、経過措置として、引き続き平成23年度末までの間は継続的に入所・通所が可能

(文献[13] p.9. より引用)

図6 経過措置の取り扱い

(1) 介護給付

	利用者像	現行制度における主な対象者
生活介護	●常時介護が必要な障害者であって、次のいずれかに該当する者 ①障害程度区分が、区分3(要介護2程度)〔施設入所は区分4(要介護3程度)〕以上 ②年齢が50歳以上の場合は、障害程度区分が、区分2(要介護1程度)〔施設入所は区分3(要介護2程度)〕以上	《通所》 ・知的障害者通所更生施設全体の約6割 《入所》 ・身体障害者療護施設全体の約9割 ・知的障害者入所更生施設全体の約6割 など
療養介護	●医療および常時の介護を必要とする障害者のうち、長期の入院による医療的ケアを要する者で、次のいずれかに該当する者 ①筋萎縮性側索硬化症(ALS)患者など気管切開を伴う人工呼吸器による呼吸管理を行っている者であって、障害程度区分が、区分6(要介護5程度) ②筋ジストロフィー患者、重症心身障害者であって、障害程度区分が、区分5(要介護4程度)以上	・重症心身障害児施設 ・国立病院委託病床

(文献[13] p.9. より引用)

図7 新しい日中活動サービスの概要

である。

浅倉次男　1998　心身障害児療育論講義
　　　　　　於：山形県立保健医療大学

7 心身障害児のQOL

QOL (quality of life)は厚生労働省で、①生命の質、②生活の質、③人生の質の3つに訳している。それを筆者は、①輝きのある生命、②楽しい生活、③かけがえのない人生に置き換え、ICFと療育の視

病院案内

病院の理念・病院の基本方針・病院の看護理念・病院のこども憲章

病院理念

こどもの権利を尊重し，こどもが主役となるこころの通った医療をおこないます。
高度な専門知識と技術にささえられた，良質で安全な医療をおこないます。

病院の基本方針

(1)チーム医療，成育医療を実践し，良質であたたかい医療をおこないます。
(2)高度で安全，かつ先進的な医療をおこないます。
(3)こどものぞましい成長をささえる療育環境を提供します。
(4)こどもやご家族と診療内容の情報を共有し，情報公開につとめます。
(5)効率的な運営を図り健全運営につとめます。
(6)自己評価につとめ，外部評価を尊重します。
(7)職員の就労環境を整備します。
(8)地域の医療機関と連携し小児医療レベルの向上に貢献します。

病院の看護理念

(1)こどもとご家族の権利を尊重し，倫理に基づいた看護を提供します。
(2)こどものいのちをまもり成長・発達を促すとともに，安全な看護を提供します。
(3)こどもとご家族をひとつとしてとらえ，あたたかな看護を提供します。
(4)小児専門病院として質の高い看護を実践し社会に貢献します。

病院のこども憲章

この憲章は宮城県立こども病院でのこどもたちやご家族の権利を示すものです。
(1)こどもたちは，こどもの病気を治すことを専門とする職員によって，適切な治療を受けられます。
(2)こどもたちは，みずからの健康に関するすべてのことについて，年齢や理解度に応じた方法で説明を受けられます。
(3)こどもたちとその家族は，検査や治療について事前に十分な説明を受け，納得したうえで診療を受けられます。
(4)こどもたちは，いつでも安心して治療が受けられるような環境のなかで，安全な痛みの少ない治療を受けられます。
(5)家族はこどもたちの治療に積極的に参加することができます。
(6)こどもたちは，年齢や病状にあった遊びやレクリエーションを提供され，教育を受けられます。
(7)こどもたちとその家族のプライバシーはいつでも守られます。

資料2 宮城県立こども病院の「病院案内」

点から考えると次のようになる。

A 輝きのある生命

　この領域は純粋に医療的部分，心身の機能(body function)・構造(structure)をいう。正確な診断が下され，損傷部位と程度が明らかになっていること。そして，生命の維持のために安定したバイタルが保たれていることをいう。

B 楽しい生活

　日常の活動(activity)の充実を意味し，具体的にはADL(日常生活動作)に応じた適度な運動が行われていること。適度な感覚刺激や認知能力の開花(学習)が行われていること。また，心身障害児が有する，ほかの潜在能力が発揮され，毎日の生活が豊かなものになっていることをいう。

C かけがえのない人生

　筆者は心身障害児の人生の意義は，「他人が決めることではない」という前提で「安定した心」と位置づけたい。「安定した心」とは，「不安や恐怖を感じない心，抑うつされていない心の状態」ということである。それには子どもとの信頼関係の構築が大切である。コミュニケーション能力の開発を図り，子どもに理解力・表現力が身に付く(Yes，Noの意思表示が可能になる)ことで「安定した心」の確認が可能といえるのである。

　心身障害児のQOLの向上を考えるとき，ICFの要素を吟味し，QOLのLifeのもつ上記のA，B，C 3つの内容に沿って対応することが大切と考える。

8 これからの療育

平成16(2004)年11月7日に「障害者自立支援法」が公布され，4年目を迎えている。厚生労働省からの資料「障害者自立支援法のポイント」(図4)と「施設・事業体系の見直し」(図5)を紹介する。心身障害児の療育については，この法案が真に「将来の子どもたちのQOL」について，どこまで配慮されたものであるかにかかっているといえよう。とくに，利用者・事業者双方にとって納得のいく内容であるかどうか「経過措置の取扱い」(図6)は，今後に残された課題である。

また，心身障害児にとって「生活介護」を優先すべきか，「療養介護」に頼るべきか，「新しい日中活動サービスの概要」(図7)は各個人のニーズと障害程度に大きく影響してくるものと思われる。これからの心身障害児の療育は，まったくといってよいくらいに不透明である。

一方，子ども病院のこれからはどうであろうか。筆者が，新設(2003年)以来毎年，見学させていただいている宮城県立こども病院の「病院案内」(資料2)を紹介する。これは，筆者が今までに目にしたなかで最善最良の整備された「療育理念」である。これらの項目の一つひとつが具体的に確実に施行されることを祈って，これからの「療育の発展とQOLの向上」を期待したい。

文 献

1) 杉浦守邦：日本最初の肢体不自由学校；柏学園と柏倉松蔵，大風印刷，山形，1986.
2) 日本障害者リハビリテーション協会：30年の歩み，戸山サンライズ10年，2004.
3) 近藤文雄：創立35周年に当たって；にしたが創立35周年記念誌，1969.
4) 近藤文雄：先生僕の病気いつ治るの；障害者と生きて40年，中央公論社，東京，1996.
5) 細渕富夫，大江啓賢：重症心身障害児(者)の療育研究における成果と課題．特殊教育学研究，42(3)，2004.
6) 浅倉次男：進行性筋ジストロフィーの療育；患児の理解をもとめて．小児看護，6：70-76，1983.
7) 浅倉次男：不治・難治性疾患児の心理特性とケア．看護のこころ患者のこころ；看護職をめざす人のための心理学，福村出版，東京，1999.
8) 浅倉次男：重症心身障害児の療育とQOL．重症心身障害児のトータルケア；新しい発達支援の方向性を求めて，へるす出版，東京，2006，pp. 38-44.
9) 三田勝己：ユニバーサルデザインについて．小児看護，24：1203-1209，2001.
10) 浅倉次男：QOLについて考える；重症心身障害・難治性進行性疾患の子ども達から教えてもらったQOL．山形県立保健医療大学公開講座報告集，2003.
11) 浅倉次男：小児慢性疾患収容病院における児童指導員の位置づけ；DMP病棟の現状より業務分析．看護と指導，1：45-47，1972.
12) 浅倉次男：筋ジストロフィー児の生活指導(1)；主として心理面の充実を図るために．障害児の診断と指導，5：28-33，1986.
13) 障害者自立支援法資料：厚生労働省社会援護局障害保健福祉部障害福祉課　両親の集い，日本重症心身障害児を守る会発行，第589号，2005，12月号．
14) 宮城県立こども病院：http://www.miyagi-children.or.jp/annai 02.html 2004.

● 浅倉次男 ●

ⅠⅤ 子どもの病気とこころ

難病をかかえた子どもの身体とこころ

はじめに

私が長くかかわってきた重症心身障害児および筋ジストロフィー児を例に，難病をかかえた子どもの身体とこころについて，日頃，考えていることを述べてみたい。現在のところ両疾患とも，根本的な治療法はない。したがって，私たちの役割は，疾患そのものは治せないとしても，その子どものQOLが少しでもよいものであるように援助することである。

問題は，QOLを客観的に評価することは困難であり，いつも「これでよいのだろうか」と迷わざるを得ないことである。子どもたちのことが，わかればわかるほどに，迷いは解決するどころか，さらに深まるのである。大切なことは，「子ども一人ひとりについて，自分が，この子どもだったらどうしたいか，どうしてほしいか」を常に考えることであろう。

1 重症心身障害児について思うこと

重度の知的障害と重度の肢体不自由を合併した児は，重症心身障害児とよばれている。重症心身障害児の障害の程度には，その子どもごとに差がある。従来，重症心身障害児の障害度を表すのに大島の分類がよく用いられてきた。近年，重症心身障害児の医療的ケアの必要度をスコア化することが鈴木らにより提案され[1]，このスコアが25点以上の重症心身障害児は超重症児，10〜24までの重症心身障害児は準超重症児とよばれるようになった(図1)。このスコアは，あくまでも医療的ケアの必要度を示すもの

呼吸管理	スコア
1. レスピレーター管理	=10
2. 気管内挿管，気管切開	=8
3. 鼻咽頭エアウエイ	=8
4. O₂吸入またはSaO₂90%以下が10%以上	=5
（インスピロンによる場合，加算）	(=3)
5. 1回/時間以上の頻回の吸引	=8
（または6回/日以上の吸引）	(=3)
6. ネブライザー常時使用	=5
（またはネブライザー3回/日以上使用）	(=3)

食事機能

1. IVH	=10
2. 経管，経口全介助	=5
（胃腸瘻，十二指腸チューブなどを含める）	

消化器症状の有無

姿勢抑制，手術などにもかかわらず内服薬で抑制できないコーヒー様の嘔吐	=5

他の項目

1. 血液透析	=10
2. 定期導尿（3回/日以上），人工肛門	=5
3. 体位変換（全介助）6回/日以上	=3
4. 過緊張により3回/週以上の臨時薬を要するもの	=3

運動機能は坐位までの重症心身障害児で，スコアの合計が6カ月以上，25点以上を超重症児とする
（スコアが10〜24の重症心身障害児は，準超重症児とする）

（文献[1]より引用）

図1 超重症児スコア

4′	4	コミュニケーションの成立
3′	3	刺激に対する意識的反応あり
2′	2	覚醒と睡眠の区別可
1′	1	昏睡
10～24点	25点以上	脳機能障害 / 介護スコア

横軸には超重症児の定義に用いられる超重症児スコアをとった
縦軸には脳機能障害を表す指標となるものをとることにし，意識障害（睡眠と覚醒の判別の可否），聴覚，視覚ないし触覚刺激に対する反応，なんらかのコミュニケーション成立の可否を取り上げた

（文献[2]より引用）

図2 超重症児の分類

であり，必ずしも脳障害の重症度と並行するものではない。すなわち，超重症児のなかにも，なんらかの手段で，われわれとコミュニケーションが可能な児から，われわれの働きかけに関して，なんの反応もみられない児まで存在する。

私は，超重症児をその脳障害の程度から図2のように分類することを提案した[2]。意識状態が低下し，外見的には，眠っているのか覚醒しているのかの区別がつかない昏睡ないし半昏睡状態を最重度とした。この分類で最重度の「1」に相当する事例をここに示す。

6歳男児．新生児期の低酸素性虚血性脳症のため広汎な脳障害をきたしNICUに入院していたが，2歳のとき，われわれの重症心身障害児病棟に移ってきた。自発呼吸がなく，呼吸は完全に人工呼吸器に依存している。覚醒と睡眠の区別がつかず自発運動もみられない。顔面神経麻痺による閉眼障害のため，両眼とも角膜混濁がみられ失明している。聴覚刺激にも，まったく反応がみられない。採血などの痛み刺激は少し感じるようで，四肢をわずかに動かす。食物や水を口から摂取できないため，経管栄養がなされている。現在6歳になるが，ほぼ4年間，同じこの状態で経過している。身体は大きく成長しているが，精神運動面の発達はまったくみられていない。近年の新生児医療の進歩により，過去にはとうてい生存し得なかったような新生児の生命も救われるようになったが，それに伴い，このような超重症児が増加しつつある。

このような子どもたちに，われわれは，どうかかわっていくべきだろうか。まず問題となるのは，この児は常に眠っているようであり，覚醒と睡眠の区別がつかないことである。言い換えれば意識レベルが常に低下しており，昏睡ないし半昏睡の状態にあることである。意識は，脳幹網様体が感覚刺激を受けて，大脳皮質を賦活することにより保たれるという。意識がないのは，このシステムが機能していないということである。このような状態にある人間になんらかの働きかけを行い，なんらかの反応を期待すること自体が間違っているのではないだろうか。そっと眠っていてもらうのが一番よいのかもしれない。しかし，そう断言するだけの自信もなく，迷ってしまうのである。

そもそも反応がないとは，①感覚刺激が脳に入力されないか，②運動出力系の障害のために反応としての運動が現れないか，③その両者か，である。問題となるのは，感覚刺激は脳に伝えられてはいるが，運動出力系の障害のためまったく反応できず，反応のない児とされてしまうことであろう。この児にその可能性がないと断言できるだろうか。この児は，この児なりに感覚刺激を脳に入力しており，この児なりの内的世界が存在する可能性はないだろうか。こう考えると，覚醒と睡眠の区別もない超重症児に，なんらかの感覚刺激を与えることに意味がないと断言はできなくなる。

結局，このような超重症児のためにすべきことは，次の二点ではないかと思うようになった。①まず呼吸管理や栄養管理などについて確かな医療を行い，生命を保証すること。②誰も知り得ないこの児の内的世界が存在するとして，普通の児に対するのと同様に話しかけたり，抱っこしたりしてあげること。しかし，その児が何か反応を示してくれることは期待しないこと。どうしても反応を期待するならば，もし，この児が反応を示すとすれば，それはいかなるものであるかを観察し，見つけだす努力をすること。

このような最重度の子どもたちは，気管切開がなされたり，人工呼吸器が装着されたり，胃瘻が造設されたりと，多くの積極的医療的な処置がなされて，その結果，命をながらえている場合がほとんどであ

る。問題になるのは，そのような処置がなされたことが，よかったか否かということである。将来的に寝たきりの超重症児となる可能性が高ければ，積極的救命措置をとること自体が誤りではないか，と言う人もいる。しかし，この考えを認めれば，超重症児の存在自体を否定することになってしまう。彼らには生きる意味がないということになる。それでは，生きる意味とは何か。話は難しくなって，ここでは論じきれなくなる。

重症心身障害児に対する積極的延命手段として，気管切開，気管喉頭分離術，胃瘻造設術などの処置が，近年かなり積極的に勧められる傾向にある。20年前と比較すると隔世の感がある。そこには，この子たちの命を救おうとする親や主治医の熱意と，医療技術の進歩がある。しかし，意識がなく，自発運動もなく，呼吸器を装着されて生きている子どもたちを前にすると，何か不自然さや割り切れなさを感じてしまう。

次に，意識のはっきりしている（少なくとも睡眠と覚醒の区別の可能な）重症心身障害児や超重症児に対して，われわれは，どうかかわるべきかを考えてみたい。「どんな重度の障害児であっても，熱心にかかわれば，それなりの進歩が期待できる」と言う人がいる。確かに，両親や養護学校教師などの情熱を傾けた指導により，われわれ医師の予測をはるかに超えた進歩がみられる例がある。しかし，この逆で何年にもわたり一生懸命かかわってきたのに，その成果が目に見えてこないこともある。かかわる側は達成感が得られず，焦燥感や無力感にさいなまれることになるかもしれない。子どもの側からみれば，達成不能な目標を勝手に設定され，働きかけられるとすれば，かなりのストレスとなろう。

重症心身障害児とかかわる場合，彼らの発達なり進歩が必ずしも得られなくても，それでよいのではないか，と私は考えている。大切なのは，彼らが自分以外の人と触れ合いをもつということである。他人と触れ合うことに喜びを感じて，笑顔でそれを表現してくれれば最高である。笑顔が出なくても心のなかで喜びを感じてくれれば，それでよい。

では，その子にとって他人と触れ合うことが苦痛である場合は，どう考えるべきであろうか。人間がこの世に生まれてきたからには，多くの人と触れ合うことなしには生きていけないのであり，他人と触れ合うことの苦痛を感じたとすれば，それなりの人生経験をしたという意味で，大いに意義のあることである。彼らと触れ合いをもつこと自体に意味があるのであり，発達とか進歩はむしろ，それに伴う二義的なものと考えるべきと私は思う（重症心身障害児にかかわる現場の先生方や，特殊教育の専門家からは，かなり反論があるかもしれないが）。

重症心身障害児の発達を促すものとして，多種多様な○○療法といわれるものがある。音楽療法，ムーブメント療法，アニマル療法，アロマ療法，等々である。これらの有効性をいかにして判断するかが問題である。私は，少なくとも重症心身障害児に関する限り，「療法」という語を用いることには問題ありと考えている。例えば，集団での音楽療法とかムーブメント療法などのビデオを見ると，笑顔の重症心身障害児が映っている。これらの○○療法といわれるものが，重症心身障害児のレクリエーションに有用であることは確かであろう。しかし，そのことと，治療的効果があるということはイコールではない。

重症心身障害児を症状に差のないように治療群と非治療群に分け，治療群で統計的に有意な，なにがしかの効果が確認されなければ○○療法は有効とは断定できないはずである。重症心身障害児に関する限り，本当の意味での治療効果が証明されたものがあるのだろうか。○○療法の家元のような先生方もおられるが，彼らは治療法の有効性というものをどう認識しているのだろうか。重症心身障害児にかかわるのに○○療法について勉強するのはよいのだが，その絶対的な信奉者にはならないでほしいと私は願う。その子，その子に合った，いろいろなかかわり方があるはずであり，試行錯誤のなかからでなければ，本当によいものは得られないのではないだろうか。

2 筋ジストロフィー児について思うこと

デュシャンヌ型進行性筋ジストロフィーは，男子出生4,000人に1人ぐらいの頻度で出現するといわれており，筋ジストロフィーのなかでは，もっとも頻度の高いものである。幼児期に発症し，小学校の

2～6年生ぐらいで歩行不能となり，やがて呼吸筋力も低下し，20歳前より呼吸不全となる。なかには，心筋障害のため15歳頃より心不全をきたすこともある。人工呼吸器装着などにより，かつては成人を迎えるのは困難といわれた本疾患患者の寿命は近年かなり延びている。しかし，根本的治療法はまだない。

この子たちが6歳になると，まず問題になるのが「学校をどうするか」である。教育委員会の就学指導で，すぐに「肢体不自由児」とか「病弱児」とかのレッテルを貼られ，養護学校への入学を指導される場合がある。ノーマライゼイションという理念が叫ばれるようになって久しい。しかし，この現実をみると障害児の指導をする立場の人自身が，残念ながら，この理念を理解できていないのではないかと思うこともある。

小学1年の頃は，まだ歩行可能な子がほとんどであり，その子たちが地域の小学校ではなく，遠く離れた養護学校へ入学したほうがよいという指導が，なぜ出てくるのだろうか。少なくとも障害が著しく重度でなければ，地域の小学校に入学することが，その児にとっても，その同級生となる子どもたちにとっても，よいのではないだろうか。すなわち，子どもの頃から「人間社会には障害をもつ人が存在すること。皆が助け合わなければいけないこと」を学ぶべきだからである。

小学校入学後しばらくすると，階段が上れない，和式トイレを使用できない，といった問題が必ず出てくるようになる。さらに病気が進行して車椅子移動となれば，これはさらに深刻な問題となる。筋ジストロフィー児が地域の学校で学校生活を送るには，この階段とトイレの問題が解決される必要がある。階段の問題はエレベーターを設置することで解決できるが，かなりの費用がかかるため，実現できないことがほとんどである。もっと簡易な階段昇降機を設置して対応している学校も多い。トイレは車椅子で入れる洋式トイレが，どうしても必要になる。

よく学校の先生から，「この子どもは，できるなら頑張って階段を上らせるようにしたほうがよいのでしょうか」という質問を受ける。手すりにしがみつくようにしながら，5分以上もかけて階段を上る「訓練」をやらされている例もあった。子ども本人が自ら希望してやっているならいざ知らず，筋力低下が進行すればできなくなる，とわかっていることを訓練する意味はあるのだろうか。できないことを無理にやらせるより，できることに積極的に取り組むよう指導すべきであろう。

小学校も高学年から，さらに中学生となると，身の回りのことを自分でやることは，さらに難しくなり，多くの介助が必要になる。小学校低学年の頃とは異なり身体も大きくなるので，介助する側も，される側も大変になる。普通学校で頑張っていくか，同じような障害をもった仲間のいる養護学校を選ぶかは，この時期に決断したらよいだろう。普通学校にも養護学校にも，それぞれ長所・短所があり一概には決められないが，生き生きとした学校生活を送るには，その児にとって，どちらがよいかで判断すべきであろう。

さて昔から議論され，決着のついていない問題は，「筋ジストロフィーの子どもへの病気の説明は，いつ，誰がするか」である。「子どもが15歳になったら，病気の予後も含めて一人ひとりに説明するのがよい」と語った医師もいた。しかし，通常なら前途洋々であるはずの15歳の少年に，彼が尋ねもしないのに病気進行の予測について説明するのが正しいことであろうか。知る権利は保証されるべきだが，知らない権利も同様に保証されなければいけないのではないか。

私は，尋ねられたことには正直に事実を話すべきだし，人工呼吸器の装着といったような医療的処置に関しては，十分な説明と患児の同意が必要と思う。しかし，呼吸機能がまだ維持されている15歳の少年に，「君は，まもなく呼吸ができなくなるので呼吸器が必要になるよ」と敢えて話すだけの信念も勇気もない。何年か後に迫りくる呼吸不全や心不全を意識しながら生活するのと，実際に，それが現実のものとなるまで意識しないで暮らすのと，どちらがQOLが高い状態だろうか。

筋ジストロフィー児が車椅子生活となり数年すると，脊柱の変形が出現し，1年も経過しないうちに急速に進行することがある。進行すると車椅子で坐位姿勢を保つことができなくなり，寝たきりの生活にならざるを得ない。また，脊柱の変形により胸郭が変形すれば，呼吸機能にも悪影響を及ぼさざるを得ない。これを避けるため，脊椎骨を金属の棒で仙

骨から上部胸椎まで固定してしまう脊柱固定術という手術が行われるようになった。この手術は、欧米ではかなり以前から行われていたらしいが、近年、わが国でも行われるようになり、これを勧める医師が多くなっている。

この手術により呼吸機能が改善し、数年間の延命効果があるという報告もある[3]。延命効果があると言われれば、誰でも受けたほうがよいと判断するだろう。しかし一方では、この手術は坐位の安定はもたらすが、呼吸機能を改善することはないし、延命効果もないとする報告もある[4]。手術を無事終了した児をみると、確かに背筋が真っすぐになり車椅子坐位姿勢は劇的に改善している。しかし、背中に金属棒が入っているので案山子のようになり、上体を曲げたり回旋させたりすることはできない。何か不自然である。この手術を患者に積極的に勧めるべきだろうか。

私がためらうのは、この手術はかなりの大手術であり、そして筋ジストロフィーそのものの治療にはならず、病気は進行を続けるからである。この手術が筋ジストロフィー児のQOLを改善するにしても、それは一時的なものであり、長期的にはどんな意味があるのであろうか。手術をしなくても、車椅子の工夫や、コルセットの装着で、脊柱変形の進行を阻止できないだろうか。

近年、この手術が推奨される傾向にあり、それに異議を唱える人は少ない。しかし、多くの患者の最期を見てきた私は、なにか釈然としないものを感じている。これは、ほんの1例であるが、QOLを高める処置とされているものが、本当にそうなのか否か、時には疑ってみることも必要であろう。

文 献

1) 鈴木康之, 田角勝, 山田美智子：超重度障害児(超重症児)の定義とその課題. 小児保健研究, 54：406-410, 1995.
2) 大村清：超重症児の重症度分類に関する研究. 厚生労働省, 国立病院・療養所共同研究, 重症心身障害情報ネットワークシステムの開発・管理と超重症児(者)のケアシステムに関する研究 平成13年度研究報告書, 2002.
3) Galasko, C. S. B., Delaney, C. and Morris, P.：Spinal stabilization in Duchenne muscular dystrophy. J. Bone Joint Surg., 748：210-214, 1992.
4) Kennedy, J. D., Staples, A. J., Brook, P. D., et al.：Effect of spinal surgery on lung function in Duchenne muscular dystrophy. Thorax, 50：1173-1178, 1995.

● 大村 清 ●

Ⅳ 子どもの病気とこころ

急性期疾患を病んでいる児のこころ
手術目的で入院した子どもへの援助

はじめに

「頭が痛い」,「おなかが痛い」,「フラフラして,まっすぐ歩けない」など,さまざまな症状を主訴に子どもは家族とともに病院を訪れる。子どもは,病院へ行ったら治ると思いながら,今までに経験したことのない検査・処置などを受ける。そして,すぐに治ると思っていたにもかかわらず,来院当日もしくは来院後まもなく,予期していなかった手術を受けるために入院となる。

子どもにとって入院は,見知らぬ環境におかれる不安,家族・社会との分離,見知らぬおとな(医療従事者)との出会い,さまざまな経験や行動制限,能動的な行動の抑制が起こる。この過程で起こる身体的・精神的出来事は子どもにとって大きなストレスであり,また,家族にとっても大きなストレスである。子ども・家族が,検査・処置・手術を納得・同意し,主体的に受けられるよう援助していくことが必要である。

本稿では,この手術目的で入院した子ども・家族を身体的・精神的側面で捉え,検査・処置・手術に子どもと家族が主体的に取り組んでいけるよう,さまざまな過程での看護について述べる。

1 手術が決定し,入院するまでのかかわり

さまざまな症状を主訴に訪れた子どもは,医師の診察を受ける。子どもの年齢や発達段階で異なるが,子どもは,「先生に診てもらったら,お薬をもらって家に帰る。家に帰ったら,もらったお薬を飲めば

表1 マシューズらによる医療分野におけるプレパレーションの方法

1) 情報提供
　①検査や処置の手順の説明
　②子どもが体験する感覚の説明
　③子どもがとるべき行動の説明
　④検査や処置の必要性についての説明
2) モデリング(成功の代理体験)
3) 対処行動の促進
　①気晴らしや気分転換
　②リラックスさせる
　③自己選択肢の提示
　④支持の探索など

(文献[1]より引用)

治る」と思っていることが多い。家族は,子どもに今,何が起こっているのだろうと不安な気持ちで受診している。症状に合わせ,受ける検査は子どもにとっても,また,家族にとっても初めての経験であることが多い。家族の不安が大きければ大きいほど,子どもの不安も大きくなる。

短時間のなかで受ける検査・処置は外来の場面であっても,子どもの発達段階に応じて,検査物品,手順,痛みの有無,子どもに協力してほしいこと,検査・処置の必要性などについて説明をする。これがマシューズらによる医療分野におけるプレパレーションの方法の「情報提供」[1](表1)である。子どもに検査・処置について説明することは,子どもの恐怖感を少なくし,主体的に検査を受けられるようになるだけではなく,子どもの気持ちを引き出すことへとつながる。

また,子どもへの説明は,家族も一緒に内容を聴

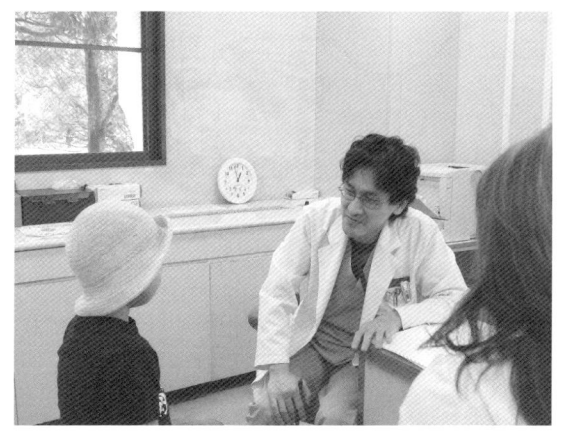

写真1 手術についての情報提供

けるよう配慮する。家族自身も，子どもへの説明内容を聴くことで不安を和らげることができる。検査・処置の終了時には必ず，子どもが主体的に取り組めたことを褒め，子ども・家族にフィードバックしていく。フィードバックすることが，次に受ける検査・処置への自信へとつながり，さらに主体的に取り組めるようになる。

　検査終了後，検査結果が説明され，手術が決定していく過程では子ども以上に家族は動揺し，子ども自身の心理的変化まで考えられない状態に至っていることが多い。子どもも家族の動揺を感じ取り，不安に陥る。子どもが主体的に手術を受けられるようになるために，医療者は協力して，手術についての情報提供（手術の必要性，入院期間など）を子ども自身に行っていく（写真1）。

2 入院から手術までの子どもと家族へのかかわり

　手術を受ける際に大切なことは，子どもの年齢や発達段階に応じて，こころの準備ができるように援助することである。子どもは知らないことに対して，さまざまな想像をめぐらし，不安に陥ることがある。このような状況を少しでも改善し，手術に対する恐怖感を少なくし，子ども自身が主体的に治療に参加できるようにかかわっていくことが重要である。治療に関する専門的なことを含め，幼児期後期（5～6歳）以降の子どもに対しては，子ども自身にわかりやすく説明し，子どもの気持ちを引き出しながら，理解・納得を得ると，子どもが主体的に手術に立ち向かっていくことができるようになる。

　また，子どもの発達段階によっては「時間の流れ」を理解することができないために不安に陥る場合もある。「時（とき）」を理解できない子どもには生活の流れと併せて，「これが終わったら，次はこれ」と順番を示すことで不安を和らげることができる。プレパレーションツールのひとつである「子どもマップ」（図1）は，子どもが時間の流れを理解でき，次の目標を明確にすることができる。子どもが主体的に検査・処置・手術に取り組むことができるようになる方法のひとつとして有効である。

　さらに看護師は，ひとつの処置に対しても，いくつかの選択肢を提供し，家族を含めて子どもと相談し，その方法を決定していく。

　例えば採血の検査で，一人で座って行うのか，抱っこしてもらって行うのか，または動かないでできる自信がなければ，横になり，動かぬよう看護師に手伝ってもらって行うのか，子どもに採血を行う方法をいくつか提案し，選択権は子ども自身にあることを伝える。子ども自身が，いくつかある選択肢を理解し，選択肢のなかから決定していくことは，検査を受けることを納得でき，頑張ろうとする力を引き出すことができる。しかし，子どもによっては，理解したり決定したりできないこともあるが，医療者の都合で一方的に進めてはならない。

　子どもが手術を受けるまでの準備の期間，同時に必要な看護師の役割は，家族への働きかけである。子ども以上に病状や手術とそれに伴う予後に対して不安を感じていたり，時には自責の念にかられている。このような家族をもっとも間近で見ているのも子ども自身である。子どもは，家族がこのような状態になったのは自分のせいであると思い込んで，不安に陥ることもある。子どもが不安に陥らないためにも，家族に対し，その思いを共感し，家族が必要としている情報を家族とともに整理し，情報提供していく。

　また，プライマリーナースは，術前・術後をとおして可能な限り，動揺している家族の気持ちを受け止め，表出できるようにかかわる。そのようなかかわりが自己決定を支える援助であり，家族は子ど

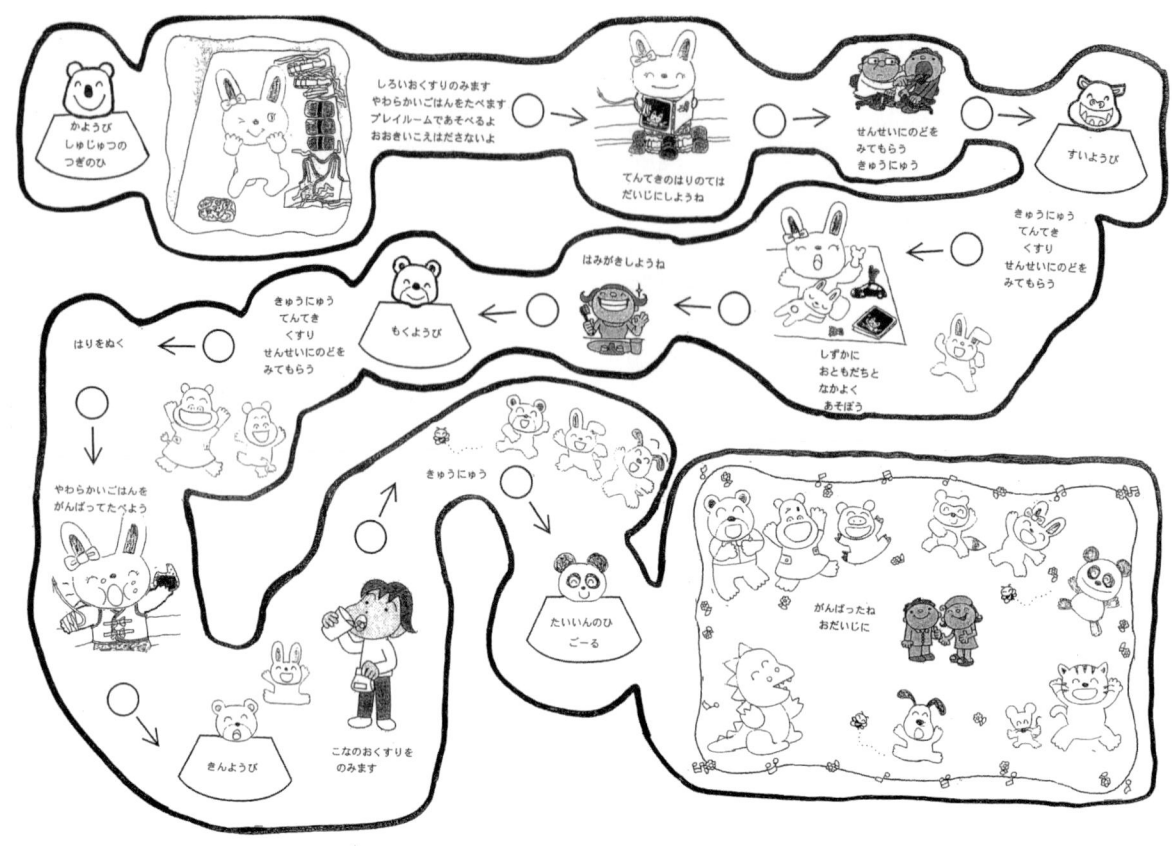

(埼玉県立小児医療センター耳鼻科)

図1 子どもマップ

のために選択ができるようになる。
　当病棟では，子どもと家族が周術期のイメージをできるだけ具体的にもてるように，次のことを実施している。
　(1) 病棟看護師が，手術を受けるまでのスケジュールについてオリエンテーション用紙を用いて説明する。また，プレパレーションツール（子どもマップ，メディカルプレイ用具），モデリング（「ビデオやスライドなどによって，同じ処置や検査を受けている患者を観察し，追体験を促す方法」[2]）を用いて，「子どもや親の対処能力（頑張ろうとする意欲）を引き出すような環境および機会」[3]を与えている（図1，**写真2**）。
　(2) 麻酔科医の回診と，手術室看護師による手術オリエンテーションを実施する。実際に使用する麻酔導入時のマスクを持参し，顔にマスクを当てる，手術室の様子を見せるなど，物品に触れ，恐怖感の軽減に努める（手術や麻酔に対する不安は，このときに質問してもらう）（**写真3**）。
　(3) 手術後にICU入室が予定されている場合は，ICU見学とオリエンテーションを実施する。ICU見学は，術前に子どもと家族にICUの環境を知ってもらい，手術に対する心構えをもってもらうことを目的としている。
　また，子どもに対する説明は，ICU入室中の状況を次の三点を中心にマシューズ（Mathews, A.）らの医療分野におけるプレパレーションの方法に基づいて行っている。

①子どもが体験する感覚の説明：手術後は，たくさんの点滴やモニターなどの医療機器が装着されているが，これらは痛みがないこと。
②子どもがとるべき行動の説明：ICUには看護師がいつでもいることや，痛いときや寂しいときは，いつでも教えてほしいこと。

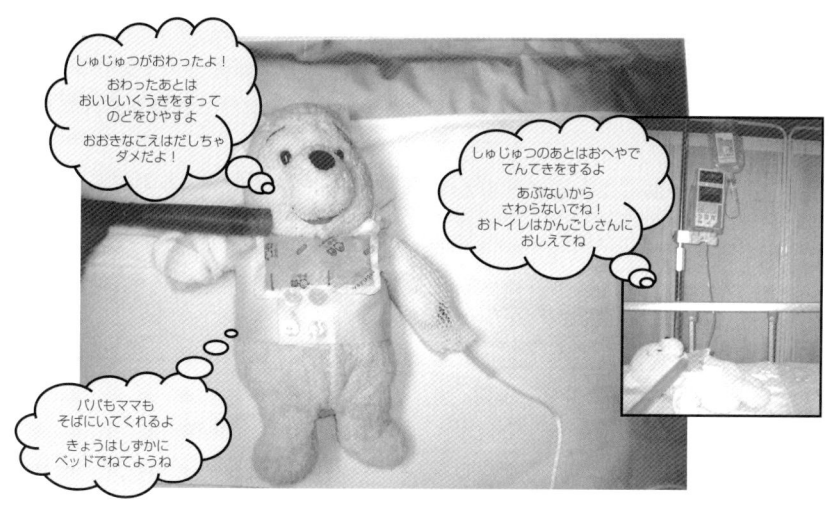

急性期疾患を病んでいる児のこころ；手術目的で入院した子どもへの援助

写真2 メディカルプレイ用具

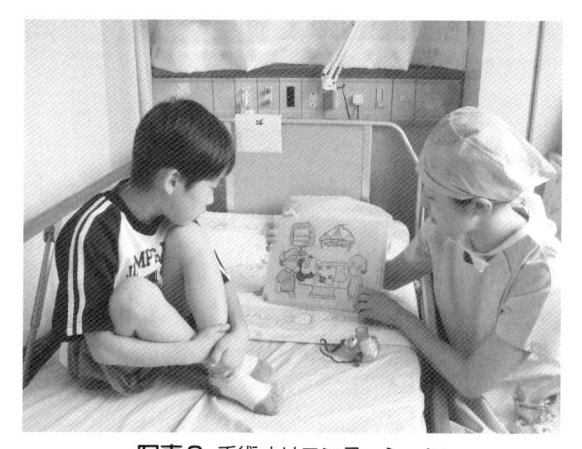

写真3 手術オリエンテーション

③対処行動の促進：好きなおもちゃ・本・ビデオや，本人が大切にしているものを持ってきてよいこと。そして，ICUに入室している期間は，できる限り短くなるように考えていることなど，子どもが理解できるように説明し，子ども自身が少しでも安心して手術に立ち向かっていけるようにかかわっていく。ICU見学により新たに生じた不安に対しては十分に受け止め，正しい情報を提供して，説明と納得・同意を得ていく。

3 手術後の子どもと家族へのかかわり

ICUもしくは病棟に帰室後，麻酔から覚めたと

きには，ほとんどの子どもが四肢を抑制され，点滴・ドレーン・モニターなどが装着されている。周囲には医師と看護師だけで，家族がいない状況は，子どもにとって大きな不安や恐怖となり，幼児では，泣く・暴れるなどの行動をとることが多い。さらに学童では，身体の痛みやこころの恐怖・不安が強くなり，気分の昂揚・抑圧・後退により，攻撃的になる，抵抗・拒否をするなど，さまざまな形で苦痛を表現してくる。

これらの苦痛の表現は，医療者に対する子どもなりの「助けてほしい」というサインである。看護師は子どもの表現や行動を観察し，コミュニケーションの糸口をつかみ，働きかけていく。例えば，乳幼児が手術後に啼泣しているときなどは，それが痛みによるものか，寂しさからなのか，恐怖感によるものか，見きわめることができれば，それぞれの状態に合わせて対応することができる。子どもの状態を見きわめるためには，いつも子どもの側にいて日常の様子を知っている家族とともに様子を観察し，その行動を受け止めていくと，家族も，子どものケアに参加することができたと実感できる。

子どもの痛みを知ることは難しいが，好きなおもちゃがあって家族がいても泣き続けているときは，子どもの様子を観察し，創部の状態や術後の経過を踏まえ，痛みに対し適切な時期に，医師の指示のもと鎮痛薬を投与する。また，子どもに対してタッチングや抱っこ，遊びをとおして，苦痛が軽減できる

Ⅳ 子どもの病気とこころ

よう援助していく。家族と離れ，不安が強くなる子どもに対しては，家族の面会や付き添いが早い時期にできるよう配慮する。

当病棟では術前，観察目的のため，ICUや部屋移動，同室内でのベッド移動があることを子どもたちに説明している。術後，同室内であるがベッド移動が必要となった子どもに，術前から，ベッド移動をすることを話していた。同室内での移動のため部屋の子どもたちも一緒だし，問題ないだろうと私たち看護師は考えていた。しかし，手術室から帰室後，患児は激しく身体をバタバタさせ抵抗を示した。家族から，「窓の外を見て，私たちが来るのを確認していたから，それで窓の外が見えなくなってしまったから，いやだったみたいです」との話があった。子どものこころのなかでの家族との分離不安が増強したための行動であった。術前にいたベッドの位置からは駐車場を見下ろすことができた。子どもは入院当日から，駐車場に家族の車が来る，家族の姿が見えることで，入院という環境の変化に対応していたのだった。私たち医療者は，子どもがそのような状況で環境適応していこうとしていたことを把握していなかった。

この事例から，私たち看護師は，術前から家族とも十分にコミュニケーションを図り，子どもの考えていることをできるだけ把握し，気持ちを表出・引き出していくこと，子どもの不安を増強させる要因をできる限り少なくしていくことの必要性を学んだ。

術後の家族には，医師から術後の説明がスムーズに行われ，現在の状況を理解してもらい，安心して子どもとかかわれるようにする。家族は，医師からの説明を聴いても内容を十分に受け止められないこともあるので，看護師は，必要時には説明の補足を行い，理解の確認をすることが大切である。また，看護師と家族は，手術が終わり麻酔から覚醒した子どもに対し，手術をよく頑張ったことを褒め，励ますことを忘れてはならない。

4 事例紹介

ここでは，手術を受けた幼児後期の子どもとのか

かわりについて，プレパレーションの方法である3つの方法（情報提供・モデリング・対処行動の促進）すべてを活用し，成果をあげた事例を紹介する。

A 事　例

患　児：Aちゃん，女児，幼児後期。
　　　　Bちゃん，女児，幼児後期。
病　名：Aちゃん・Bちゃんともに，両扁桃肥大，アデノイド増殖症。

B 術前の経過

繰り返す発熱のために，手術目的で当施設を紹介されたAちゃん・Bちゃんは耳鼻科外来を受診し，医師より手術の必要性の説明を受け，子ども・家族ともに納得・同意し，入院当日，外来に来た。外来で入院前の感染症の有無などの確認をするため待っている間に，お互いに本日入院であること，病気も同じであることを子ども・家族ともに気づき，病棟に入ってきたときには二人で手をつなぎ，笑顔で入院してきた。

入院直後，子ども・家族から，同じ部屋でベッドも隣同士がいいとの希望があり，当初のベッド配置の予定を変更し，隣同士のベッド配置とした。入院のオリエンテーション，手術のオリエンテーションは可能な範囲で一緒に行った。オリエンテーション用紙を一緒に見る，プレパレーションツール・子どもマップも一緒に説明する，メディカルプレイも一緒に行う，などを実施した。

入院当日，子どもたちは寝る前に子どもマップを看護師に見せ，「今日，入院して，先生のお話聴いたよ。ここまで頑張ったから，これに貼るシールちょうだい」と言ってきた。看護師は，子どもマップには子どもに色を塗ってもらおうと考えていたが，子どもたちが今日1日，頑張ったことを褒め，手元にあったシールを手渡した。子どもたちはシールを貼り，明日受ける手術のためにベッドに入り，眠った。

C 手術当日

「Aちゃんが先に手術するんでしょ。私はママと待っているね」とBちゃんは話し，Aちゃんは，「先に手術してくるね」と笑顔で話し，両家族にも笑顔がみられ，Aちゃんは手術室に向かった。Bちゃん

は，Aちゃんが帰室するのを見ずに出棟となった。

術直後はAちゃんもBちゃんも，酸素をいやがったり，点滴を触ったり，泣いてしまうこともなく，家族とともに静かに過ごすことができた。

D 術後1日目

Aちゃんも，Bちゃんも，喉の痛みのために言葉を話すことは少なかったが，子どもマップに添って内服・吸入もスムーズにでき，水分摂取もできた。食事は流動食から徐々に形態が硬くなっていくが，Aちゃんはスムーズに摂取することができた。Bちゃんは，柔らかい形態を好まなかったことや喉の痛みのために，なかなか摂取することができなかったが，Aちゃんからの励ましの言葉や，医療者・家族からの励ましの言葉，Aちゃんが子どもマップにシールを貼ってもらうのを見て，少しずつ摂取することができた。そして，Bちゃんもシールを貼ることができた。

E 術後2日目以降

Aちゃんも，Bちゃんも痛みがとれ，笑顔がみられ，内服・吸入・食事もスムーズに行えるようになった。家族にも笑顔がみられ，退院へと向かって主体的に取り組むことができた。

おわりに

子ども・家族にとって手術とは，予期せぬ，未知の出来事である。プレパレーションの実施・繰り返しの説明は，子どもの気持ちを引き出すことになり，主体的に検査・処置・手術を受けることへとつながる。子ども・家族が納得・同意して検査・処置・手術を受けられるように努めていきたい。また，苦痛を最小限にするために，確実な看護技術も必要不可欠である。

術後の子どもの回復過程では痛みを伴うが，痛みを軽減して自ら身体を動かすことができる，排泄が自分でできる，食事を摂取することができる，などの段階がある。それらを乗り越えるごとに子どもは，子ども自身でも元気になったと感じる。看護師と家族が手術を乗り越えた子どもの頑張りを認め，褒めて励ましてあげることが，子どもの自信や回復の喜びへとつながり，子どもを成長させていくこととなる。

文 献

1) 田代弘子：プレパレーション実施のポイント．及川郁子，田代弘子・編，病気の子どもへのプレパレーション，中央法規出版，東京，2007，p.11.
2) 前掲書1）p.12.
3) 田中恭子：プレパレーションの5段階について．小児看護，31：542，2008.
4) 高橋泉：手術を受ける子どもに対するインフォームド・コンセントとプリパレーション．小児看護，27：324-328，2004.

中田尚子

Ⅳ　子どもの病気とこころ

慢性疾患を病んでいる児のこころ
療養意欲の低下をどう向上させるか

はじめに

　あいち小児保健医療総合センター(以下，小児センター)が平成13(2001)年11月に第1期オープンしてから約7年が経過した。オープン当初入院していた児は，多くが退院し社会生活を送っている。当時の入院患児は小児センターへの入院以前にも長期に入院していた児が多く，家族関係や社会適応に困難をかかえている児もいる。また，約20年前に私が就職した当初，他院の小児科病棟で治療を受けていた児らは，思春期～青年期を迎えているが，原疾患は治癒したものの，治療の合併症により現在も小児科での通院治療が必要な人が少なくない。

　そのような患児の成長・発達過程を知るにつけ，慢性疾患が児とその家族の一生に与える影響がどれほど大きく，療養生活の送り方が子どもの自立していく過程を良くも悪くも左右することを実感している。そのなかでも，児と家族の発達課題を意識した支援の重要性を感じている。

　平成15(2003)年5月の第2期オープンで，それまでの混合病棟から内科病棟が独立してからの約1年の看護実践を振り返り，慢性疾患をかかえた児へのこころのケアについて述べる。当時の内科病棟には，急性疾患の患者のほかに，喘息，慢性腎疾患，慢性心疾患，免疫疾患，糖尿病などの慢性疾患をかかえる児が入院していた。高等部をもつ養護学校と併設されていることもあり，思春期の患者とのかかわりが多く，その繊細な時期にかかわることの責任の重さを実感した。

1　慢性疾患をかかえる児のおかれる状況

　慢性疾患とは，「難治性の疾患で年余にわたる長い経過をとり，長期間の治療や特別の養護を必要とする疾患をいう」[1]と田中は述べている。

　慢性疾患をかかえる児は，長期にわたり日々の生活に制限や苦痛を強いられている。それらは，①疾患そのものによるもの，②治療・検査によるもの，③生活の変化によるもの，の3種類に大別される。①②には身体的な苦痛に加え，成長・発達の遅れ，容姿の変化(低身長，脱毛)なども含まれる。③には学校を休む，薬を飲み続ける，運動や食事を制限される，入院する，などに加え，いつ悪化するかわからないという不安や恐怖をかかえている。これらは少なからず家族関係にも変化をきたす。

　近年，長期入院の弊害はよく知られるところとなり，慢性疾患の治療のための長期入院は必ずしも必要ではなくなっている。長期入院後の社会復帰や家族関係の再構築は非常に困難であるため，できるだけ社会・家族から離さないで治療を受けられるよう配慮するだけでなく，家族関係の維持や変化への適応をサポートしていくことが必要である。

　また，患児は慢性疾患をかかえたまま思春期(小学校高学年～高校生くらいまで)を通過しなければならず，進路選択，将来設計に疾患が大きく影響することもある。心身ともに変化が大きく，健康であっても精神的に不安定になる時期である。そのうえ，上記のようなストレスにも対応していかなければならず，入院中には多種多様な反応がみられる。

　そのなかで，療養意欲の低下と考えられる反応に

は、薬を飲まない、制限を守らない・守れない、病気について話したがらない、不機嫌、人や物にあたる、食事を摂らない、間違った方法を行う、などが考えられる。これらは、種々のストレスに対するネガティブな反応と受け止められる。

治療中にこれらの反応が起こることは、家族や医療関係者を困らせる以上に、本人の健康状態、社会生活への適応を損ねることにつながるため、ストレスは最大限取り除かなければならない。小児センターの腎臓科では、運動制限はせず（骨粗鬆症例は除く）、むしろ運動が骨粗鬆症・肥満の予防につながっている。食事も、腎不全症例以外では普通食を食べている。これらの生活上の制限の緩和により、患児・家族のQOLは確実に向上している。

しかし、取り除けないストレスのほうが多い現状では、心身の健康を守る手段のひとつとして、ストレスに対処する力を身に付ける必要がある。

亀岡は、レジリアンス（resilience）という概念を、「日本語の『回復力』または『弾性力』などに対応する言葉で、逆境やトラウマや悲劇的な出来事など、著しいストレスに直面したときに、なんとか適応していこうとするプロセスである」と説明し、「困難な状況にある子どもを援助する際には、子どもの力の弱さや不適切な反応および、周囲の環境の脆弱さばかりに注目するのではなく、むしろ、子どものもつレジリアンスに目を向け、それを支えていくことが重要である」と述べている[2]。言い換えれば、闘病生活は、必要なサポートが与えられれば、児の「レジリアンス」を高める機会となる。そして、看護師の役割として、児の「レジリアンス」を高めるよう児と家族を援助していくことが必要である。

2 ストレスコーピングの種類

心理学的には、ストレス（ストレッサー）に対する反応（ストレス反応）を低減しようとする試みのことを「コーピング」とよび、この言葉は、看護診断でも聞き慣れている。

岡安は、「中学生におけるコーピングの種類」を①積極的対処：直面している問題に直接働きかけることによって解決を図ろうとするもの、②サポート希求：周囲の誰かに情緒的・情報的・実体的な援助を求める、③逃避・回避的対処：問題を解決することから当面逃れることによって、ストレス反応を緩和しようとする、と説明し、「問題の解決が困難である場合には、過度に積極的対処を行うとかえってストレス反応を高めてしまう」「積極的対処だけがストレスの緩和に有効なコーピングではない。積極的対処を行ってもなかなか問題が解決しない場合には、サポート希求や逃避・回避的対処を行ってみることも必要である」[3]と述べている。

このことは、疾患をかかえた児に対してだけではなく、看護師の対応についても同様のことがいえるのではないか。治療薬を飲まない、指導した生活上の制限が守れない、ということが起こると、ついつい看護師は、なんとかしようと叱ってみたり、いろいろな対策を試みたりするが、児にとって必要な「逃避的・回避的対処」であった場合、かえって児のストレスを高め、追い詰めてしまう。また、一生懸命看護計画を立て実行しても、効果が得られないと、看護師自身のストレスも高めることになる。

したがって、このような場合は、児の行動が何を意味しているのか、十分アセスメントする必要がある。そのうえで、例えば、薬剤の必要性が十分理解できていない、なぜ制限が必要なのか理解できていない、などが要因と考えられたときには、児に理解できるような指導を計画・実行する必要があるが、これまで医師や看護師の言うとおりにやってきたのに、調子が悪くなる一方で、やけを起こしているなどと考えられる場合には、児のつらい気持ちを一緒に受け止めるかかわりや、叱るのではなく、薬を飲まないなどの行動が児自身の体に与えている影響を心配していることを伝える、時には静かに見守ることが必要になる。

3 事例検討

以下に、小児センターの内科病棟に入院していた高校1年生（16歳）男児の例をあげ、われわれの取り組みを整理してみる。

Ⅳ 子どもの病気とこころ

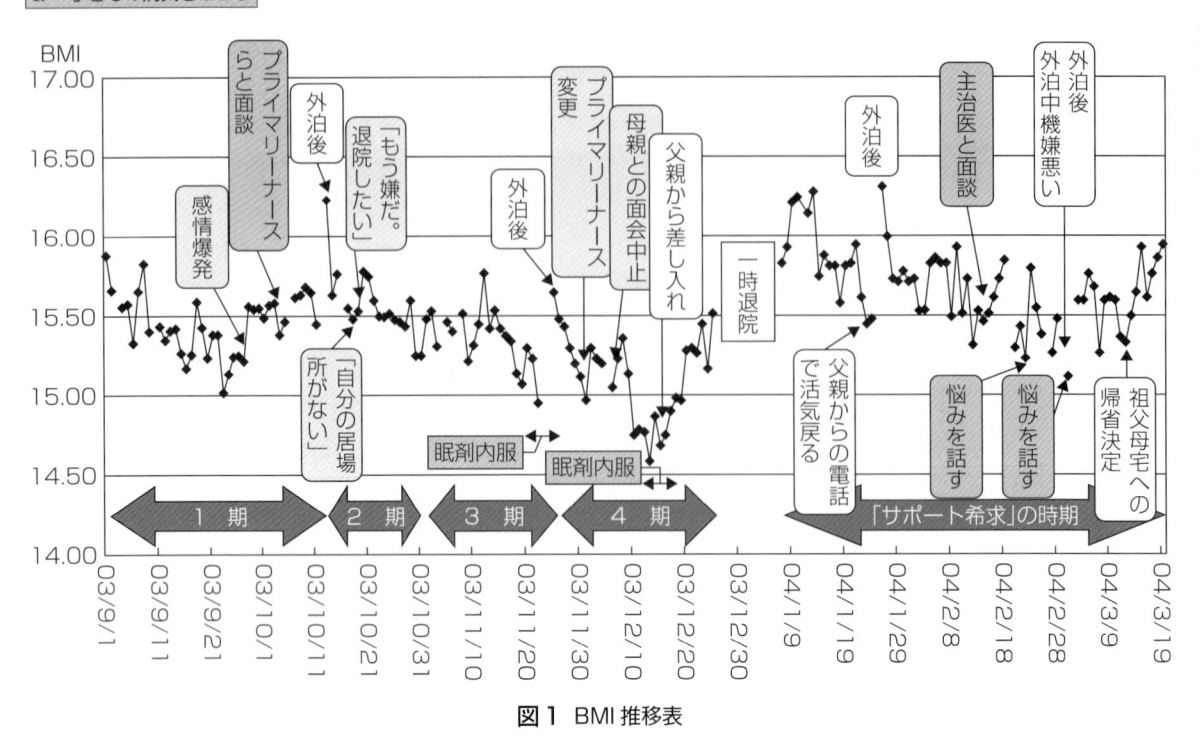

図1 BMI推移表

グラフ上の出来事（左から右へ）：
- 感情爆発
- プライマリーナースらと面談
- 外泊後
- 「もう嫌だ。退院したい」
- 「自分の居場所がない」
- 眠剤内服
- 外泊後
- プライマリーナース変更
- 母親との面会中止
- 眠剤内服
- 父親から差し入れ
- 一時退院
- 父親からの電話で活気戻る
- 外泊後
- 悩みを話す
- 主治医と面談
- 悩みを話す
- 外泊後 外泊中機嫌悪い
- 祖父母宅への帰省決定

期間区分：1期、2期、3期、4期、「サポート希求」の時期

A 事例紹介

この男児は，12歳で発症した拡張型心筋症で，平成15(2003)年3月に，センターと併設されている養護学校の高等部への通学を目的に県外から転院してきた。家族構成が複雑で，母親は児が5歳のときに離婚しており交流がない。父親は愛知県に出稼ぎに来ており，児は祖父母と弟と4人で生活していた。発症後は前医に入院し，院内学校へ通学していた。高校進学にあたり，祖父母宅周辺に適当な高校がないため，父親を頼って転院してきた。他県の施設に姉がおり，姉と父親は連絡をとっている。姉もセンターに面会に来ることがある。

治療は，利尿薬・心不全治療薬を内服している。生活面では，運動制限〔階段禁止，歩行は20分以内〕，水分出納管理〔蓄尿，飲水量自己管理(1000ml以下／日)，毎朝の体重測定〕を行っているが，蓄尿と摂取水分量の記入はできないことが多い。外泊中には運動制限も守れていない。この児のプライマリーナース2名(1人は新人のため，プリセプターナースと一緒に受け持っていた)が，方法を検討し何度も指導したが，効果は得られなかった。

B 経過

平成15(2003)年3月の初入院から1学期の間は，精神的な落ち込みを表現することなく，体重もほぼ安定していた。夏休み中は祖父母宅に帰省した。夏休み後，再入院してから精神的に落ち込むことが多くなり，それに伴い食事摂取量と体重が減少し，食事量と体重減少が精神状態と相関するようになった。再入院時のBMIは15.88であったが，12月には14.58まで減少した。心機能にも悪影響を及ぼしており，プライマリーナースはじめスタッフ一同が，食べようとしない彼に手をこまねいていた。

平成15(2003)年9月1日から平成16(2004)年3月までのBMIとトピックス的な出来事をグラフにする(図1)。この間の経過を考察する。

児は2学期の再入院以降，精神的な落ち込みを表現し始めた。これは，プライマリーナースをはじめ病棟スタッフとの関係が安定し，感情を表現できるようになったためと考えられる。しかし，われわれはこの時期に，蓄尿しない，水分表を記入していない，食事量が減少している，と身体的・行動的な問題に注目し，彼の逃避的・回避的対処を否定してしまった。9月26日には，新人のプライマリーナース

に対して感情の爆発を起こした。感情の爆発先は，彼が一番心を開けるナースであったと考えられる。筆者は病棟の教育担当として，このことをこの新人ナースに伝え，患児と話し合う機会をもてるよう援助することで，彼女のバーンアウト，彼との関係の悪化を防ぐよう試みた。

　この頃，父親に対する感情表出も増え，「外泊しない」「面会に来るな」など，拒否的な発言で甘えたい感情を表現し始めた。父親は言葉どおりに受け取り行動するため，彼の欲求は満たされず，父親との関係が疎遠になりつつあった。彼は機嫌のよいときには，看護師に対して赤ちゃん言葉で甘えてみたり，手をつなぐ，膝枕など身体的な接触を欲したりした。これらは，幼児期から母親の養育を受けておらず，甘えたい欲求が十分満たされてこなかった反動による行動と考えられた。

　一方，父親は出稼ぎで一人暮らしをしていたところへ高校生の息子がやってきたのだから，彼の甘えたい欲求を理解できなくて当然だと，われわれは考え，父親と患児との関係を改善する必要を感じた。児への面会や外泊の受け入れが減ってきた父親に対し，スタッフは児を思うあまり良い印象をもてず，来院時には，つい注文ばかり言っていることも父親の足をセンターから遠ざけているとも考えられたため，父親とは，積極的・肯定的にコミュニケーションをとるように心がけ，父親の面会や電話により児の調子がよくなることを強調し，父親の行動を褒めるようにした。児には，父親が児を気遣っている行動を必ず伝えるようにした。

　児は，転院して来るときに，少なからず父親との関係について北海道の生活では叶えられなかった希望をもっていたと考えられる。しかし，ナースが父親に言っていた注文を聞いたり，父親が入院費を滞納していることを知ったりしたことで，彼の父親に対するイメージはくずれ始めていたのではないだろうか。このことが「自分の居場所がない」「退院したい」という言動につながったと考えられる。

　ナースの対応が，父親に対して肯定的に変化したことで，児の父親に対するイメージも少なからず肯定化されたと考える。実際にナースが肯定的なコミュニケーションをとっているときには，父親の反応は良好で受け入れがよかった。11月末には，児の食生活に関心をもっていただくため栄養士による栄養指導を計画し，指導を受けてもらうことができた。

　しかし，児の心機能は11月から悪化傾向にあり，胸痛・倦怠感・ふらつきを訴えるようになった。身体症状の悪化に不安も増したのか，食事・睡眠とも十分にとれていなかったため一時的に眠剤が与薬された。薬剤により睡眠が確保されたことと，外泊での気分転換に加え暴飲暴食によりBMIは15.0台を維持していたが，12月にプライマリーナースの一人がチーム交代したことと，母親との面会の話が浮上した直後に中止になったことで，ますます食事を摂らなくなり，急激に体重減少した。

　この間，プライマリーナースは児とのコミュニケーションの時間を増やし彼を支えようと対応していたが，効果は得られず悩んでいた。「彼の家庭環境は変えられるものではなく，いくら彼が母親を欲しても，その欲求が満たされることは難しい。急に父親の態度が変化することも難しい。今後，彼が生きていくうえで，彼を気遣い支えになってくれるのは，親だけではないことを実感させることができるよう，食事を強要するのではなく，食事を摂れていないことで，あなたの体調が悪くなることを心配しているのだと伝えていこう」と，プライマリーナースと話し合った。

　彼は，一対一でゆっくり話すことを望んでいたので，入眠援助を兼ね，消灯後，側に付き添うことを続けた。12月11日頃には表情も乏しくなり，12月12日から眠剤の内服を再開していたが，13日のBMIは14.58まで減少した。

　この間，父親とのコミュニケーションも継続しており，父親からは心配して何回か電話が入り，そのつど父親が心配していることを児に伝えるようにしていた。15日には，おにぎりを持って面会に来られ，それを嬉しそうに食べる姿を見て，父親も嬉しそうにしていた。この日を境に，食事を摂るようになり，眠剤も中止できた。父親の面会の効果が大きかったことを父親に伝え，父親の行動を強化できるよう働きかけた。父親も，それを聞いて嬉しそうにしていた。その後，BMIは15.5台まで回復し，冬休みには一時退院することができた。

　3学期は，相変わらず外泊中に暴飲暴食し，1～2日で2kg体重が上昇したり（しかし，父親が外泊

表1 援助役割

- 癒しの関係：雰囲気づくりをして癒しへの意欲を高める
- 痛みやひどい衰弱に直面した際，安楽にし，その人らしさを保つ
- 存在すること：患者とともにいる
- 患者が自分自身の回復の過程に参加し，コントロールすることを最大にする
- 痛みの種類を見きわめ，適切な対処方法を選んで，痛みの管理やコントロールを行う
- 触れることをとおして安楽をもたらし，コミュニケーションを図る
- 患者の家族に，情緒的なサポートと情報提供的サポートを行う
- 情緒的・発達的な変化を通じて患者を導くこと：新しい選択肢を提供し，古いものを破棄すること：方向づけ，指導，介入
    心理学的・文化的仲介者として行動する
    目標を治療的に利用する
    治療的共同体の建設と維持

(文献[4] p. 43. より引用)

中に食事を作ってくれるようになっていた），喫煙をしたと思われる形跡を父親が発見したり，友人との関係で悩んだり，精神的に浮き沈みはみられたものの，BMIは15.0を切ることはなかった。この頃，彼は落ち込むと泣いている様子もみせ，感情を以前より表出できるようになっていた。自分の気持ちを言語で表現することは，まだまだできていなかったが，彼が今後ストレスに対しサポート希求ができるようになるためには，気持ちの言語化ができることも必要であると考え，話す時間をもったときには，彼の感情を整理し，言語化するよう努めた。

心機能は確実に悪化しており，3月13日には主治医から父親へ，生命の危険がさらに高くなり祖父母宅への帰省のための飛行機搭乗に危険を伴うこと，外科的治療について説明し，そのうえで父親は，まずは内科的治療を選択し，強心薬の内服が追加された。3月20日に退院し，父親と一緒に祖父母宅へ無事到着し，初めて，そのことを父親から電話で病棟に報告を受けた。2学期から父親への対応を変化させたことで，3学期には明らかに児と父親の関係，父親とスタッフとの関係に変化が認められた。

C 看護師のかかわりの変化

児が心身ともに大きく揺れ動いた平成15(2003)年9～12月は，「逃避・回避的対処」の時期といえ，この時期のかかわりを整理してみると，以下の4期に整理される。

(1) 感情の爆発をきっかけに，児のコーピングパターンを理解することで看護師の児へのかかわり方が変化した時期

(2) 父子の関係が精神状態に大きく関連していると考え，これまで離れて暮らしていた父子の関係を成長させるため，看護師の対応を変化させた時期

(3) 心機能の低下に伴う身体症状により精神的にも不安定になり，薬物による睡眠の補償を必要とし，看護師は家庭の機能を補おうとした時期

(4) 精神的なストレスをきっかけに心身ともに激しく落ち込んだため，薬物による睡眠の補償を必要とし，さらに母性的なかかわりを強めた時期

平成16(2004)年1～3月は，グラフ(図1)からも医師や看護師との話し合いの後，体重が増加していることが読み取れる。この時期は，「サポート希求」の時期といえ，看護師は児がストレスを言語表出化することを援助した。

D 援助役割について

慢性疾患をかかえた児が療養意欲の低下をきたしている場合に看護師に必要とされるのは，ベナーの言う「援助役割」(表1)であると考える。この事例では，援助役割のなかの「癒しの関係」を築き，患者とともに「存在」し，「患者が自分自身の回復の過程に参加し，コントロールすることを最大にする」よう努力し，「患者の家族に，情緒的なサポートと情報提供的サポートを行った」[4]といえるだろう。また，

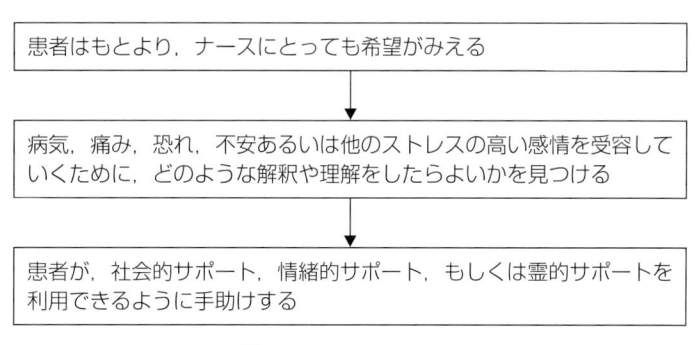

```
┌─────────────────────────────────────────────────────┐
│ 患者はもとより，ナースにとっても希望がみえる          │
└─────────────────────────────────────────────────────┘
                          ↓
┌─────────────────────────────────────────────────────┐
│ 病気，痛み，恐れ，不安あるいは他のストレスの高い感情を受容して │
│ いくために，どのような解釈や理解をしたらよいかを見つける      │
└─────────────────────────────────────────────────────┘
                          ↓
┌─────────────────────────────────────────────────────┐
│ 患者が，社会的サポート，情緒的サポート，もしくは霊的サポートを │
│ 利用できるように手助けする                                    │
└─────────────────────────────────────────────────────┘
```

図2 癒しの関係の過程

ベナーは，「ナースのもつ，援助する力を拡大することが，患者の回復や力をつけていくということの技術的ケアとしてさらに強調すべきである」[4]とも述べている。

この4期をとおして，看護師の役割は自然と分担されていた。新人のプライマリーナースは，自分の弱いところを出せる相手，そのプリセプターナースには姉のような存在，筆者には母性的役割を求められていたように感じる。その他のチームメンバーとも情報交換を密に行うことが，彼の精神状態の考察に役立った。看護記録にも，彼の言動に変化があると必ず記録が残されていた。また，筆者はプライマリーではなかったことで，プライマリーナースが，どうしてよいかわからなくて落ち込んだときに，冷静さを保ち相談にのれたと感じる。

平成15(2003)年9〜12月は，児から名指しで筆者との会話を求めてくることがしばしばあったが，1〜3月は，体重が減少し始めると筆者から訪室し言語化を助けるようかかわったが，12月までのように児自身から私に名指しで会話を求めてくることはなくなった。これは，プライマリーナースらが9〜12月の経験をとおして成長し，その役割が拡大したと解釈できる。

ベナーは，「…まき込まれることによって，ナースたちは，自ら患者に対応するための資源をさらに十分に引き出すことができ，かつ資源は，その患者，その家族，その状況に応じて提供されているということである。距離をおくというテクニックは，その状況における苦痛からナースを少しは守ってくれる。しかし，そうしたテクニックを用いることは同時に，ナースが患者や家族の言わんとするところやコーピングの方法にかかわり，参加することをとおして得られる資源や可能性を利用できないことにもなる」[4]と述べている。プライマリーナースたちは，ベナーの言う「まき込まれる」ことにより，成長したと考える。

4 療養意欲の低下を向上させるために

この事例をとおして，児の心を支え療養意欲を高めるためには，看護師が，その「援助役割」をいかに果たすかが重要であることを学んだ。この援助役割は，ベナーの言う「まき込まれる」ことで看護師自身の学習にもつながる。しかし，慢性疾患の多くがそうであるように，治癒を望めず一生治療または自己管理が必要な疾患や，生命の危険にかかわる疾患をかかえる児・家族にまき込まれることは，非常に苦しいことでもある。まして，20代の女性が大半を占める看護師にとっては，言うほど容易なものではない。しかし，ベナーの言う「癒しの関係の過程」における段階(図2)を踏むことは，看護師自身の感情のコントロールにも効果的である。

また，看護師間でも援助役割を果たすことが後輩指導にもつながるであろう。看護師の専門的役割・技術として援助役割を実践し，患者に変化を認めたとき，この仕事に対する何よりの報酬となるであろう。

おわりに

　今回，紹介した事例は，発症以前から家族機能に変調をきたしていたが，慢性疾患をかかえる子どもでは，発症後の生活における養育の問題が関係して思春期に心理的問題が顕在化することがある。病気や障害とともに生きていく子どもが，思春期にスムーズに親離れし，成人になって病気や障害をもったなりに社会的自立を果たすためには，思春期に心理的問題が顕在化してからの介入では遅く，乳児期から，子どもと家族の発達課題の達成を視野に入れた援助が重要であると考える。

　筆者は現在，独立行政法人国立病院機構 名古屋医療センターの小児科外来に開設された小児がん経験者を対象とした「長期フォローアップ外来」で，専任看護師として従事している。この「長期フォローアップ外来」は，厚生労働省研究班が全国14カ所をモデル拠点病院として整備を進めているものである。

　小児がんに限らず，多くの慢性疾患でキャリーオーバーが問題となっている。キャリーオーバーとは，「小児期に当時としては致死的だった病気を治療の進歩により，その病気を慢性疾患としてかかえながら，また治癒しても『病気から発生した問題』を思春期や成人の年代に持ち越すこと」[5]であり，「キャリーオーバーした人がかかえやすい心理社会的問題には，小児科から内科へ移行した場合の主治医との人間関係，進学・就職，結婚・妊娠・出産に関すること，などがある」[6]といわれているが，キャリーオーバーした人が，こうした問題に直面したときに有効なコーピングを発揮できるように，発症したときから児の「レジリアンス」を高めるような支援がされることが重要で，そのためには病気や障害をかかえながらの生活のなかで，子どもと家族が発達課題を達成していけるような援助が不可欠であると考える。

　「長期フォローアップ外来」でも，入院中や外来治療を支える病棟・外来看護師らとの連携も視野に入れて，援助していきたい。

文　献

1) 田中義人：青年期と慢性疾患．小児看護，28：1081-1085，2005．
2) 亀岡智美：現代社会における子どものストレスと健康．小児看護，26：961-964，2003．
3) 岡安孝弘：子どものストレスとコーピングの特徴．小児看護，26：966-969，2003．
4) パトリシア・ベナー（井部俊子・監訳）：ベナー看護論 新訳版；初心者から達人へ，医学書院，東京，2005．
5) 石本浩一：キャリーオーバーのフォローアップ．つばさ，37：3，2002．
6) 駒松仁子：キャリーオーバーと成育医療，そして成育看護．小児看護，28：1070-1075，2005．

● 石田雅美，千速由美子，西山満智子

IV 子どもの病気とこころ

難治性・進行性疾患を病んでいる児のこころ
喪失体験をどう克服するか
臨床心理士の立場から

はじめに

病気が人間の心理や行動に大なり小なり影響することは，よく知られている．医学的には，病気とは，ある原因により一定の症状や経過を示した後に，なんらかの転帰をとるものである．しかしながら，人間の行動は必ずしも客観的な事実に影響されるのではなく，それを主観的にどのように捉えたかによって影響される．難治性・進行性疾患の場合も，それらをどのように捉えているかを考慮しなければならない．

また，病気や障害のある子どもの心理や行動を考えるとき，えてして，その病気・障害に固有の心理的問題に目が向きがちとなる．しかし，それらの病気や障害があるためいろいろの影響は受けるものの，病児や障害児も基本的には，子どもに共通する心理的特徴を備えている．それゆえ，子どもは発達の途上にあるという点に目を向け，実際の援助においても十分な配慮が必要である．

本稿では，病気の子どもの基本的な心理と行動の特徴をみたうえで，難治性・進行性疾患児の心理と行動，とくに喪失体験への援助に焦点をあてて，臨床心理士の立場から考察してみたい．

1 病気の子どもの基本的な心理と行動

A 子どもの病気理解

子どもの病気理解の発達について，小笠原[1]はBibace & Walsh[2]に基づいて，表1のようにまとめている．7歳以下の子どもでは理解困難であるのに

表1 子どもの病気理解の発達

段階	年齢	特徴	説明
1	7歳以下	理解不能 現象主義 感染	関係のない話をしたり，質問をはぐらかす 発病とたまたま同時に起こった出来事に結びつけて理解する （例：祖父の心臓発作は，そのときの落雷のせいであるとする） 病気の前に病人に接触することが必須と考える
2	7〜11歳	汚染 内在化	非道徳的行為が病気を引き起こすと考える 病気は身体内の出来事だが，原因は外からくることを理解する
3	11歳以上	生理学的理解 心理生理的理解	身体器官の機能を理解し，病気は器官の機能不全として理解する 心理的原因も病気の原因になりうることを理解する

（文献[1] p.136. より一部修正して引用）

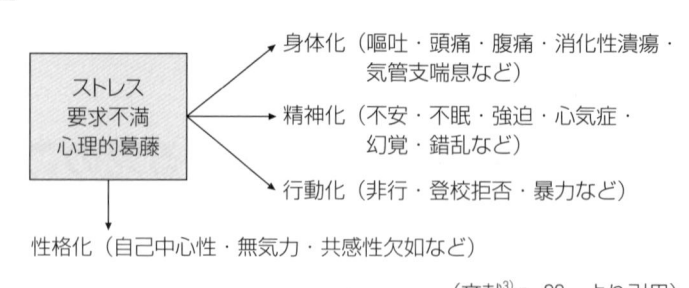

図1 子どものストレスとその表出様式

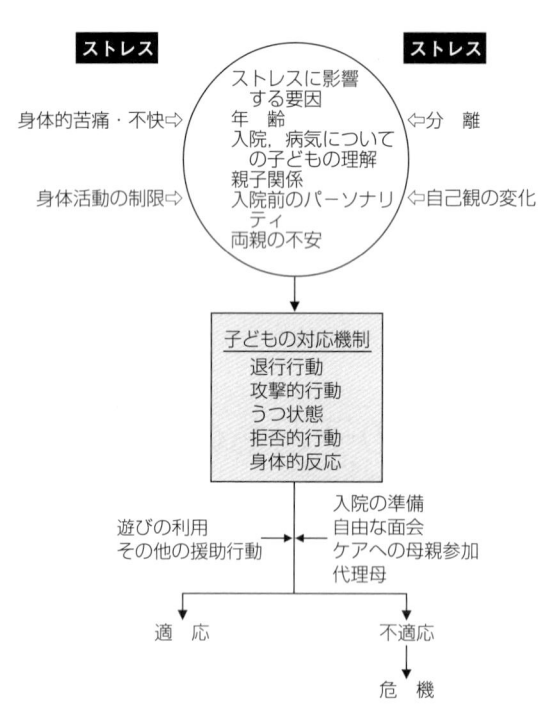

（文献3) p. 90.より引用）

図2 入院児のストレスと適応

（岡堂哲雄，他：小児看護への応用；入院児ケアの心理的側面（熊田洋子），患者ケアの臨床心理；人間発達学的アプローチ，医学書院，東京，1978, p. 160.より引用）

対して，7〜11歳では，病気の原因は身体外からくるが，病気は身体内の現象であることを理解し始める。おとなと同様に，病気は身体器官の機能不全によることを理解するのは11歳以降である。この年齢になると，心理的原因が病気に影響することもわかるようになる。

B 発達段階とストレス対処

ストレスの認知は，病気の理解と同様に，一般的な認知能力の発達によるところが大きい[3]。図1に示したように，子どもが幼いほど，心理的ストレスの影響は身体的・行動的症状として表出されやすい。これは，言語表現能力の未発達により自分の感情などを十分に表現できないことや，心身が未分化であるためストレス対処能力が備わっていないことによる[3]。

また，病気というストレス事態への対処行動のあり方も発達段階によって異なる。すなわち，年少なほど非現実的で魔術的な思考による対処を行う傾向があり，そのため，年少の入院児では，退行，攻撃，抑うつ反応，拒否，身体化などの原初的な対処を行うことが多い[4]（図2）。

2 難治性・進行性疾患の心理特性 進行性筋ジストロフィーの例

さてここで，子どもの難治性・進行性疾患の代表的なもののひとつであるDuchenne型筋ジストロフィー（Duchenne muscular dystrophy，以下，DMD）を取り上げて，その心理特性をみてみたい[5]。DMDは周知のように，進行性の筋萎縮と筋力低下を示す筋ジストロフィーのうち，もっとも予後不良なタイプである。

A 病気イメージ

文章完成法によるDMD児自身のDMDイメージを表2に示した[6]。それによれば，DMD児は自らの病気をよく知っており，もっとも意識している障害は歩行などの移動運動であり，障害部位は「足」である。また，「筋ジストロフィー」という言葉は強い情動的反応を引き起こすが，それには，「いやな」「恐ろしい」という直截的なものと，逆に「誰が最初にか

表2 文章完成法によるDMD児のDMDイメージ

刺激語	反応カテゴリー	反応例
ぼくの病気は…	病名（34.2％）	筋ジス，筋ジストロフィー
	病気の説明（17.1％）	足の病気，歩けない病気
	治癒・治療（26.8％）	治る（1例），希望的な反応（2例），懐疑的な反応（2例），治らない（6例）
	無関心（7.3％）	考えない，気にしていない
	感情的（2.4％）	いやな病気
	その他（12.2％）	了解不能な回答（3例），無回答（2例）
筋ジストロフィーは…	感情的（53.7％）	いやな，こわい，重い，にくい
	病気の説明（12.5％）	歩けない病気，ぼくの病気
	治療（4.9％）	治らない病気
	その他（28.9％）	無回答（4例），了解不能な回答（2例）
もし，ぼくの病気が治ったら…	希望（61.1％）	〜したい（遊ぶ：11例，走る：6例，仕事：5例，その他の何か：3例）
	喜び（19.5％）	うれしい
	退院（4.8％）	退院する
	その他（14.6％）	バンザイ，見返したい，よくそう思う，わからない，など
ぼくが病気になっていなければ…	積極的な活動（48.8％）	〜をする，〜をやっていた（遊び，スポーツ，歩行，走行，登校，就職，など）
	喜び（22.0％）	うれしい
	その他（29.2％）	もう一人の自分がいる，知りたい（以上が8例），わからない（1例），無回答（3例）

（文献6)より筆者が作成）

かったのか」という知性化されたものとがある。病気が治ることについては否定的に捉えているものの，仮定の問題として，もし治ったとしたら積極的な活動をしたいと考えているようである。

B ボディ・イメージ

　DMDでは，病気の進行に伴い変形・拘縮など身体の形態が変化するとともに，身体機能も低下していく。病気イメージの場合と同じく，DMD児は，自分の身体の形態や機能を正しく認識していると考えられ，例えば自画像を描かせると，尖足や側彎など，自分の日常姿勢を正確に表現することが多い。また，上肢・下肢とも形態よりも機能を重視したイメージをもち，この傾向は障害がいっそう進行するとともに，より著しくなっていく。

C 不安

　生命危機に陥っていない普段の状態のDMD児では，MAS（manifest anxiety scale；顕在性不安尺度）やSTAI（state-trait anxiety inventory；状態-特性不安尺度）などの不安検査では，身体状況から考えられるほどの高い不安はみられず，むしろ気管支喘息などの慢性疾患児のほうが不安得点が高いことが多い。しかし，同一のDMD患者にMMPI（Minnesota multiphasic personality inventory test；ミネソタ多面人格目録）を継続して実施すると，生命危機を経験するなど自分が末期状態にあるとを自覚した直後には，明らかに神経症的なプロフィールに変化する事例がみられる。

　これに関連して，DMDは，精神的負荷（心理検査や鏡映描写などの心的作業の遂行）によって緊張が高まり，しかも，それは比較的長く続く。さらに，DMDでは幼少時から行動上の制約が続くため生活経験も少なく，健常者ほど生き方の術を獲得していないと推測されている[7]。したがって，DMDは普段はさほど不安を感じてはいないものの，生命の危機を自覚した場合などには不安に陥りやすく，しかも，それに対処する方法を十分にもっていないこと

D 時間的展望，時間・将来のイメージ

DMDは，将来に関して非常に厳しい制約があり，具体的・現実的な目標をもちにくい状況にあるため，時間的展望や，時間・将来のイメージにも特徴があると思われた。実際，時間のイメージは，健常群とは差がなく，時間を有限で制約の多いものとみていた[7]。しかし，時間的展望については健常者が情緒的に安定し，活動性・行動意欲もあり将来に対する期待・展望も強いのに対して，DMDでは情緒的に不安定で焦燥傾向が強い一方，行動意欲は乏しく，現在を重視し，将来に期待や願望を抱いてはいなかった。

また将来のイメージは，健常者では，若干の不安は伴うものの，総じて期待・願望を示すものであったのに対し，DMDは将来に夢や希望をもたないネガティブなイメージをもっていた[8]。すなわちDMDは，過去・現在・未来という時間の流れは理解しているものの，「現在」を拠り所にして生きているといえよう。

E パーソナリティ

DMDのパーソナリティの特徴をMMPIの所見からみると[9]，内向的で情緒不安定，身体に対する関心も比較的高い。しかし，神経症的あるいは抑うつ的傾向は少なく，逆に，自己のおかれている状況に対して，無視・無関心などの態度をとることにより心理的なバランスをとっているように考えられ，これは，いわゆるアパシー（apathy）的適応機制の現れと理解できる。

アパシー的な適応機制とは，自己にとって「いやなこと」には徹底して目をつぶり，ひたすら無関心を装うことで適応しようとするものである。つまり，外界に向けて自己を拡大していこうとすると種々のいやなことに直面せざるを得ないため，自己の周りに障壁を設け，ひたすら，そのなかでの人生に終始しようとする態度で自己防衛を図っていると考えられる。

3 難治性・進行性疾患児と喪失体験

A 対象喪失（object loss）

対象喪失とは，人が心を寄せる対象，とくに愛着や依存する対象を失うことをいう[10]。一般には，家族や大切な人を失ったり，これらの人々と別れたりすることによる場合が多いが，子どもの場合，気に入った玩具や縫いぐるみなども喪失体験を引き起こすことがある。また，病気や手術，事故などによって身体的機能を失ったり，障害を負ったり，身体的自己像を損なったような場合にも，対象喪失が引き起こされる。

これら対象喪失のうち，看護の臨床場面では，身体機能の一部を失ったり，機能が障害されたり，手術に伴い身体器官やその機能を喪失することが問題となる[11]。身体機能や自己像は，自己価値を支える手段であるため，これらの対象喪失は重大な影響を及ぼす。

B 子どもの対象喪失

子どもの対象喪失は，おとなのそれとは，いくつかの点で異なった特徴をもつ。子どもは心身ともに発達途上にあるため，いわば未成熟である。したがって，生きていくうえで愛着や依存する対象が不可欠であるため，ささいな対象喪失であっても大きな影響が現れる。表3は，森[12]に基づいて筆者が作成した，子どもの対象喪失反応の特徴である。

C 難治性・進行性疾患と対象喪失

先にも取り上げたDMDでは，発達のごく早期から運動障害が進行する。その結果，歩行開始が遅れ，10歳前後には歩行不能に陥り，15歳以降では自力での坐位保持も困難となる。習田[13]は，DMD児における障害進行を「喪失体験の連鎖」とよび，彼らの自我形成に大きな影響を及ぼすとしている。DMD児はまた，思春期には自分自身の病気の予後を理解するようであり，その意味では幾重もの喪失体験に襲われている[11]。

表3 子どもの対象喪失反応の特徴

	特　徴	説　明
1	養育を担う対象を喪失すると強い反応が生じうる	幼いほど生活全般にわたって保護と世話が必要であるため，こうした体験は生存自体を脅かすので，強い喪失反応が生じる
2	身近な対象を喪失するときも喪失反応が起きやすい	人生経験が少ないため身近な対象に愛着を示しやすいので，対象喪失が起こりやすい
3	おとなに比べ，精神的混乱に陥りやすい	人格的に未熟であるため，対象喪失に伴い悲哀の感情をうまく処理できない
4	対象喪失を無意識的領域で体験することが多い	知的な理解力・自覚が乏しいため，意識的領域より，無意識的領域で体験しやすい。しかし，おとなとは異なり，防衛機制を使用しないため，治療は容易なことがある
5	対象喪失反応が，問題行動や心身症状として表れやすい	言語表現力が乏しいので，体験を行動や身体で表しやすい

（文献[12]に基づいて筆者が作成）

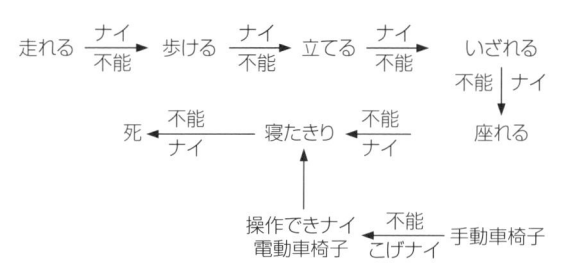

進行性筋ジストロフィーの喪失体験：今まで可能だった行動が次々と「できナイ」状態になっていくこと。ちょうど真綿で徐々に身体をしめつけられていくような体験をいう

（文献[14] p. 1352. より引用）

図3 できナイの繰り返しの喪失体験

D 喪失体験からみた筋ジストロフィーの心理特性

浅倉[14]は，こうした筋ジストロフィーの喪失体験を，「できナイの繰り返しの喪失体験」とよんだ（図3）。浅倉は，この観点からDMDが人格形成に与える影響の大きさを指摘した。すなわち，今まで可能であったことが日を追うごとに不可能になっていくため，「また，できなくなっていく」という「不安」の蓄積が患児の人格や行動に大きく影響するという。そのため子どもによっては，諦め，無気力，無関心，無口（緘黙），いらだち，攻撃的行為，いじめ，暴言，反発，陰口，過度のマスターベーション，人間不信，学業不振などの小児神経症的非社会的行動が表出されることも少なくないとしている[15]。

E 難治性・進行性疾患児の心理特性と対象喪失

以上，主にDMDを取り上げて，その心理特性や対象喪失についてみてきた。彼らは，自己のおかれた状況については，かなり正確に認識していると思われ，例えば，障害進行に伴って生じる身体の変形や機能低下については正しく認識していた。その意味では，喪失体験や，その連鎖に直面せざるを得ない状況におかれているといえ，DMDのもつ種々の心理的な問題は，慢性で，しかも非常に重篤な疾患に罹患したこと，さらには治癒が困難であることを自覚しているためと推測される。

4 難治性・進行性疾患児の心理特性・喪失体験への援助

A 子ども自身への援助の基本

子どもたちは告知や説明を受けていなくても，自分自身の病状がかなり重症であることや，死も遠くないことに気づいていることが多いという[16]。Kübler-Ross[17]は，「すべての患者は知る権利をもつが，すべての患者が知る必要はない」と述べている。

もちろん，子ども自身の意向や，家族の考え方にもよるが，子どもにおいても自分自身がおかれた状

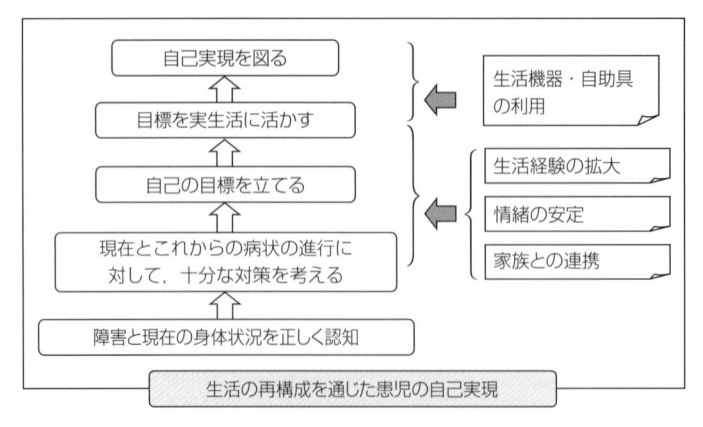

```
┌─────────────────────────────────────────────────────┐
│           ┌──────────────┐                          │
│           │ 自己実現を図る │                          │
│           └──────┬───────┘      ┌─────────────┐    │
│                  ↑          ┐ ← │生活機器・自助具│    │
│           ┌──────────────┐  │   │の利用        │    │
│           │目標を実生活に活かす│ │   └─────────────┘    │
│           └──────┬───────┘  ┘                       │
│                  ↑                                  │
│           ┌──────────────┐      ┌─────────────┐    │
│           │自己の目標を立てる│     │生活経験の拡大 │    │
│           └──────┬───────┘  ┐ ← │情緒の安定   │    │
│                  ↑          │   │家族との連携  │    │
│     ┌──────────────────┐   │   └─────────────┘    │
│     │現在とこれからの病状の進行に│ │                      │
│     │対して、十分な対策を考える │ ┘                      │
│     └──────┬───────────┘                           │
│                  ↑                                  │
│     ┌──────────────────┐                           │
│     │障害と現在の身体状況を正しく認知│                       │
│     └──────────────────┘                           │
│     ▓▓▓▓▓▓▓▓▓▓▓▓▓▓▓▓▓▓▓▓▓▓▓▓                     │
│     │生活の再構成を通じた患児の自己実現│                      │
│     ▓▓▓▓▓▓▓▓▓▓▓▓▓▓▓▓▓▓▓▓▓▓▓▓                     │
└─────────────────────────────────────────────────────┘
```

(文献[15][20]を基に、筆者の見解を加えて図示した)

図4 生活教育による難治性・進行性疾患児への援助

況について知ったうえで，自分でどう対処するかを決められるよう援助することが重要である[18]。事実，Douglas[19]によれば，死にゆく子どもは，死を告げられてもヒステリックになったり深刻な抑うつに陥ったりせず，それを受け入れることができ，むしろ，それによってリラックスし，何が起こりつつあるかを十分理解するという。

このように考えると，難治性・進行性疾患児の心理的問題への援助においては，生活全体を再構成していくことが重要となる。図4には，野尻・片山・宮崎[20]のDMDを対象とした「生活教育の提案」と浅倉[15]を基に，筆者の見解も交えて作成した援助の考え方の図式を示した。

B 子どもへの援助における留意点

最後に，図4に従って具体的な援助の留意点について考えておきたい。

1）生活体験の拡大

難治性・進行性疾患では，長期の入院生活を送るなど，自律した活動や，適切な発達に向けた援助が十分に行われないことが多い。入院生活を送っているような場合，人間関係も病院の中のものに限られることが多い。日常生活や学校教育の場を通じて知的刺激を豊富にし，そこで，日常生活全般を活性化することにより，なるべく「普通の」生活を送ることができるような配慮が必要である。その際，後に「4）生活機器・自助具・情報機器の利用」の項で述べる生活機器・自助具の活用とも関連するが，最近，発展してきているIT技術を利用できる。千頭[21]は，インターネットを利用してDMD児を科学教育プロジェクトに参加させており，また，渡部・成田[22]は，コンピュータやインターネットを利用して，DMD児に自己効力感を形成する実践を行っている。また，磯本・宮原・中野ら[23]は，院内学級に情報機器を導入することにより，院外との相互交流の促進や，CAI（computer assisted instruction）による学習支援システムを構築している。

実体験することにより生活体験を拡大することが望ましいものの，病状や入院生活のために直接経験することが難しい事柄については，間接的ではあっても経験する機会を増やし，生活経験や対人関係など，彼らの心理的世界を豊かにすることが重要である。

2）情緒の安定

難治性・進行性疾患では，その性質上，ストレスや欲求不満が生じ，情緒不安定になることも多い。例えば，難治性の気管支喘息児の自己意識については，感情の不安定さ，感情統制の困難さ，過剰な共感性，投げやりな傾向，病気に対する罪悪感をもつ傾向が強く，しかも彼らは，そうした情緒の不安定さや，それらを自分でコントロールできないもどかしさを自覚しているようである[24]。

また，DMD児のように，一見すると情緒不安定はみられないものの，それは，おかれた状況の厳し

さに対する適応の結果であると考えられる場合もあった。情緒の不安定は，治療意欲なども含めた患児たちの生活面にも大きな影響をもつと考えられ，情緒の安定を図っていく意義はそこにあろう。

3) 家族との連携

難治性・進行性疾患の子どもたちに充実した日々を送ってもらいたいというのは，家族・医療職者の共通した願いである。また，とくに幼児期や児童期の子どもにとっては，親は発達の基盤ともいえる存在であり，心理的安定や発達課題の達成などにおいて，親との信頼関係がもてていることが重要である。

しかしながら，親自身が，子どもが難治性・進行性疾患であることを告げられることで非常な衝撃を受けたり，悲しみと絶望のどん底に突き落とされたりすることが多い[25]。たとえ子どもの病気や障害を受け入れる段階に到達していたとしても，親の心の奥には，葛藤や不安が渦巻いていることもある。そのため，子どもに対して過保護になってしまうなど，親の子どもへのかかわり方が不適切になってしまうこともある。また，子どもが親から離れて入院生活を送っていると，親としての役割が十分果たせないと思う場合も多い。

これらの意味で，難治性・進行性疾患の子どもへの援助においては，親も含め，家族をトータルに援助することや，家族と医療職者との十分な連携のもとに子どもの援助にあたることが必要である。

4) 生活機器・自助具・情報機器の利用

運動障害があるため，あるいは，ベッド上の生活を余儀なくされるためなど，難治性・進行性疾患では自由な活動が制約されることも多い。とくに上肢機能に障害がある，ベッド上生活のために坐位がとれないといった場合には，それらを補う援助手段を考えることが必要となる。それによって，子どもたち自身の自己表現活動や，社会との交流など，自己実現に向けた活動が行えることになるからである。

最近では，さまざまな生活機器や補装具・自助具が開発され，利用されている。市販のものがそのまま利用できる場合もあるが，DMDのように変形や拘縮などに個人差がある場合には，個別性に対する工夫や配慮が必要となる。このような場合には，作業療法士や理学療法士との連携・協働が有用である。

また，「1）生活体験の拡大」においても触れたように，情報機器やインターネットの導入によって，社会との交流や自己実現，さらには心理的支援を促す試みもなされている[26)～28)]。情報機器やインターネットを利用するうえでは，子どもたちのプライバシー保護などの課題もあるものの，それらを補って余りあるメリットが得られよう。

文　献

1) 小笠原昭彦：患者心理のメカニズム．藤田主一，園田雄次郎・編，医療と看護のための心理学，福村出版，東京，1998，pp. 129-142.
2) Bibace, R. and Walsh, M. E.：Development of children's concepts of illness. Pediatrics, 66：912-917, 1980.
3) 小玉正博：患児のストレスと援助指針．岡堂哲雄・編，患者の心理とケアの指針，金子書房，東京，1997，pp. 89-101.
4) 山口桂子：入院時にみられる不安への援助．小児看護，13：1467-1472, 1990.
5) 厚生省神経疾患研究委託費「筋ジストロフィー症の療護に関する臨床および心理学的研究」班・編：筋ジストロフィーの心理学的研究，1987.
6) 野尻久雄，小笠原昭彦，中藤淳：Duchenne型筋ジストロフィー者の自己の疾患に対する態度．日本心理学会第50回大会発表論文集，1986，p. 764.
7) 甲村和三，河野慶三，片山幾代，他：心理的時間に関する実験的研究(3)；Duchenne型筋ジストロフィー患者と健常大学生の時間的展望の比較．名古屋工業大学学報，32：9-16, 1980.
8) 甲村和三，小笠原昭彦：Duchenne型筋ジストロフィー患者の「時間」および「将来」に関するイメージの分析．心身医学，28：317-323, 1988.
9) 河野慶三：Duchenne型筋ジストロフィーの心理状態と行動特性の分析．心身医学，24：117-124, 1984.
10) 小此木啓吾：対象喪失：悲しむということ，中央公論社，東京，1979.
11) 小笠原昭彦：対象喪失と悲哀の心理．岡堂哲雄・編，患者の心理とケアの指針，金子書房，東京，1997，pp. 114-125.
12) 森省二：子どもの悲しみの世界；対象喪失という病理，筑摩書房，東京，1995.
13) 習田敬一：進行性筋ジストロフィー児童の心理．理学療法と作業療法，9：561-565, 1975.
14) 浅倉次男：進行性筋ジストロフィー児の療育と教育．小児看護，15：1350-1358, 1992.
15) 浅倉次男：不治・難治性疾患児の心理特性とケア．

志賀怜明, 岩崎祥一・編, 看護のこころ 患者のこころ, 福村出版, 東京, 1999, pp. 103-110.
16) 筒井真優美：子どもの死をめぐる課題. 小児看護, 21：1453-1459, 1998.
17) Kübler-Ross, E.：On Children and Death, Souvenir Press, London, 1983.
18) 小笠原昭彦：臨死の子どもと家族のケア. 岡堂哲雄・編, 患者の心理(ヒューマンケア心理学シリーズ, 現代のエスプリ別冊), 至文堂, 東京, 2000, pp. 166-177.
19) Douglas, J.：Care for dying child. In Psychology and Nursing Children. Macmillan, London, 1993.
20) 野尻久雄, 片山幾代, 宮崎光弘：思春期の療育について. ZSZ生活指導, 日本筋ジストロフィー協会, 東京, 1977, pp. 8-10.
21) 千頭一郎：筋ジストロフィーの高校生, 宇宙を学ぶ, 岩波書店, 東京, 2003.
22) 渡部親司, 成田滋：コンピューターを活用した進行性筋ジストロフィー症児の自己効力感の形成. 特殊教育学研究, 39：21-31, 2002.
23) 磯本征雄, 宮原一弘, 中野宇宙, 他：院内学級児童のための学習環境改善に向けた情報技術の活用. 電子情報通信学会信学技報, ET2001-13：17-22, 2001.
24) 小笠原昭彦, 甲村和三, 宮崎光弘, 他：自己評定による筋ジストロフィーおよび気管支喘息患児の自己意識の分析. 特殊教育学研究, 27：45-54, 1989.
25) 白崎けい子：難病の子どもをもつ家族の心理. 岡堂哲雄・編, 患者の心理(ヒューマンケア心理学シリーズ, 現代のエスプリ別冊), 至文堂, 東京, 2000, pp. 153-165.
26) 河合洋子, 藤原奈佳子, 小笠原昭彦, 他：院内学級在籍児童と保護者を対象とした前籍校との交流の実態とインターネットを利用した心理的支援の可能性. 日小児看護会誌, 13：63-70, 2004.
27) 小笠原昭彦：障害児教育における情報技術利用の教育効果. 磯本征雄(研究代表者)「双方向通信による院内学級の学習環境改善に関する研究(文部科学省科学研究費補助金基盤研究B(2))」平成12～14年度研究成果報告書(課題番号12558013), 2003, pp. 29-34.
28) 磯本征雄(研究代表者)：「双方向通信による院内学級の学習環境改善に関する研究(文部科学省科学研究費補助金基盤研究B(2))」平成12～14年度研究成果報告書(課題番号12558013), 2003.

● 小笠原昭彦 ●

Ⅳ 子どもの病気とこころ

難治性・進行性疾患を病んでいる児のこころ
喪失体験をどう克服するか
福祉(精神)の立場から

はじめに

病気をかかえた子どもは、治療の対象であると同時に各種の生活ニーズをかかえつつ子ども期を送る存在であり、その成長・発達を支えるために複合的支援が必要となる。社会福祉援助実践であるソーシャルワークもそのひとつであるが、権利擁護と生活支援を重視するソーシャルワーク的観点からは、病児はまず権利主体、そして生活主体として認識され、病気とその治療はその生活を構成する要因として位置づけられる。

本稿では、これらソーシャルワークの観点を基に病児の生活者としての側面に力点をおきつつ、難治性・進行性疾患をかかえる子どもたちへの支援、「喪失体験の克服」を考察したい。

1 ソーシャルワークの特性

国際ソーシャルワーカー連盟(IFSW；International Federation of Social Workers)は、ソーシャルワークを以下のように定義している。「ソーシャルワーク専門職は、人間の福利(ウエルビーイング)の増進をめざして、社会の変革を進め、人間関係における問題解決を図り、人びとのエンパワーメントと解放を促していく。ソーシャルワークは、人間の行動と社会システムに関する理論を利用して、人びとがその環境と相互に影響し合う接点に介入する。人権と社会正義の原理は、ソーシャルワークの拠り所とする基盤である」[1]。

ウエルビーイングとは、「個人の人権や自己実現が保障され、身体的・精神的・社会的に良好な状態にあることを意味する概念」[2]であるが、ソーシャルワークは、これらが統合される生活場面に基盤をおき「生活世界を再構築していく」[3]支援であるといえよう。

ソーシャルワークにおいて、権利保障は実践の根拠であり、権利擁護は重要な実践原則となる。すなわちソーシャルワークでは、クライエントを社会的存在および権利主体として認識し、心理的問題や人間関係の問題だけではなく、「エンパワーメントと解放」など社会関係のなかで生じる抑圧状況からの脱却を意図した支援が行われる。

ソーシャルワークの機能は多様に存在するが、なかでも重要なのは、クライエントとその属するシステムとの媒介である。岩間は、「対等にクライエントとシステムを向かい合わせることによって両者の関係は進展する」[4]と援助者による媒介の意義を説くが、ソーシャルワーカーの仕事は、「結果」そのもののみならず、媒介をし続けることにより「相互作用関係を進展させ、現実の直視と新しい発見や気づきを促しながら本人たちが歩むプロセスを支える」[5]ことでもある。人や組織、各種資源をつなぐ媒介機能は、チームアプローチを促進し、複合的な支援を実現する意味でも重要であるといえよう。

2 医学モデルの課題と子ども

ソーシャルワークは、その創生期より長らく医学モデルに依拠してきた。医学モデルでは、クライエントは、なんらかの内的問題をもつ存在として対象

化され，援助者主導のもと，主としてクライエントのパーソナリティの変容に重点をおいた治療的支援が志向されるが[6]，心理化された問題認識と実践は，貧困や差別など社会的要因を背景とする問題に十分な対処ができなかったため，社会問題が顕在化した1950年代以降のアメリカで大きな批判を受けることとなった。

この批判は，社会的視点をもつべきソーシャルワークが治療的アプローチに耽溺したことに向けられたものであり，医学モデルそのものや医療に対するものではない。しかしながら，病児への支援を考える際，治療的構造のかかえる問題には目を向ける必要があるだろう。

治療という関係性には，圧倒的に高い専門性と権威をもった治療者およびその主導による治療と，受動的存在としての患者という基本構造がある。もちろん，そこで交わされる専門的かつ人間的な関与が心身を癒していくのであるが，力関係に大きな差があるなか，かかわりの質によって専門的権威は権力として機能し，時に患者の主体性や自尊感情，自己肯定感を低下させ，無力化（パワーレスネス）していく可能性をはらんでいるといえるだろう。

加えて，子どもは，その生活，成長・発達に周囲の保護的かかわりを必要とするため，子どもであり治療対象である病児は，二重の客体性，あるいは被支配性を有している存在であるといえる。子どもへのおとなの保護的関与は，子どもの特性や保護者の責務から生じる必然である反面，虐待状況にみられるように，おとなの恣意的・支配的関与を強めていく危険性をはらみ，関与の権限や支配性が強いほど異議や介入が封じられ，不適切な関与が看過されていく懸念がある。

このように子ども支援におけるおとなの関与のあり方は重要な課題であり，子どもにかかわる援助者は，「子どもの権利条約」に謳われる子どもの権利能動性を十分に認識し，能力や状況に応じつつも，最大限，その主体性を重視した援助が求められる。

この援助関係における主体性の問題は，子どものみならず援助全般の重要課題であり，ソーシャルワーク理論研究では，援助における対等性とクライエントの主体性を尊重した支援モデルの構築が模索され続けており，後に述べる環境との関係性を重視した「ライフモデル」への転換，エンパワーメントやストレングスの重視は，そのひとつの回答であるといえる。

3 「喪失体験の克服」とは

近年のソーシャルワークの展開にあたっては，援助における抑圧的関係などを内省的に考察するクリティカルな視点の重要性が指摘されており[7]，まず，この観点から本テーマ自体を検証し，支援のあり方について考えてみよう。

まず「喪失体験の克服」というテーマそのものについてだが，「体験」とは，それぞれ主観的に意味づけられていく個別的事象であって，客観的な認識や一般的傾向で捉えきれるものではなく，はたして，その体験は本人にとってほんとうに「喪失」なのか，仮にそうであったにせよ「克服」は絶対的命題であり，それ以外の対処はないのか，また，それは他者から強いられるべきなのか，といった問いかけがなされるべきであろう。

たとえ，なんらかの支援が必要であるにせよ，その支援はいかなる観点や価値から構成され，それがどのような支援の文脈をつくり，援助関係にどう影響しているかを内省することが重要である。もし援助者が，（本書のテーマのひとつでもある）「こころ」に重点をおき，ある体験からその克服までを自明の直線的連続体とする支援枠組みを設定しているならば，状況理解と「克服」イメージは限定され，当該の体験に対する内面的変容を図る関与が優先されることになるだろう。援助者によってこのように構築された支援の文脈のなかでは，変化に対する病児の自然な逡巡も，消極的，忌避的など否定的な意味づけがなされてしまいがちである。

加えて，援助者の有する個人的特性も「克服」イメージを規定する場合がある。多くの援助者は，一般にそれぞれの課題をこなす意志と力を備え，それを積み重ねた結果として現在のポジションを得ている。時として，このような援助者自身の対処能力や人生モデルが，病児の歩みとの差異において結果として抑圧的に機能し，支援は「克服を」強いられる体験と映り，新たなストレスに転化していく可能性

はらんでいるのである。

このように考えると、本テーマに対しては、一般的「克服」概念の解体と個別化を図ること、なにより「克服」の具体像を病児とともに設定する過程が重要となる。その基本となるのが病児の認識や希望であり、具体的には何をどう感じているのか、あるいは、それをどうしたいのかを聴くことが原点となろう。

しかし、もし当該児の生活世界が限定され、受動的な関係性に長くおかれていれば、豊かな「克服」イメージの創出は困難であり、主体的な意思を形成する力自体が育っていないことも考えられる。そこで、まず自らが主体となれる経験の蓄積が重要となり、このようなプロセスをとおし、自尊感情や自己肯定感が形成され、それぞれの「克服」を現実化する力が形成されていくのではないだろうか。

「克服」の形は多様に想定しうるものであるが、例えば、関心や課題への取り組み方や他者とのコミュニケーションのとり方など生活の場面の現象として、すなわち子どもが主体となる「生活世界の再構築」として具現化されると考えてよいだろう。

生活世界は、病児を取り巻くさまざまな出来事、関係が連関して成立するものであり、その再構築には、本人だけでなく周囲の変容も必要となる。

ある事象への反応は、単にその事象だけではなく、当事者を取り巻く複合的要因の影響下で形成されるものであり、喪失体験も、主体の認知、能力、おかれる環境や状況、喪失の時期と対象などによって、その質と意味に大きな違いがあるといえる。そのため「克服」できていないとされる状況が、いかにつくられているかを生活や環境全体の関係性から捉え、必要な変化をより広い視点から見出していくことが求められるだろう。ソーシャルワーク的観点に立てば、「喪失体験の克服」とは、それ自体が目標ではなく、その状況におけるウエルビーイングをつくりだしていくためのひとつの過程と整理できる。以下、これらを実現していくための視点と方法について述べていく。

4 エコロジカル・パースペクティブ

ジャーメイン（Germain, C.）らによるライフモデルでは、人を「環境のなかに・ある人（person-in-environment）」[8]と捉え、「人と環境との相互作用の場を"生活"として、そこに生じる生活問題に焦点をあてようとする」[9]のであるが、この人と環境の関係性を、ストレス、対処能力、適応など生態学の知見を用いて捉え、整理していく点に特徴がある。今日のソーシャルワーク実践のひとつの主流であるジェネラリスト・ソーシャルワークでは、このようなエコロジカル・パースペクティブ（生態学的視点）が基本的視座となっている。

医学モデルが原因と結果を直線的因果関係としてみるのに対し、エコロジカルな視点からは、複合する要因を円環的関係（フィードバック循環円）[10]、すなわち、ある要因は、原因にも、また他の要因による結果にもなって循環するものと捉えるが、これによりクライエントは問題の原因となる病理をもつ存在から、環境との関係において生じた生活上の困難をかかえる生活主体として浮上する。したがって、支援においても、日常の現実（問題）が生起される人と環境の接触面における相互作用を重視した働きかけが志向されるため、支援対象は病児にのみ限定されず、環境や環境との関係性に拡大していく。

加えて環境は連動するシステムの総体、すなわちエコ・システム[11]としても認識することができる。人はミクロからマクロまで多層なシステムのなかに位置づけられており、システムは相互に生態的な関係性において影響し合い、そこに生きる人の生活や人生を形成していく。この視点に立てば、病児の「喪失体験の克服」がなされていない状況も、家族、病院、医療制度、地域、文化など、各層のシステムなどからの影響を受けていると考えられる。

例えば、病児の治療に対する抵抗の背景には、不況が家族の経済的基盤を揺るがし、入院の家族負担が増えていること、病院として退院への促しが行われていること、それが硬直化した家族システムにおいて諍いを生じさせ、病児がそれを自らの責任と捉えているといった連関があるかもしれない。あるいは、「男の子は外で元気に遊ぶものだ」といった文化的価値に基づく周囲の「励まし」が、「すねる」など自己肯定感を低めた態度として表出することもあるだろう。このような場合、支援―働きかけは、本人に向けられるだけではなく、社会制度の利用や病院と

家族との折衝の仕方，周囲の言動など多様に想定されることとなる。

ソーシャルワークでは社会的要因に視野を広げ，社会資源の活用を重視するが，これは，問題を個人の内的要因に求め，支援を援助者との二者関係に狭小化することを避けると同時に，クライエントの社会性を高め，ひいては社会問題を顕在化させ社会変革にもつながる重要な意味がある。

5 援助関係と支援
エンパワーメント

「環境のなかの人」としてクライエントを認識する視点の重要性を示したが，支援の展開においては，この関係性のなかで，自身がその生活の主体となっていくための力（パワー），対処力（コンピテンス）の形成を図ること，すなわちエンパワーメント・アプローチが重要となる。エンパワーメントとは，「人とその人の環境との関係の質に焦点をあて，所与の環境を改善する力を高め，自分たちの生活のあり方をコントロールし，自己決定できるように支援し，かつ，それを可能にする公正な社会の実現をめざす過程のこと」[12]である。

エンパワーメントには，個人的，対人的，社会的と各レベルがあるが，「各レベルは相互に関連し一つの連続体として展開していく」[13]のである。個人的レベルでは，主に援助者との関係において，クライエントは援助者との対話をとおして自身の感情と生活についての理解を表現すること，さらには内省することが可能となるのであり，傾聴される体験が自尊感情や自己有用感を高める。対人的レベルでは，セルフヘルプグループなどのグループ体験や他者との交流により孤立感を解消し，連帯的・相互受容的な関係性のなかで支えられると同時に，他者に対して肯定的な役割を経験することができる。さらに組織や地域なども含め，なんらかの社会参加や社会の自身に関する決定に関与する機会をとおして，社会的な力を獲得する社会的レベルへと展開していく[14]。

これらを病児支援に置き換えると，個人的レベルでは援助者の直接的働きかけが中心となり，面談や日常の言葉かけにおいて後に述べるストレングスなどを意識した自尊心を高める関与が期待される。対人的レベルでは，同じ病気をかかえる子どもたちとのグループ形成などが考えられるが，これは集団として「相互援助システム」を築くこととともいえ，グループワーク的支援展開にも通じる。また社会的レベルとしては，例えば，病児と医療スタッフとの話し合いを設定し，そこで病児の治療に関する疑問や要求を表出する機会をもつことにより，治療関係の客体性を転換できる可能性がある。他にも治療関係以外のさまざまな社会資源との関係構築は，病児にとっての成長・発達を促す機会となるが，単に慰問などの受動的体験だけではなく，例えば，近年注目されている参加型のアートプロジェクトなどは，病児ではなく子どもとしての主体性を経験する好機となろう。

これらの機会の創出は，先に述べたソーシャルワークの媒介機能でもあり，有効な支援方法であるが，エンパワーメントを過度に強調するあまり，病児のストレスや新たな抑圧とならないよう配慮が必要である。

6 ストレングス視点

さらに病児支援において重要な視点として，ストレングス視点をあげることができる。ストレングスとは，「それぞれがもつうまく生きていく力」[15]であり，「強さ」，「強み」あるいは「長所」，「豊かさ」，「たくましさ」などともいえるが，個人のみならずその環境，例えば，家族，友人，その他社会資源の肯定的力をも含む概念である。

他者主導による変化ではなく，クライエント自身がもっている力に焦点をあて，それを評価，共有し，支援過程に活かしていくことにより，クライエントは自身の有用性を実感でき，援助関係における主体性を保つことができる。とくに向けられる関心が病理に焦点化されがちで，なおかつ，その肯定的変化が難しい難治性・進行性疾患をかかえる子どもにとっては，日常のさまざまな場面におけるストレングス，例えば「できること」，「やろうとしたこと」，「変化したこと」などに注目されることにより，希望や意欲が刺激されるだけでなく，自己認識の肯定的

変容を促すことにもつながる。同時にこれらに着目している援助者とのパートナーシップを深める要因にもなるだろう。

病児のストレングスとしては，生活や学習面での能力や努力，変化への意志，家族など支える人の存在やかかわりなどがあげられるが，視点と発想しだいでストレングスは多様に浮上する。すなわち，ストレングスは「固定したものではなく，常に生成，発達するもの」[16]であり，例えば，治療への抵抗の表出は，自身を主体的にコントロールしたいという思いや，他にエネルギーを使いたいことが生じているとも考えられる。他にもストレングスを見出すためには，後に述べる「例外」を探す，あるいは意志と結果を分けて整理する，などの方法が有効であるが，なにより援助者がクライエントに力があることを信じること，発想と視点において多様性をもち続けることが肝要である。

7 支援技法

最後に，「克服」の現実化に向け生活上の変化を促していく技法を述べるが，これらは原因の究明よりも解決に焦点をおく「解決志向アプローチ」などにおいて用いられるものである。このアプローチは，専門職的知見による分析的な状況把握を基本とするのではなく，クライエントこそが自身の専門家であると位置づけ，その言説に着目し支援を進める社会構成主義的実践のひとつであるが，クライエントの言葉，すなわち現実への認識を尊重しつつ，ある現実が，いかなる文脈で認識されているかを整理，相対化することにより，とらわれたストーリーから脱却し，変化に向けた展開が可能となると考える[17]。つまり必然，あるいは蓋然と認識され，思考や言動を拘束している捉え方にも，別の見方・方法があり，これらの気づきが現実認識の変容と新たな対処につながるのである。

さらに同じく社会構成主義的視点に立った注目すべき有効な方法論として，生成論的にクライエントの発話を捉え，現実構成と行為選択における各システムレベルの連動性に注目しつつ，ミクロレベルコミュニケーションから小さな変化をつくりだし，その変化をより高次のシステムへの変化へとつなげていくミニマリスト・アプローチも提唱されている[18]。このアプローチにおいて用いられる技法も「解決志向アプローチ」と共通しており，以下，そのいくつかを紹介する[19]。

A 問題のパターンのトラッキング

問題状況を生じさせているクライエントのコミュニケーション過程を，そこで生じている認識や感情と行為に分析し，パターンとして整理していく。これにより，クライエントは自身のもつ認識や反応の傾向に気づき，援助者とともに別の意味づけを探ることができる。

B 例外を見つける

例外とは，排除される偶然ではなく，解決の可能性を示唆する現象でもある。例えば，「いつも失敗すると言っているけど，うまくいったことはない？」「それは失敗したときと何が違うの？」などと尋ね，問題の例外現象を意図的に見出すことにより，援助者は状況への異なる一面を理解することができ，クライエントは自身の肯定的な側面を再認識することが可能となる。

C 問題の外在化

援助者もクライエントも往々にして，クライエント自身が問題であるとの認識をもちがちであるが，「あなたは，いつもこうなの？」と聞くよりも，「あなたは，この"しんどさ"とずっと闘っているのね」と，問題そのものがクライエントと別に存在すると位置づけることにより，援助者とクライエントは共通の対象をもつことができる。

D スケーリング・クエスチョン

「今のしんどさは10段階のどれくらい？」「どうして，10でなくて8なのだろう？」などとクライエントの状況認識を尺度化することにより，援助者はクライエントの見方をより明確に理解できるとともに，「では，それが7になるためには何があればいいと思う？」などと，変化に向かう選択肢や方策の検討が具体化される。

E ミラクル・クエスチョン

「もし奇跡が起こったとして…」「明日,なにもかも,うまくいくとしたら…」など,未来における成功イメージの問いかけをすることは,現在の状況にとらわれることなくクライエントの希望や意志を引き出し目標形成を行うのに有効であり,必要な変化をともに考えていくことが容易となる。

F コーピング・クエスチョン

「今まで,どうやってきたの？」「そんなやり方をどう身に付けたの？」などと,クライエントの状況に対する対処の仕方を尋ねることにより,クライエントの対処のパターンを確認するとともに,クライエントのもつ対処力,ストレングスを見出すことが可能となる。

G リフレイム

「ぼくなんて神経質すぎてだめです」というクライエントに対し,「繊細で丁寧だね」などと肯定的な側面に焦点化した捉え直しをするなど,否定的言説に異なる意味づけを提供することにより,新たな視点の獲得,自信,自尊感情を形成することができる。
また,さらに問題の再定義,課題の具体化にもリフレイムは有効である。

おわりに

困難な病理をかかえた状況にある病児にとって,「克服」への道のりは必ずしも直線的に進むものではなく,回り道,寄り道を伴う曲線的,あるいは循環的道筋を歩むものであろう。そして,その巡り行く過程こそが成長に必要な経験であり,時として同伴者を必要とする。援助者は,それぞれの「克服」へのプロセスをともに歩むイネイブラーとして,「うまくいかなさ」への柔らかい視線と,行きつ戻りつする歩みの意味を評価する姿勢,そしてなにより「待つ力」を有すべきではないだろうか。

文献

1) 社団法人日本社会福祉士会・編：日本ソーシャルワーカー協会,日本社会福祉士会,日本医療社会事業協会で構成するIFSW日本国調整団体が2001年1月26日に決定した定訳.新 社会福祉援助の共通基盤（上）,中央法規出版,東京,2004, p. iv.
2) 山縣文治・著・訳,柏女霊峰・編集委員代表：社会福祉用語辞典：福祉新時代の新しいスタンダード,第5版,ミネルヴァ書房,京都,2006, p. 20.
3) 加藤博史：福祉哲学,晃洋書房,京都,2008, p. 5.
4) 岩間伸之：ソーシャルワークにおける媒介実践論研究,中央法規出版,東京,2000, p. 133.
5) 前掲書4) p. 134.
6) 久保紘章：ライフモデル.武田建,荒川義子・編著,臨床ケースワーク,川嶋書店,東京,1986, p. 134.
7) 北川清一：支援活動の新たな展開④.北川清一,久保美紀・編著,社会福祉の支援活動,ミネルヴァ書房,京都,2008, p. 210.
8) Green, R. R.: Human Behavior theory and Social Work Practice. 2nd ed., Waiter de Gruyter, New York, 1999.（三友雅夫,井上深幸・監訳：ソーシャルワークの基礎理論；人間行動と社会システム,みらい,岐阜,2006, pp. 27-29.）
9) 岩間伸之：ソーシャルワークの展開とケースワーク.大塚達男,井垣章二,山辺朗子,他・編,ソーシャル・ケースワーク論,ミネルヴァ書房,京都,1994, p. 89.
10) カレル・ジャーメイン,アレックス・ギッタメン・著,小島蓉子・編訳・著：エコロジカルソーシャルワーク,カレル・ジャーメイン名論文集,学苑社,東京,1992, p. 111.
11) Johnson, L. C. and Yanca, S. J.: Social Work Practice: A Generalist Approach. 7th ed., Allyn & Bacon, Boston, 2001.（山辺朗子,岩間伸之・訳：ジェネラリスト・ソーシャルワーク,ミネルヴァ書房,京都,2004, p. 17.）
12) 前掲書2) p. 27.
13) 久保美紀：エンパワーメント.加茂陽・編,ソーシャルワーク理論を学ぶ人のために,世界思想社,京都,2000, p. 118.
14) 宮川数君：ソーシャルワークにおけるエンパワメントの実践技法.小田兼三,杉本敏夫,久田則夫・編著,エンパワメント実践の理論と技法；これからの福祉サービスの具体的指針,中央法規出版,東京,1999, pp. 84-92.
15) 狭間香代子：社会福祉の援助観；ストレングス視点/社会構成主義/エンパワメント,筒井書房,東京,2001, p. 135.
16) 前掲書15) p. 135.
17) 稲沢公一：構成主義・ナラティブ.久保紘章,副田あけみ・編著,ソーシャルワークの実践モデル；心理社会的アプローチからナラティブまで,川嶋書店,東京,2005, pp. 236-237.
18) 大下由美：支援論の現在；保健福祉領域の視座から,世界思想社,京都,2008.

19) Christensen, D. N., Todahl, J. and Barret, W. C.: Solution-Based Casework: An Introduction to Clinical and Case Management Skills in Casework Practice. Walter de Gruyter, New York, 1999.（曽我昌祺, 杉本敏夫, 得津慎子, 他・監訳:解決志向ケースワーク;臨床実践とケースマネジメント能力向上のために, 金剛出版, 東京, 2002, pp. 188-206.）

◉ 山田　容 ◉

IV 子どもの病気とこころ

難治性・進行性疾患を病んでいる児のこころ
喪失体験をどう克服するか
看護師の立場から
筋ジストロフィー患者の看護をとおして

はじめに

小児期発症の筋ジストロフィー患者において、小児期より入院生活を送る患者は、種々の事情で一時期より少なくなった。代わりに、小・中学校は地域の学校(特別支援学級のこともあり)に通学し、高校から当院に隣接している八雲養護学校入学のために入院する患者がいる。筋ジストロフィーのなかでも、当院に多く入院しているデュシェンヌ型筋ジストロフィーは発達期の筋力低下や思春期の機能喪失など、複雑な問題に日々直面している[1]。

また、手足の動き、呼吸、循環、食事、排泄などがうまくいかなくなり、若いうちから介入(車椅子、装具、人工呼吸器、咳介助、内服介助など)を要する[2]。時には生命や生活にかかわる重大な意思決定を、青年期早期に求められる。デュシェンヌ型筋ジストロフィーで、人工呼吸器使用で10年以上の延命が可能になり、小児期に、その予後の変化を見すえた取り組みが必要である[3]。そのなかで、患者は個々に、豊かなこころの成長を遂げている。その過程において、悩み、葛藤、自律を模索するなかで得たことをテーマごとに述べる。

1 「ぼくの病気って…もしかしたら…」

A 事例；A君，20歳

養護学校高等部進学のため入院。兄も同疾患で入院していたが、本人が中学2年生のときに亡くなった。入院時は、「学校は楽しいし、友達もできた」と、登校準備時によく話をしてくれた。リハビリテーションも積極的に行い、「訓練を一生懸命やると足が動くようになるんだ」と…。訓練を行う姿が目に焼き付いた。いつかは自分の病気や訓練での滞りに直面するのでは、と思いながら、毎日の言葉の変化・表情の変化に気を配ってきた。

ある日、「ネットで見てみた」と、月日が経つにつれ、自分のおかれている状況を少しずつ把握し、受け入れ準備をしていたようであった。その後、「ネットで見た」という内容については深くは聞かなかったが、今、自分は何をしたいのかが見えたようで、表情も明るく話しかけてくれた。私たち看護師は、患者の「もしかして」というこころの変化を、表情・言葉で感じることと、見守る姿勢が大切と考える。そして、温かい言葉かけが悩みを解決できる一助であると思う。

B 事例；B君，18歳

兄の病状の進行により一緒に入院。入院時、中学2年生。性格的に明るく、周りの状況を読み取り、楽しい雰囲気をつくってくれる。高等部に進学してまもなく、病室に疾患に対する本が置いてあった。「学校の図書室から借りてきたんだ」「少し読んでみた」「ネットでも調べてみた」と話してくれた。自分の身体状況について「知りたい」という信号ではないかと思い、早速医師をはじめ、養護学校教師・家族・看護師と連携をとり、学校の授業のなかに疾患について取り込んでいただいた。また、家族と連絡をとりながら、疾患について少しずつ話をしていったことで、疾患について知識を得ていったと思う。

患者の発する「もしかして」「知りたい」という行動

について抑えることはできない。ましてやインターネットを利用することで、さまざまな情報が手軽に入手できる現在では、言葉だけでの解決は困難である。日々のかかわりのなかで、患者を取り巻いている関係者と速やかに情報を交換し、的確に患者に伝えていくことが大切である。

2 こころづかい　S君，20歳

S君が17歳（高校2年生）のとき，朝の登校準備時，自分より後から来た高校3年生のMさんに，さりげなく通路を譲った。そして，「自分は（人工）呼吸器を使用していないから次でいいよ」と。このとき，今，自分はここで何をすべきか，ということを瞬時に捉え，行動として現れたのであろう。"相手を見て，自分の行動に変化をつけることができる"，そんな人間関係が自然に行動として現れるなんて，すばらしいことではないだろうか。周囲のほのぼのとした雰囲気が本人を包み，気持ちのよい瞬間に巡り会えた。

3 あこがれ

高校生ともなると，女性に対するあこがれが出てくる。「あの看護師さん側にいてほしいな…」「あの看護師さんが受け持ちだったら…」と，ほのかに心を躍らせたりもする。なんともいえないほど気持ちが豊かになり，行動的にもなったりする。愛とか恋とかと詮索する前に，「人を好きになる心の余裕」をもつことが大切と考えてみてはいかがであろうか。「障害をもっているから」「どうせ自分は」と思わせてしまう環境だけはつくりたくないと思う。異性を意識するという，思春期にめばえる通常の感性を心配のあまり否定的に捉え，とかく遮断しようとすることはないだろうか？　しかし，誰もが人を好きになるのだから，その気持ちを大切にしながら，心の成長をおおらかに見守っていきたいものである。

4 「勉強はしたいが，ノートがとれない」

学齢期の子どもの学習環境を整えることは，今後の入院生活や学校生活において，個人の意欲に大きくかかわっていく。「本は読めても，ペンが持てない」「わかっていても書くことができない」ことがある。学習環境の調整には，医療チームや教育関係者と連携をとり，かかわっていく。電動車椅子の種類別に学習机の形や高さを調整したり，ノートの代わりにパソコンを使用し，ディスクでのノート管理をする。また，本立てを利用したパソコン支持台，姿勢や手指機能に応じたマウスやスイッチの調整など，本人のおかれている環境を最大限に活用し，空間を広げていくことが大切になる。

5 「迷うときもある」

患者が高校（当院では養護学校高等部）卒業後，どのような生活を送るのか早期に道筋をたてることも重要になってくる。高等部進学と同時に，卒業後の生活のあり方についてイメージできるよう，受け持ち看護師による情報収集や，教師によるかかわりを深めていく。大学への進学を希望するのか，自身が得意とする分野で技術を伸ばすのか，就労をめざすのかなど，個人によって進む方向は違う。すでに卒後生活を送っている患者の様子を見学したり，ともに体験し，何に興味があるのかを知ることから始めてみてはどうだろう。

先日，入院しているデュシェンヌ型筋ジストロフィー患者（軽度知的障害合併例）が，隣接している養護学校で講師を務める「チャレンジタイム」があった。童話「白雪姫」の紙芝居を作成し，教師が役割分担で語り手を務めた。講師にとっても，受講者にとっても，自身の興味と可能性を考える良い機会になったことだろう（写真1・2）。

6 「この頃，疲れて…」「そろそろ（人工）呼吸器かな？」

朝起きたとき表情がすぐれない，なかなか起きら

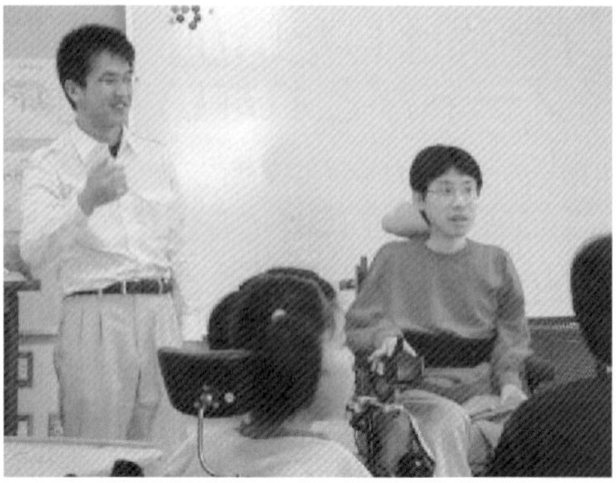

写真1

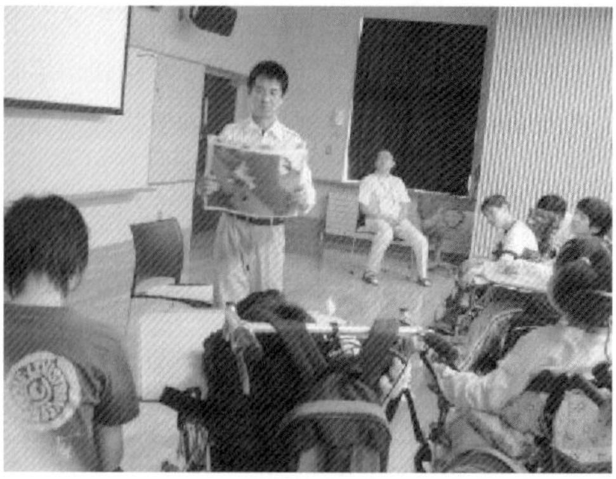

写真2

れない，日中眠気がする，学習意欲がない，などの症状が現れてきたら，もしかすると鼻マスクによる人工呼吸（非侵襲的陽圧的換気療法；NPPV）の適応を考える時期かもしれない[4]。医師と情報交換を行い，種々の検査を実施する。検査を行うときには，本人とよく話をし，どのようなときに症状が現れてくるのか吟味することが大切である。検査を行うこと自体が本人の不安を助長させてしまうおそれもある。患者は常に不安と背中合わせで生活している。いつかは訪れてくるであろう人工呼吸器使用の時期を…。それでも，ひそかに「自分だけは大丈夫」と思っているかもしれない。その時期の不安を少しでも軽減し，受け入れをスムーズに行うためにも，日頃から患者同士で触れ合う機会を多くもつようにする。

また，時には意図的に，看護師側からNPPVの情報提供の場を，その子どもに合わせてセッティングし，マスクを手に触れてみることもよいだろう。好きなマスクを選ぶために，多くのマスクが入っているマスク専用カートを準備したり，他の患者が使用しているマスクの説明をしたりする。「君だったら，どんなマスクを着けてみたい？」「誰が使っている（人工）呼吸器を試してみたい？」など，声をかけていくことも必要である。

とくに学童期の後期から思春期は多感であり，呼吸不全に関する身体面の問題ばかりではなく，容姿に関する問題や，マスクのフィッティング困難など，さまざまな課題をかかえ，鼻マスクによる人工呼吸器の導入は難しいものがある。学童期の後期から思春期における精神的ケアを含めた人工呼吸器の導入が必要である。とくに女性の場合は，「マスクの跡が顔に付いたらどうしよう…」と悩みは尽きない。朝起きたときに跡が付いていないよう数種類のマスクを併用することもある。各マスクの特徴と効能を看護師が熟知し，患者にもマスクによる褥瘡予防の自己管理ができるように教育する[5]。

また導入時期についても，気持ちがゆったりした時間をもつことや，学習に支障のない長期的な休み（春季・夏季・冬季の休み）を利用することも大切である。入院している子どもの場合は，とくに養護教員と連携をとりながら，情報交換を進めていく。

過去にNPPV導入を行い，成功した患者の声として，

・気管切開をしなくてもよいのなら，なんでもできると思った。
・まわりにNPPVをしている患者が数人いて，それを見ていたから不安が少なかった。
・人工呼吸器の種類をいろいろ試せて選べた，どうせやるなら自分で選びたい。

また，NPPV導入がスムーズにできなかった患者の声として，

・「うまくできなかったら，どうしよう」とプレッシャーがあった。
・うまくできないことの焦りで余計にできなくなった。
・自分に合うインターフェイスを見つけるまで苦労した（その後，自分に合ったインターフェイスでは，すぐにできた）。

との声があった。これらの意見を参考に，事例として，ともに15歳の高校1年生の患者3名が，春休みを利用してNPPVを導入した経過をマニュアルに

したので以下に述べる[6]。

(1) NPPV導入における事前準備として，救急蘇生バッグや咳介助の器械で，上気道への送気を経験する。
　①救急蘇生バッグとマウスピースか口鼻マスクを用いて，強制吸気による息溜め(エアースタック)を行い，最大強制吸気量(MIC)を得る。
　②カフマシーンやカフアシストを用いた器械による咳介助(MAC)

MICやMACを経験することで，器械的な強制陽圧に慣れて，NPPVを比較的容易に受け入れられるようになる。

(2) NPPV導入メンバーとして，医師をはじめとする医療スタッフ(看護師・PT・OT・ME・MSW)，指導員，保育士，教育関係者として養護学校教員，本人をとりまく家族，同じ疾患をもった仲間たちをあげている。

(3) 導入手順をステップ1〜4段階に設定し，各ステップごとに目標をあげる。

●ステップ1の目標は，「NPPVの導入を受け入れることができる」である。

主治医から，呼吸不全や心不全などの症状説明，NPPVの目的，効果，副作用，実施後のQOLについての説明を受ける。

病棟看護師は，実際にNPPVをしている患者の見学や，話を聞く場をセッティングする。NPPV導入を決断するまで，相談にのれるバックアップ体制を整えておく。本人からNPPV導入の意思表示がされた場合，患者と家族の思いなどを確認し，希望などがあれば最大限に考慮する。

NPPV導入の時期については，患者と家族の状況や，学校のイベントなどの点から，いつ導入を行って，どれくらいの期間を要するかなど，医療スタッフ・教育関係者間で情報交換を行い，検討する。

●ステップ2の目標は，「人工呼吸器とインターフェイスを初期選択できる」である。

インターフェイスの選定を，患者とともに行っていく。その後，人工呼吸器のモードなどを検討し，適合する機種を選択する。患者と家族の希望，操作性，使用環境，稼動音の大きさや緊急対応などを考慮することも大切である。

患者とともに，実際に見て，触れて，装着してからでも変更は可能なことを説明した後，実際に見てもらう。人工呼吸器とインターフェイスを装着し，体感した後，初期設定条件で試してみる。NPPVに対して前向きな言葉が聞かれ，今後NPPVの練習や試すことを続けてみたいという意思確認ができたら，次のステップに進んで行く。

●ステップ3の目標は，「人工呼吸器を装着して昼寝ができる」である。

人工呼吸器装着を体感したら，インターフェイスや初期設定条件の見直しをする。

昼間に30〜60分程度のNPPVを5日程度行いながら，本人へ，気になること，心配なこと，不明なことがないかなど，医療メンバーと教育関係者から確認をする。

昼間に60分程度のNPPVを続けることに対して，前向きな言葉が聞かれ，NPPV中に安心してウトウトしたり，昼寝ができるか確認した後，次のステップに進む。

●ステップ4の目標は，「人工呼吸器を装着して夜間睡眠ができる」である。

ステップ3ができたら，夜間にNPPVをすることの意思確認を行う。

夜間にNPPVを試すが，違和感や苦痛があれば途中で人工呼吸器をはずすことができることを説明し，実際に行ってみる。

夜間，人工呼吸器を装着し睡眠ができたら，朝の目覚め状態や熟睡感の確認をする。

このとき，よく眠れたときには，「よかったですね」「できたね」と声をかけることも大切である。あまり周囲が褒めると，本人が，訴えがあっても我慢してしまうこともあるので，「何かあったら教えてね。時間が経つと，よい条件が変わってくることがあるから」などを付け加える。

夜間にNPPVができ，朝まで良眠することが7日間できたら，患者・家族を含め，医療スタッフ，教育関係者などで最終評価を行い，今後のNPPV継続へ向けて指導内容を検討する。

以上の項目で導入を行うが，主役は，あくまでも患者本人である。医療者側のペースに患者を無理に引き込まないように進める。医師と本人をとりまく家族やスタッフ，教育関係者，さらには同じ疾患をもった仲間たちが協働してサポートし合うことが大

切である。

　NPPV 導入は，一方的な価値観を押し付けたり，先入観や同情で話すのではなく，互いに尊重し合い，信頼関係をくずさないことが大切である。患者と家族にとっての NPPV は，導入成功がスタートラインであって終着駅ではなく，効果的な NPPV を続けるためには精神面や生活面，社会面まで配慮をする必要がある[7]。その意味からも，一定期間で次のステップに進むのではなく，時間がかかっても患者・家族が納得し，「NPPV をしてよかった」と思える導入が望ましいと考える。"NPPV はコミュニケーション"によって成り立つことを，本人・家族も医療者・周囲も共有したいものである。

7 「飲み込みが悪くて」「むせやすくなった」

　神経筋疾患の患者は，喉・咽頭や舌の筋力低下により，食物を一度に嚥下できず，数回に分けて嚥下を行っている。さらに呼吸不全が進行すると，食事のときに，努力呼吸下でタイミングをとりながら嚥下するため，換気が不十分となる。これは疲労を増強させ，食事時間の延長・摂取量の低下・体重減少・低栄養状態を引き起こす。さらに呼吸不全や心不全が進行するという悪循環へつながる。

　食べ物は，飲み込むとまず食道に入る。しかし，上手に飲み込めないと気管のほうに入ることがある。これを誤嚥という。誤嚥は，肺炎や窒息の原因となる。また，歯，喉頭（喉頭蓋谷や梨状窩）に残留した食物残渣や分泌物が気道へ流入するタイプの誤嚥もあり，痰がらみの原因になる。喉頭挙上が不十分なため，喉頭蓋が十分に反転せずに起こる嚥下運動中の誤嚥もある。喉咽頭機能障害が重症な例では，経口摂取していなくても，唾液などの分泌物の誤嚥があり，それによる発熱などの合併症がある。咳（咳ばらい）・突然の息切れ・喀痰排出・嚥下後のかすれ声，などがあると誤嚥が疑われる。むせるということがどういうことなのか，患者自身も知ることが大切である。怖がらせたり不安がらせることなく，わかってもらう工夫が必要である。

　食事を楽しむことには，生命維持だけではなく，口から食物を摂取することのさまざまな重要性があ

表1

患者（学童）からの訴え	看護師が感じる症状・観察
・食べづらくなった ・飲み込みづらくなった	・一口飲み込むのに時間がかかる ・食事量が減った ・体重が減った
援助すること	

- ●食事形態の変更
  - ・主食の変更：ご飯からお粥へ
  - ・副食の大きさの工夫
  - ・硬さの調節
- ●飲み込みやすくするために
  - ・副食をなめらかにするための工夫：ドレッシング，マヨネーズと絡めたりする
  - ・食べる順序の工夫：先に口腔内を湿らせながら，ご飯→副食→汁物など
  - ・患者の状態に合わせて，1回に食べられる量を口の中に運ぶことが大切
  - ・確実に飲み込んでから二口目を介助する
- ●スプーン・箸の選択
  - ・金属製を竹製に
  - ・大きさはティースプーン程度
  - ・患者によっては箸のほうが食べやすい方もいるので，患者に確認
  - ・作業療法士に相談

ることを理解してもらうようにする。個別指導のヒントになるように，疾患の進行に伴い食事摂取量が低下していく学齢期の患者とのかかわり方を以下に述べる。

A 摂取量が減ってきたと感じたら
　表1に示す。

B 自力で食事をしたい
　表2に示す。

C 食事中・後の観察として
・口腔内に食物が残っていないか？
・食事中，むせはないか？
・痰がからんだような咳をしていないか？

表2

患者（学童）からの訴え	看護師が感じる症状・観察
座っているのが疲れる	食事中，体位の調整が多くなった ・坐位が安定しない ・座っているのが疲れる
援助すること	

●車椅子に乗って，ご飯を食べたい
　車椅子上の坐位安定を図り，安心して食事が摂取できる環境を整えることが大切である
　テーブルの高さの工夫として，
　・車椅子に乗った状態で，両手首がテーブルに乗るように安全ベルトの工夫
　・クッション製のある素材で，お腹を締め付けないようにする
　・作業療法士と相談し，食べやすいテーブルなど環境調整（写真3）
●ベッド上の場合
　・本人が一番飲み込みやすい体位を調整することが大切
　・食べることは全身の動きが伴うので，坐位面積を多くとり，必要に応じては背部にクッション・座椅子などを使用する（写真4）。
　・理学療法士と相談し，安全で安楽な体位の調整を行う
　・作業療法士と相談し，テーブルなど食べやすい環境整備

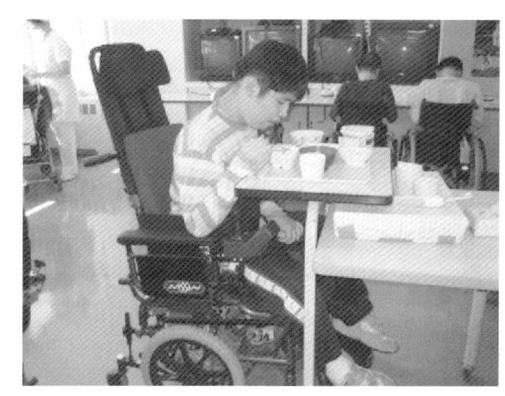

写真3

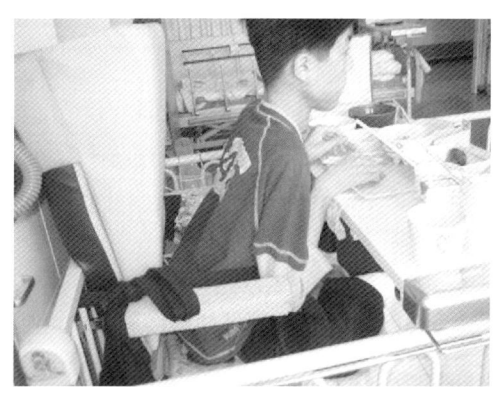

写真4

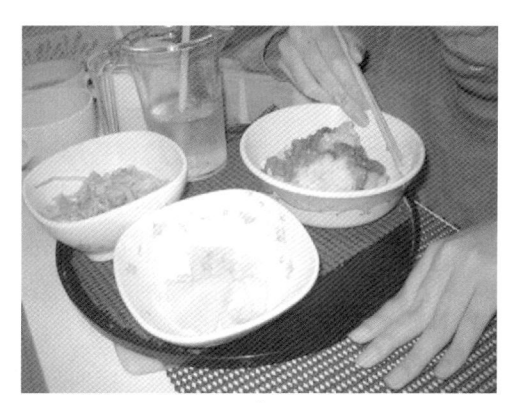

写真5

D 誤嚥・むせたとき，あわてずに排痰をする

・徒手排痰
・MAC

　患者が，安心で安楽な食事ができるよう環境を整え，患者に合った方法を取り入れてかかわる。むせて苦しかったり，怖い思いや体験から自信喪失にならないようにケアの工夫をする。

E 食事環境の例として

　ターンテーブルや食器が動かないように，滑り止めシートを使用するのもひとつの方法である。作業療法士にも相談する。自分で食べたいものを自ら食べることで，食欲もわき，心理発達面でもプラスになると考える。疾患の進行により，いずれは自身でできなくなるときがくるとしても，そのぎりぎりまで，本人も周囲も機能を最大限に活かす努力をすることは，他のあらゆる行動意欲や忍耐にもつながる（写真5）。

F NPPV下での食事開始時期について

　呼吸不全といっても，筋ジストロフィーにみられ

るのは慢性肺胞低換気症状である．その症状には，疲労，息苦しさ，集中力低下，嚥下困難，過度の体重減少などがある．患者の呼吸機能の状態や言動から，24時間NPPV導入前は身体が疲れやすく，食事などの日常生活行動が思うようにできない状態にある．しかし，24時間NPPVを行うことで，食事中にも換気が補助され，呼吸仕事量が軽減し疲労がなくなる．NPPV使用が終日になることをマイナスではなく，自分の生活を快適にできるプラスと捉える気持ちになれる支援をする．安心して食事量の増加につなげられるようにする．

8 「社会ってなに？」

長期入院患者において，社会とのかかわりや，社会を知ることが，その患者の視野を広げるうえで大きな役割を果たしている．外出や外泊でのかかわり，パソコンを通じて情報を入手することなど，患者は，さまざまな手段で情報を得ようとしている．もしかしたら，患者個人のベッド周囲が，その人の人生そのものであり，入院している病棟や，病院全体が社会性を育むための重要な役割を果たしているかもしれないのである．

9 3カ月・6カ月の重み

入院時期が幼少であればあるほど，入院生活は長期になる．その過程のなかで，家族と触れ合う時間が人生のなかで，どのくらいあるだろうか．外泊を機に，家族とともに時間を過ごすが，疾患は進行している．しかし本人・家族は，以前の外泊時の3カ月・6カ月前に過ごした状態のままで考えてしまっていることがある．しかし，成長・発達・進行を含め，少なからず変化はしている．進行性疾患では，食事量が減った，体重が減った，体位変換の回数が増えた，坐位バランスが悪くなった，夜間，人工呼吸器を使用するようになった，咳介助を要する，薬の種類が増えたなど，家族の介護の重みも加わってきている．

日頃から医療関係者と情報交換をしながら，患者とのかかわりを伝えていくことを進める．定期的に，医師による病状説明の機会をもちたいものである．

おわりに

スイスでは，デュシェンヌ型筋ジストロフィーでNPPVと電動車椅子使用など，適切な治療選択により，高いQOLを維持できるといわれている[8]．集団スポーツ（フロアホッケー）や水泳（ハロウィック水泳法）などもリハビリテーションや心身発達，交友関係に重要である[9]．延命が可能になってきつつある進行性疾患をもつ子どもに対して，パソコン，インターネット，福祉支援機器を使った活動，就労や結婚も視野に入れて，心身の発達，周囲のコミュニティーに参加を促せる支援に努めていきたいと考える．

文献

1) 河原仁志・編著：筋ジストロフィーってなあに？，改訂第2版，診断と治療社，東京，2008．
2) 埜中征哉・編：「あしたを信じて」，筋ジストロフィー患者の在宅介護・介助ビデオ手引書，日本筋ジストロフィー協会，東京，2005．
3) 石川悠加・編著：非侵襲的人工呼吸療法ケアマニュアル；神経筋疾患のための，日本プランニングセンター，千葉，2004．
4) 石川悠加：筋ジストロフィーのケースと実際の適応．難病と在宅ケア，14：21-25，2008．
5) 井部俊子・監：患者は医療チームの一員という考えの実践；看護が考えるべきこと・すべきこと，日本看護協会出版会，東京，2006．
6) 石川悠加・編著：JJNスペシャル「NPPVのすべて」，医学書院，東京，2008．
7) 山下信子，熊谷伸子，石川悠加：人工呼吸器患者に対する精神的ケア：慢性疾患．人工呼吸，22：31-36，2005．
8) Kohler, M., Clarenbach, C. F., Böni, L., et al.：Quality of life, physical disability, and respiratory impairment in Duchenne muscular dystrophy. Am. J. Respir. Crit. Care Med., 172：1032-1036, 2005.
9) Bach, J. R.（大澤真木子・監訳）：精神筋疾患の評価とマネージメントガイド，診断と治療社，東京，1999．

山下信子

Ⅴ 子どもが陥りやすい「こころ」と「行動」

子どもの心身症

はじめに

小児の心身医療にあたっては，はじめに器質的疾患の初期症状を見逃さないように注意深く必要な検査を行い，診断を確定する。病態に心理社会的要因が強く関与していることが説明できれば，適切な心理社会的治療による早期介入がなされ，よりよい予後へとつながる。小児の疾病には，その発症と経過に心理的因子が大きく関与する場合が少なくない。心身医学的な疾病理解に基づいた医療介入を行うことにより，慢性化・難治化を防ぐことができる。

本稿では，小児の心身症の特徴とその発症機序，心身相関などの基本的概念について述べ，次いで，患児とその養育者に対する心身医学的アプローチの方法を略述する。

1 心身症の定義

日本心身医学会では，心身症を表1のように定義している[1]。すなわち，心身症とは単一の疾患ではなく，心理社会的因子が密接に関与して生じた"器質的または機能的な病態"を示す諸種の身体疾患である。したがって，その病態は，身体面の治療だけでなく，心理社会的側面からも適切な介入を行わなければ治り難いことが理解される。

2 心身症とその関連疾患

日本小児心身医学会は，小児心身医学が対象とする疾患を，表2に示すように大きく小児心身医学領域と発達行動小児科学領域に分けている[2]。前者のうち，気管支喘息や起立性調節障害などの身体疾患を狭義の心身症とし，心因性によると思われる頭痛や嘔吐などの症状を広義の心身症としている。後者の発達行動小児科学領域には，注意欠陥/多動性障害，学習障害，高機能自閉症などの軽度の発達障害（IQ ≧70）が含まれる。軽度の発達障害をもつ小児は，遺尿，チック，吃音，アレルギー性疾患や心因性の身体症状を伴いやすく，心身医学的配慮を必要とする不登校状態やいじめ，虐待の対象にもなりやすい。思春期になると，幼小児期から慢性的に継続していた心理的問題が内在化（うつなど）あるいは外在化（攻撃性など）してくる。内分泌系を中心とする体内環境の変化も加わり，諸種の身体症状や心理的反応，行動上の問題が起こりやすくなる。このような状態が続くと不適応や情緒の不安定性，反社会性行動が現れる。したがって，軽度の発達障害児においては，その心理行動特性だけでなく，成長に伴う

表1 心身症の定義

身体疾患のうち，その発症と経過に心理社会的因子が，密接に関与し，器質的ないし機能的障害の認められる病態を呈するもの。ただし，神経症，うつ病などの精神障害に伴う身体症状は除外される　　　　　　　　　　－日本心身医学会教育研究委員会1991－

（文献[1]より引用）

表2 小児心身医学の対象

1. 小児心身医学領域
   1) 消化器系
      ①反復性腹痛
      ②過敏性腸症候群
      ③消化性潰瘍
      ④心因性反復性嘔吐症
   2) 呼吸器系
      ①気管支喘息
      ②過換気症候群
      ③神経性咳嗽
   3) 循環器系
      ①起立性調節障害
   4) 泌尿生殖器系
      ①夜尿・昼間遺尿・遺糞
      ②神経性頻尿
   5) 皮膚系
      ①アトピー性皮膚炎
      ②慢性蕁麻疹
      ③円形脱毛症
   6) 内分泌代謝系
      ①単純性肥満
      ②愛情遮断性小人症
      ③アセトン血症性嘔吐症
      ④甲状腺機能亢進症
   7) 神経性食欲不振症・神経性過食症
   8) 神経・筋肉系
      ①緊張型頭痛
      ②起立・歩行困難
      ③偽性てんかん発作
      ④チック
      ⑤睡眠障害
   9) 感覚器系
      ①視野狭窄・視力低下
      ②難聴・耳鳴り
   10) 行動・習癖の問題
      ①不登校
      ②指しゃぶり・爪噛みなどの習癖
   11) 小児生活習慣病
   12) 一般小児科学における心身医学的問題
      ①慢性疾患における心理社会的問題
      ②悪性疾患児の包括的ケア
      ③周産期の母子精神保健
   13) その他
      ①不定愁訴

2. 発達行動小児科学領域
   1) 発達障害および関連障害
      ①精神遅滞
      ②学習障害
      ③発達性協調運動障害
      ④コミュニケーション障害
      ⑤広汎性発達障害
   2) 破壊性行動障害
      ①注意欠陥/多動性障害
      ②反抗挑戦性障害
      ③行為障害
   3) 小児精神医学領域
      ①身体表現性障害
      ②分離不安障害
      ③反応性愛着障害
      ④不安障害
      ⑤気分障害
      ⑥統合失調症
   4) 社会小児科学
      ①児童虐待
      ②学校精神保健
      ③嗜癖の問題

(文献[2]より引用・一部改変)

内部環境の変化による症状の発現を考慮に入れて治療にあたる必要がある。

すべての患児を診察する際にあてはまるが，表面化している身体症状を診るだけではなく，認知機能の成熟度と精神的発達レベルを評価することが大切である。小児への心身医学的アプローチは，患児の身体的・精神的発達のレベルに応じて対応することが望まれる[3]。

3 心身症の発症機序・心身相関

A 心身症の発症機序

心身症の発症機序を図1に簡単にまとめた。

一般に，生体は身体的・心理社会的ストレッサーを大脳新皮質で受け止め，大脳辺縁系・視床下部に指令が送られる。その指令は，自律神経系・内分泌系・免疫系に伝わるが相互の緊密な調整を図ることにより，内部環境の恒常性（ホメオスターシス）が維持され心身の健康を保つことができる。しかし，ストレッサーの量と質が過剰であったり，長期にわたって持続すると，生体はその恒常性の維持を保てなくなり，諸種の疾患を発症しやすくなる。

B 小児のストレス対処の特徴と心身相関

小児は成人と同様に，諸種の心理的刺激によって大脳辺縁系・視床下部に情動（欲求や感情）が引き起こされると，大脳新皮質を介して適切な言語や行動として表現しようとする。しかし，小児の大脳新皮質には適切に感情を表現できる言語の蓄積がほとんどないため，不安や怒りなどの情動をうまく処理することができない。心の発達が未熟な過程にある患児は，不安，怖れ，怒り，などの感情を抱くことに

```
身体的ストレッサー    心理社会的ストレッサー
        ↓                    ↓
              大脳新皮質
                  ↓
              大脳辺縁系
                  ↓
               視床下部
                  ↓
               脳下垂体
          ↓       ↓       ↓
        免疫系  内分泌系  自律神経系
          ↓       ↓       ↓
              標的臓器
                  ↓
          身体症状の発症(心身症)
```

図1 心身症の発症機序

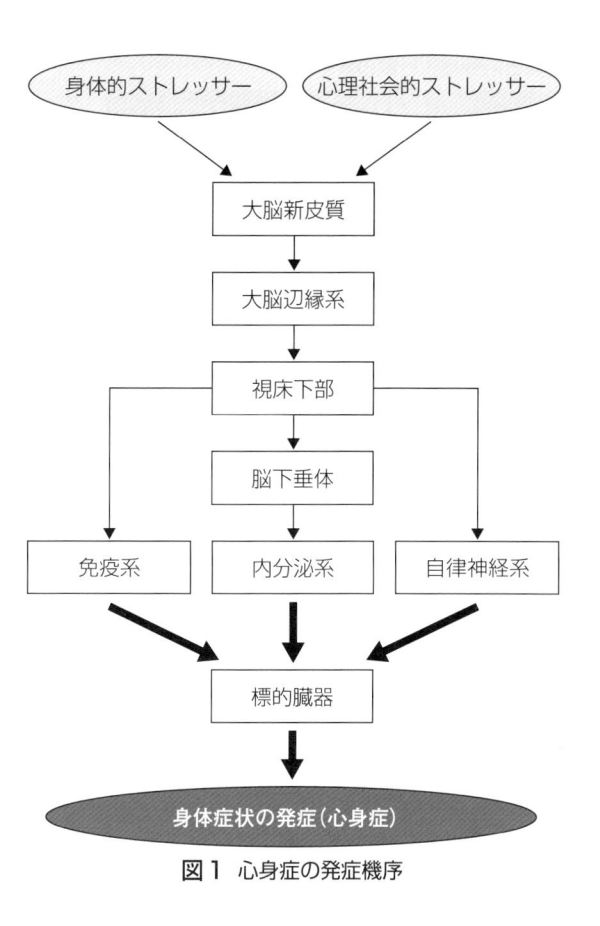

慣れていない。それらの感情をそのまま表出すると，親に叱られたり見捨てられるのではないかという不安に襲われる。そして，無意識にその感情を抑圧する心理的防衛機制が働く。そのようにして抑圧され続けた情動エネルギーが自律神経系・内分泌系・免疫系機能のバランスをくずし，心身症としての身体疾患を発症させる[4]。

小児の心身は発達過程にあるため，過剰なストレッサーを長期にわたり受け続けると，人格形成や身体的発達を強く歪めるような影響が出てくる。例えば，不適切な養育(マルトリートメント)を含めた被虐待児には，低身長，やせ，爪噛みによる開放咬合[5]などの成長障害が認められる。また，最近では摂食拒否と同時に緘黙を呈し，あらゆる自己管理行動を拒否する広汎性拒否症候群という疾患概念が，認識され始めている。これは，学童，思春期の少数の女児に認められ，被虐待関連による心的外傷後ストレス障害のひとつとして理解されている[6]。

最近では，被虐待に関連した身体症状や認知や行動の歪みが成人期に現れるとする報告が散見されている。海外で行われた一般女性を対象とした疫学調査[7]によると，小児期の被虐待体験と成人期の慢性疲労，片頭痛，気管支喘息，背腰痛，過敏性腸症候群などの身体疾患との間に関連があったと報告している。また，虐待を受けて育った親は，力でねじ伏せることによって躾にかかわる葛藤を解決しようとする。これが，虐待の"世代間伝達"といわれる現象である。家庭という閉鎖空間では，体罰をする親に対して子どもが反抗的な言動をとると，子どもの反応に親は苛立ちを制御できず，さらにカッとなり，心理的・身体的暴力が激化し虐待環境が形成されていく。感情を制御できずに心理的暴力や体罰をしてしまう自分に苦悩し，自ら虐待を開示し心療内科を訪れる母親や，心理的・身体的・性的虐待に起因すると思われる心身の症状に苦しむ小児が，学校やスクールカウンセラー，児童相談所を経て受診する事例が多くなった[8]。

C 小児心身症の特徴

小児では，各発達過程に現れやすい心身の症状や行動の異常がある(表3)。これらの症状発現には個人差がみられる。それは，中枢機能の発達段階や自律神経系，内分泌系の成熟度と安定性による[9]。生体内の環境が変化することで，吃音，爪噛み，指しゃぶり[5]，チック，夜尿などの身体症状が現れやすい時期がある。これらの症状は通常，成長に伴ってしだいに消失していく。あえて心理的要因を探して対処しなくても，小児の認知や対処能力が発達すれば，自然に消失する。その時期がいずれ来ることを親に説明し，待てばよい。しかし，見逃してはならないのは，心の危機のサインとしての爪噛み，指しゃぶりが現れている場合で，心理社会的要因が強く関与していると思われる神経性習癖の見きわめが重要となる[5]。ポイントは，各症状や行動が表3に示す出現しやすい年齢に比べ発現年齢が遅いこと，その習癖が1ヵ月以上続くなどの持続期間の長さである。

小児は，外的ストレッサーに曝された場合，適切な言葉で表現する力が乏しいだけでなく，それらを認知する力や適切に対処する能力も未熟である。また，大脳新皮質における中枢神経系の統制が未熟なために，ストレス反応が身体症状として表出されや

表3 各発達過程に現れやすい身体症状と心身症・行動の異常

	乳児期 〜 幼児期前半		幼児期後半	学童期	思春期
心身症および行動の異常	吐乳 夜泣き 哺乳力低下 憤怒痙攣	人見知りが強い 分離不安が強い 臍疝痛 便秘 下痢 異食症 心因性嘔吐 呑気症	周期性嘔吐症 反復性腹痛 神経性頻尿 昼間遺尿 遺糞症 吃音 緘黙 爪噛み 指しゃぶり 性器いじり 夜驚症	チック 心因性発熱 起立性調節障害 気管支喘息 神経性咳嗽 反復性頭痛 中心性視野狭窄 抜毛症 夜尿症 胃・十二指腸潰瘍 過敏性腸症候群	過換気症候群 神経性食欲不振症 過食症 月経前症候群 転換性障害 対人恐怖 強迫神経症

すいことが特徴である[9]。

小児心身症発症の要因とメカニズムを図2にまとめた。ここでは，発症要因を，①自己感の発達要因（乳幼児早期の記憶と体験），②内部環境の要因（自律神経，中枢神経系の未熟性），③外部環境の要因（集団生活，いじめ，同胞葛藤など），④ライフスキル要因（ストレス対処の未熟性）の4つに整理した。

それぞれの要因により生体にストレス反応が強く起こると，身体反応，心理反応，行動上の反応として症状が発症する。

4 小児心身症への対応と心身医学的治療

A 小児心身症への対応

まず，身体症状の慢性化・難治化を予防し苦痛を和らげるために，必要に応じ対処的に薬物治療を行う。次いで，患児に加わっている内的・外的ストレッサーを整理し，適切な心理治療を早期に開始する。心理治療は，患児の負担を取り除き，患児とその親が心身相関に気づくための共同作業でもある。

同時に初診では，患児の心身の発達段階を評価しておく。治療が進み患児の自己効力感が高まると自然治癒力が発揮され，健全な心身の状態に修正されていく。しかし，認知の発達に遅れや歪み，偏りがみられる発達障害児では，治療を進めるうえに必要な自己肯定感やソーシャルスキルの習得のために，情緒障害児通級教室などの特別支援教育体制を必要とする。その特別支援教育体制に乗せていくためには，患児の知的・精神的発達評価が重要となる。教育と医療の2方向による評価を統合して判断するのがよい。また，医師による心理社会的治療介入には，患児の社会環境を整備する役割が含まれているので，小児心身医療における医療と教育の連携は必須である。

B 心身症としての診断と治療計画[9]

心身症としての診断に必要な情報を得るためには，なによりも患児とその家族との信頼関係を築くことが大切である。

患児との信頼関係を築くために，初診時に「私は○○君（さん）の主治医です。○○君（さん）の病気を心と身体の両方から診ていきます。ここでは，何に困っているのかを話し合い，解決することが目的です。心と身体が元気になって自分らしさを取り戻すように手伝うのが医師の役割です」と，患児の目をきちんと見て話す。親子間の葛藤が背景にある場合には，「ここで話してくれたことは，了解なしにお父さん，お母さんに伝えることはないので安心してね」と，守秘に関する確認をしておく。治療者は患児の意思を尊重する姿勢を示し，患児の立場に立っていること，安心してなんでも話して大丈夫というメッセージを必ず伝えておく。

病歴，診察，検査（結果は後日の場合もある）を総合し，初診時の「診たて」と治療方針を保護者に説明

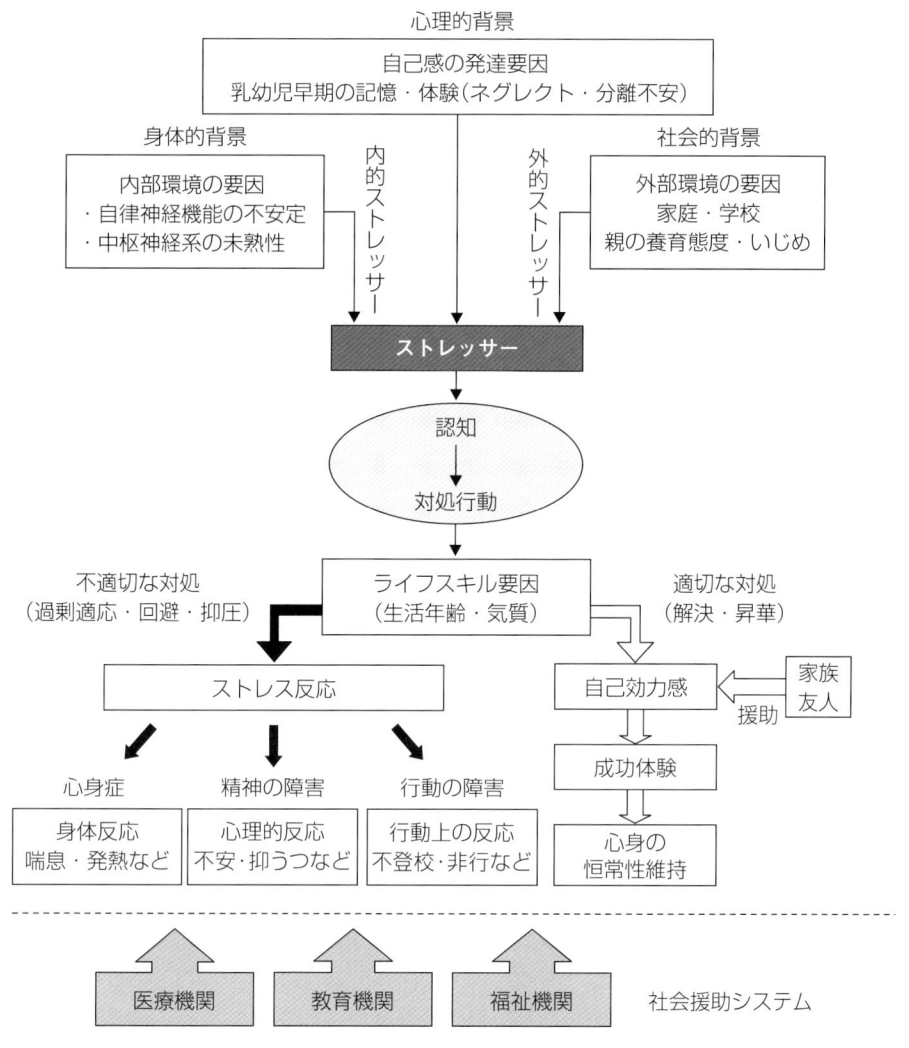

図2 子どものストレス環境と心身相関/心身症の発症の関係/社会援助システム

し，治療方針の同意を得る。次に，患児には，治療への動機づけを十分に行う。その際，大切なことは，患児がまた受診してみようかという気持ちになるよう，つないでいくことである。

心身医療の実際は，①患児への心身医学的アプローチ（治療意欲，自己効力感の持続），②身体症状の軽減/消失（薬物療法），③養育者へのアプローチ（ペアレントトレーニングや親ガイダンス），④ストレス要因の軽減/解消（家族と学校への環境調整），⑤社会支援の活用（特別支援教育体制，少年相談センター），などが含まれる。心身医学的援助を求めているのは患児のみでなく，対応に悩む養育者が含まれるので，③の親ガイダンスは治療構造に必ず組み入れる。場合によっては養育者に治療介入が必要な場合もある[3)10)]。

C 心理・社会的因子に対する面接療法[9)]

1) 心理面接治療のゴール

成人の面接治療では"言葉"が重要な媒介となるが，小児は"遊び"を媒介としたほうが治療を進めやすい。遊びは，それ自体が優れたコミュニケーションの手段となる。治療の場では，小児には"安心感"と"被保護感"を感じてもらうことが大切である。治療空間が，守られた場であることが子どもに理解されると，安心して心を開いてくる。子どもは，かかえている心理的問題をなんらかの方法で治療者に発

信してくる。それは"言葉"や"絵"であったり，"表情"や"行動"であったりする。治療者が，そのサインを的確に捉え即座に言語化して患児にフィードバックする。例えば，「この人形を投げちゃったのは，怒っているの？」「この絵は，いつもと違う感じだけど何かあったの？」「目を覚ますと，つらいことが浮かんできて，それで頭が痛くなるのかしら？」など。このような受容・共感に基づく対応をとおして，患児は表出した体験内容を治療者の言葉によって見直す機会を得る。

　治療が効果的に展開していくと，やがて"問題解決"に向かって対処しようという動機づけに発展していく。このような展開によりホメオスターシスが回復していくと，"身体症状"の軽減・消失とともに，適切な自己表現が表出できるようになる。自分の感情に気づかなければ，感情処理の仕方を見つけることができずに葛藤をかかえたまま症状が持続するのは成人の場合と同様である。言語や行動として表出することができれば，症状の軽減や消失を経験できる。治療のゴールは，心身相関に気づき，ストレッサーへの対処方法を見つけ，それを実践し，身体症状の消失を体験することであり，さらに患児の自己効力感が維持できていることを確認して治療終結とする。

　上記のような心理治療を進めることは，一般病院の小児科外来のオープンな構造の診察室では容易ではないと思われる。一般診療とは別に予約制で受け付け，スタッフの診察室への出入りを制限するなどの配慮がいる。とくに，看護スタッフや受付の対応，待合室における声かけは重要である。親子にとっては，すでに待合室から治療がスタートしている。とくに待ち時間の見通しは，配慮して案内すべきであろう。カルテを差し入れるために面接中の診察室に入る際には，患児と養育者の面接状況を推察して入室するなど適切な心遣いが望まれる。

2）治療チームの必要性

　一般に，1人の治療者が患児とその養育者の治療を担当できれば，そのほうが効果的と思われる。しかし実際には，1人の治療者が，多くの患児とその養育者の治療を受け持つことは時間的に難しい。また，臨床心理士の協力が得られる環境であれば，遊

表4　各種の心理療法

自律訓練法
解決志向アプローチ法
イメージ療法
催眠療法
EMDR
行動療法（タイムアウト法，トークンエコノミーなど）
認知行動療法
認知療法（認知の歪みの修正）
集団療法（ソーシャルスキル訓練）
家族療法（システム論的家族療法など）
箱庭療法，絵画療法，遊戯療法，コラージュ療法

EMDR；eye movement desensitization and reprocessing

戯療法や箱庭療法を適用しチームで治療できれば理想的である。さらに看護師サイドの視点が加わることで多角的な観察とアプローチが期待できる。

3）面接療法以外の心理療法（表4）

　言語化が苦手な思春期では，解決志向アプローチ法，認知療法，EMDR（eye movement desensitization and reprocessing）の技法，覚醒催眠下によるイメージ療法などが効果的である。また，学習障害，注意欠陥/多動性障害などの軽度の発達障害児では，行動療法のタイムアウト法やトークンエコノミー法を用い，家庭での躾や集団行動に活用している。

4）家族に対する治療

　心身医療を行うにあたっては，その家族や友人など，患児と強いかかわりをもつ人たちの影響力を考慮に入れて治療を進めなければ，治療効果はあがりにくい。つまり，日々の暮らしのなかで，患児に対して家族が，肯定的に接しているか否かの影響はきわめて大きい。例えば，親や同胞が，患児の身体的愁訴や不登校に対し批判的な言動をとっている場合などである。父母間のコミュニケーションが不足している場合には，積極的に父母面接の場を設け，父親の理解を深め協力をお願いする。

　また，親が子の発達を十分に理解できていないと，子どもが生活年齢に相当する学習課題をこなせないことに母親が焦り，その対処として塾通いを強要す

るなど，能力以上の学習内容を課すことがある[3]。とくに，軽度の発達障害児をかかえる母親は，不安・うつ状態が高い傾向[10]にあり，子どもにそのストレスを向け，課題や躾が厳しくなる。その結果，ストレス状態に陥った患児は，学校生活では不適応を示したり問題行動が増悪する。このような場合には，患児への治療介入より母親への心理教育的介入を優先すべきである[3)10]。

5 代表的な小児心身症の診療の進め方

小児気管支喘息を小児心身症の医学モデルとして，発症機序，心身相関，心身医学的アプローチと診療の進め方について略述する。

幼児期に発症し，自然寛解せずに成人期に移行した気管支喘息について，その発症と経過に大きな影響を与えた心理的因子を調査した結果[4]では弟妹の誕生が一番多く，次いで，幼稚園や小学校への入学が多かった(表5)。前者の状況としては，弟妹を出産して久しぶりに帰ってきた母親に甘えようとすると，それまで十分にかわいがったと確信している母親は，下の子の世話に注意が向いているので，つい「お姉ちゃん(お兄ちゃん)になったのだから，一人で遊べるでしょ」などと言ってしまう。患児は，それを母親の愛情が自分から下の子に移ったと受け止めて，愛情欲求不満と見捨てられ不安(準備因子)を抱き，ストレス状態(準備状態)に陥る。その状態で，さらに不満と不安を引き起こす心理的刺激(誘発因子)が加わると，自律神経系・内分泌系のバランスがくずれ，からだの防御機能が低下して気管支喘息が発症する。喘息症状が出現し持続すると，母親の注意が自分に向くという二次的疾病利得(持続因子または増悪因子)の経験と学習をする。その学習の結果，喘息症状が慢性化・難治化に向かう。

このような疾患の発症過程は閾値論的仮説[11]として説明されている。この閾値論的考え方に従えば，準備因子を少しでも解消すること，誘発因子が加わっても症状が出現しない対処法と体験が重要となる[12]。準備因子の解消とは，周囲のおとなが，患児の不安や不満，怒りを引き起こす心理的問題に早く気づくことであり，患児の言い分をよく聴き(傾聴)，

表5 気管支喘息の発症年齢と先行体験

先行体験 \ 発症年齢	0〜9歳	10〜19歳
両親との分離体験	6	3
弟妹の誕生・同胞葛藤	30	0
親子関係の感情問題	12	4
入園・入学，進学問題	16	16
職場の役割・対人葛藤	0	4
不明・その他	4	4
計	68例	31例

(文献[4] p.5. より引用)

その気持ちを患児の立場に立って受け止める(共感と受容)ことである。内的緊張が緩和されることにより患児は，身体症状の軽減または消失を体験する。治療者は，患児が安心して自発性を発揮できるような状況を整え(環境調整)，患児が不安や不満，怒りを引き起こしている心理的問題について，養育者に再度見直しをしてもらう。養育者への援助は，適切な解決法やストレス対処法が見出せるように話し合い，症状発現と心身相関の理解を促すことである。

6 看護側の支援の仕方

慢性疾患では，入退院を繰り返す経過のなかで患児のパーソナリティや両親の養育態度がしだいに明らかになってくる。また，発症機序や心理的因子の関与について医療スタッフ側の理解も深まる。同時に養育者と医療スタッフとの信頼関係が築かれ，看護師は養育者から家庭の事情や子育ての悩みについてアドバイスを求められる機会が増えてくる。その際，看護師の役割として行った心理的援助であっても，その養育者の依存性を引き出すきっかけになったり，さらに不安を高めてしまい，主治医と養育者との治療的信頼関係に微妙な影響を与えることがある。主治医の処方や指導に対する遵守不良(ノン・コンプライアンス)を引き起こし，身体管理がおろそかになり治療が進展しない状況になることもある。

したがって，患者やその家族から相談を受け，な

んらかの回答を求められた場合は，看護師だけでなく医療スタッフは，その場で答えるのではなく主治医に報告し治療に効果的な解決法を一緒に考え，養育者の性格や理解力も考慮に入れて慎重に対応することが大切となってくる。

　疾患の重症度や治療形態（通院・入院）によらず，患児への援助のポイントを，以下の二点にまとめた。①患児が自分自身で考え答えを見つけ，適切な行動がとれるように援助（早く治って家に帰りたい，友人と遊びたい，という動機づけと退院目標），②患児を適正に評価し，褒め，入院中の望ましい行動が定着するように援助。ここでいう望ましい行動とは，主治医の指示と病棟の規則に従い，薬をきちんと服用すること，「こういうときに息苦しくなる」「こんな気持ちのときに頭痛がしてくる」などの心と身体の相関に気づき，それを言葉で主治医に報告できることである。これらのコミュニケーション能力が定着すれば，患児の自己肯定感とライフスキルが高まり，退院後のストレス対処が維持できる。これらのことは，最終的な治療目標となる。

　小児心身症における理想的な看護師の役割を3つあげると，①患児やその家族の訴えにふりまわされない中立性，②患児とその親・医師間の治療的信頼関係をサポート，③家族への適切な心理的援助，となる。

　以下に，摂食障害児を例にあげ，少し補足する。摂食障害に対しては，筆者の所属する病棟では認知行動療法[6]を用いて治療しているが，発症に関与すると思われる対人関係の歪みが，身体症状の改善とともに退院が近くなると病棟内で再現されることがある。気に入らない病棟内スタッフを批判したり，他患児の治療に立ち入り過ぎる言動をとったり，である。また，患児の不満に操作された親がクレーマーとなって看護スタッフに特別な要求を望んだりする場合もある。患児の操作性に親が気づくことが大事であるため，クレームや患児の望ましくない行動に対して医療スタッフが反応するのではなく中立の立場をとる。中立の立場とは言葉を換えると，治療が効果的に進むような立場をとることである。

　この機会に，親には患児へのかかわり方を再認識してもらい，患児には他患児との距離のとり方を学んでもらう。医療スタッフは，日頃より，それぞれの役割と責任の範囲を明確にし，治療と看護の"限界設定"について相互理解をしておくとよい。それは患児・家族と医療スタッフとのよりよい関係を築くためにも重要な点である[13]。

　では，患児と医療スタッフの信頼関係が築かれ，看護師に患児が内面的な問題を話し始めたとき，どのように対応すればよいだろうか？　第一に，患児が言葉にして表現できたことを評価し褒めること，次いで，その内容は治療的に大切な情報なので，患児から主治医に直接話したほうがよいと促す。主治医には，患児に変化が現れたことと，そのように助言したということを伝えておく。心身医療では，このような心理変化により治療が大きく展開していくので，この場面展開はきちんと押さえておく。

　普段から患児が気持ちを話しやすい雰囲気をつくっておくことも大切である。しかし，愛着障害や被虐待経験を背景にもつ患児は，"話しやすい""優しい"看護師に対して依存的に接してくるので，注意を要する。人との距離のとり方や甘え方を学習していないため，低年齢とはいえ身体への性的接触を過剰に出してくる男児もみられる。そのような患児は，その要求を叶えてくれない対象には容易に陰性感情を抱き攻撃的になり，治療に抵抗することもある。そして患児によっては，病棟内の規則違反や自傷行為，万引き行為を引き起こすこともある。医療スタッフの対応は，その問題行動を容認せずに，患児に反省と理解を促すが，人格を否定するような表現を用いないこと，その行動をとることで何を失うことになるのかを学習させることが重要なポイントとなる。

　問題行動と病態との関連を分析し，病棟内では十分に検討する。今後に活かされるために，患児が問題行動を引き起こす原因となった感情を上手に処理できる方法を一緒に考える。患児の偏った物事の受け取り方に修正を加えるよい機会でもある（認知の修正）。病棟での失敗と解決の体験が，患児の人格形成の成長過程に取り込まれていくように指導する。

　次に，家族への適切な心理的援助とは，どのような姿勢をさすのだろうか？　治療の中盤にさしかかると養育者は，医師には言えない治療への不安や子育てに対する後悔，罪悪感，疾病に対するやり場の

ない怒りを吐露するようになる。そのような場面では，基本的に"傾聴""受容""共感"の3つを心がけて対応する。一般に，心身の疲労を蓄積させている養育者は，うつ状態にあるといってもよく，物事を被害的に考えやすい。また，他罰的，自罰的にもなりやすく，励ましの言葉をかけるよりは"傾聴"し，"共感"したほうがよい。つまり，患児のために一生懸命頑張ってきたという思いを十分に表現させ，その苦労をねぎらう，などである。

　内的緊張から解放されれば，養育者はリラックスし心のゆとりを取り戻し，再び前向きに育児に取り組むことができる。看護側の支援は本来，備わっている母性や父性を引き出す役割に徹する。養育者のメンタルケアは，小児心身症の治療を効果的に進めるために何よりも大切なことと考えている。長期の看護で疲れている養育者には，常に見守っているというメッセージを伝えることが何よりの励みとなる。

おわりに

　小児心身医療のアプローチとは，おとなに向け発信している子どもたちの心と身体のサインを的確に読み取り，その子どもが直面している心理社会的問題を解決の方向へと導き，患児が自分らしく振舞えるように援助することである。

文献

1) 日本心身医学会教育研修委員会：心身医学の新しい診療指針．心身医学，31：537-576，1991．
2) 日本小児心身医学会研修委員会：日本小児心身医学会　研修ガイドライン．子どもの心とからだ，11：1，2002．
3) 芳賀彰子：発達障害児を抱えるアスペルガー障害を背景にもつ養育者への心理治療介入経験．心療内科，6：378-386，2002．
4) 吾郷晋浩：病気の発症と経過に影響を及ぼす子育ての問題とその解決法．子どもの健康科学　子どもの心・体と環境を考える会誌，4：3-7，2003．
5) 芳賀彰子：爪噛み，舌なめずり，指しゃぶり．宮地良樹，久保千春・編，皮膚心療内科，診断と治療社，東京，2004，pp.241-246．
6) 芳賀彰子：摂食障害．加我牧子，稲垣真澄・編，小児神経学，診断と治療社，東京，2008，pp.464-470．
7) Romans, S., Belaise, C., Martin, J., et al.：Childhood abuse and later medical disorders in women：An epidemiological study. Psychother. Psychosom., 71：141-150, 2002.
8) 芳賀彰子：虐待する養育者への対応：心身医学的アプローチ．児童虐待と子育て支援を考える会レポート，V：90-96，2001．
9) 芳賀彰子：小児期の心身症．久保千春・編，心身医学標準テキスト，第2版，医学書院，東京，2002，pp.203-210．
10) 芳賀彰子，久保千春：注意欠陥/多動性障害，広汎性発達障害児をもつ母親の不安・うつに関する心身医学的検討．心身医学，46：75-86，2006．
11) 吾郷晋浩：心身医学的考え方．桂戴作，吾郷晋浩・編，気管支喘息の心身医療，医薬ジャーナル社，大阪，1997，pp.20-30．
12) 久保千春，千田要一：心身相関の最近の考え方．久保千春，中井吉英，野添新一・編，現代心療内科学，永井書店，大阪，2003，pp.117-124．
13) 安田由紀子，木下由美子，片山くみ子：摂食障害の看護；アディクションの看護．アディクション回復支援と介護（現代のエスプリ434），至文堂，東京，2003，pp.184-190．

● 芳賀彰子 ●

Ⅴ 子どもが陥りやすい「こころ」と「行動」

不安と恐怖

はじめに

「不安の時代」と評される昨今，不安や恐怖の体験は，年齢にかかわらず身近なものとなってきている。しかし，いざ，その状態を定義しようとすると存外に難しい。心理学的には不安と恐怖を次のように分けて論じることが多い。恐怖は，その対象となるものがはっきりしている〔図1では"草原での特定の生き物(ここでは蛇)への恐怖"〕。それに比べて不安は，その対象がより曖昧で，明確でない(図1では"草原での漠然とした不安")。

そして不安・恐怖とも自己を守るための本能からくる危険信号であり，人類に備わっている防衛的な情動反応ともいえよう。つまり，ある程度「健康な不安や恐怖」は自然な反応として必要なものであるが，その受け止め方(認知)によっては日常生活を脅かすほどの極端な反応となり，「病的な不安・恐怖」としてケアが必要となる。そして，そういった状態の心理反応は，さまざまな身体症状として現れてくる。さらに，その身体症状がストレスの受け止め方(認知)を歪め，不安や恐怖を増強させるという悪循環をまねいてしまう(図2)。

子どもの場合，「からだ」と「こころ」が未分化なので，よりいっそう，この悪循環に陥りやすいといえよう。また，子どもはどのような状況で不安や恐怖を抱きやすいか，その発達段階ごとに異なってくる。さらに，子どもの反応では，ストレスの強さと個人を取り巻く環境や体質的要因との関連により，症状も個々に違ってくる場合が多く，個人差も大きい。したがって，一概におとなの反応と，子どもの反応を一緒に論じることはできないだろう。しかし10歳

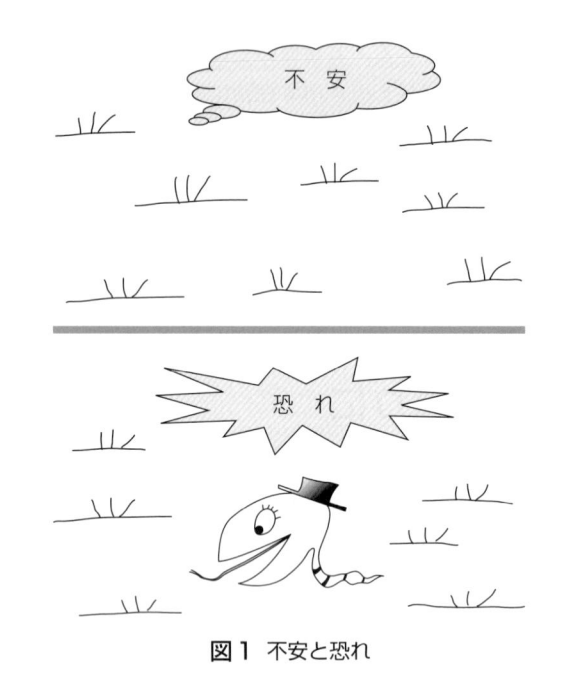

図1 不安と恐れ

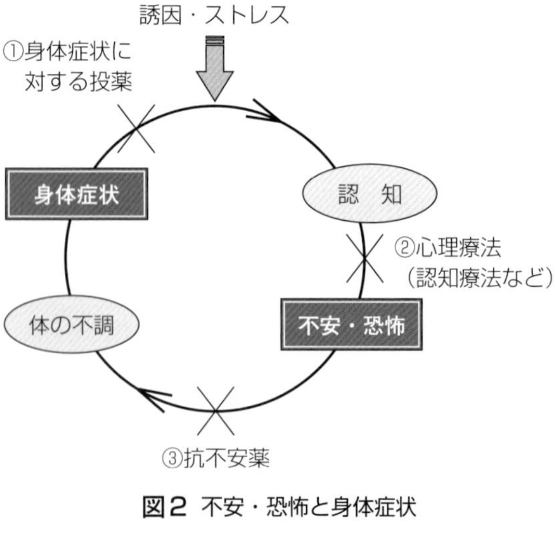

図2 不安・恐怖と身体症状

表1 神経症の下位分類（主だったものを表記）

神経症	DSM-Ⅳ（アメリカ精神医学会精神障害分類）	ICD-10（WHO国際疾病分類）
		神経症性障害, ストレス関連障害および身体表現性障害
不安神経症	◎不安障害 　パニック障害	◎恐怖症性不安障害 　広場恐怖
恐怖症	特定の恐怖症（または単一恐怖） 　社会恐怖（社会不安障害）	社会恐怖 　特定の(個別的)恐怖症
強迫神経症	強迫性障害 　外傷後ストレス障害 　急性ストレス障害 　全般性不安障害 　（小児の過剰不安障害を含む）	◎他の不安障害 　パニック障害 　全般性不安障害 　混合性不安抑うつ障害 ◎強迫性障害
ヒステリー	◎身体表現性障害 　身体化障害 　転換性障害 　疼痛性障害	◎重度ストレス反応および適応障害 ◎解離性(転換性)障害 ◎身体表現性障害 　身体化障害
心気症	心気症 　身体醜形障害	心気障害 　身体表現性自律神経機能不全 ◎他の神経症性障害

以降にもなると，成人とほぼ同型の事例が散見されるようになる。

「不安や恐怖」から引き起こされた症状は従来「神経症」として表現されてきたが，DSM-Ⅳ（アメリカ精神医学会精神障害分類）とICD-10（WHO国際疾病分類）では，表1に示すように細分化されてきている。その他にも，「不安や恐怖」から子どもが陥りやすい症状を理解し表現する際に，これまで多種多様な表記が用いられてきた。

そこで，ここでは便宜上DSM-Ⅳに従って，「不安と恐怖」により引き起こされる子どもの病態について論じてみたい。「全般性不安障害（小児の過剰不安障害を含む）」「社会恐怖」「強迫性障害」「転換性障害」「分離不安障害」に絞り，当院で経験したいくつかの事例をとおしてアプローチの方法を解説する（事例はプライバシー保護のため，加筆修正したものである）。

1 不安障害とは

従来，「不安神経症」とよんでいた状態をDSM-Ⅳでは「不安障害」という。これは「全般性不安障害（小児の過剰障害を含む）」，「パニック障害」，「社会恐怖（社会不安障害）」「強迫性障害」「急性ストレス障害」「外傷後ストレス障害」などに分類される。

A 全般性不安障害とは

過度の不安に伴う心とからだの症状が慢性的に続き，生活に支障をきたすものを「全般性不安障害」という。全般性不安障害の主な症状としては，

①落ち着きのなさ，または緊張感，または過敏
②疲労しやすいこと
③集中困難，または心が空白となること
④易刺激性
⑤筋肉の緊張
⑥睡眠障害

などである。また，その症状の特徴としては，

①症状発症の契機にストレス状況がある場合が多い
②症状は徐々に起こり，数カ月以上続く
③症状はイライラなど精神面だけでなく，身体に出る
④症状の原因を医学的に精査しても異常は見つからない

などがあげられよう。

V 子どもが陥りやすい「こころ」と「行動」

【事例1】 頭痛・下痢を頻繁に訴え,「眠れない」と繰り返すAさん(13歳,中学1年生)

Aさんは,中学生になって勉強と部活動を両立させようと張り切っていた。しかし,2学期の始業式後,休み明けの実力テストを受けていると強い頭痛に襲われた。なんとかテストは最後まで受けたものの,あまりの痛さに部活動には参加せずに帰宅した。

次の日から,腹痛・下痢も加わり起床することができず,登校もままならなくなった。併せて「眠れない」ことから昼夜逆転の生活になり,起きている間はイライラして落ち着かない状態が続き,学校の紹介で当院を受診した。身体諸検査を行うも異常はなく,小児科主治医から臨床心理士に面接が依頼された。

●治療経過:Aさんには,頭痛や腹痛などの症状を緩和させるために投薬を行い(図2の①身体症状に対する投薬),症状の鑑別観察目的で2週間程度の入院を導入した。入院中は目だった症状もみられなかったことから,Aさんは,退院後の定期面接のなかで「学校に行かなきゃ,と思うと,頭やおなかが痛くなるのかも」と,自分なりに気づき始める。その後の面接で「部活動での人間関係で疲れていた」ことや,「1学期の期末テストで,中間テストより学年順位が下がってしまってショックだった」こと,などが語られた。勉強と部活動の狭間で,元来,完璧主義のAさんはその不安感を振り払うように,がむしゃらに努力していた。しかし,徐々に疲労感を覚えるようになり,身体が思うように動かないもどかしさから,ますます不安になる,という悪循環に陥っていった。

自ら気づき始めたAさんに対して臨床心理士は,その努力をねぎらい,「症状とどう付き合っていけばいいか」を一緒に考えよう,ともちかけた。症状にこだわり,そこに注意を集中させて自覚症状を増悪させるのではなく,症状をセルフコントロール可能な程度に軽減させることに目標をおいた。「緊張すると痛みが増す」とAさんなりに気づいたことから,抗不安薬も納得して服用するようになった(図2の③抗不安薬)。痛みをやり過ごす方法として「音楽を聴く」などの趣味も増え,Aさんの生活に余裕が生まれてきた。「疲れた」と気軽に弱音を言えるようになり,保健室をうまく利用できるようになった。休部していた部活動にも「お手伝い程度」に顔を出して,「レギュラーじゃなくても楽しい」と生き生きと語っている。

Aさんは,「まだ痛いときもあるけど,そういうときは無理するなって注意信号だと思って,休み休みやってる」と,「痛みの捉え方」をプラスに転換することができるようになった。文字どおり「肩の力の抜けた」Aさんは,明るい笑顔で病院を卒業していった。このように,「考え方」「受け取り方」「対処方法」をともに考え,少しずつ修正していく心理療法「認知療法」(図2の②心理療法)を併用して,症状の悪循環を断ち切る治療法が有効となっている。

【事例2】 常にイライラそわそわして,周りにちょっかいを出してしまうB君(9歳,小学3年生)

B君は人なつっこい男の子で甘えん坊だが,小学2年生までは「落ち着きがない」と言われながらも,問題なく過ごしていた。

小学3年生になりクラスや担任が変わり,それまで一緒にふざけていた子どもたちも,おとなしくなった。世話やきの女の子たちがB君に注意してくるようになり,落ち着いて座っていられない状態となった。なかなか集中もできず,不安から,ついつい周囲にちょっかいを出すようになった。仲のよい子にも,しつこくちょっかいを出したことからバッシングを受けるようになり,B君は孤立してしまう。家でも,すぐに興奮したかと思うと,ぐったり疲れて動けなくなる,といった悪循環となった。たまりかねた母親が,知人の紹介で当院を受診した。

●治療経過:通院後しばらくして学校とも連携をとり,B君への対応を検討した。当初は,その多動さや衝動性の強さから「注意欠陥/多動性症候群(AD/HD)」へのアプローチをベースに,「刺激からの分離,個別対応」を行っていた。ところが,これが結果的にB君の不安を増強させることとなり,ますますB君は落ち着かなくなってしまった。

そこで,この悪循環を断つ目的で,環境隔離のため入院とした。病棟に慣れるまでは母親が付き添ったが,ある程度,適応したところで母子分離を行った。入院中はスタッフが,B君の不安感を念頭におきながら「だめなものはダメ」と,きちんと正面から指導して,B君なりの努力を大げさなくらい褒める

よう徹底した。対人関係もおとなが仲介し，我慢することや順番を譲れるようサポートした。

すると徐々に，B君は「なんか心配」など，自己の状態を言語化できるようになった。「いいことをすると褒められる」と自信がつき，「不安になると暴れたくなる」という認知が修正された。「みんなと一緒がいい」と集団を楽しめるようになり，指導員からもらった折り紙のお守りを胸に退院した。その後の学校適応も良好となっている。

B パニック障害とは

パニック障害とは，ある日突然，めまい・心悸亢進・呼吸困難といった自律神経の症状とともに，激しい不安が発作的に起こる病気である。発症のピークは20～30歳代にかけてであり，成人早期に発症することが多い。

C 社会恐怖（社会不安障害）とは

ある特定の対象や状況に対して，強く持続して恐怖を感じる「単一恐怖」は，小児期に発症する場合も多い。対象は，「虫」であったり「高所」であったり，さまざまである（図1では"蛇"）。

これに対して，周囲からの評価を過度に気づかい，自分が周囲から否定されたり，嫌われたり，恥をかかされたりすることを危惧し，その場面に出会うと激しい不安感に襲われて，その状況を避けるようになる状態を「社会恐怖（社会不安障害）」とよぶ。その結果，日常生活に支障をきたすようであれば治療が必要となる。

【事例3】 シンバルが，たたけなくなったC君（10歳，小学5年生）

C君は，小規模校で大きな問題もなく過ごしていた。ところが，学校で盛んなマーチングバンドのシンバルに抜擢されて練習に励むうちに，「具合が悪い」と言って保健室で休むことが多くなった。マーチングバンドのお披露目である運動会直前には，ほとんど食事も摂れなくなり小児科を受診。当院を紹介され，入院となった。

C君は入院後，身体症状はすぐに軽減したものの，退院するとすぐ再発し，入退院を繰り返し，半年間で体重が6kgも減少してしまった。

●治療経過：C君には「施設入院療法」を導入し，養護学校や病棟内で，「安心して失敗する体験」を積ませた。夏季キャンプでは，あえてリーダーに抜擢したが，事前活動から，試行錯誤のなかで弱音を言えるようになり，周囲に助けを求められるように変化した。その結果，「失敗が怖くなくなった」と言葉に表し，地元の学校へ試験通学を繰り返して退院していった。シンバルも「間違えることもある」と笑いながら，たたけるようになった。

C君に対して行った「対人不安を解消し，上手に自己主張する術を身に付ける」というアプローチは，「行動療法」とも位置づけられよう。

D 強迫性障害とは

「こんなことを繰り返しても，しょうがない」と頭でわかっていて，「こんなことはやめたい」と思っているのに「不安で繰り返さずにいられない」と，強迫的にその行為を繰り返してしまう（強迫行為）。「これを繰り返さなければならない」と，不安により衝動的に思考してしまう（強迫観念）。これら強迫行為や強迫観念によって強い苦痛を感じ，日常生活にも支障をきたす状態を「強迫性障害」とよぶ。いわば，「やめたいのに，やめられない」状態で，「手を何回も洗う」「忘れ物がないか何度も確認する」など，程度の差こそあれ，案外多くの人が経験したことがあるだろう。

しかし，これが何をするにも，こだわりになって膨大に時間を費やしたり，日常生活を送れなくなるようであれば治療が必要となる。

【事例4】 人が触れたものを触れなくなり，手袋をして暮らすD君（14歳，中学3年生）

D君は，多少，大雑把な性格で，身なりも，あまり気にしない性質であった。中学生になり，あまり運動は得意ではないのに部活動でしごかれ，提出物も滞りがちで，よく注意を受けていた。秋口になると風邪をひきやすくなり，発熱することを繰り返した。母親が，かいがいしく看病したが，「朝，気持ちが悪くて起きられない」と学校を休みがちになった。

なんとか勉強がしたい，と当院へ入院し，養護学校への通学を希望した。しかし，入院前から何回も

手を洗うような状態であった。入院後は長時間シャワーを浴び、持ち込んだシーツを毎日取り替える、といった行為が目だつようになっていった。個室に移り、症状もやや落ち着いたかにみえたが、中学3年に進級後の実力テストを前に症状が増悪し、本人・家族の希望もあり、退院となった。その後、家庭でも「触れないもの」が増え、自分の部屋から出られない状態となった。

●治療経過：退院後は外来通院となり、小児科の治療に合わせて精神科医の診察も受けるようになった。精神科医が病態の説明を具体的に行ったことで、本人も家族も納得したようであった。強迫行為に対しては、その対処法を「液体石鹸を薄めて詰め替える」「通気性のいい手袋をする」「気がまぎれること（カラオケ，ゲーム）をどんどんやる」など、一緒に考える「認知療法」を行った。学校にも病状を説明して理解を促した。強迫症状は軽減したものの、高校受験をあきらめ浪人することを決めたのち、家族に暴力を振るうようになった。その後は精神科に通院し、定時制高校に進学した。

2 身体表現性障害とは

身体表現性障害では、一般の身体疾患を示唆するさまざまな身体症状がみられる。しかし、一般の身体疾患や精神障害によってだけでは、その状態を説明することはできない。また、その身体症状により日常生活に支障が生じている。そして、その身体症状は意図的ではなく、自分で制御できるものではない。こういった症状を身体表現性障害と総称している。

A 転換性障害とは

転換性障害では、以下の3つのタイプの症状に分けられる。
 (1) 運動性の症状
　例）立てない、歩けない、声が出ない
 (2) 感覚性の症状
　例）痛覚・触覚の消失、見えない、聞こえない、何か見える
 (3) 発作や痙攣を伴うもの
　例）チック様の運動、全身の痙攣

これらの身体疾患を疑って、さまざまな医学的検査を行っても、とくに異常はみられない。その身体症状の出現や悪化には、葛藤や心理社会的ストレスが密接に関係しており、従来「転換型ヒステリー」とよばれていたものである。

【事例5】「歩けない」「しゃべれない」と、すっかり赤ちゃんになったEさん（12歳、小学6年生）

Eさんは、家の事情で、それまでの母方実家の近くから、婿養子である父方実家の近所に新居を建てて引っ越すことになった。同じ市内の小学校に転校して、新しい生活をスタートさせた。生来、頑張り屋のEさんは、新生活にも慣れて、張り切って暮らしていた。だが、しばらくすると腹痛を訴えて近所の病院を受診するようになった。当院を紹介され、あれこれ精査するも検査上、異常はみられなかった。

すると翌日から、朝、起きられなくなり、ひとしきり泣きわめくようになってしまった。立って歩くこともできず、喃語のような言葉を繰り返す状態となった。母親と祖母とに抱きかかえられるようにして当院を受診した。

●治療経過：病状の観察を目的とした入院となる。日中、気に入らないことがあると、全身を震わせてパニック状態になったため個室に移すと、母親の付き添いを要求し、退行がいっそう強まった。その一方で、母親につかみかかったり物を投げたり、激しい攻撃性も向けるようになった。そこで臨床心理士が患児に対して、「一緒に治そう」と言って正面から向き合い、「治るために」と完全に母子分離を行った。「治ったら家に帰ろう」と患児へのメッセージを送ると、今度は激しい攻撃性を臨床心理士に向け始めた。しかし、やがて患児は身体を引きずるように這い這いで移動するようになり、障害のある幼児と遊ぶようになった。

やがて、たどたどしくではあるが、「このままではだめだ。治したい」と意思表示するようになり、少しずつ退行が治まった。その後退院し、以後、外来通院となるも、少しずつ歩けるようになるまでには半年かかり、母親の献身的な介助が必要であったため、臨床心理士は面接で母親のサポートを行った。

その後、Eさんは中学に進んだが、学習は自宅にて、自分のペースでするようになり、もともと知的

には高い能力を有していたEさんは，"学習する"ことから少しずつ自信を取り戻していった。その間も臨床心理士とは，日常のさまざまな症状・不安と「どう付き合っていくか」をともに考え続けた。その後，定時制高校に進学し，学校生活に適応し始めると，ほとんどの症状が消失した。「学ぶことが好き」と高校卒業後は，さらに進学している。

上述した「不安障害」のほかにも，通常，幼児期・小児期，または青年期に初めて診断される障害のなかに「分離不安障害」がある。

B 分離不安障害とは

家や愛着のある人からの分離に対する過剰な不安で，子どもの場合，その発達水準から予測されうるレベルから極端に逸脱した不安を示す場合，分離不安障害とよぶ。この障害では，次のような特徴がみられる。

(1) 分離に際して過剰な苦痛や不安を繰り返し，経験したりする。

(2) 愛着をもった人を失ってしまうのではないかと心配し，家に帰りたがったり，所在を確認したりと，落ち着かなくなる。

(3) また，迷子になったり事故にあったりして，大切な人から引き離されるのではないかと過剰に心配したりする。

(4) 分離に対する恐怖のために，学校などに行くことへの抵抗や拒否を示す。

(5) また，大切な人がいないと留守番ができなかったり，側にいないと寝られなかったり，分離に関する悪夢を繰り返しみたりする。

(6) 分離されたり，分離されそうになると，反復する身体症状がみられることもある。

(7) 年齢によっては，動物・怪獣・暗闇など，自分自身に対する危険があると考えられるものに対して恐怖心をもっている場合もある。

(8) 夜間，「誰かが，こっちを見てる」など，異常な知覚体験を訴えることもある。

【事例6】「豚にならない？」と，繰り返し母親に確かめ続けているF君（6歳）

F君は，もともと感受性の豊かな男の子だった。大好きなおじいちゃんが5歳の冬に亡くなったときに，ものすごいショックを受け，火葬の場面を繰り返し語っていた。

それ以後，不安が強まり「手から砂がこぼれる」と訴えて，母親から離れられなくなった。また，3歳年下の弟が生まれてからは1人で寝ていたが，寝つくまで母親が添い寝をしないと眠れなくなった。その後も「大好きなおもちゃが壊れないか？」「触ると（そのものが）くずれないか？」などを繰り返し，母親に尋ね，確認し続けた。そのため幼稚園にも通えなくなり，1日中，母親にまとわりつくようになった。母親以外の人には確認はせず，母親がいれば，楽しく他児とも遊ぶことができた。そのことで疲れ果てた母親が，知人の紹介で当院を訪れた。

●治療経過：外来通院にて医学的精査を行ったが，とくに異常はみられなかった。まず，睡眠状態を安定させる目的で投薬を行ったが，F君も「ラムネのお薬。これ飲むと安心する」と喜んだ。臨床心理士との面接を母子合同で行い，母子を丸ごとかかえるようにサポートした。具体的には，F君の長所を母親の前で確認したり，母親の苦労をねぎらったりした。また，幼稚園も安心して休むよう助言した。やがて幼稚園にも通いだし，症状も，だいぶ治まってきた。

ところが，小学校入学を前にF君は，しきりに母親に「豚にならない？」と繰り返し尋ねるようになった。臨床心理士は，ヒーローものが好きなF君自身が，豚になってしまうことを心配しているのかと思っていた。しかし，しばらくして，F君が大好きなアニメーション映画のビデオを繰り返し見ていることが母親から語られ，そのアニメで豚になるのは両親のほうであるとわかった。ここでF君は，「豚になった両親から離れて，一人で闘うアニメの主人公」になぞらえて，自分の分離不安を訴えていることがわかった。

そこで臨床心理士は，より具体的に就学に際してのアドバイスを行い，母子のサポートをした。さらに，男性の若い臨床心理士がF君とのプレイセラピーを行い，母子並行面接を徐々に導入して，安心して母子分離できるよう援助していった。その後，F君は無事入学を果たし，笑顔で通学している。

おわりに

　不安と恐怖によって引き起こされる子どもの病態について，ここではDSM-Ⅳの診断分類に沿って，事例を基に解説を行った。ここにあげた事例にもみられるように，いくつかの反応が重なって，さまざまな形の「こころ」や「行動」の変調を引き起こしている場合がほとんどである。

　したがって，この診断分類はあくまで，その子どもの多様な状態を理解し，アプローチを検討していくための便宜上のひとつの方策に過ぎないといえよう。当然，その多種多様な反応をそれぞれ丁寧に評価して見立てていく作業が不可欠なのであり，その理解とアプローチの基本にあるべきは，「子どもの目線に立って，子どもとともに」というスタンスではないかと考える。

文　献

1) 不安・抑うつ臨床研究会・編：不安症の時代，日本評論社，東京，1999, pp. 3-27.
2) 高橋三郎，大野裕，染矢俊幸・訳：DSM-Ⅳ-TR精神疾患の診断・統計マニュアル，医学書院，東京，2001.
3) 貝谷久宣：対人恐怖，講談社，東京，2002, pp. 54-57.
4) 坂野雄二，不安・抑うつ臨床研究会・編：人はなぜ人を恐れるか：対人恐怖と社会恐怖，日本評論社，東京，2000.

●坂川樹美子●

V 子どもが陥りやすい「こころ」と「行動」

引きこもり

はじめに

「引きこもり」の問題が大きな社会的関心を集めるようになった直接の契機は，2000年1月に新潟県柏崎市で発覚した「引きこもり」青年による少女誘拐監禁事件である。それは誘拐拉致時に小学4年生だった被害少女が，その後約9年にわたって監禁されていた（発見時19歳）という尋常ならざる犯罪状況に加えて，犯行当時28歳であった犯人（逮捕時37歳）が高校中退後，少女と母親以外の人間との社会的交流を避けて，家庭内暴力を繰り返しながら，職に就くこともなく自室にこもり生活をしていたという衝撃的な出来事であったからである。

さらに，同年5月のゴールデンウィーク中に佐賀市内の17歳の高校中退少年が，福岡県内で西鉄高速バスを乗っ取り，6人を死傷させる事件が発生した。その犯人となった少年は高校入学直後から不登校になり，自宅に引きこもっていたが，事件当日は入院した病院から外泊許可を得て，一時帰宅して病院に戻る日だったとされている。いずれにしても，こうした事件がほぼ同時期にたて続けに起きたことから，青少年の「引きこもり」問題が大きな社会的問題として注目されるようになったのである。

さらに，近年，大きな社会的問題となっている，いわゆる「ニート者」に関する最新の調査研究[1]では，彼らのほぼ半数（49.5%）が「引きこもり体験者」であることが明らかにされている。

1 引きこもりとは

では，引きこもりとは，どのような状態をさすのであろうか。引きこもり問題に詳しい精神科医斉藤環氏は，学校や職場に所属することなく，友人との交流や家族との積極的な関係を絶って，家庭内あるいは自室にこもる一群の青少年たちを「社会的引きこもり」とよんでいる[2]。しかし，斉藤医師の言う「社会的引きこもり」は単一疾患に対する診断名ではない。これは不登校や家庭内暴力というような表現と同様，生活あるいは行動の不適応状態を示しているにすぎない。現在の定義では，大まかに「自宅に引きこもって社会参加をしない状態が6カ月以上持続し，その第一原因として精神障害を想定しにくいもの」とされている。

「引きこもり」には一定の特徴がある。第一に，その発生が圧倒的に男性に偏っていることである。2003年度の厚生労働省の報告書[3]では，全国の保健所および精神保健福祉センターなどに寄せられた引きこもり相談3,293件の76.4%が男性であることが明らかにされている（表1）。さらに，表2の引きこもり本人の年齢分布からもわかるように，彼らの8割以上が19歳以上（平均年齢26.7歳）であり，7割以

表1 引きこもり本人の性別（総数3,293人）

男	女	不明
2,517人	755人	21人
(76.4%)	(22.9%)	(0.6%)

表2 年齢分布(3,250人,欠損43人)

～12歳	13～15歳	16～18歳	19～24歳	25～29歳	30～34歳	35歳～
16人 (0.5%)	135人 (4.1%)	321人 (9.7%)	955人 (29.0%)	760人 (23.1%)	597人 (18.1%)	466人 (14.2%)

表3 最初の問題発生年齢(不登校含む:3,199人,欠損94人)

～12歳	13～15歳	16～18歳	19～24歳	25～29歳	30～34歳	35歳～
222人 (6.7%)	633人 (19.2%)	685人 (20.8%)	959人 (29.1%)	352人 (10.7%)	194人 (5.9%)	154人 (4.7%)

表4 引きこもり期間

	度数(%)
1年以下	51(21.5)
3年以下	89(37.6)
5年以下	43(18.1)
それ以上	47(19.8)
無回答	7(3.0)

表5 引きこもり状態に併存しやすい行動と状態

- 不登校
- 昼夜逆転
- 対人恐怖(視線恐怖,自己臭,醜貌恐怖)
- 強迫性障害(手洗浄,確認儀式)
- 心気症状
- 被害関係念慮
- 不眠
- 家庭内暴力
- 抑うつ
- 自殺念慮・自殺企図

上の者は16歳以後に引きこもり始めていることが明らかにされている(表3)。さらに、財団法人社会経済生産性本部調査報告書[1]によれば、引きこもり体験者237名のうち、もっとも多い引きこもり期間は「3年以下」となっている(表4)。

多くの「引きこもり青年たち」は、普段は、ほとんど外出もせず家族とも顔を合わせることなく、自室にこもって昼夜逆転の生活を続けている場合が多い。しかし、彼らは無為に生活しているというわけではない。内面的にはむしろ、不安と焦りと自己嫌悪に翻弄される嵐の日々を過ごしているといっても過言ではない。彼らは人目を恐れ、家人が就寝してから自室から出てきて食事をしたり、インターネットへの依存やテレビゲームにはまり込んでいたり、コンビニエンス・ストアに雑誌などを買いに出向いたりするなど、周りに気づかいのない状況では、それなりの動きをみせることが比較的多い。さらに、絶対に外出しないということでもなく、引きこもっていても自分が匿名であったり、無関係な場面であれば、物を買ったりするような最低限の社会的交渉は可能である。こうした点から、引きこもりは統合失調症のような精神障害領域の問題というよりも、いわゆる神経症圏内の問題であると見なされている。もちろん、すべての引きこもり者が、こうした様子を示すわけではなく、家族との関係や年齢、環境などの外的条件によっても引きこもり状態はさまざまであることは、いうまでもない。

注意しなければならないのは、引きこもり状態が長期化するにつれて、深刻な問題行動や精神症状が顕在化することが多い点である。例えば、表5は相談された事例の多くに認められる症状と問題であるが、こうした状態が併存する事例ほど問題解決が困難な場合が多い。とくに、若年段階での慢性化した不登校は、引きこもりに移行するという一般的傾向が示されており、全体の86%が不登校経験をもっているという指摘もある[2]。次に多いのが対人恐怖や強迫性障害、抑うつなどの神経症的症状で、引きこもり事例の多くに、これらの症状が認められる。さらに、引きこもりの理由を問いつめられたり、叱責されたりすることで追いつめられて、家庭内暴力や

自殺企図などの問題行動へと転化するような事例も少なくない。しかし、これらの精神症状あるいは問題行動は、引きこもりの二次的情緒障害として発現する場合が多く、引きこもり状態が改善するに伴い、これらの問題行動も軽減あるいは消失する場合が多いのも、この問題の特徴である。

以下に示す2つの事例は、事例1が、大学受験失敗を契機に7年近く引きこもりに陥ったケースであり、事例2は、5年の引きこもりの後に若者自立塾に入塾の後、いわゆる「ニート」状態を脱出しつつあるケースであり、両ケースとも、その経過と本人自身の特徴から、引きこもりの一般的な様子を示しているものであるといえよう。なお、ここでは事例の匿名性を保障するために、年齢や家族背景などの細部の情報は改変されている。

2 事例紹介

A 事例1；26歳，男性

大学受験失敗を機に外出を避けるようになり、以来、自室に引きこもるようになった。大学浪人1年目は、自宅では勉強に集中できないとしてアパートを借りて予備校に通うが、実際には、ほとんど予備校に通うことはなく、自室にこもってテレビゲームに耽溺する毎日だった。家族は本人の暮らしぶりを心配しながらも、本人が、電話することもアパートを訪ねることも嫌がったため、こうした状況については十分把握していなかった。たまに本人からのお金の無心があったときに両親で訪ねたが、その際も入室は拒否されたという。当然、浪人1年目も受験に失敗という結果であった。

その後、家業の経営が悪化し、経済的に逼迫してきたことから、嫌々ながら自宅に戻った。自宅に戻ってしばらくすると、自分でコンビニエンス・ストアのアルバイトを見つけてきた。当初アルバイト料が高いということで深夜勤務を続けていたが、立ち仕事による腰痛と、人への気づかいによるストレスのため、半年ほどでアルバイトを辞めてしまう。腰痛治療に3カ月ほど要したが、その頃から自室に閉じこもるようになる。時期を同じくして強迫行為（手洗浄、ドア開閉確認など）が目だつようになり、その苦悩を母親に訴える。母親の再三の説得で心療内科を受診し、薬物治療を受けて症状は軽快しているが、治療は中断している。

家族は、両親と本人、2歳上の姉との4人家族で、母親や姉とは、わずかながら言葉を交わす機会はあるが、父親と顔を合わせることは避けている。友人関係は現在まったくない。浪人してから自分から連絡を絶ったようだ。高校時代まではサッカー少年で、足が速く、小・中学校では、いつもリレー選手に選ばれていたという。しかし、勉強はどちらかというと苦手である。家族の認識する本人は優しいナイーブな性格で、幼いときから手のかからない「よい子」であった。その一方で、男らしい印象を与える父親からの被威圧感、学業優秀な姉への劣等感が伺える。

現在の本人の生活ぶりは、日中は寝ていて、夜はテレビゲームやインターネットをしていることが多い。深夜に自室から出てきて食事が用意されていれば一人でそれを食べたり、買い置きされている菓子パンやカップ麺などを自室で食べたりして、家族とのかかわりは極力避けている。気が向くと近くのコンビニエンス・ストアなどに出かけて、雑誌、スナック菓子などを買ってくることもある。

B 事例2；32歳，男性

小学校の頃はスポーツも勉強もできて活発だったが、私立の中・高一貫校に入ってからは目だたなくなっていった。一浪して入った大学を卒業後、自動車関連会社に就職したが、入社直後に起こした交通事故のせいで居づらくなり、半年で退社する。その後、父親のコネで印刷関連の工場に入社したが、周囲への気兼ねと体力的な厳しさのため、1年経たずにここも退社する。その後は運転助手や配送関連のアルバイトなどをするが、仕事による腰痛に加え、人間関係の煩わしさが嫌になって半年ほどで辞めてしまう。こうした職場におけるマイナス体験から自信を失い、人目が怖い、社会が怖いと感じるようになっていったという。

引きこもりの直接のきっかけは、腰痛でアルバイトを休んだことであったが、これ以降は深夜2時、3時に寝て、昼過ぎに起きるような昼夜逆転生活になり、本格的な引きこもりになった。引きこもり時

にはベッドから出ず，人と顔を合わせることが嫌で，何もやる気がせず，テレビとゲーム漬けの日々であったという。このような引きこもり生活を25歳から約5年間続けたという。

親からは，働けとか，外に出ろ，勉強しろとか強く言われることはなかったが，直接苦言を言われない分だけ，「なんとかしなければ」という無言のプレッシャーを感じたという。そのため，親とも顔を合わせることを避けていたという。仕事をしている間の多少の蓄えがあったため，雑誌や飲み物などの身の回りの必要な物は自分で買い，親から小遣いをもらうことはしなかった。昔から，年上の人とは比較的関係がとれるほうだったが，同年の友人との付き合いは苦手なほうで，これまでの職場でも，同世代の人たちと打ち解けた関係をもつことができなかったという。それでも，大学生の頃には小学校時代の幼なじみと交流することもあったが，周りが就職していくと，ほとんど疎遠になってしまったという。その頃の本人の気持ちは，自分だけ周りから置いてきぼりをくったような感じで，同年代の人と一緒にいるのがつらかったという。

3 なぜ引きこもるのか

それでは，なぜ彼らは引きこもるのだろうか。直接の契機は不登校であったり，受験失敗であったり，職場での失敗であったりと，事例によってさまざまである。また，引きこもり始めも，徐々に外出することを避けるようになる事例もあれば，突然，自室に閉じこもってしまう事例もあり，その形態はさまざまである。しかし，彼らには，ある挫折体験を乗り越えられずに，時間と生活が静止してしまっているという共通する印象がある。

図1は，こうした挫折体験から慢性化した引きこもり状態に至る過程をモデル化したものである。すなわち，不登校や受験失敗，仕事でのトラブルなどの挫折から大きな「傷つき」を体験し，そこから派生した内的なつらさを回避するために「引きこもり」行動が喚起されるものと考えられる。当然こうした様子を見た家族は，不安や焦り・困惑・怒りを感じ，本人に引きこもりの理由を問いただしたり，動き出

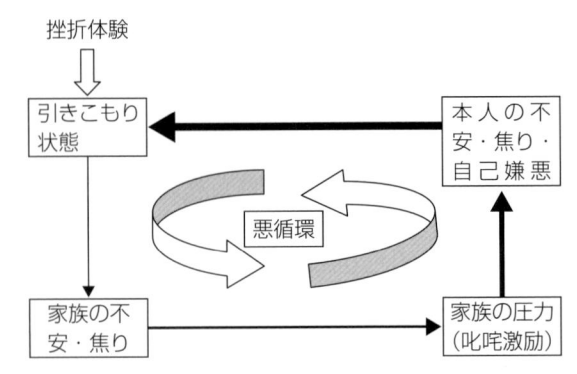

図1 引きこもり状態とマイナスの働きかけによる悪循環

すように励ましたり，叱責することになる。しかし，家族からの性急な働きかけは多くの場合，逆効果となって，いっそう本人の自己嫌悪感や不安をエスカレートさせて，さらに引きこもり状態を強化・慢性化させるという悪循環に陥っていくことになる。なぜならば，図中の矢印がだんだん太くなっていくように，周りからの理解のないかかわりは本人の内面的葛藤の深さをさらに増幅させて，よりいっそう引きこもりへの気持ちを強める結果となるからである。彼らは，そうした外からの揺さぶりや脅威から自分を守るために，「心の耳」をふさいで自分の殻に閉じこもっているとみることができる。

4 引きこもりと現代青年の友人関係との関連性

近年，わが国において，青少年および成年の社会的引きこもりが急増していることへの影響要因として，マクロなレベルでは，近年の青少年を取り巻く社会環境，友人関係，家族関係が一世代前と比較して大きく変貌していることをまず指摘しなければならない。例えば，千石[4]は，現代青年の示す友人関係の特徴として，親しい友人に対しても（むしろ，親しい友人だからこそ，という表現のほうが適切かもしれないが）自分の内面を打ち明けることを避け，傷つけ・傷つけられることを恐れて，形だけの円滑な人間関係を求める傾向があることを指摘している。同様に，岡田[5]は，現代青年の友人関係のもち方は，①お互いに傷つけないように気づかう，②お互いの領域に踏み込まないように濃密な関係を回避

する，③楽しさのみを追求し群れる，という3つの側面によって特徴づけられることを述べている。

こうした指摘は，少なくとも「社会的引きこもり」という現象が特別な事例のなかにのみ成立するわけではなく，その先行条件として，人との間に積極的な情緒的交流を築くことに困難を感じる，いわば「心理的引きこもり」という段階があることが推察される。そして，この心理的引きこもりは，一般的若者層の体験している対人関係や社会意識と底通しているものであることを示唆する。実際，引きこもりは，児童においては不登校，おとなにおいては出社拒否などの形で象徴的に現れる「対人関係の拒否」であるとする指摘[6]があるように，引きこもり行動の背景に内面的な引きこもり段階があり，それは多くの青少年の間にも共通する心理的傾向であるといえる。

最近，引きこもりには，「生活上の引きこもり」あるいは「社会的引きこもり」と，「情緒的引きこもり」という2つの視点から理解することが必要であるという指摘がある[7]。前者は対人関係や社会的活動を回避する傾向であり，一般的にイメージされる「社会的引きこもり」に合致する内容である。それに対して，後者は「他者との心の交流の問題」であり，外見的な人間関係では一見問題なくかかわれているようでも，親しい人間関係をむすぶことができないとか，表面的には礼儀正しいが，いつまでも他人行儀な接し方で本音がみえないような人物をさしている。この「情緒的引きこもり」という概念は，本論でのキーワードである「心理的引きこもり」に相当するものとみることができる。

ここで注意すべきことは，「心理的引きこもり」は，単に自分の心を閉ざしているという状態をさしているのではなく，人と親しくあろうとする態度と，親しさを回避するアンビバレントな態度を同時に示しているという点である。先に紹介した事例2の対人関係の結び方をみると，こうした特徴的な傾向性が認められる。

では，「社会的引きこもり」と「心理的引きこもり」とは，どのような関係になるのであろうか。筆者は，両者の間には基本的な差違はなく，外へ向かう欲求と内へ向かう欲求とのわずかなバランスの違いによるものと捉えている。すなわち，「心理的引きこもり」は，人とつながりたい欲求が，人を避けたい欲求よりも優位であるのに対して，「社会的引きこもり」のほうは，人とつながりたいという欲求と人を避けたいという欲求の葛藤の末に，人を避けたい欲求のほうが勝っている状態であると，両者の関係を整理できるかと思われる。

実際，引きこもりの本人から，引きこもり前段階の心理状態が「いつも他人の言動に合わせることに汲々としていて本音を言わないでいた。だから人間関係に疲れた」「人に気をつかっていた。人間関係で緊張し，外の自分は人間の抜け殻だった」などが語られていることが多く，彼らが，「社会的引きこもり」に陥る以前から「心理的引きこもり」状態にあったことがわかる。

5 引きこもりと男らしさの関連性

しかし，「社会的引きこもり」をもたらす要因を「心理的引きこもり」にのみ求めることは十分ではない。表1でも明らかにされたように，引きこもり事例数は男性に大きく偏っていることから，なんらかの性別要因が影響している可能性が考えられる。それを理解するキーワードのひとつが，「男らしさ・女らしさ」という性役割意識ではないかと思われる。一般的に，社会的および経済的自立への圧力は，女子よりも男子に対して強く向けられている。それは，われわれの多くが「専業主婦」という言葉には，さほどの疑問も感じないのに，「専業主夫」という言葉には，いささかの困惑と抵抗感を感じることに端的に示されているだろう。こうした戸惑いの裏には，「男は，社会的に認知される仕事と居場所をもつことによって初めて価値づけられる」という暗黙の役割期待がある。

従来の男性優位の性役割観にどっぷり浸っている親たちや社会が，自信を回復させ，意欲を鼓舞しようとして，引きこもり本人に投げかける「男として恥ずかしくないのか」といった言葉は，その意図に反して，彼らの自尊心を押しつぶし，結果として，さらに彼らを追いつめることになっているのではないかと思う。こうした役割期待感は，表向きでは男女間の格差をなくそうとする社会意識が浸透しつつあるといっても，本音の部分では，われわれはいま

だに,「男は強く,たくましく」といった「男らしさ」イメージを払拭できていないという現実があるからである。言葉を換えれば,引きこもり青年には「男らしくあること」への疲れが感じられる。実際の面接のなかでも,事例の親たちの言動からも,「男は仕事や学業などで立派に社会的役割を果たすべきである」という伝統的な男らしさの価値観にしばられて,親子ともに,もがいている様子が伺われることが少なくない。

6 インターネット環境と引きこもり

ところで,引きこもり青年の問題をわが国特有の現象であると指摘する識者もあるが,実際のところ,その真偽については明らかではない。むしろ,インターネットをはじめとする高度情報化社会のなかにある青少年の人格的発達問題として理解するほうが適切なのではないかと思われる。例えば,韓国のサムソン社会精神健康研究所(「朝鮮日報」記事 2002年8月9日)が,2000～2002年にかけて行った調査では,「引きこもり」と診断された85人(男性53人,女性32人;13～18歳41人,19～30歳44人)の36%が,いわゆる「社会的引きこもり」であるという結果を示している。ここで言う「社会的引きこもり」とは,基本的な社会関係も拒否し,部屋に閉じこもっている者をさしている。

研究結果は,引きこもり者の増加の背景に,社会の高学歴化,インターネットの普及,核家族化,近所づきあいの希薄化と個人主義傾向などの社会経済的変化をあげている。とくに,2004年の1月にソウルで開かれた引きこもりをテーマとした日韓会議では,韓国側から,インターネット環境の整備が引きこもりときわめて強い関係があると指摘されている。つまり,前述の「心理的引きこもり」傾向のある者にとってインターネット環境は,直接他人と対面することなく,オンラインゲームなどを通じて「安全な環境を確保しつつ他人とのつながりをもちたい」欲求を充足させる格好の環境であると考察されている(「時事通信」記事 2004年1月31日)。

おそらく,こうした指摘は,そのまま日本にも当てはまるのではないだろうか。つまり,昨今の引きこもり事例の発生と急増には,インターネットをはじめとする,引きこもり生活に便利な物理的環境が用意されていることとも関連している可能性がある。引きこもっている青少年にとってインターネット環境は,まことに便利なもので,自室を出ることなしに欲しいものをネット上から入手することが可能である。さらに,ネットには,たくさんの「引きこもりのためのサイト」があり,引きこもり者同士の自助グループを形成し,良くも悪くも,底知れない孤独感にさいなまれることは緩和されるかもしれない。

このように,引きこもっている青少年にとってインターネット環境は,家族による生活的な支えもさることながら,煩わしい対人的接触なしに外の世界とつながることを可能にしているのである。ただし,欧米諸国では,この種の青少年の病理的な内向化問題はほとんど報告されていないということも事実であり,青少年に対する社会および教育環境,自我形成への親の態度などにおける彼我との違いを示唆するものであり,慎重な比較文化論的検討が必要であろう。

7 小児看護専門家としてできること

これまで,引きこもりを取り巻く諸問題について述べてきたが,小児看護専門家として,引きこもりの問題にどのようなかかわりが可能であろうか。

まず心がけるべきことは,適切な情報提供者となることである。小児看護にかかわる立場からは,「結果としての社会的引きこもり」に直接対応するという状況は,あまり想定しにくい。なぜならば,引きこもりが深刻な問題として顕在化するのは,多くの場合20代後半であるため,彼らは小児看護の対象にはならないからである。その意味では,予防的視点に立った事例理解が求められるであろう。しかし,つまずきは青年期になってから始まるとは限らない。むしろ,その芽は学齢段階で始まっていることが少なくない。

実際,最初の問題発生時期をみると,表3に示されているように,半数近く(46.7%)の引きこもりが高校卒業までに起きていることがわかる。そして,

その多くが不登校から移行しているという事実がある。こうした事実は，「社会的引きこもり」という不適応状況が青年後期に至って突然発生するわけではなく，それ以前から対人的場面で多くの葛藤や挫折体験が蓄積され，不登校やいじめといった，なんらかのネガティブな出来事を契機に，最終的に引きこもりとして表されている可能性を示唆している。したがって，早期に問題を発見し，適切な見立てによるサポートの開始が有効な方法であり，そこにこそ小児看護にかかわる専門家としての見識が期待されるものと思われる。

　引きこもり青年の示す対人的印象では，①幼児期から親との情緒的きずなが弱い事例が少なからず見受けられること，②幼児期や児童期に親密な仲間関係を形成することができていないこと，③学校などで自分を表現することが少なく，人間関係でのストレスをためやすいこと，などがしばしば指摘されている。こうしたことからもわかるように，引きこもり事例は，対人関係における「傷つきやすさ」をかかえていたり，いわゆる「よい子」にありがちな過剰適応的な行動傾向が顕在化した結果であることが少なくない。小児看護専門家としては，予防的な視点から，こうしたリスクをかかえている児童・青少年が引きこもりに至らないための接し方や理解の仕方について，親や家族に適切な情報を伝えることが重要であると思われる。

　仮に，親が子どもの不登校や緘黙といった対人場面での情緒・行動障害の相談で医療の場を訪れたときには，看護者は，これらの訴えにのみとらわれることなく，前述のようなリスク要因が未解決のまま見過ごされてきていないか見きわめる必要がある。看護者は，患児の日常生活を管理・ケアする健康管理の専門家としての立場から，医師や臨床心理士とは異なる観点で事例のアセスメントを行い，適切な情報提供を行うとともに，親や家族に対して，患児の対人関係能力の向上や，人格的成長を促すような支援を行うことが望まれる。

=== 文　献 ===

1) 財団法人社会経済生産性本部：厚生労働省委託研究課題「ニートの状態にある若年者の実態及び支援策に関する調査研究報告書」，2007．
2) 斉藤環：社会的ひきこもり：終わらない思春期（PHP選書），PHP研究所，東京，1998．
3) 伊藤順一郎：厚生労働科学研究事業「地域精神保健活動における加入のあり方に関する研究」，平成15年度「社会的ひきこもり」に関する相談・援助状況実態調査報告書，2003．
4) 千石保："まじめ"の崩壊：平成日本の若者たち，サイマル出版会，東京，1991．
5) 岡田努：現代大学生の友人関係と自己像・友人像に関する考察．教育心理学研究，43：354-363，1995．
6) 井上敏明：ひきこもる心のカルテ，朱鷺書房，大阪，2002．
7) 蔵本信比古：引きこもりの理解と援助，萌文社，東京，1999．

〈小玉正博〉

Ⅴ 子どもが陥りやすい「こころ」と「行動」

子どもと不適応行動

✿ はじめに　不適応とは

　子どもに限らず人間の「不適応」とは,「個人」が「環境」と調和できない状態を意味するが,その実体は,他者との「人間関係」にさまざまな不都合を生じているということである。20世紀前半にアメリカで生涯を人道的な精神医療に捧げた Sullivan, H. S. は,「人間存在の意味や価値は人間関係のなかにある」と言い,時としては「人間関係のなかにしかない」とも言いきっている。

　本稿では,子どもを論ずるので,「子ども」という表現をするが,本来は「人間」というべきであろう。子どもの不適応とは,さまざまな状況で,他者との人間関係に不調和や障害をきたしているということである。

1 人間関係

A 基本的信頼

　人間関係の調和の基本は,相手に対する「信頼」である。人を基本的なところで,どれほど信じることができるかということには個人差が大きい。人間は,他者という人を信じることができなければ,自分という人間も信じることができないということを,豊かな臨床経験に基づく人間観察と深い思索の結果,明らかにしたのは Erikson, E. H. である。

　人間のあらゆる努力の営みは,結局のところ,孤立を避けるためになされるものであることを説いたのは Fromm, E. であるが,臨床者であれば多くの人が共感するであろう。子どもは,信じることのできる人を求めて生きている。発達・成熟・適応とは,どのような人と,どのような関係で生きてきて,なお,どのような人と,どのような関係で生きていこうとしているか,ということにほかならない。

　子どもの心に基本的信頼の感情を育てることに,もっとも深く大きく関与するのは,母親ないし母親代わりの人である。妊娠と出産という形で子どもと最初に出会うばかりでなく,授乳をとおして,その命を支える。だから母親への信頼が,子どもの成長,人格形成,適応機能の発達に,決定的ともいえるほどの大きな意味をもっていることは,私は自分の臨床経験上ほとんど疑いがないことだと思っている。

　乳幼児の心理的な誕生（psychological birth）について,詳細な観察と思索に基づいた Mahler, M. の研究成果には,近年のわが国の児童臨床に従事する者として,大きな示唆を得るものである。

　早期幼児期の子どもは,自分の意思で移動できることによって好奇心や探索心のままに,母親から離れたところでの活動をする。彼女は,それを「母親のいない世界での浮気」とよんだ。しかし幼い子どもにしてみれば,身勝手にあちこち移動していても心のなかでは,母親からはぐれては大変だという恐れを抱いて行動している。彼女がよぶ「見捨てられることへの不安」であり,見捨てられることによる「うつ状態」である。

　しかし一方,母性豊かな母親は,そういう子どもの行動をしっかりと見守って,過剰な禁止や干渉を避けながら,幼い子どもに迷子になるような不安を抱かせない。そういう育児の意義を,Mahler は熱心に説いている。

同じような視点をもって乳幼児精神科医のEmde, R.は，乳児期後半から早期幼児期にかけての子どもの行動や，それに対する養育のあり方と，少年期の非行・犯罪との関係を具体的に解明して，関係者の評価と注目を集めている。

生後6カ月〜1歳6カ月くらいの間，子どもは自分の意思で活発に移動する。しかしMahlerの観察と同様に，母親を見失うことへの恐れを抱いており，事あるごとに振り返っては母親の視線を求める。そして振り返るたびに，自分を見守っている母親の姿に接することで幼い子どもの心のなかに累積していく感情を，Emdeはsocial referencing（ソーシャル・レファレンシング）とよぶことになる。振り返っても，自分をフォローしてくれている母親の姿や視線に出会う機会がなかったり，少なかったりした子どもには，この「社会的参照」とでもよばれるべき感性が育まれないのだという。

10代の早期から非行や犯罪に走ってしまう少年や少女には，その生育歴のなかに，このソーシャル・レファレンシングとよぶべき感情が育てられる機会が，決定的に不足ないし欠落していることをEmdeは確認したのである。彼は，この人格上の感性が多くの場合，母親によって育てられるものであることから，maternal referencing（母親参照）ともよんでいる。

さまざまな不適応を示す子どもに対して，実際に多くの治療者が試行することは，母親機能の補足や代行の要素が決定的に大きいと思う。何よりもまず，子どもの基本的信頼の対象になることである。

B 不適応行動

子どもが示す不適応行動のほとんどすべては，周囲の人間が自分に対して抱いている気持ちの確認を意味している。愛，好意，善意，敵意，非難，憎しみなど，相手の感情の確認であり，そのうちの愛や好意の要求である。言い方を換えれば欲求不満の表現である。子どもの欲求不満は，その多くが退行か攻撃の形をとり，周囲の人への訴えであるから，人目につくやり方で表現されるのが普通である。少年事件などでよく知られているが，人目を避けて表現や実行がなされても，わざわざ犯行声明などを新聞社に送りつけたりする。

暴走族の暴走行為は，決して人里離れた山間の道ではなされない。駅前で大声を張り上げて歌う若者の迷惑行為も，不適応行動と同質のものである。彼らは，周囲の願いがあっても，簡単にはそのパフォーマンスをやめてはくれない。やめられないのである。怒り・憎しみ・敵意などであっても，周囲の人間の関心を十分に得ることなしには，彼らは注意獲得的な行動（attention asking behavior）をやめることはできない。

近年，私は暴走族や元暴走族の少年や青年に出会うことが多くなった。そして，あらためて知ったことだが，彼らが本当に求めているものは周囲の人間の単なる関心ではなく，承認なのである。だからモーターバイクで疾走しながら，仲間うちで相互に共感や承認をし合ううちに暴走行為を終了していく若者は多い。

最近（2008年7月）に起きた事件だが，歩行者天国にトラックを乗り入れて多くの人々の注目を集めるようにして実行された，多数の無差別な殺傷事件（秋葉原事件）は，いわゆる劇場型犯罪の典型であり，そういう病的感情が最重症化したものといえる。

人間は，信じることができる人に出会うことによって自分を信じるようになり，他者からの承認を得ることによって，社会の規範を認めて従うことができるようになる。不適応行動は，そういう状態に到達するための過程を，苦しみながら歩んでいる姿だということができる。

2 不適応行動の実際

A 攻撃

子どもの不適応状態は，攻撃，退行，身体症状として表現されることが多い。

例えば，私たちが定期的に勉強会をもっている神奈川県の幼稚園で，仲間の1人か2人の決まった園児に対して攻撃行動を繰り返す子どもがいた。幼稚園の担任は，他児を叩いたり，玩具を奪ったりするその子を叱ったり，なだめたり，説得したりして，いじめや攻撃行動をやめさせようとしたが効果はまったくなかった。それどころか，事態は悪化する

ばかりに見えた。それまでにはなかった尿や大便の失禁をするようにもなったのである。私たちは，その子の両親や家庭の問題を含めて，日常の養育環境のことを考えながら，次のようなことを教育／養育対応にした。

攻撃されている子どもを保護し，慰めなければならないことは当然であるが，それと同時に，あるいはそれ以上に，攻撃しないではいられない子どもの気持ちに，より入念に配慮することを考えた。私たちには，いじめられてしまう子どもの怒りや悲しみは，そのとき突然で一時的のものであるが，いじめをしてしまう子どもの悲しみや苦しみは，生まれてから現在まで，ずっと継続してきた苦悩であると思われた。

そこで具体的な対応としては，乱暴や攻撃的な行動が認められたときに，まず被害を受けた子どものことは，そのつど，応急的応援をしてもらえる他の保育者（園長や補助の保育者など）にまかせて，保護し慰めてもらうことにしたが，攻撃をしてしまった子どものほうは，担任がこころを込めて慰めることにした。決して，叱ったり注意をしたりするのではなく，「慰め」を与えるのである。担任の保育者は，子どものことを大切に思っているということを，こころを尽くして伝えるのである。このような対応は，他の幼稚園や保育園でも数多く試みてきたが，非常に短期間で事態は解決ないし好転する。当然，両親や祖父母などを含めた家族の協力は必要である。

ここで気づかされたことであるが，担任などの保育者が1人で，加害者と被害者の2人の子どもを同時に扱おうとすると，効果は非常に乏しくなる。2人の子どもを1人の保育者が狭い膝の上にかかえて和解をさせるように対応しても，攻撃的な子どもは十分に慰められないようである。子どもたちは，困難に直面したときには，自分一人のために全身でこころをかけてくれる保護者／保育者を求めているのだ，ということがよくわかる。

B 退 行

攻撃行動とならんで多くみられる子どもの不適応行動は，退行／赤ちゃん返りである。早期幼児期の指しゃぶりは，どの子にもみられる，ちょっとした寂しさや所在なさを紛らわせる行動であるが，後期幼児期や学齢にまで続くと，これは退行的意味合いが大きくなる。退行と攻撃行動を併せもつ子どもも少なくない。保育者に年齢不相応な甘え方を示しながら，他児を攻撃するという子どもは少なくない。どちらの行動にも，子どもの欲求不満の気持ち，すなわち，もっと愛されたい，承認されたいという感情が隠されている。

近年，思春期ないし，それ以降の世代に増加が憂慮されている摂食障害（拒食や過食）やリストカットを繰り返す若者に，アメリカでは，治療者がしっかり抱きかかえて哺乳瓶でミルクを授乳するという療法が試みられ，成果をあげているというが，理解できることである。私は，30余年前にカナダのBritish-Columbia大学児童精神科でレジデントとして臨床訓練を受けていたとき，非行を繰り返す少年／少女に対して，同じように哺乳瓶で授乳する方法を取り入れて，いわゆる矯正教育に成果をあげている施設を実習訪問したことがある。

もう10年以上になるが，私は不登校の経験をもつ高校生が数多く通学する全寮制学校のカウンセラーを務めてきた。そして，寮に勤務するスタッフから教えられたことだが，彼ら，彼女たちのなかには，哺乳瓶を隠し持って入寮してくる生徒が決して，まれではないということである。彼らは，スタッフの手厚い配慮なしには，寮内や学内で攻撃的な言動を頻繁に繰り返してしまうことになる。これは，退行と攻撃が同様の意味をもっていることの見事な実例である。

C 性的行動

2002年12月29日号の『サンデー毎日』誌が報道したように，近年，保育園児の間で性器いじりをする子どもが増えてきた。これも不適応行動といえる。なぜならば，そこでも報じられているとおり，同時に自傷的行動を伴っていることでもわかる。幼児や少年期の子どもの過度の性器いじり行動は，他者の愛情を求める一種の病理的行動である。もう30年以上も過去の臨床研究であるが，当時，児童の精神分析家がヨーロッパを中心に，とくに劣悪な環境といわれたような乳児院や孤児院（現在の児童養護施設）の子どもを観察して見出した行動である。

子どもたちの多くが，上体を前後に揺すり続けた

り，ベッドの手すりや壁に頭を打ちつけたりする行動を頻繁に長時間，繰り返していることを発見したのである。そして，前者はロッキング，後者はヘッドバンキングとよばれることになった。このような自傷的で常同的・反復的な自己刺激行動は，他にも多様に見出されたが，同時に観察者の関心を引いたのは，早期幼児期からの頑固で執拗な性器いじりの行動であった。

分析家たちは，これら一連の行動をオートエロティズム(autoerotism)とよび，わが国の研究者は「自己性愛」ないし「自体愛」と名づけて，ナルシズム「自己愛(narscism)」と区別した。

D リビドー(libido)

精神分析学の創始者 Freud, S. は，人間が生来的にもつ本能エネルギーを，性衝動を含めてリビドーという概念で説明した。それは発達とともに成熟する。彼の幼児性欲論によると，リビドーの発達は口愛期・肛門愛期・男根期，そして思春期の性器期へと発展するが，その各段階に対応して，快感や充足を求める身体部位や対象相手をもっている。

発達の早期，いわゆる口愛期や肛門愛期のリビドー(性衝動を含めた生命衝動)は，母親ないし，それに代わる養育者の乳房に口唇で十分に触れることで象徴されるような，愛情を豊かに与えられることで満たされ解決してゆく。幼い子どもの性器いじりや自己刺激行動は，養育者に求めることができないリビドーの充足を自分で解決しようとする行動であると理解できる。近年，わが国の保育園児には，30余年前にヨーロッパでとくに劣悪とされた乳児院や孤児院の子どもに観察された行動を，そのまま示す子どもが増えてきたということである。

ここで，あえて付記しておくが，現在わが国の市町村/地方自治体が，家庭の育児機能の低下に対して取り組んでいる重要な施策に，保育園の待機児をなくすという命題がある。しかし，その育児支援がなされているはずの場でみられる子どもの姿が，オートエロティズムの行動で象徴されるような不幸な状態の増加である。

本書の読者が，病院や福祉施設で働く人々であるとすると，近年の病児保育はもとより普通保育の場でも，子どもの不適応行動の背後にはこのような問題が潜んでいることを，常に決して忘れたり見過ごしたりすることができないのが，わが国の昨今の実情であることを強調しておきたい。

E 高校生と性行動

2001年と2002年に相次いで，高校生の性行動に関する調査がなされて，その結果が報告された。前者は，全国幼小中高性教育研究会が，全国の高校生を対象に性行動に関して調査をしたものであり，後者は，東京都高校性教育研究会が，東京都内の高校生を対象に実施したものである。

その結果によると，全国調査では，ほとんど男女差や地域差がなく，高校3年生の性体験率はほぼ40%であり，10年前の同調査は30%であったという。また，東京都内の結果によると，男子が46%，女子が45%であり，そのうちのほぼ35%は，すでに5人以上の相手との関係を経験しているとのことであった。さらに，彼らや彼女たちが自由記述欄に寄せた感想などでもっとも多く共通していた内容は，性行為の最中だけは，自分が相手から，ありのままを受容されているような安らぎを感じることができる，というものであるという。

私には，高校生の性行動は，その多くが思春期の性器期リビドーの発達や成熟というものではなく，保育園児のオートエロティズムに近い口愛期の衝動を，男女の生徒が互いに相手を求め合って解決しようとしているものに思える。早熟ではなく，退行的行動である。

近年，私は木原雅子(京都大学)の全国の高校生を対象にした，入念な調査研究に教えられることが多い。彼ら彼女たちは，「自分を大切にしてくれるおとな」がいるかどうか，そして「家庭内での会話」が豊かにあるかどうかで，性的行動のみならず万引きや自傷行為に陥る程度を，大きく左右されているのである。

3 子どもの神経症状態

子どもの不適応行動について，ここまでは発達や成熟と，養育者などとの人間関係の側面に焦点をあてて論じてきた。これからは，発達や成熟と無関係

ではないが，子どもの精神心理状態/神経症状態そのものに直接焦点をあてて考察してゆこうと思う。

A 神経症状態

神経症状態は普通，精神病状態と区別して論じられるとき，現実感/現実認識は正常に保たれたまま，感情や情緒面に異常をきたした状態(Rutter, M.)で，その実態は，ストレスに対する病的な不安反応(Barker, S.)ともいえる。しかし，子どもの心身機能は，ともに未成熟/未分化な発達段階にあって，精神と身体の機能が分化されて意識されることがなく，未分化な有機体として全有機体(total organism)的な反応(牧田清志)を示す。

したがって，その発症の仕方はさまざまで，年長児に比べて幼少児であればあるほど，成人型（例えば，強迫神経症，不安神経症）のような定型的/類型的な症状を呈することは少ない。その発症は，しばしば「行動異常」か「身体的不調」として表現され，結果として，ありとあらゆる症状や状態像を示しうるといっても過言ではない。

行動異常/不適応行動が前景に表現されれば，それに伴う精神神経症状の内容に基づいて，神経性習癖(nervous habit)，小児神経症(childhood neurosis)，情緒障害(emotional disorder)，心因反応(psychogenic reaction)などと診断分類されることもある。しかし，身体的不調が主症状であると，その障害が機能的か器質的か，あるいは身体感覚的な訴えにとどまっているか，身体生理的異常や変化を生じているかによって，心気症(hypochondria)，心身症(psychosomatic disease)などの診断分類がなされる。ここでは，その診断分類的定義ではなく，このように診断的に表現される子どもの精神心理機制や精神医学的な側面に焦点をあてて論じようと思う。

B 睡眠時の行動障害

睡眠の障害がよくみられる。幼い子どもに多い「夜泣き」は，心理的につくられた寝つきの障害で，甘え・空腹・不安などを契機に起こるが，母親など養育者への依存欲求の表現であることが多い。

「夜驚症（悪夢）」は就寝して1〜2時間後に，一度，熟睡期が過ぎて眠りが浅くなり始めたときに出現する一種の恐怖発作で，敏感で神経質で興奮しやすい幼児に多い。また，「夢遊/夢中遊行」も類似の状態だが，恐怖はないのが普通である。てんかん性の脳波異常が基礎にあって，精神運動発作とも考えられるものがあるので，経過が長かったり頻発するものには，脳波検査による鑑別診断が重要である。

「夜尿症」は，家庭内の人間関係に起因する不安/葛藤や欲求不満のほか，幼稚園などの子ども集団への適応困難による心理的負担によることも少なくない。また，弟妹の出生による嫉妬のために，母親への強い依存願望が再燃して，無意識のうちに退行的行動をとっていると理解されることもある。

C 神経症的習癖

指しゃぶりは，乳児期から早期幼児期にかけて，ほとんどすべての子どもにみられる一種の探索行動であり，必ずしも不適応行動とは考えられないものもあるが，精神分析学派の考え方では，どの年齢に出現しても一種の欲求不満の表現には違いない。指しゃぶりが幼児期に多いのに対して，爪噛みは学齢児に多い習癖である。ストレスや情緒不安の解消として始まったものが，そのまま習癖として定着してしまったものが多い。

チックは不随意動作の一種で，身体の一部が本人の意思とは無関係に動いてしまう現象である。まばたき，鼻ならし，口ゆがめ，咳ばらい，肩ゆすり，首ふりなど，顔・首・肩の周囲のものが多いが，歩行中に突然跳び上がるなど，全身的にも現れ，奇声，暴言，卑猥な内容の発語を繰り返すものもある。特別なタイプのチック症として，相手の言ったことや行った動作をそのまま真似る反響言語や反響動作のほか，乱暴ないし卑猥な発語を強迫的に繰り返す行動と，全身性のチック動作を示すものをトゥレット(Tourette)症候群とよぶが，本稿では，これ以上は触れない。

チック症状の始まりは4歳過ぎに多く，7〜10歳にもっとも多い。脳炎・結膜炎・咽頭炎を契機として，それらの後遺症として発症することもあるが，心因性のことも多い。子ども自身が納得のいかない叱られ方をしているとか，過度の勉強を期待されているようなことが背景にあって，友人のいじめにあったり，クラスメイトの前で恥をかいたりするような心理的負荷で誘発される。また，チックの子ど

もの家庭には，強迫的な完全癖の両親や祖父母がいたり，その家族間で感情的対立や精神的緊張が指摘されることも少なくない。

その他の神経症的習癖としては，昼間の遺尿と遺糞がある。トイレットの習慣がしっかり自立した後にみられるもので，これらも家族間の精神的な葛藤や緊張によるものが多い。とくに母親に対する依存的欲求が十分に満たされていないという共通点がよく指摘される。なかには，母親から明瞭に拒否されている子どももおり，その子だけは可愛くないと明言されている事例もある。

また，夫が他の女性と関係をもったことに対して，母親が夫に向ける怒りや憎しみを，夫にもっともよく似ている子どもにだけ表現してしまう，という事例もある。母親は，その不合理な感情をどうしても抑えることができないと苦悩していた事例を，私は複数経験している。

D 食事の問題

子どもの神経症的問題が，食事行動に表現されることがある。もっとも多くみられるのが食欲不振である。心理的・神経症的な場合は，食欲不振がゆっくり始まり，身体的症状は，あまり認められないのが普通である。偏食が目だち，時には気まぐれに見えるむら食いがあり，気に入った来訪者があると食べ過ぎたりすることもある。これは，身体的・器質的な原因による食欲低下が急激に始まり，ほぼ，あらゆる食べ物に対して同じように無食欲になるのとは対称的である。家族が食事に神経質で，偏食やカロリーの問題に過度に敏感で，個々の子どもの個性や体質に柔軟な対応を欠いて，画一的で，完全主義的な食事習慣を強要し過ぎていることがある。

また反対に，過食も心因的に起こることが多い。幼児期から学童期に多いのは，親の期待に応えて承認を得ようと努める結果，過食になり肥満になる子どもは少なくない。かつて私はカナダに留学中，北アメリカには，望まれないで生まれてきた子ども（unwanted child）に過食が多いと教えられたことがある。しかしその場合，親の側の心理構造には一種の罪悪感があって，その代償に種々の食物を与え過ぎてしまうという要素もあるという。

いずれにせよ，子どもの食に関する問題には，家族など周囲の人の食事に対する過度の関心や干渉に起因するものが少なくない。少年期を経て，思春期ないし成人期に至っても続く過食に，夜間の過食（night eating syndrome）というものがある。これは，日常的で潜在的な欲求不満や，自己の存在感の希薄さに対する不安の解消を求める行為である。

病的な意味あいの大きなものに異食（pica）がある。これは本来，食物ではないものを食べてしまう行動である。その対象は多様で，土，砂，紙，消しゴム，毛髪，クレヨン，粘土，布などがある。これの原因や，発症のメカニズムについては不明のところが多いが，虐待など親からの大きな拒否にあったり，災害後のPTSDとして認められることがある一方で，鉛や水銀など重金属の中毒による脳障害に伴うものとしても知られている。

その他，近年では，非常に不適切な養育や教育環境におかれた自閉症の子どもが示す不適応行動のひとつとして知られることになり，環境のもつ意味への認知や，適応の激しい混乱を示す行動として注目されている。

食事に関する不適応行動として，最後に拒食を取り上げる。子どもが食事を拒否する場合にも，母親をはじめ，養育者の育児態度が問題になることが多い。拒食をする子どもの養育者が，人格が未熟で，それに伴う不安から逃れようとする気持ちが，子どもへの過剰な干渉や要求になって表現されてしまう。食事に限らず，子どもは楽しいはずの生活の多様な場面を義務的で味気ないものにされてしまう。したがって，拒食を示す子どもは食事以外のことにも，さまざまな神経症的問題を表現することが多い。

拒食行動が前面に出て，思春期の女性に多い思春期拒食症/思春期やせ症（anorexia nervosa）は，近年，増加しながら，拒食と過食が繰り返されたり複雑に混じり合うなどして摂食障害とよばれることが多くなった。本症の子どもや若者は，しばしば親や教師や友人に激しい敵意や攻撃的感情をもっており，同時に自己への拒否感情も抱いている。そして，リストカットを繰り返しながら，そのときだけが生きていることを実感できると訴えることも少なくない。

E 言葉やコミュニケーション

子どもの神経症的問題は，話し言葉やコミュニ

ケーションに現れることもある。退行的状態として幼児語（赤ちゃん言葉）があるが，その意味するところは指しゃぶりと同義的であるし，先述した退行現象のところを参照されたい。

吃音（どもり；stuttering）は，3歳前後の男児に多い。養育環境と言語を含めた発達の複雑な関係のなかで，必ずしも病理的意義はない状態で発症する。この頃の急速な自我成熟の時期に，表現したい意欲や内容と，表現できる狭義の言語能力の不均衡を意味する症状である。表現したい精神心理的な内容に対して，表現できる身体生理的な機能が追いつかない状態だと理解できる。

したがって，対応の原則は，そのまま運動生理的な発達を見守っていてやるのがよく，それだけで解決することが多いし，それが最善である。決して，あれこれ言葉をいじらないことである。言い直しをさせたり，落ち着いて話すように指示したりして子どもに吃音であることを意識させ，劣等感や罪悪感を与えるようなことをしないことである。まして，子どもが話しよどんでいるときに，相手が言おうとしていることを，こちらが先回りして言ってしまうようなことは避けなければならない。本来，病理的ではないことに心理的負担を抱かせてしまうようなことがないように心がけて，子どもが話し終わるのをゆっくり待ってやりながら応答してやるのがよい。

病理的意味があるのは，緘黙（場面緘黙／選択性緘黙；elective mutism）である。子どもは話したい意思をもち，話す機能や能力をもちながら，家庭内のような特定の場所以外では話すことができない状態である。これは，受容的養育よりも指示や干渉の多い環境で育てられた子どもに多い。自分の意思や判断に自信がもてない状態の表現である。しかし，緘黙の子どもには，一般よりも高い頻度で，てんかん性の脳波異常が認められるといわれるし，私の経験でも，そのことを肯定したい。必要に応じて，てんかんに関する治療を試みることが緘黙の治療にも効果的なことがある。

4 治療／療育の原理

子どもの不適応行動は，基本的には対人関係への不適応である。子どもは発達的に対人関係／社会的人間関係を習得してゆく。そこにどのような支障を生じると，子どもは，どのような不適応行動を示すことになるか，できるだけ具体的に説明し，そのつど治療的対応を解説してきた。しかし本書の読者は，それらに共通する基本的な原理を感じ取られたと思う。そのことを要約的に書いて"まとめ"としたい。

子どもが他者の存在する環境に適応するということは，人を信じることと自分を信じることを基盤にして，なされることである。そこに完全に信じることのできる人が存在するということの以前に，不特定多数の人を基本的に信じることができるかどうか，という問題と深く結び付いていることである。この基本的信頼の感情は，大多数の子どもにとって，人生の早い段階で自分を養育した特定の人に対する感情を基盤にして習得されるものである。

したがって，子どもの不適応行動が意味するものは，信じることができる人を探し求めている，ということである。だから，子どもが環境への適応力を身に付けるということは，自分の感情に調和してくれる人を得るところから始まる。治療者の行為は，子どもの感情に同調するところからしか始めることはできない。

さまざまな不適応行動を示す子どもには，子どもに対する深い愛や思いやり，共感，慈しみを抱きうる人しか対応できない。治療者や療育者が抱くそれらの気持ちは，言葉・表情・身振りなどの行為をとおして自然に正確に伝わるもので，子どもは，そのことを非常に敏感に感じ取る。だから，マニュアルのようにして解説することはまったく不要だし，不可能だと思う。

さまざまな困難な病気で入院治療を受けなければならない子どもに，これまで数多く出会ってきた。優れた治療者や看護者に恵まれた子どもは，そういうスタッフの説明で，実に健気に，そして素直に，過酷な検査に耐えていた。子どもに励まされるようにして働いたことを思い出している。不適応行動を示す子どもに，そういう状況でケアを受けているところで出会うことは少ない。そういう子どもは問題の性質上，理解や共感が得にくいからだろうか。

● 佐々木正美 ●

Ⅴ 子どもが陥りやすい「こころ」と「行動」

LD と AD/HD

はじめに

　LD や AD/HD という状態は，学業成績が振るわなかったり，教室で席にじっと座っていられなかったり，学校という集団のなかで対人関係がうまくいかないということが目だつ障害である。したがって，医療の場よりも教育の場で，よりいっそう注目されている。しかし，LD や AD/HD に対して正しい医学的な理解がないと適切に対応することができない。そこで，LD や AD/HD について，まずその概要を述べることにする。

1 LD

　LD は，learning disabilities の頭文字をとったもので，通常，学習障害と訳されている。ただ，この用語は教育関係で使われており，医学領域ではDSM-Ⅳ-TR で同じく LD であるが，learning disorders という用語となっている[1]。ただ，日本語訳は同じく学習障害である。

A LD の定義

　文部省(1999年当時)の調査研究協力者会議が1999年にまとめた報告で，LD の定義を次のように定めている[2]。
　「学習障害とは，基本的には全般的な知的発達に遅れはないが，聞く，話す，読む，書く，計算する，又は推論する能力のうち特定のものの習得と使用に著しい困難を示す様々な状態を指すものである。
　学習障害は，その原因として，中枢神経系になんらかの機能障害があると推定されるが，視覚障害，聴覚障害，知的障害，情緒障害や，環境的な要因が直接の原因となるものではない」
　このように，学習障害とは，知的な遅れはないのに，言語の理解や表出が障害されていたり，読み書きや算数といった学習の基本的能力が障害されている状態である。しかも，その原因は環境的なものではなく，なんらかの中枢神経系の障害に起因すると考えられている。

B LD の診断

　教育の場では，LD を読み書き障害や算数の障害のみでなく，言語の理解や表出の障害も含めている。しかし LD としての言語の障害は聞く話すを含む国語の領域，つまり広義の読み書きの障害のなかに含められている。それは構音障害などの狭義の言語障害は，言語障害学級でずっと以前から対応されているからである。
　医学領域でも，LD の分類は教育関係とほぼ同じである。DSM-Ⅳ-TR で LD は次の4つのタイプに分けられている。
　①読字障害；reading disorder
　②算数障害；mathematics disorder
　③書字表出障害；disorder of written expression
　④特定不能の学習障害；learning disorder not otherwise specified
　読み書き，算数の障害が LD の中心で，④は非典型的なタイプである。そして，その診断基準も定められている。操作的な基準であるので，診断する人によって判定が異なってくるということは，きわめて少ない。例えば，読字障害の診断基準は**表1**のよ

表1 読字障害の診断基準(DSM-IV-TR)

A. 読みの正確さと理解力についての個別施行による標準化検査で測定された読みの到達度が，その人の生活年齢，測定された知能，年齢相応の教育の程度に応じて期待されるものより十分に低い
B. 基準Aの障害が読字能力を必要とする学業成績や日常の活動を著明に妨害している
C. 感覚器の欠陥が存在する場合，読みの困難は通常それに伴うものより過剰である

(文献[1] p.50. より引用)

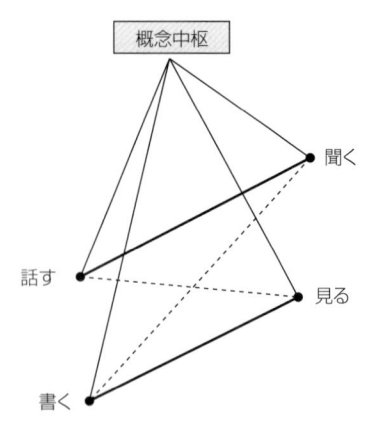

図1 本事例の読み書きの神経心理学的基本障害の模式図

うに定められている。読字障害では，読字能力検査の成績が知能検査の成績に比べ十分に低いことが診断の中心となっている。算数障害では算数能力検査，書字表出障害では書字能力検査の成績が，知能検査の成績に比べ明らかに低いことが診断の基準である。

C LDの検査

LDの診断にあたっては，医学的な検査はあまり必要ではない。痙攣発作があれば脳波検査が必要である。明らかな脳損傷が考えられる場合にはMRIなどの画像診断も行うようにする。しかし，LDの診断基準は，あくまでも学力検査や知能検査の結果に基づくように定められているので，こういった検査のほうが必要不可欠となる。

さらに，実際の指導にあたっては，どのような神経心理学的障害があるのかを明らかにする必要がある。残念ながら，小児用に用いうる神経心理学的検査は，わが国では標準化されたものが少ないのが現状である[3]。しかし，利用できる神経心理学的検査をうまく活用すれば，実際の指導にあたって大きな助けとなる。

D LDの指導について

LDの指導は，個別に指導計画を立て，さまざまな工夫をこらしながら指導を進めていく必要がある。この際，神経心理学的な弱点を訓練することによって克服しようとしても効果を上げることはできない。むしろ，正常な機能をうまく活かして弱点を補うようにしていくことが大切である。ここでは読み書き障害の事例をあげ，指導の実際について解説することにする[4]。

初診時，6歳4カ月の男児。帝王切開で生まれ，発語が2歳と，やや遅かったが，その後，言葉は増え，日常生活に支障はなかった。6歳で小学校に入学したが，いくら練習しても文字の読み書きが習得できず，そのことを主訴として受診した。

初診時，日常会話はとくに不自由はなかったが，語彙が少なく，喚語がやや困難であった。文字は仮名も漢字もまったく読めなかった。しかし，仮名や漢字の模写は可能であった。WISC (Wechsler intelligence scale for children；児童用ウェクスラー知能検査)では，VIQ74，PIQ108，全IQ90でVIQが低かった。

本事例のように写字は可能であるが，文字の読みができず，さらに自発書字も書き取りもできないという状態を模式的に表すと図1のようになる。「聞く―話す」という経路と「見る―書く」という経路は健全であるが，文字を読む「見る―話す」という経路と，書き取りの「聞く―書く」という経路が障害されている。しかし，文字を読むという「見る―話す」の経路をつなげるためには，より上位の「概念中枢」を介するとつながる。また，書き取りの「聞く―書く」という経路も「概念中枢」を介するとつながる。

指導の実際：上記の神経心理学的基本障害に基づいて，本児の読み書きの指導は次のように進めた。文字の読みの指導は，図2のように，第1段階として「う」という文字の形と「馬の絵」とをマッチングさせる。これができるようになると，第2段階として「馬の絵」を見て「うま」と呼称させる。そして第3段階として，「う」という文字を見て，「うまのう」と呼

			平仮名	漢字	数字
読字	第1段階	平仮名文字カードを絵カードに合わせる	う と 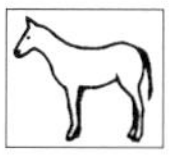 [馬] を合わせる	花 と 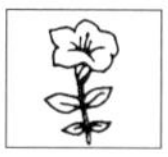 [花] を合わせる	8 と 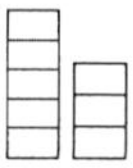 [🐝] を合わせる
	第2段階	絵カードを見て，名称を言う	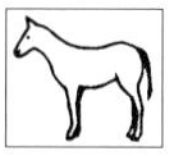 [馬]を見て／うま／と呼称	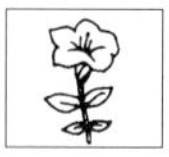 [花]を見て／はな／と呼称	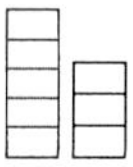 [🐝]を見て／はち／と言う
	第3段階	平仮名文字カードを見て，対応する絵カードの名称を言う。語頭音を抽出する	う を見て／うま…う／と言う	花 を見て／はな／と言う	8 を見て／はち／と言う
書字	第4段階	絵カードを見て，対応する平仮名を書く	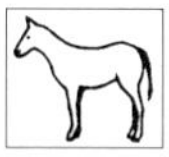 [馬]を見て〔う〕と書く	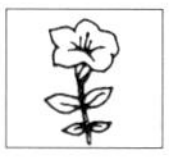 [花]を見て〔花〕と書く	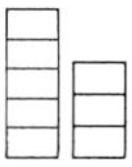 [🐝]を見て〔8〕と書く
	第5段階	キーワードを聞いて，対応する平仮名を書く	音声／うま／を聞いて〔う〕と書く	音声／はな／を聞いて〔花〕と書く	音声／はち／を聞いて〔8〕と書く
	第6段階	語頭音を聞いて，対応する平仮名を書く	音声／う／を聞いて〔う〕と書く	—	—

／　／内の文字は音声，〔　〕内は書字を表す

図2　平仮名，漢字，数字の読み書きの指導方法

称させ，「う」という文字の読みが可能となる。「う」という文字を「馬」という概念と関連させて読みを指導していくことで，文字の読みが可能となる。

書字の場合もまったく同様である。第1段階として「馬の絵」を見て「う」と書かせる。次いで，第2段階として音声「うま」を聞いて「う」と書かせる。そして，第3段階として「う」という音声を聞いて「う」という文字を書かせる。このように書字の場合も，「う」という文字を「馬」という概念と関連させて，書字を身に付けさせる方法である。

このような方法で文字の読み書きを身に付けさせることができるようになっても，迂遠な経路を介するので，まったく普通の子どもと同じように，すらすらと読み書きができるようになるというわけにはいかない。しかし，通常の方法ではまったく読み書きを身に付けることができなかったのが，神経心理学的基本障害を踏まえた正しい方法で努力すれば，読み書き能力を獲得することが可能になるのは，やはり研究の進歩の結果である。

E 学校におけるLDの指導

上記の事例のような指導は，専門的機関でないと受けられないのが現状である。具体的には，心身障害児総合通園施設や，教員養成大学の心身障害児の教育相談部門などがこれにあたる。医療機関としては小児神経科医や小児精神科医のいる大学病院などがあげられるが，診断まではできるが，具体的な指導については上記の機関に紹介してもらうほかはない。

LDの対象児は，主として小・中学校の普通学級に在籍している。こういった子どもたちには，今のところ適切な指導がなされていないのが現実である。都道府県単位では，一部の地域でモデル的にLD児への対応が試みられている。

文部省（1999年当時）の研究協力者会議の報告に，具体的な進め方が示されている[2]。小・中学校で，まず校内委員会を設置する。学級のなかで，知能は正常であるのに国語や算数に著しい遅れのある子どもを選び出すようにする。保護者の同意が得られれ

ば，都道府県単位で設置されている専門家チームにLDか否かの判定を依頼し，LDとわかれば具体的な指導方法を示してもらう。それに基づいて，各学級で特別な指導を学級内あるいは特別指導教室で実施する。専門家チームは教育委員会の職員，特殊教育担当教員，普通学級担当教員，心理学の専門家，医師で構成され，いずれも学習障害に関する専門的知識を有する人でなければならない。いずれにせよ，LDに対する学校での取り組みはようやく始まったばかりで，どの学校でもこのような特別な指導が行われているわけではない。

LDをめぐって，いまひとつ重要な問題がある。それは著名な人が，読字障害などのLDの問題を有していることが少なくないことである。例えば，発明家のエジソン，国際連盟の発案者であるウィルソン大統領などがその代表である[5]。LDがあるからこそ天才的な能力を有していたとさえいえる。したがって，LD児の指導にあたっては，障害された能力をなんとか伸ばそうとして，かえって，その子どものもっている優れた能力を見失ってしまわないようにすることが大切である。

なお，LDの指導に関する本は最近いくつも出されているが，筆者の考えでは，子どもの神経心理学的な特徴を踏まえた指導の参考となるのは，JohnsonとMyklebustの『学習能力の障害』[6]がもっとも信頼できる本のように思われる。

2 AD/HD

AD/HDは，attention deficit/hyperactivity disorderの頭文字をとったもので，注意欠陥/多動性障害と訳されている。

AD/HDは，わが国では，ごく最近になってマスコミなどでにわかに注目され，2001年頃から学会でもシンポジウムが開かれるなど関心がもたれるようになった。これはやはり，アメリカで最近注目されるようになったことの反映である。

しかし，注意障害があり多動な子どもの問題は1960年頃に，微細脳損傷症候群（minor brain damage syndrome；MBD）として注目を集めた[7]。当時は，出産時の脳損傷などの微細な病変が原因とされた。しかし，このような病変は医学的検査で見出すことができず，しかも微細であっても脳に損傷があると告げられると，親も子も改善に向けて努力をしなくなってしまうことがみられるようになった。そこで病名も，原因を思わせるものから，単に症状のみを示す多動症候群と1970年代に改められた。当時から中枢刺激薬が有効であるといわれたが，保険適用とならないため，わが国では，あまり使われることはなかった。なんの合併症もない多動症候群の子どもが医療機関に受診することは当時もきわめて少なく，わが国では，いつのまにか忘れ去られてしまった。MBDのもうひとつのタイプとしてLDが知られていたが，これは主として，教育関係者の間で注目された。現在も学業不振の背景にLDの問題があることに大きな関心が寄せられている。

A AD/HDの症状および原因

AD/HDの特徴的な症状は，不注意，多動性，衝動性である。注意が集中せず，他からの刺激ですぐ注意がそれてしまい（被転導性の亢進），しかも注意の持続が短い。多動で片時もじっとしていられず，動き回り，教室で自席に座っていることができない。しかも衝動的である。ただ，ここで衝動的というのは，順番を待つことができなかったり，会話やゲームに干渉して，じゃましてしまったりするにとどまる。衝動的という字句からよく連想されるような，衝動的にナイフで切りつけるといった攻撃的な行動に出るようなことはない。他児に乱暴したり，傷つけたりするような攻撃傾向が目だつ場合は行為障害に位置づけられる。

AD/HDの原因は環境的な要因によるのではなく，脳の機能的な障害によると考えられている。当初は，脳の微細な損傷が原因と考えられたが，最近は遺伝的-素因的な要因の関与が大きいと考えられている。また，脳の神経伝達物質のひとつであるドパミン系の機能不全が症状発現の大きな要因とされている。ちなみに，自閉性障害ではドパミン系の機能亢進が想定されている。

B 診断および検査

診断はもっぱら症状に基づいて下される。AD/HDの診断基準の代表的なものはDSM-Ⅳ-TRで，

表2 注意欠陥/多動性障害の診断基準(DSM-Ⅳ-TR)

A．(1) か (2) のどちらか：
(1) 以下の**不注意**の症状のうち6つ（またはそれ以上）が少なくとも6カ月間持続したことがあり，その程度は不適応的で，発達の水準に相応しないもの：

〈不注意〉
(a) 学業，仕事，またはその他の活動において，しばしば綿密に注意することができない，または不注意な過ちをおかす
(b) 課題または遊びの活動で注意を持続することが，しばしば困難である
(c) 直接話しかけられたときに，しばしば聞いていないように見える
(d) しばしば指示に従わず，学業，用事，または職場での義務をやり遂げることができない（反抗的な行動，または指示を理解できないためではなく）
(e) 課題や活動を順序立てることが，しばしば困難である
(f) （学業や宿題のような）精神的努力の持続を要する課題に従事することをしばしば避ける，嫌う，またはいやいや行う
(g) 課題や活動に必要なもの（例：おもちゃ，学校の宿題，鉛筆，本，または道具）をしばしばなくす
(h) しばしば外からの刺激によって容易に注意をそらされる
(i) しばしば毎日の活動を忘れてしまう

(2) 以下の**多動性-衝動性**の症状のうち6つ（またはそれ以上）が少なくとも6カ月間持続したことがあり，その程度は不適応的で，発達水準に相応しない：

〈多動性〉
(a) しばしば手足をそわそわと動かし，または椅子の上でもじもじする
(b) しばしば教室や，その他，座っていることを要求される状況で席を離れる
(c) しばしば，不適切な状況で，余計に走り回ったり高い所へ上ったりする（青年または成人では落ち着かない感じの自覚のみに限られるかもしれない）
(d) しばしば静かに遊んだり余暇活動につくことができない
(e) しばしば"じっとしていない"，または，まるで"エンジンで動かされるように"行動する
(f) しばしば，しゃべりすぎる

〈衝動性〉
(g) しばしば，質問が終わる前に出し抜けに答え始めてしまう
(h) しばしば，順番を待つことが困難である
(i) しばしば，他人を妨害し，じゃまする（例：会話やゲームに干渉する）

B．多動性-衝動性または不注意の症状のいくつかが7歳以前に存在し，障害を引き起こしている
C．これらの症状による障害が2つ以上の状況〔例：学校（または職場）と家庭〕において存在する
D．社会的・学業的，または職業的機能において，臨床的に著しい障害が存在するという明確な証拠が存在しなければならない
E．その症状は広汎性発達障害，統合失調症，または他の精神病性障害の経過中にのみ起こるものではなく，他の精神疾患（例：気分障害，不安障害，解離性障害，または人格障害）ではうまく説明されない

▶病型に基づいてコード番号をつけよ
314.01 注意欠陥/多動性障害，混合型：過去6カ月間A1とA2の基準をともに満たしている場合
314.00 注意欠陥/多動性障害，不注意優勢型：過去6カ月間，基準A1を満たすが基準A2を満たさない場合
314.01 注意欠陥/多動性障害，多動性-衝動性優勢型：過去6カ月間，基準A2を満たすが基準A1を満たさない場合

(文献[1] pp. 59-61. より引用)

表2に示すとおりである。そして症状の組み合わせによって，不注意と多動性-衝動性の両方がみられる混合型，不注意のみ認められる不注意優勢型，多動性-衝動性のみがみられる多動性-衝動性優勢型に病型を分けて診断するようになっている。不注意または多動性-衝動性の症状がみられるが注意欠陥/多動性障害の基準を満たさない非定型的な場合，特定不能の注意欠陥/多動性障害と診断される。

AD/HDの診断をめぐる大きな問題は，鑑別診断と随伴障害との関連である。鑑別診断上もっとも問題になるのは，自閉性障害を誤ってAD/HDと診断することが少なくないことである。AD/HDの診断基準では自閉性障害は除外することになっている。しかし，自閉性障害で多動や注意障害の目だつ例はきわめて多い。自閉性障害独特の対人関係の障害を見落としてしまうと，AD/HDと誤ってしまう。学校現場や，自閉性障害の診療に十分習熟していない小児科医の診療の場などで，とくに，こういった誤ったAD/HDの判定や診断が下されることが少なくない。

いまひとつは随伴障害の問題である。とくに反社会的傾向を伴う多動児の場合，多動のみに着目し，

行為障害への正しい対応がおろそかにされることが少なくない。また，年少の時期の多動が，年長になってからの行為障害の原因になると主張する人もあるが，これは誤った考え方である。その他，てんかん，とくに側頭葉てんかんの場合にAD/HDを伴うことが少なくない。この場合はむしろ，てんかんが主障害で，てんかんの治療に重点をおく必要がある。

いずれにせよ，随伴障害のない単純型のAD/HDは，わが国では医療の場に訪れることはきわめて少ないというのが，筆者のいつわらざる感想である。このことは，経験のある臨床家の間で共通した考えでもある。

AD/HDの検査として，脳波検査を行っても特別な異常は認められない。痙攣の合併があったり，なんらかの脳障害の存在が疑われる場合には脳波検査や画像診断が行われるが，AD/HDの診断は臨床症状の組み合わせによるほかはない。最近，AD/HD用の行動評価尺度の標準化も行われているが，まだ日常の臨床の場で用いられる段階には至っていない。

C 治療と予後

治療としては，薬物療法，心理療法のほか，学校や家庭での特別な対応が重要である[8]。

1） 薬物療法

薬物療法としてコンサータ（concerta，メチルフェニデートの徐放錠）が有効である。本剤の主薬であるメチルフェニデート（商品名リタリン®）は中枢刺激薬であるので，夜間の不眠を避けるためコンサータは1日に1回，朝経口投与する。服薬により注意が集中するようになり，多動傾向も軽減し，落ち着いてくるようになる。

思春期以降になると服薬により多幸感が感じられることがあり，そのため薬物依存になるおそれがある。服薬にあたっては，使用量を厳密に守る必要があり，そのため服薬を本人まかせにせず，親が薬の管理を厳重に行うように留意する必要がある。このほか，抗うつ薬や抗精神病薬を用いることもあるが，いずれも副作用がかなりあるので慎重に用いるようにする。薬物を漫然と長期に用いることのないよう，とくに注意する必要がある。

2） 心理療法および学校や家庭での対応

AD/HDの子どもへの対応として一番大切なのは，さまざまな困った行動が，親の躾の失敗なのではなく，もって生まれたその子どもの特性であることを，周囲のおとなや子どもが，よく理解することである。その上に立って，以下のような点に留意していくようにする。

心理療法としては，主として行動療法が用いられる。オペラント技法を用いて，段階を追って着席時間を延ばしていき，注意の持続を延長させるように導いていく。複雑な課題には，セルフコントロール法，とくに認知的自己教示法を行う。このような指導は専門的な指導機関で受けることができるが，一部の学校でもリソース・ルームで行われ始めている。

学校においては，一般教室とは別のリソース・ルームで1：1や少人数のスモール・グループで指導する。学習態度の改善を図ると同時に，遅れている学業に対する特別な指導も行うようにする。1回の指導時間を短時間で区切り，休憩をはさんで，また課題に取り組ませるようにする。状態が改善されれば一般教室での学習の時間を増やしていくようにする。

家庭においては，日課をきちんと定め，一貫した方針で子どもに接することが大切である。また，好ましい行動に対しては，はっきりわかるように褒め，好ましくない行動には，他のことに注意を向けさせる，といった行動療法的な技法を取り入れると効果が上がる。

3） 予後

知能が正常であれば，就職や結婚といった社会適応も普通児と大きな差はない。ただ，転職したり，離婚したりする比率は普通よりは高くなる。成人しても対人関係がうまくいかず，自分はだめな人間だと思ってしまい，抑うつ的になりがちである。したがって，思春期以降も必要に応じて社会的能力を伸ばし，本人の自己評価を高めるよう援助の手を差し伸べるようにする必要がある。

3 LD・AD/HD と軽度発達障害

　これまで，学校において他児を傷つけたり，教師に暴力を振るったり，学校外で盗みをしたり，学校外の非行集団に加わったりする，いわゆる問題児に対しては，学校内に生徒指導担当の教員をおいて対応してきた。これほど目だつほどのことはないが，学業不振で，いわゆる落ちこぼれの状態になったり，些細なことでパニック状態に陥り大騒ぎをしたり，子ども同士の仲間に入れなかったり，他児とよく衝突したり，といった対人関係をうまく取り結べない子どもがかなりの数存在する。こういった困った子どもの指導は，これまで担任まかせにされてきた。

　最近，文部科学省が全国5地域の公立の小・中学校の普通学級に在籍する児童・生徒約4万人を対象として，次のような調査が行われた[9]。知的発達に遅れはないものの，学習面や行動面で著しい困難をもっていると担任教師が回答した児童・生徒の割合は6.3%であった。その内訳は，学習面で著しい困難を示す場合が4.5%，行動面で著しい困難を示す場合が2.9%，これらのうち学習面と行動面ともに著しい困難を示す場合が1.2%であった。

　この調査で，学習面に著しい困難をもつ児童・生徒のすべてがLD児ではない。むしろ，低学年のときの学習のつまずきや，知的障害とはいえないが正常ともいえない境界知の子どもが，実際はその大部分を占めていると思われる。神経心理学的障害が背景にある典型的LD児の頻度は決して高くはない。また，行動面で著しい困難を示す児童・生徒が，すべてAD/HDであるわけではない。このような子どものなかには，知能が正常な自閉性障害（高機能自閉症ともいう）や，言語面で遅れのみられない非定型的な自閉性障害ともいえるアスペルガー障害の子どもがかなり多く含まれている。先に触れたように，合併症のないAD/HDの割合は学校内でもそう多くはない。学校で指導上，困難を感ずる子どもとして事例検討会で問題となる例は，AD/HDは少なく，高機能自閉症と思われる例のほうがずっと多い。

　最近，文部科学省からLD，AD/HD，高機能自閉症の小・中学生に対する教育支援のあり方を示したガイドラインが平成16（2004）年に公表された[10]。それによると，LDの指導のあり方で示された体制をほぼ踏まえ，さらに発展させたものとなっている。各学校の校長のもとに「校内委員会」を設置し，実態把握と個別の指導計画の作成が求められている。また，都道府県単位で設置されている「専門家チーム」に助言や指導を求めることも定められている。このほか，学校内に「特別支援教育コーディネーター」を教職員のなかから選出し，校内や関係機関，保護者との連絡調整にあたる体制がとられる。また，専門家を「巡回相談員」として派遣し，教職員や保護者への相談支援にあたることも示されている。平成19（2007）年度よりLD，AD/HD，自閉症，情緒障害が通級指導の対象となった。通級指導教室や特別支援学級は校内のリソース・ルームとしての役割ももっている。なお，ガイドラインでLD，AD/HD，高機能自閉症の定義と判断基準が示されているが，障害種別の判断よりも子どもの示す困難にどう対応するかに重点をおくように求められている。文部科学省初等中等教育局長通知により平成19（2007）年度より上記のガイドラインに沿った特別支援教育が始まることになった。

おわりに

　近年，LDやAD/HDという言葉がマスコミにもよく登場するようになった。とくに普通学級のなかで，学業面や行動面の問題のため指導に困難を感じる子どもが少なくないため，LD・AD/HDが，こういった子どものことではないかと考えられた。しかし，これまで述べてきたように，LD児やAD/HD児は，そう多いわけではない。それよりも境界知のため学業不振に陥っていたり，高機能自閉症のため学級内で指導が難しかったことが，ようやく明らかにされてきた。

　そこで，こういった子どもたちを広く軽度発達障害と捉え，その指導を担任まかせにせず，校内委員会を設けて，巡回相談員や専門家チームの指導・助言のもとで特別支援教育コーディネーターがキーマンとなって学校内で指導にあたる方針が示された。医療関係者はLDやAD/HD，さらには高機能自閉症について正しい知識を身に付け，専門家の一員と

して相談にのれるようになることが現在求められているといえる。

―――― 文 献 ――――

1) American Psychiatric Association : Quick reference to the diagnostic criteria from DSM-IV-TR. American Psychiatric Association, Washington, D. C., 2000.（高橋三郎，大野裕，染矢俊幸・訳：DSM-IV-TR 精神疾患の分類と診断の手引 新訂版，医学書院，東京，2003.）
2) 山口薫：学習障害児に対する指導について（学習障害及びこれに類似する学習上の困難を有する児童生徒の指導方法に関する調査研究協力者会議報告，平成11年7月2日）．LD（学習障害）-研究と実践，8：92-102，2000.
3) 長畑正道：小児神経心理学の現状と課題．総合リハビリテーション，21：611-616，1993.
4) 長畑正道：学習障害の神経心理学的アプローチ．LD（学習障害）-研究と実践，3(1・2)：2-12，1994.
5) Aaron, P. G., Phillips, S. and Larsen, S. : Specific reading disability in historically famous persons. J. Learn. Disabil., 21：523-538, 1988.
6) Johnson, D. C. and Myklebust, H. R. : Learning disabilities : Educational principles and practices. Grune & Stratton, New York, 1960.（森永良子，上村菊朗・訳：学習能力の障害，日本文化科学社，東京，1975.）
7) 長畑正道：微細脳機能不全症候群の現状．日小児会誌，93：2384-2388，1989.
8) 長畑正道：注意欠陥多動障害．小林登・総監修，小児医学の進歩'90C，中山書店，東京，1990，pp. 245-255.
9) 柘植雅義：特別支援教育に関する全国実態調査．LD（学習障害）-研究と実践，12：86-89，2003.
10) 文部科学省：小中学校におけるLD，ADHD，高機能自閉症の児童生徒への教育体制の整備のためのガイドライン（試案），東洋館出版社，東京，2004.

● 長畑正道 ●

V 子どもが陥りやすい「こころ」と「行動」

自閉性障害とアスペルガー障害

はじめに

アメリカ精神医学会の精神障害分類であるDSM-IV-TR[1]による自閉性障害；autistic disorder（WHOのICD-10[2]では自閉症；autism）およびアスペルガー障害；Asperger's disorder（ICD-10では，アスペルガー症候群；Asperger's syndrome）は，いずれも相互的な対人関係技能やコミュニケーション機能の障害，および常同的な行動や限定した対象への強いこだわりを特性とする広汎性発達障害；pervasive developmental disorders（以下，PDD）という上位概念にまとめられている。

わが国では，PDDは注意欠如/多動性障害；attention-deficit/hyperactivity disorder（以下，AD/HD）や学習障害；learning disabilities（以下，LD）などとともに発達障害に含まれており，いうまでもなくPDDは，この発達障害の中核的な障害とされている。

本稿では，このPDDの代表的障害である自閉性障害とアスペルガー障害について解説する。

1 自閉性障害

A 概念

1943年，アメリカの児童精神科医レオ・カナーが，共通の特徴を示した11名の児童を報告し，「早期幼児自閉症」と名づけたことに始まる[3]。この「自閉症」という用語は，ブロイラーによって統合失調症の中心的症候のひとつとされた「自閉」から採ったもので，カナーが，この疾患を最早期発症の統合失調症である可能性を仮説としてもっていたことを示す名称といえる。

しかし，このカナーが示唆した統合失調症関連の疾患という仮説は，その後の研究により覆され，現在では，胎児期の脳形成過程早期に始まる脳の機能障害に基づく特有な認知機能障害を背景にもつ発達障害の一型と考えられている。

B 症状

自閉性障害の症状が明確になってくるのは，一般的には生後10〜36カ月にかけての時期である。その症状は，現在のところ以下のような3領域の障害としてまとめられている[1]。

(1) 対人的相互反応における質的な障害
(2) コミュニケーションの質的な障害
(3) 行動，興味，および活動の限定され，反復的で常同的な様式

この3徴候はいうまでもなく，対人的相互交流の障害（社会性の障害といってもよい），対人的コミュニケーションの障害，社会的想像力・柔軟な思考の障害（固執および特有な興味のもち方などである）からなる「三つ組みの障害（3本の細紐を編んで作った1本の紐といったイメージだろう）」というイギリスのウィング（Wing, L.）の症候論が発展したものである[3]。もちろん，三つ組みの障害のほかにも自閉性障害に伴いやすい症状が存在するので，ここでは「その他の症状」[4]としてまとめる。

自閉性障害児の多くの知的発達の水準は精神遅滞

域にあるので,自閉性障害症状の評価にあたっては,その症状が当該児童の精神発達水準であっても通常は生じないことを確認することが必要条件である。

1) 対人的相互交流の障害(社会性の障害)
(1) 乳幼児期

乳幼児期の対人的相互交流の障害は,視線が合いにくい(乏しいアイ・コンタクト),抱っこされるのを嫌がる,抱っこやおんぶの際に棒のように体を硬くする,あやしても反応がない,あるいは著しく乏しい,マイペースで一人遊びが多い,まったく,あるいはほとんど他児に興味を示さない,母親に物を示す指差しをまったくしない,描いた絵や作った物を母親に見せにくることがない,母親の後追いをしない,名前を呼んでも振り向かない,などで示される。

自閉性障害児の遊び的な活動は,幼児期では後に触れるような感覚運動遊びにとどまり,精神年齢に相応のごっこ遊びが発展せず,物を別の対象と見なす遊び(例えば,積み木を「これはケーキってことね」と扱うこと)が難しい,などの形で表現される。

(2) 学童期

学童期に入っても自閉性障害の子どもの社会性の障害は大きなものがあり,集団に関心を示さない,自分の興味のあることを場面に関係なく一方的に話す,他者の感情を理解することができない,などの特性が幼児期に引き続いて前景に出ているのが普通である。遊びは,あいかわらず感覚運動的なものが中心である。軽度精神遅滞域以上の能力がある自閉性障害児なら,ある程度のごっこ遊びは出現してくるが,その内容は素朴な段階にとどまる(例えば,小・中学生の電車ごっこや,素朴なママゴトなど)。

こうした社会的・対人的な相互交流の障害は,学童期以降になるといくつかのパターンに分類できるようになる[3]。「孤立群」は,あたかも他者は存在しないかのように相互交流に無関心で,孤立的に振る舞い,他者との交流をほとんど発展させない。「受動群」は,他者を避けず従順であるが,自ら交流を始めようとはしない。「積極・奇異群」は他者に活発に接近するが,相手の感情や都合にはお構いなしに延々と話し続けたり,交流がうまくいかないと攻撃的になったりパニックを起こしたりすることが多い。「形式ばった大仰な群」は,青年期以降に前景に出てくるとウィングが指摘したタイプで,過度に礼儀正しく堅苦しく,適応的であろうと努めるものの,真に社会的意味合いや他者の心が理解できないために,他者とのすれ違いも多いというタイプである。

いうまでもなく,このようなパターンは,ある程度以上の精神発達の水準に達して初めて分化してくるものであり,重度精神遅滞以下の水準の自閉性障害では,この分類は難しい。

2) コミュニケーションの障害
(1) 乳幼児期

自閉性障害のコミュニケーション障害は,言語的および非言語的な相互交流の両者にわたって広範に見出される。乳幼児期にあっては,その多くが始語の遅れを示し,ジャーゴンとよばれる言語様の発声(言葉を話しているように聞こえるが言語ではない発声)の段階に長くとどまる傾向がある。さらに始語の後も,以下のような特徴的な現象を伴うコミュニケーション手段としての言語発達の著しい遅れが持続する。

例えば,自閉性障害児が言葉を使用しはじめる発達段階に達すると,「疑問文のようにしり上がりの」「歌うような」そして「かん高い」などと形容されるような,しばしば周囲の人に「奇妙な」と感じさせる特有な話し言葉のアクセントやイントネーション,あるいはメロディが明らかになってくる。

また,会話がほとんど成立せず,一方的な独り言や,他者の話しかけに対するオウム返し(反響言語)などの特徴的な現象が,多かれ少なかれ見て取れる。非言語的なコミュニケーションの領域では,身振り,表情,声音などによる意思伝達が理解できないこと,他者の模倣をほとんどしないこと,といった特徴がある。

(2) 学童期

典型的な自閉性障害の場合,学童期に入ってもコミュニケーションの障害は顕著であるのが普通である。これは背景にある知能障害の水準が関係しており,重度精神遅滞の場合には,幼児期の言語生活と比べて大きな違いは通常生じないが,中等度および軽度の精神遅滞の場合には,学童期の間に重要な指示や要求の伝達は十分可能になり,質問に対して答

えるといった一往復の対話はなんとか成立しうる。もちろん理解できない質問には反響言語で答えることだろう。

また，自分の要求は言語的に表現できるが，それに対する他者の反応によって要求を遅延させるといった柔軟な対処能力は発展しない。この水準の自閉性障害では，特有で奇妙な言い回し，特有なイントネーションやメロディ，おきまりの言葉へのこだわり，などの特徴は持続している。また，遅延性の反響言語(時間をおいて出現するオウム返し)が幼い年代よりも増加し，即時性反響言語は減少する。

3） 常同行動，こだわり，あるいは想像力の障害
(1) 乳幼児期

自閉性障害の幼児は，手をヒラヒラさせる，かかげた掌を横目で注視しながらクルクル回転する，奇声を発しながらピョンピョンとジャンプをする，などの自己刺激的な行動をよく示す。

また，水道の蛇口から流れ出す水流や，壁に揺らめく光と影，換気扇の回転，あるいは水面の太陽の反射光などをじっと見つめる，同じ歌を繰り返し聞きたがる，電話の呼び出し音などの特殊な音を聞きたがる，積み木を一直線に並べ，その列が乱されると泣き叫ぶ，ミニカーを目の前にかざしてじっと見つめる，といった感覚運動性の遊びや特定の感覚への固執がみられる。買い物で特定の商品を必ず購入しないとおさまらない，通園路などが決まった道筋でないと泣き叫ぶ，といった同じであることへの固執(変化することに対する苦痛といってもよいかもしれない)や，商品や会社のロゴマークをほとんどすべて記憶している，数字を非常によく記憶する，といった限局した領域での記憶力を示すケースがある。

(2) 学童期・思春期

学童期以降の自閉性障害児は，もし精神遅滞が重度の場合には，固執に関連する症状は幼児期のそれとほとんど変わらない。精神遅滞が比較的軽いか，いわゆる高機能(IQ70以上)の自閉性障害の場合には，固執傾向は例えば，数字，地図，列車時刻表などに対して向かい，その分野の記憶力に驚かされることがある。

固執は1冊の時刻表や電車図鑑などをぼろぼろになっても手放そうとしない，同じ本を何冊でも買いたがる，通学路の固執している対象物(マンホールのふた，町名表示票，信号など)を一つひとつ確認しながらでないと登校しない，といった特徴的な行動や，自分の興味のあることをじゃまされたり，何事につけ予定が変更した際のパニック状態のような特徴的な反応が幼児期と同様に生じる。

4） その他の症状

自閉性障害児は，視覚，聴覚，触覚，味覚などに特有な知覚過敏を示すことが多い。知覚過敏は，例えば，遠くにかすかなクラクションが聞こえても両手で耳をふさぎ奇声をあげて嫌がる，テレビにある特定のCMが流れると決まってパニック状態を示す，ある種の繊維の皮膚感覚を嫌がり，それで作られた服はいっさい着ない，偏食がひどく，嫌いな食品は，すりおろして混ぜ込んだ料理でもその混入に気づく，といった形で現れる。

自閉性障害児は，腕を噛む，虫刺され部位をかきむしる，顔面を叩く，壁や床に頭をぶつけるヘッド・バンギングなどの自傷行為を繰り返す場合がある。また，自閉性障害児はしばしば多動であり，衝動性や攻撃性が突出するケースもある。

自閉性障害児は，経過中にてんかん発作を示す場合が少なくなく，全体の約20～25％にのぼるとされている。発作の初発年齢は10歳から10代後半にかけての思春期年代が多い。さらに，非24時間性概日リズム睡眠障害がてんかん発現に続いて顕在化したケースを筆者は複数経験している。また，双極性障害が疑われるような周期性の不機嫌状態や，軽躁状態を示すケースも存在する。

5） 発症経過

症状の出現は2種類の様式に従っている。いうまでもなく，これまで述べてきたような症状が乳児期から一貫して存在しているモノタイプの経過が中心であるが，一部に，発達の早期にはとくに問題をもっていないようにみえていた子どもが，生後1～2年目の終わりまでのいずれかの時点で急性の発達退行を起こして，それまで出現してきていた言語が消え，その後は典型的な自閉性障害の状態像を示すようになる，という発現様式がある。

従来，わが国で「折れ線グラフ型自閉症」と称されていたのは，このタイプの発症経過を示す自閉性障害である。なお，この発達退行が「折れ線グラフ型自閉症」より遅い3～10歳までの年代で生じるものはDSM-IV-TRでは「小児期崩壊性障害」と名づけられ，PDDのなかでレット障害と並んで，もっとも重症度の高い障害のひとつとなっている。

6）思春期・青年期の自閉性障害

自閉性障害児が，中学生年代にあたる思春期と高校生年代以降の青年期の年代に至ると，一般に学童期で各ケースなりの落ち着きをみせていた状態像は，もう一度，不安定さが前景に出てくるといわれている。実際に筆者も，この時期に固執的な行動が生活を妨げるほど増加したり，いわゆるパニックの頻度が爆発的に増加したり，叩く，咬みつくといった突発的な攻撃的行動が増加したり，自傷行為が黙認できないくらい深刻になったり，といった対応しにくさや理解しにくさが増大するケースを少なからず経験した。

それまで，あまり意識していない様子であった父親の介入に対して激しいかんしゃくを爆発させる場面が出現したケースや，母親を思いのままに動かそうとする一方で，拒食行動を示しだしたケースもあった。これらは精神遅滞の重い典型的自閉性障害児にも観察できる変化であり，彼らなりの思春期・青年期的な身体的変化（力の増大や生殖器官の変化）への反応であり，かつ「自我の目覚め」に伴う自己主張であるように感じられる。

こうした思春期・青年期年代の対応しにくさの増大は，このような思春期・青年期心性にだけその要因があるのではない。自閉性障害者が幼児期・学童期といった幼い年代で経験した外傷的な体験（自閉性障害児は幼い頃から，しばしば他児のいじめの対象や，家族内での虐待の対象となっている）が発現要因となった，二次性障害と理解すべき情緒的不安定さや攻撃性の亢進も，10～20代にかけて見出されることの多い問題である。10代の自閉性障害者が，外傷的な過去の体験をまるで現在この場で再体験しているかのように，泣き叫んだり激高するパニック（時に攻撃行動を伴う）を生じることがある。

以上のような問題とは別に思春期・青年期では，前記のような双極性障害と思われる周期的な感情状態の変化や，睡眠－覚醒，体温調節，内分泌機能などの身体的諸リズムの障害が発現することも少なくない。前述のてんかん発作が出現するのも，思春期に入る10歳過ぎから青年期にかけての時期がもっとも多い。しかし幸いにも，こうした思春期・青年期の不安定さの大半は，青年期を通過する20代半ば過ぎになると徐々に落ち着きがみえてくるものが大半である。

C 診 断

自閉性障害の診断には，自閉性障害を中心としたPDDに含まれる諸障害の概念と位置づけをよく心得て行う必要がある（図1）。すでに述べた三つ組みの障害の吟味と，その他の症状やその出現様式から，DSM-IV-TRの診断基準（表1）に従って診断を行う。三つ組みの障害のいくつかが満3歳までに存在していることが，PDDの中核群である自閉性障害の診断の必要条件である。

これらの症状が，3歳に入って以降に始まった発達退行に続いて初めて発現したもので，その発現後に重篤な自閉性障害の病像を示すようであれば，それは「小児期崩壊性障害」である可能性が高い。また，もし手の目的にかなった運動が減少していき，逆に手もみ，ないし手洗いに似た常同運動が増加していき，かつ女児であるなら「レット障害」を考慮する必要がある。

また，三つ組みの障害のどれかが欠けていたり，どの障害も，より軽症であり診断基準をわずかに満たさなかったり，あるいは発現が遅く，しかも小児期崩壊性障害と異なり病像がより軽症であるようなケースは，もし，それが「アスペルガー障害」の診断を満たさなければ「特定不能の広汎性発達障害（以下，PDDNOS）」と診断されることになる。後に述べるアスペルガー障害は，言語発達の大きな障害を伴わない自閉性障害のことであり，PDDNOSの特殊領域と捉えることも可能である。

なお診断に際しては，てんかん発現の頻度の高さを考慮すれば，脳疾患を見出すためにCTやMRIなどの脳画像診断と脳波検査を行っておくことは合理的である。いくつかの代謝疾患でも自閉性障害症状が出現するものがあるので，代謝異常が疑われる

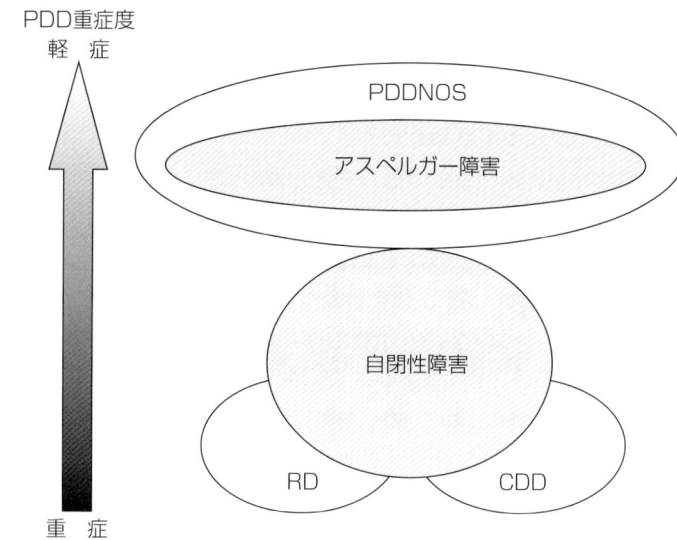

PDD：広汎性発達障害
PDDNOS：特定不能の広汎性発達障害
RD：レット障害
CDD：小児期崩壊性障害

図1 広汎性発達障害に含まれる諸障害の関係性

表1 自閉性障害の診断基準（DSM-Ⅳ-TR）

A．(1)，(2)，(3) から合計6つ（またはそれ以上），うち少なくとも (1) から2つ，(2) と (3) から1つずつの項目を含む

  (1) 対人的相互反応における質的な障害で，以下の少なくとも2つによって明らかになる
      (a) 目と目で見つめ合う，顔の表情，体の姿勢，身振りなど，対人的相互反応を調節する多彩な非言語的行動の使用の著明な障害
      (b) 発達の水準に相応した仲間関係をつくることの失敗
      (c) 楽しみ，興味，成し遂げたものを他人と共有するのを自発的に求めることの欠如
      (d) 対人的または情緒的相互性の欠如

  (2) 以下のうち，少なくとも1つによって示される意志伝達の質的な障害：
      (a) 話し言葉の発達の遅れ，または完全な欠如
      (b) 十分会話のある者では，他人との会話を開始し継続する能力の著明な障害
      (c) 常同的で反復的な言語の使用，または独特な言語を使用する
      (d) 発達水準に相応した，変化に富んだ自発的なごっこ遊びや社会性をもった物まね遊びの欠如

  (3) 行動，興味および活動が限定され，反復的で常同的な様式で，以下の少なくとも1つによって明らかになる
      (a) 強度に，または対象において異常なほど，常同的で限定された型の1つまたはいくつかの興味だけに熱中すること
      (b) 特定の，機能的でない習慣や儀式にかたくなにこだわるのが明らかである
      (c) 常同的で反復的な衒奇的運動
      (d) 物体の一部に持続的に熱中する

B．3歳以前に始まる，以下の領域の少なくとも1つにおける機能の遅れ，または異常
  (1) 対人的相互作用
  (2) 対人的意志伝達に用いられる言語
  (3) 対人的意志伝達に用いられる象徴的または想像的遊び

C．この障害は，レット障害または小児期崩壊性障害では，うまく説明されない。

（文献[1] p. 87. より引用）

重症の自閉性障害では，代謝および内分泌系の検査も行う必要がある．受診年齢によって検査バッテリーは異なるが，知能検査，認知機能検査，言語発達検査などの心理検査も必須である．

自閉性障害に似た病像を示す他の疾患との鑑別のための評価は，まずPDD内の鑑別診断を行ったうえで，表出性言語障害などのコミュニケーション障害（その場合はPDDのような社会性や対人的交流の大きな障害は伴っていない），AD/HD（多動性，衝動性，不注意を伴うPDDは多い），選択的緘黙（その場合は，家庭では偏りのない対人交流が存在する），児童虐待と関連の深い幼児期あるいは小児期早期の反応性愛着障害（この抑制型は，時にPDDとの鑑別が難しいとされる）などの疾患について行われる．

D 有病率

DSM-Ⅳ-TR[1]は，自閉性障害の有病率を1万人対2～20，その中央値は5としている．

E 治療

自閉性障害に対する治療の第一にあげるべきは，早期発見と早期に開始する一貫した療育プログラムに基づく発達支援である．この発達支援とは，できるだけ早期に自閉性障害の存在を疑い，診断し，親にその結果をフィードバックし，そのうえで発達支援のために構造化された幼児療育機関での療育を速やかに開始するということに尽きる．

現在，わが国でも全国に普及しつつある療育プログラムとしては，アメリカのショプラーらが開発した「自閉症およびコミュニケーション障害の子どものための治療と教育（TEACCH；treatment and education of autistic and related communication handicapped children）」がある[4]．TEACCHは，コミュニケーション技能の向上と自律性に関する子どもの可能性を，自閉性障害の認知・行動特性に基づいた働きかけと環境の構造化により最大限引き出すことに主力を注ぎ，教育をこの目的達成の手段として用いるプログラムである．このプログラムの特異性は，単に自閉性障害児の行動修正法という側面だけではなく，社会が自閉性障害児の行動特性を理解し，自閉性障害児・者を自然な社会構成メンバーとして受け容れることができるように地域社会もまた変化しなければならない，という側面を含んでいることにある．

しかしながらTEACCHが，わが国の地域社会にそのまま受け容れ可能とは限らないので，各地でその事情に即した早期療育システムを作り上げていく必要があり，医療側からも，その重要性を発信するとともに，療育システムの運用に協力することが求められるだろう．

この早期療育は，義務教育の開始とともに教育に引き継がれる．自閉性障害児への治療教育的アプローチは，自閉性障害治療の第二の主要構成要素である．おおむね18歳までの12年間の治療教育は，そこに幼児期の通過から思春期への突入と通過までが大きく含まれることになる重要な期間である．この時期に，幼児期の療育システムを切れ目なしに引き継いで連続的な教育プログラムが提供される必要がある．

診断を行ったうえで医療が関与すべき治療領域は，自閉性障害の治療・療育体系全体のなかでは限局的なものとならざるを得ない．薬物療法は自閉性障害の特有な症状のために療育・治療教育上の問題が大きく，不適応状態に陥っている場合に適用となるが，あくまで対症療法であることを心得ておきたい．

現在は pimozide，haloperidol，risperidone などの抗精神病薬や，fluvoxamine などの SSRI（セロトニン再取り込み阻害薬）が，わが国では比較的よく処方されている．なお，以上の薬物中で自閉性障害の問題行動が適応となっているのは pimozide のみで，ほかはすべて，いわゆるオフ・ラベル・ユースであることを心得ておきたい．自閉性障害児のてんかん発作への薬物療法も必要になることが少なくない．

自傷行為，攻撃行動，日常生活を著しく損なうほどのこだわり行動，拒食，多飲水などの問題行動が高度である場合には入院治療に導入して，集中的な沈静を図るとともに，行動療法的に行動変容をめざす介入を医療は行うことができる．しかし，悪循環をとどめることができたら，その後は，速やかに本来の療育ないし治療教育の場へ戻していくことが大切である．

2 アスペルガー障害

A 概念

アスペルガー障害という名称は，オーストリアの小児科医ハンス・アスペルガーにちなんで命名されたものである[5]。アスペルガーは，カナーの自閉症に関する論文の翌年に「小児期の自閉的精神病質」という題で，カナーの自閉症に似ているが，それよりも高機能の4ケースを記載した論文を発表している。

ドイツ語での発表のために注目されることなく経過したアスペルガーの記載を1981年に再評価し，「アスペルガー症候群」概念を提唱したのがイギリスのウィングである。ICD-10もDSM-Ⅳ-TRも，自閉性障害とアスペルガー障害の中核症状はほぼ共通するものと設定しており，アスペルガー障害は自閉性障害に通常伴うような言語発達の遅れや，著しく偏った言語の使用が目だたないことで区別されている。言語発達およびその使用に関する問題以外の症状でも，アスペルガー障害では知的能力の高さを反映して自閉性障害より微妙な症状になりがちである。

なお，ウィングらが用いている「アスペルガー症候群」の概念はICD-10のそれよりも広く[2]，DSM-Ⅳ-TRの「特定不能のPDD」の大半と「アスペルガー障害」を併せたものと考えてよいように思われる。なお以下では，とくに必要のある場合を除いて，DSM-Ⅳ-TRの用語である「アスペルガー障害」を用いて述べていきたい。

現在までのところアスペルガー障害の病因は特定されておらず，自閉性障害と同じように，ある種の脳機能障害をもたらす器質的要因を基盤に，遺伝要因や，心理社会的な環境要因の影響を加えた複合的な病因に基づく発達障害の一概念と考えられている。現在，アスペルガー障害の病態としての脳機能障害を解明するため多くの研究者が，機能障害のある脳部位やネットワークの解明をめざした挑戦を続けている。

B 症状

1）基本症状

アスペルガー障害が，自閉性障害の軽症型を意味しているとすれば，その症状は自閉性障害症状の構造を基本的に継承していることになる。アメリカのDSM-Ⅳ-TR[1]による診断基準によれば，そこでアスペルガー障害の症候を規定した診断基準の「A」は自閉性障害の「対人的相互交流の障害（社会性の障害）」と同じであり，「B」は自閉性障害の「常同行動，こだわり，あるいは想像力の障害」と同じである。すなわち，アスペルガー障害は言語的なコミュニケーション障害のない軽症自閉性障害と定義されていると考えてよいだろう。しかし，ウィング派の研究者が言うように，アスペルガー障害は大きな言語発達の遅延こそ伴わないものの，やはり三つ組みの障害を備えている，すなわち，軽度とはいえコミュニケーション障害も存在していると考えるほうが現実的である。

実際，アスペルガー障害児・者の社会的不適応の原因の大きな部分が，この軽度な，あるいは微妙なコミュニケーション障害によっているのではないだろうか。アスペルガー障害における三つ組みの障害とは，クミン（Cumine, V.）[6]の記述に従えば，以下のようになる。なお，ことわるまでもないことではあるが，イギリス人であるクミンの原著では「アスペルガー症候群」における三つ組みの障害となっている。

(1) 対人的相互交流（社会性）の障害
・社会的に孤立しているが，孤立していることを心配していないようにみえる。
・他者の接近や社会的要求に対処しようとすると緊張し，苦痛を感じる。
・仲間が友人関係をもっていることを，とくに思春期になると理解するようになる。そして自分も友人をほしいと思うが，友人関係を発展させ，維持する方法をもっていない。
・社会的な合図を理解することが難しいと感じるようになる。
・社会的にふさわしくない振る舞いをしてしまうことがある。

対人関係のバランスのよい展開が困難なことに由

来する社会性の障害は，他者の心の動きを明瞭に理解し共感することが難しい，というアスペルガー障害児・者の中核的特性を示すものといえる。

(2) 社会的コミュニケーションの障害
・表面的には申し分のない話し言葉をもっているようだが，それは形式ばり杓子定規なものになりがちである。その話し方のために，仲間から浮き上がり，笑い者にされがちである。
・しばしば感情のこもらない声で話す。そして他者が話す声の調子の違いを判断することが難しい。
・ボディ・ランゲージ，身振り，顔の表情などの非言語的なコミュニケーションを用いたり解釈することが難しい。
・しばしば，字義どおりに他者の言葉を理解してしまう。
・言葉のほのめかしの意味をつかむことができない。

社会的コミュニケーションの障害とは，以上のような言語的コミュニケーションや，その代替手段ないし補助手段である非言語的コミュニケーションの機能不全を意味している。DSM-IV-TR はアスペルガー障害には言語発達の大きな障害はないという規定がなされているため，コミュニケーション障害に関する症状規定はなされていない。

しかし実際には，アスペルガー障害にしろ，それより概念がやや広いアスペルガー症候群にしろ，言語的および非言語的コミュニケーション機能に問題点が多く見出される。そのため，ここではクミンらのアスペルガー症候群の症状リストを示した。ここであげたような言語的／非言語的交流の一面性，すなわち，ほのめかしや皮肉のように表面的な字義とは異なる意味を付加された表現（しばしば正反対の意味を伝えるのが，ほのめかしである）を理解できないことは，後述のような「心の理論(theory of mind；略語は TOM)」の形成遅延とあいまって，さまざまな場面でのコミュニケーション機能を制限している要因となっているばかりでなく，社会性の展開の遅延をもたらす原因のひとつにもなっている。

(3) 社会的想像力と柔軟性の障害
・しばしば，周りの子どもたちには普通でないと感じられるくらい，特定の対象にひどく熱中する。
・固執しているお決まりの言動に強くこだわる。
・想像的に考えたり遊んだりする能力が制限されている。
・ある場面で用いた能力を別な場面では利用できないということが，しばしばある。

この症状群は，興味の対象が限局的であるばかりでなく，人並みはずれた強さでその対象に（例えば，電車，駅名，会社のロゴ，信号や道路標識，昆虫，恐竜などに）没頭し，かつ，そこから離れることが難しいというアスペルガー障害の特性を規定したものである。

また，ある状況では実行可能な能力を，別の状況では発揮できないという柔軟性の乏しさも，この症状群に含まれている。このような症状群は，従来アスペルガー障害児・者の「こだわり(固執)」とよばれてきたものとほぼ一致しており，社会性の障害やコミュニケーション障害ととともに，求められている社会的役割を果たすことをじゃまする要因となっている。

2) その他の症状

アスペルガー障害の症状群は，前述の基本症状にとどまるものではなく，以下のような特徴ある症状をみせるケースが多い。

(1) 運動の不器用さ
・動作がぎこちなく洗練されていない。
・しばしば物事を順序だてて構成することが難しい。
・きちんと文字を書いたり絵を描くことが難しい。

以上の3点は，クミン[6]があげている運動の不器用さを示す症状群である。このために，体育の授業などでの集団スポーツ（例えば，ドッジボールやサッカー）では標的となりやすく，また，集団プレーに加えられないといった事態が生じがちであり，それがアスペルガー障害児の「いじめられ」体験の一部を構成していることは間違いない。

また，順序だてられないという特徴は知能水準とは無関係に存在するため，当然できると思われる課題を完成させられず，あるいはグループのリーダー的役割を果たせずにパニックに陥ったりするため，周囲から不思議がられたり，自己中心的なわがままと誤解されることがある。

(2) 感覚過敏

　これは自閉性障害で触れたものと本質的に同じもので，聴覚，視覚，味覚，触覚のいずれかの感覚の過敏さにより日常生活の制限が生じるものを意味している。しかし，アスペルガー障害の場合，こうした感覚過敏は例えば，音感のよさ，特有な色彩感覚，あるいは味覚の正確さ，といったある種の才能として現れることもあり，それを利用した社会的活躍の場を得ることのできるアスペルガー障害者も実際に存在する。

(3) 心の理論（TOM）の発達遅延

　PDDには，多かれ少なかれフリス（Frith, U.）[5]らの言うTOMの発達遅延の影響が存在している。TOMは，他者には自己と同じように独立的で自律的な心が存在するということを理解する機能のことで，一般には3～4歳にかけて獲得されるとされている。

　例えば，「ウサギさんとクマさんは，テーブルの上に青い箱と赤い箱の2つの箱が置かれた部屋にいます。クマさんは後で食べようと思って，大切なキャンディを青い箱に入れ部屋を出て行きます。クマさんがいなくなると，ウサギさんはそのキャンディを青い箱から取り出し，赤い箱のほうに移してしまいました」という物語を聞かせ，「戻ってきたクマさんはキャンディを食べようと思いました。さてクマさんは，どちらの箱を開けるでしょう」という質問を行う（サリー・アン課題）。この質問に対して，TOMが確立している子どもは，自分は知っている「キャンディは赤い箱に入っている」という事実を語ることを抑制したうえで，赤い箱にキャンディは移されたという事実を知らないクマさんの心を推測し，「青い箱」と正答することができる。しかし，アスペルガー障害ではTOMの獲得が10歳前後まで遅延することから，小学校高学年に至るまでは正答することが難しい。なお自閉性障害では，基本的にはTOMの獲得は生涯にわたって不可能とされている。

3）幼児期・学童期のアスペルガー障害

　「対人的相互交流の障害（社会性の障害）」は，幼児期には自閉性障害のそれほど明瞭なものではなく，社会性発達の遅延は衝動性や多動性として，あるいはマイペースさとして受け取られやすいため，母親をはじめとするごく身近な養育者を除くと，その異質性に気づかれていないことが多く，むしろAD/HDの疑いをもたれやすい。学童期に入っても，その年代半ばまでのアスペルガー障害児は，まだ心の理論（TOM）をほとんど獲得していないことから，他者の感情を了解することが難しく，それがしばしば社会性の発達を著しく阻害させることになる。

　幼児期には，一般に抽象的言語表現や比喩の使用は，まだ素朴な段階にとどまっており，また言語機能の水準は個人差も大きい年代であることから，「社会的コミュニケーションの障害」に含まれる症状群が認知されることは比較的まれである。

　学童期に入るとコミュニケーション障害は，他者の発言に対する字義どおりの理解や，話し方の硬さ，限定された話題，そして比喩や皮肉の理解が困難である点などが前面に出てくる。しかし，この年代でも，コミュニケーション障害を含めたアスペルガー障害の症状群よりは行動上の多動性や衝動性のほうが目だっており，また限定された対象に対するこだわりが，与えられた課題への集中困難（すなわち不注意）と周囲に混同されやすいことから，AD/HDとの混同は少なくない。

　「社会的想像力と柔軟性の障害」については，乳幼児では限られた対象に対する興味への固執傾向が著しく，自己中心的に振る舞っている衝動性の高い子どものようにみえたり，不注意で多動な子どもとみえたりすることが，まれではない。学童期のアスペルガー障害の子どもは，普通ないしそれ以上の水準の知的能力をもつ者も多いため，学業的には適応しているようにみえる子どもも多い。

　学童期には，運動面での不器用さやTOMの形成不全も目だっており，もし学校での適応障害が生じるとしたら基本症状だけではなく，これらの症状も関与している可能性が大きい。

4）思春期のアスペルガー障害

　思春期の開始期（10歳前後以降の数年）になると，アスペルガー障害児・者もTOMを獲得し始める。するとアスペルガー障害児は急速に，自分がアスペルガー障害の諸症状ゆえに周囲から変人とみられていたこと，実質的には仲間に入れてもらえない

こと，自分がからかいの対象であること，などの現実がみえるようになる．同時に，アスペルガー障害児・者の記憶は，時を超えていきなり鮮烈に再現してくるというフラッシュ・バック的な特徴をもともともっているため，幼児期や学童期におけるいじめや虐待のような逆境的体験を思春期になって頻繁に想起するようになる，ということも多い．

思春期のアスペルガー障害児では，上記のように自己の孤立や他者の侮蔑を認知できるようになることと，逆境的体験をフラッシュ・バック的に頻繁に想起するようになることの両者が混じり合った，従来パニックとよばれてきたような激しい情緒的混乱状態を呈するようになるケースもある．これと同じ理由で，他者の自分に対する評価に非常に過敏になり，関係・被害妄想や，時には幻聴も伴うような精神病状態を一過性に示すようなケースもある．

また，双極性気分障害も含めた病的な気分の変動が併存するようになるケースや，社会活動を回避してひきこもり状態を呈するケース，あるいは，ある種の反社会的行為を反復するようになるケースも存在する．アスペルガー障害において，このような二次性障害が出現してくるのはTOMの獲得後の思春期年代や青年期年代であることが多い．

もちろん困難はあっても，多くのアスペルガー障害児・者が，こうした思春期，そして，その後の社会生活の場を選択することに取り組む青年期を超えて社会に順応し，社会的役割を果たす成人へと育っていることを忘れてはならない．

C 診 断

診断は，基本的にはDSM-Ⅳ-TRの診断基準(表2)に従った臨床診断を中心に行うべきであるが，知能検査(年齢に応じた各種のウェクスラー知能検査)，心の理論や隠喩理解，あるいは実行機能などを評価するさまざまな認知機能検査，そしてロールシャッハ・テストをはじめとする投影法による人格検査などを実施し，それらの結果を参考に総合的な診断を行うべきである．その他，脳波や脳画像診断などの医学的検査は自閉性障害に準じて行うべきである．

鑑別診断としてDSM-Ⅳ-TRは他のPDDと統合失調症をあげているが，臨床的には，幼児期および学童期ではAD/HD，LD，コミュニケーション障害，反応性愛着障害(とくに抑制型)などとの鑑別を，思春期・青年期では強迫性，スキゾイド，統合失調症型などの各種パーソナリティ障害や統合失調症との鑑別が必要となるだろう．

D 有病率

DSM-Ⅳ-TR[1]は，アスペルガー障害の有病率に関して有効な資料がまだないとしている．

E 治 療

アスペルガー障害の治療・援助の中心は，やはり療育および治療教育である．TEACCHプログラムが教える環境の構造化や，情報伝達での視覚情報の利用などの工夫が，アスペルガー障害の支援にも有効であることはいうまでもない．医療的治療はあくまで補助的なものであり，不適応的な問題行動や併存精神疾患に対する治療が主な治療対象である．薬物療法は，自閉性障害と同じようにpimozide，haloperidol，risperidone，fluvoxamineなどが用いられる．

また，親や教師など周囲のおとなの障害理解が得られていないケースでは，医療がコーディネーターの役割を担って，学校と家庭がアスペルガー障害に関する理解を深め，バランスよく適切に支持的(supportive)かつ指示的(directive)な指導システムをもてるように工夫する必要がある．

その際，図2に示したクミン[6]の「アスペルガー眼鏡」の考え方が参考になる．アスペルガー障害の治療・支援にあたるおとなは，通常の感覚(通常の眼鏡)で世界をみることを続けてきた．同じように，アスペルガー障害児・者は出生以来，諸症状が示すようなアスペルガー障害特有な認知様式(アスペルガー眼鏡)で世界を受け止めてきたのである．

したがって治療・支援者は，この認知特性をきちんと理解することで得たアスペルガー障害に関する知識と洞察を援用して，すなわち学習と経験から得たアスペルガー眼鏡を取り出し，それをかけて，アスペルガー障害児・者がなぜこのような行動をとったのかを考察するという作業が必要である．その繰り返しのなかで治療・支援者は，アスペルガー障害児・者が，ある行動に表現した困惑や恐れの意味を

表2 アスペルガー障害の診断基準（DSM-Ⅳ-TR）

A. 以下のうち，少なくとも2つにより示される対人的相互作用の質的な障害
   (1) 目と目で見つめ合う，顔の表情，体の姿勢，身振りなど，対人的相互反応を調整する多彩な非言語性行動の使用の著明な障害
   (2) 発達の水準に相応した仲間関係をつくることの失敗
   (3) 楽しみ，興味，成し遂げたものを他人と共有すること（例えば，他の人たちに興味あるものを見せる，持って来る，指さす）を自発的に求めることの欠如
   (4) 対人的または情緒的相互性の欠如

B. 行動，興味および活動の，限定され反復的で常同的な様式で，以下の少なくとも1つによって明らかになる
   (1) その強度または対象において異常なほど，常同的で限定された型の1つまたはそれ以上の興味だけに熱中すること
   (2) 特定の，機能的でない習慣や儀式にかたくなにこだわるのが明らかである
   (3) 常同的で反復的な衒奇的運動（例えば，手や指をぱたぱたさせたり，ねじ曲げる，または複雑な全身の動き）
   (4) 物体の一部に持続的に熱中する

C. その障害は社会的，職業的，または他の重要な領域における機能の臨床的に著しい障害を引き起こしている

D. 臨床的に著しい言語の遅れがない（例えば，2歳までに単語を用い，3歳までに意志伝達的な句を用いる）

E. 認知の発達，年齢に相応した自己管理能力，（対人関係以外の）適応行動，および小児期における環境への好奇心などについて臨床的に明らかな遅れがない

F. 他の特定の広汎性発達障害または統合失調症の基準を満たさない

（文献[1] p.95. より引用）

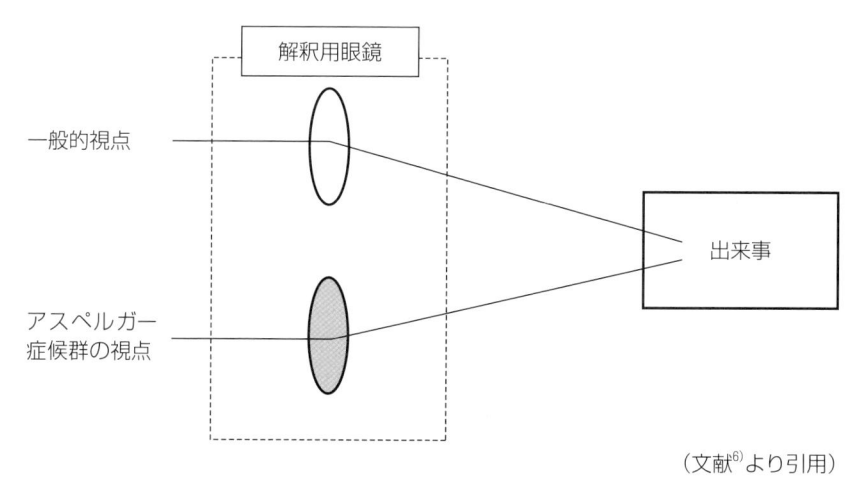

（文献[6]より引用）

図2 解釈のアスペルガー眼鏡

正確に理解することができるようになり，援助法がみえてくる，というのがアスペルガー眼鏡の効果といえるだろう。

　さらにアスペルガー障害の治療・支援で忘れてならないことは，当事者への障害告知である。当事者のうち親については，診断がついたら，できるだけ速やかにその見立てを伝えるべきである。わが子の障害との直面を通じて，失意と混乱の時期を通過した親は支援者チームに参加し，自ら，その中心的な支援者に育ってくれることだろうし，治療・支援の主目標のひとつはそこにある。

　しかし，アスペルガー障害をもつ本人に対する障害告知では，そのタイミングは，もう少し慎重な検討を通じて選択する必要がある。おそらくは中学生年代のある段階から高校生年代の終わり頃までが告知に適した年代と思われる。筆者の経験では，「アスペルガー障害すなわち軽症の自閉症」というキーワードでの具体例をあげた説明は，アスペルガー障害児・者に拒否されることはほとんどなく，むしろ，その後の進路選択や対処の難しい事態での行動選択に活かされることが多い。このような障害告知を通じて，治療・支援者がアスペルガー障害児・者の「よきコーチ」の役割を果たせるようになることが望ましい。

― 文　献 ―

1) American Psychiatric Association：Diagnostic and Statistical Manual of Mental Disorders Fourth Edition Text Revision. APA, Washington, D. C., London, 2000.（高橋三郎，大野裕，染矢俊幸・訳：DSM-Ⅳ-TR精神疾患の診断・統計マニュアル 新訂版，医学書院，東京，2004.）
2) World Health Organization: The ICD-10 Classification of Mental and Behavioural Disorders: Clinical descriptions and diagnostic guidelines. WHO, 1992.（融道男，中根允文，小見山実・監訳：ICD-10精神および行動の障害；臨床記述と診断ガイドライン，医学書院，東京，1993.）
3) Wing, L.：The Autistic Spectrum：A Guide for Parents and Professionals. Constable and Company Limited, London, 1996.（久保紘章，佐々木正美，清水康夫・監訳：自閉症スペクトル；親と専門家のためのガイドブック，東京書籍，東京，1998.）
4) 佐々木正美：講座 自閉症療育ハンドブック；TEACCHプログラムに学ぶ，学習研究社，東京，1993.
5) Frith, U. (ed.)：Autism and Asperger syndrome. Cambridge University Press, Cambridge, 1991.（冨田真紀・訳：自閉症とアスペルガー症候群，東京書籍，東京，1996.）
6) Cumine, V., Leach, J. and Stevenson, G.：Asperger Syndrome：A Practical Guide for Teachers. David Fulton Publishers, London, 1998.（齊藤万比古・監訳：教師のためのアスペルガー症候群ガイドブック，中央法規出版，東京，2005.）

齊藤万比古

V 子どもが陥りやすい「こころ」と「行動」

子どもの外傷後ストレス障害(PTSD)

はじめに

ある衝撃的な出来事が心因となって，なんらかの精神的変調をきたすことは，有史以来，人類にとって大きなテーマであり，精神医学上も早くから議論されてきた。しかしながら，トラウマ（心的外傷）という事象を診断基準のうえに定義し，ある一定の症状が認められるものを"PTSD (posttraumatic stress disorder；外傷後ストレス障害)"と定めた診断概念[1]は，アメリカ精神医学会が1980年に発刊した『DSM-Ⅲ 精神疾患の分類と診断の手引』が初めてであり，その歴史は新しい。

以後，世界保健機関（WHO）の国際疾病分類にも取り入れられ，DSMも改訂を重ね，現在，それぞれ国際疾病分類第10改訂版（ICD-10）[2,3]，DSM-Ⅳ-TR（表1）[4]に至っている。PTSDは，戦争，強制収容所などへの監禁，テロ，拷問，誘拐・人質，その他の暴力犯罪，性暴力犯罪，自然または人為災害，激しい交通事故または致命的な病気と診断されること，などを体験することによって，「再体験・侵入」，「回避・麻痺」，「過覚醒」症状を呈する疾患である。

PTSDの診断が生まれてきた背景・歴史については詳しい成書[1,5,6]に譲るが，子どものPTSDが研究の対象となったのは，ここ20年弱とさらに新しい。さまざまなトラウマに対して，再体験・侵入症状，回避・麻痺症状，過覚醒症状という3つの中核症状が共通して認められることについては合意が得られてきているが，何をもって外傷的出来事とするのかについて（基準A問題）は，PTSDという診断基準が定義されたときから常に議論の的となり続けてきた。子どもの場合，「発達」という問題が加わり，PTSDの概念がいっそう複雑なものとなる。

1 子どものPTSD研究の歴史

A 子どもにとってのトラウマとは

トラウマ(trauma)とは，もともとギリシア語で「傷」を意味し，「貫く」を語源にしており，19世紀に身体的外傷から心理学用語に転用され，心的外傷(psychological trauma)とよんでいたものが，今ではトラウマのみでも「心的」な外傷を意味するようになった。その定義はさまざまになされるが，ひとつの例として「なんらかの外的出来事により，急激に押し寄せる強い不安・恐怖で，個人の対処や防衛の能力の範囲を凌駕するもの」と表現されよう。

子どもにとってトラウマとなる体験を客観的に定義するのは難しい。例えば，幼児が急に重篤な病気になって病院に連れて行かれ，診察の結果，突然に入院を告げられたとしよう。それまで両親の愛情に育まれていた幼児が両親と引き離され，日々，とても痛い処置を施され，まったく知らないところに毎晩一人で寝かされるとしたら，この幼児にとって入院はどんなに怖くて苦痛なものだろうか。しかし，その入院の意味づけは，その幼児の年齢によっても変わる。ある程度の年齢に達していれば，「とても寂しくてつらいけど，病気を治すために頑張る」こともできるだろう。あるいは，あまりに幼いとその記憶が残らないかもしれない。一般的にヒトの場合，幼い年齢で生じたトラウマのほうが，よりダメージが大きいと考えられている。あるスクールバス誘拐

V 子どもが陥りやすい「こころ」と「行動」

表1 外傷後ストレス障害(posttraumatic stress disorder；PTSD)の診断基準(DSM-Ⅳ-TR)

A．その人は，以下の2つがともに認められる外傷的な出来事に曝露されたことがある
　(1) 実際にまたは危うく死ぬまたは重傷を負うような出来事を，一度または数度，あるいは自分または他人の身体の保全に迫る危険を，患者が体験し，目撃し，または直面した
　(2) その人の反応は強い恐怖，無力感または戦慄に関するものである
　<u>注：子どもの場合はむしろ，まとまりのないまたは興奮した行動によって表現されることがある</u>

B．外傷的な出来事が，以下の1つ(またはそれ以上)の形で再体験され続けている
　(1) 出来事の反復的，侵入的，かつ苦痛な想起で，それは心象，思考，または知覚を含む
　<u>注：小さい子どもの場合，外傷の主題または側面を表現する遊びを繰り返すことがある</u>
　(2) 出来事についての反復的で苦痛な夢
　<u>注：子どもの場合は，はっきりとした内容のない恐ろしい夢であることがある</u>
　(3) 外傷的な出来事が再び起こっているかのように行動したり，感じたりする
　　(その体験を再体験する感覚，錯覚，幻覚，および解離性フラッシュバックのエピソードを含む，また，覚醒時または中毒時に起こるものも含む)
　<u>注：小さい子どもの場合，外傷特異的なことの再演が行われることがある</u>
　(4) 外傷的出来事の1つの側面を象徴し，または類似している内的または外的きっかけに曝露された場合に生じる，強い心理的苦痛
　(5) 外傷的出来事の1つの側面を象徴し，または類似している内的または外的きっかけに曝露された場合の生理学的反応性

C．以下の3つ(またはそれ以上)によって示される，(外傷以前には存在していなかった)外傷と関連した刺激の持続的回避と，全般的反応性の麻痺：
　(1) 外傷と関連した思考，感情，または会話を回避しようとする努力
　(2) 外傷を想起させる活動，場所，または人物を避けようとする努力
　(3) 外傷の重要な場面の想起不能
　(4) 重要な活動への関心または参加の著しい減退
　(5) 他の人から孤立している，または疎遠になっているという感覚
　(6) 感情の範囲の縮小(例：愛の感情をもつことができない)
　(7) 未来が短縮した感覚(例：仕事，結婚，子ども，または正常な寿命を期待しない)

D．(外傷前には存在していなかった)持続的な覚醒亢進症状で，以下の2つ(またはそれ以上)によって示される
　(1) 入眠困難，または睡眠維持の困難
　(2) 易怒性または怒りの爆発
　(3) 集中困難
　(4) 過度の警戒心
　(5) 過剰な驚愕反応

E．障害(基準B，C，およびDの症状)の持続期間が1カ月以上

F．障害は，臨床的に著しい苦痛または，社会的，職業的，または他の重要な領域における機能の障害を引き起こしている

▶該当すれば特定せよ：
　急性：症状の持続期間が3カ月未満の場合
　慢性：症状の持続期間が3カ月以上の場合

▶該当すれば特定せよ：
　発症遅延：症状の発現がストレス因子から少なくとも6カ月の場合

事件を研究したTerr, L. C.は，子どものトラウマを「子どもを一時的に無力にいたらしめ，今までの平時の対処方法や防衛操作を破壊するような，突然の一回性の打撃，もしくは繰り返される一連の打撃の結果，陥った心的状態」[7]と定義している。

現在，トラウマに対する，その子どもが抱いた主観的な恐怖感・無力感が大きいほどトラウマへの反応が大きいことが知られている。また，トラウマを負う程度が激しいほど，その影響も大きいとされている。このことはPTSDにおける<u>「量一反応関係」</u>

として知られている。さらに，子どもが罪悪感を抱いてしまうような場合，トラウマの衝撃はより強くなるとされる。

B 精神分析的研究から災害研究へ

子どものトラウマ反応について歴史上，初めて文字で確認できるのは，西暦70年，ポンペイに住んでいた当時17歳の小プリニウスがベスビオス火山噴火の体験を綴った手紙であるという[8]。その後も子ども時代に負ったトラウマは，芸術，文学，さらには映画の題材とされてきた。しかしながら，子ども時代に受けたトラウマが成人と同様もしくは，より重大な影響を及ぼすことが真剣に語られ始めたのはこの20年弱であり，それまで子どものストレス反応は期間が短く，適応的なものであると考えられることが多かった[9]。その背景には，「周囲に起こった出来事を理解できるだけの認識力が幼少時にはまだない」，「幼少時の体験は記憶されない」，「子どもには自然の回復力と柔軟性が備わっており，衝撃を吸収し順応することができる」などといった，成人の期待が込められた「神話」が長年にわたってあったからであるといわれる[10]。事実，トラウマを負った子どものトラウマ症状に対して，親や教師の評価は，子ども自身の評価よりも低く見積もられる場合があることが知られている[11]。

Freud, S. は，19世紀末までヒステリーの原因に早熟な性的関係（性的虐待）をあげていたが，20世紀に入り，子どもがもつ自身にとって受け入れがたい性的攻撃の欲求を抑圧した防衛的結果がヒステリーであると，神経症の成因説を変説した。これが有名な「性的誘惑説の放棄」である。その後，Bowlby, J., Spits, R. A. らからなる乳幼児の分離（separation），愛情剥奪（deprivation）に関する研究はあったものの，Terr, L. C.[7] によれば，精神分析的研究における小児の直接的観察と，成人の後方視的な小児期の想起に基づく1940年代の研究における２つの潮流が生まれるまで，児童期のトラウマについて，あまり知られることはなかった。しかし，これらも児童期トラウマの精神医学的研究を展開させるものにはならなかった。他には，Freud, A. のハムステッドにおけるロンドン大火からの疎開児童とドイツ収容所の子どもの研究があげられるが，そこで注目されたのは子どものトラウマそのものよりも，親子の関係性や親の喪失についてであった。

1940年代後半の研究は，「ナーバスな母親がナーバスな子どもを創りだす」というものが主流であり，養育者が脅威的環境のなかでも落ち着いていれば，子どもは傷つかないと信じられる根拠となった（この点については，近年，別の角度から子どものトラウマからの回復性において重要な事項として指摘されている）。

1950年代中頃，ミシシッピの竜巻の被災就学児童に関する研究も，研究デザインそのものが，不安の強い親が不安の強い子を生みだすというもので，面接も被災児の親に対してのみであった。しかしながら，大きな児童集団の単回性トラウマについての研究の緒となった点で重要な研究とされる。

1960～1970年代は，ストレス・コーピング研究者による児童研究が行われた。子どもの心的防御機能について注目したのはよかったものの，外傷性ストレスについて扱われることはなかった。子どものトラウマそのものに目を転じた研究が現れたのも1970年代であった。炭鉱災害で破壊された学校の就学児童を追跡研究し，5年後に診察に訪れた56名の児童について詳細な症状の記述を行った研究や，バッファロークリークの11名の児童について記述した研究があげられる。

C 現代のトラウマ研究へ

現代の子どものトラウマ研究に大きな影響を与えたのは，Terr, L. C. による3人の誘拐犯によるスクールバス誘拐事件の被害にあった26名の児童研究[12]である。11時間，バンに詰め込まれて運ばれた後，トレーラーに乗せ変えられ，トレーラーごと地中に埋めて監禁され，約16時間後に自力で脱出した26名の児童全員に強い心的外傷を認め，4年後にも強い影響を及ぼし続けることを25名の対照群を設けて示した研究である。このような自然・人為災害，事故，犯罪などにおける集団規模の児童に関するデータが集まるとともに，殺人や強姦などの体験や目撃のような，個人的なトラウマ体験にも関心が向けられるようになった。

DSM-Ⅲで初めてPTSDの診断名が記載され（1980年），子どものトラウマ反応が重要視されてく

表2 乳幼児(0～3歳)のPTSD診断基準

- ある1つの出来事，あるいは関連しあった一連の外傷的出来事，または慢性永続性のストレスを経験してきた子どもにみられる症状の連続体
- 実際の死や死の脅威，自分や他人への重篤な傷害，あるいは自分や他人の心理的身体的健全さへの脅威を，子どもが直接経験したり，目撃したり，直面していること
- 外傷的な出来事としては，突然で予期せぬ出来事(地震，テロによる攻撃，動物に襲われる)，一連の関連した出来事(繰り返される空襲)，あるいは慢性的永続的な状況(慢性的な身体的虐待，性的虐待)などがある
- 症状の本質は，トラウマ，子どもの人格特性，その経験を徹底操作すること，保護されており安全だという感覚に子どもがうまく対処できるような援助をする養育者の能力という文脈で理解されないといけない

1. 以下の少なくとも1つによって証明される外傷的な出来事の「再体験」：
   a．ポストトラウマティックプレイ，すなわち，外傷のある側面の再演を表しているプレイは強迫的に駆り立てられ，不安の解消に失敗しており，融通がきかず，通常のプレイより飾り気や想像力に乏しい。適応的なプレイの再演の代わりにみられる
   b．プレイ外での外傷的な出来事の反復的想起。つまり，外傷的な出来事に関する言葉や質問を繰り返し，そのことによって，その出来事にとりつかれていたり，その出来事のある側面にとらわれていることが推測される
   c．反復される悪夢。とくに内容がトラウマと突き止められ，トラウマと明確な関連がある場合
   d．外傷を想起させるものに対する苦痛
   e．フラッシュバックあるいは解離の客観的な特徴をもったエピソード—再演のアイディアの出所について何の自覚もない状態での出来事の再演。つまり，行動が子どもの意図や目的の感覚から解離している

2. 外傷的な出来事のあとに表れ，以下のうち少なくとも1つによって明らかにされる反応性の「麻痺」あるいは「発達力の妨害」：
   a．社会からの引きこもりの増大
   b．感情の広がりの制限
   c．すでに獲得した発達的スキルの一時的な喪失
   d．外傷的な出来事の前の子どものプレイのパターンと比較した際のプレイの減少および制限

3. 外傷的な出来事のあとに出現する「覚醒亢進の症状」で，以下の少なくとも1つによって明らかにされる：
   a．夜驚—これは覚醒障害の症状で，子どもは睡眠中にパニックに陥ったような叫び声をあげ，興奮した動きをし，反応はなく，鎮められない。また，急速な呼吸，脈拍の上昇，発汗などの自律神経系の亢進のサインを示す。こういったエピソードは夜間の前半1/3の時間に起こり，1～5分持続する傾向がある。そのときや翌日に，内容を突き止めることはできない
   b．寝る時間に強く抗議したり，寝つくのに問題があることで証明される入眠困難
   c．悪夢や夜驚とは，無関係に反復される夜間覚醒
   d．著しい注意集中困難と集中力の減少
   e．過度の警戒心
   f．過剰な驚愕反応

4. 外傷的な「出来事以前は存在していなかった症状」(とくに恐怖や攻撃性)で，少なくとも以下の1つを含む：
   a．仲間，おとなあるいは動物に対する新たな攻撃性
   b．新たな分離不安
   c．一人でトイレに行くことの恐怖
   d．暗闇への恐怖
   e．その他の新たな恐怖
   f．悲観あるいは自滅的行動，操作主義(コントロールを獲得することをもくろんで)，マゾヒスティックな挑発性(虐待を引き起こすような行動)
   g．子どもの年齢にふさわしくない性的で攻撃的な行動
   h．身体症状，運動性の再演，皮膚の小斑，痛みあるいは特有の姿勢などを含む，心的外傷時に経験されたその他の非言語的な反応
   i．その他の新たな症状

(文献[13]より筆者が要約)

るに従い，DSM-Ⅲ-R（1987年）でPTSDの診断基準に子どもにみられる症状が初めて併記された。子どものPTSDの診断基準が記載されたことによって，子どものPTSDの評価を行うための妥当性と信頼性が備わった尺度（構造化面接法や自記式質問紙）の開発がますます求められるようになった。さらに，診断・評価が特定化されるとともに，PTSDの範囲を超えたトラウマ反応に関する研究，すなわち，併存症（comorbidity），人格形成や道徳性などを含めた長期的発達へ及ぼす影響，虐待などの反復的・連続的なトラウマの与える影響，複数のトラウマ体験間の相互作用などに関する研究へと領域が拡大してきている。

2 子どものPTSDの診断・評価

A 診断概念と診断基準

1） 子どもにおけるPTSD診断基準

子どものPTSDについて明確な記載があるのはDSM-Ⅳ-TRである（表1）。しかしながら，記述されているのは，外傷的出来事を規定する診断基準Aと，再体験・侵入症状の基準Bについてのみであり，残りの基準C（回避・麻痺症状），基準D（過覚醒症状）については具体的な症状は述べられておらず，子どもに関してまだ十分に確立された診断基準とはいえない。基準Aに関して，生命の脅威となるような出来事の犠牲となるか，もしくは目撃するという単回性の出来事については具体的に例示しやすいが，子どもにとって慢性的・持続的な「逆境」について明示することは難しい。例えば，慢性的な身体的もしくは性的虐待は外傷性ストレッサーになる可能性はあるが，その発現様式が必ずしもPTSDの病像を呈するとは限らない。

2） 乳幼児のPTSD診断基準

Sheeringa, M.らは，乳幼児期（4歳未満）についてDSM-Ⅳに拠りつつ，発達的観点を視野に入れた診断基準を提案している。基準Aは，子どもが外傷的出来事を体験したことのみを求めており，DSM-Ⅳにある外傷的出来事の際の強い恐怖を必ずしも求めていない。彼らは，DSM-Ⅳが求める18項目中8項目が，自身の体験や内的状態を表現するために言語的記述が必要であることを指摘し，乳幼児の認知力や表出性言語能力では，その思考や感情を推測することは困難であることを述べている。

表2は，上記を参考に提唱されている0～3歳児のPTSD診断基準である[13]。DSM-Ⅳの基準B, C, Dに相応する症状に加えて，とくに恐怖や攻撃性を中心とした外傷的出来事以前にはみられなかった症状を加えている。「すでに獲得された発達的スキルの一時的喪失（退行）」が加えられていることとともに，子どもに特徴的な発達課題を考慮した点が重要であろう。これらの症状が1カ月以上続くことを求めるのはDSM-Ⅳと同じであり，なんらかの機能的障害をとくに求めていないのはDSM-Ⅳの基準Fと異なるところである。

3） 子どものPTSD症状

(1) 子どものPTSDの特徴

子どもの場合，PTSDの特徴である①再体験・侵入，②回避・麻痺，③過覚醒といった3つの症状が，成人のようにはっきりと言語化されにくい。Terr, L. C.[7]は，子どもの年齢にかかわらないトラウマ反応の特徴として，①反復的な視覚化によって想起されやすい記憶，②反復的行動，③トラウマに特異的に結びついた恐怖，④人生や将来に対する基本的な態度の変容といった，4つの共通する特徴があることを指摘している。とくに年齢が幼いほど，漠然とした不安，退行，身体症状，問題行動といった形で現れやすい。

子どもにおける精神科的問題は，年齢が幼いほど身体症状や行動によって表現されやすいが，それはPTSDについてもいえる。漠然とした不安とは，それまで以上に暗闇やお化けを怖がるようになったり，トイレに一人で行けなくなったりすることなどによって理解される。退行には，幼児語を話すようになる，夜尿や指吸いが再び始まる，親にしがみついて離れられなくなる，などといったことがあげられる。身体症状は，腹痛，頭痛，食欲の変化，嘔吐，下痢，便秘，視聴覚の心因性障害など多岐にわたる。

また子どもの場合，とくに反応が「外在化」され，問題行動として表現されることがあり，落ち着きの

なさ，多動，自傷行為，自殺企図，反抗的態度，非行などがあげられる。外在化された問題行動のなかでも，とくに反社会的な行動は，男児により多いことがいわれている。思春期になるにつれ成人のPTSDに準じた様相を呈する。

(2) 子どもの再体験・侵入症状

体験したトラウマとは直接的に関係のない漠然とした怖い夢，突然の興奮やパニック，トラウマを再現するような遊び(ポストトラウマティックプレイ)などによって，周囲のおとなが気づくことができる。あるいは自由な「お絵描き」のなかに，そのトラウマがしばしば表現される。トラウマ体験をその後繰り返すことを，「再演」という。ポストトラウマティックプレイは，地震で被災した子どもたちが積み木で家を造っては揺らし，積み木をくずす「地震ごっこ」とか，交通事故にあった子どもが繰り返しミニカー同士をぶつけ合うとか，包丁で刺された子どもが友達に刺す真似を繰り返したり，性交を強いられた女の子が人形の股を棒で何度も何度もつつくといったように，自分が受けたトラウマを遊びのなかに再現するものである。

本来，遊びとは，そのなかで自分が体験したことや味わった気持ちを表現し，自分のなかにある感情を解放することにより，その子の成長に役立っていくはずのものが，ポストトラウマティックプレイでは，自分の体験が十分処理されないまま，しつこく反復して繰り返される。本来の遊びとは異なり，繰り返し遊んでも緊張は緩和されず，苦痛が続く。しかも，遊んでいる本人自身，その遊びがトラウマと関係していることに気づいていない。

遊びに限らず，対人関係のなかでトラウマを再現することもある。トラウマを受けた被害者であるはずの子どもが加害者の言動をそのまま取り入れ，まるで自分が加害者になったかのような言動をしばしばとることがある。子どもが虐待や犯罪を受けたことを知ったとき，おとなは被害者である子どもに対して言い表すことのできない怒りや悲しみを伴う同情を覚える。しかし，「かわいそうに」という同情だけからトラウマを負った子どもたちと付き合うと，しばしば，その子どもに対してとてつもない怒りを感じるようになり，いつしか加害者と同じ立場に立たされることがある。このことは，トラウマをかか

えた子どもたちと出会うなかで，トラウマという問題の根があまりに深く，複雑なものであることを思い知らされる一面ではなかろうか。

(3) 子どもの回避・麻痺症状

無表情になり，ぼーっとしている，話をしなくなる，意欲が低下し日常の活動がとりにくくなる，集中力がなくなり学業が低下したり，趣味などに興味を示さなくなる，トラウマに関係する特定の物事に対して恐怖が強まり遊びや活動の幅が狭まる，などといったことによって表現される。自ら口にすることはないが，「自分はおとなになれないか，なったとしても30歳まで生きられない」とか，「自分を守ってくれる人なんていない」などと，人生や人に対して悲観視してしまうこともありうる。

(4) 子どもの過覚醒症状

なかなか寝つけない，夜中に目が覚める，夜驚，常に脅え些細な音にひどく驚く，わずかの刺激でも過敏に反応し怒ったり泣いたりする，そわそわとして落ち着きがなくなる，といったことがあげられる。

(5) 解離症状

以上のように，乳幼児期のみならず児童青年期全般のPTSDもまた，成人と同様，再体験・侵入症状，回避・麻痺症状，過覚醒症状の3つの中核症状を基本とする。子どもにとって回避や情動麻痺がきわめて「有効」である場合，子どもがトラウマに影響を受けていないかのように見え，再体験症状が隠され[11]，PTSDと診断されないことがある。また，麻痺症状に深く関連するのが解離症状である。解離とトラウマの関連については多くの合意が得られてきており，治療論を含め今後の大きな課題となっている。

本来，解離は10歳頃までの子どもであれば，個人差はあるものの誰でもが経験する。遊びの最中アニメの主人公になりきったり，授業中ぼんやりしているときに白昼夢に浸るといったものは，その典型例である。体験があまりに苦痛で耐えられないものであるとき，子どもはその痛みの感覚や記憶などを自分から「切り離し」，自分に起こったことではないかのようにする。これは，子どもがギリギリのところで自分を守るためにとらざるを得なかった対処機制だが，この機制が頻繁に用いられるようになると，現実のなかで生きていくことに，さまざまな支障を

きたすようになってくる。それがもっとも激しく現れるのが，虐待のような長期にわたって繰り返しトラウマを負う場合である。虐待のような反復的なトラウマを受けた子どもは，しばしば「自分が自分でないような」離人症状や，自分の成育歴のある部分を思い出せないといった解離性健忘を示す。一方，事故や犯罪のような1回だけのトラウマの場合，子どもの記憶は驚くほどに詳細で，とくに視覚的な記憶が優れていることも指摘されている。

トラウマと解離の関係性を早くから指摘したのが，Terr, L. C.[7]である。彼女は児童期に体験したトラウマをⅠ型(単回性)とⅡ型(慢性反復性)に分類し，Ⅰ型・Ⅱ型ともに子どものトラウマに共通する4つの特徴として，①反復的な視覚化された記憶，②反復的行動，③トラウマに結びついた特定の恐怖，④人生や将来に対する基本的な態度の変容をあげた。単回性のⅠ型トラウマの特徴として，①驚くほどの詳細な記憶，②前兆形成(omen formation)，③誤認知(misperception)，慢性反復性のⅡ型トラウマの特徴として，①否認，精神的麻痺，②自己催眠，解離，③激しい怒りと受身性をあげた。

さらに，反復的もしくは持続的な外傷性ストレッサーに曝露してきた思春期・青年期のPTSDでは，自傷行為，物質乱用，爆発的な怒りを伴い，解離症状も伴いやすいが，とりわけ離人症状や解離性健忘を中心とした症状が前面にみられる。すなわち，外傷的体験が反復されるなかで，防御的機制のために，外傷的出来事の存在自体の否認，周囲からの疎隔，同一性の変容や混乱，攻撃的な行動や自傷，対人関係や自己価値への障害が生じるとされるⅡ型トラウマは，Herman, J. が提唱した成人における「複雑性PTSD (complex PTSD)」や，DSM-ⅣのPTSD診断基準作成委員会による試案である「他に特定されない極度のストレス障害(DESNOS)」[14]に相当するものである。「解離」に愛着の問題が深く関与することが注目されており[15)16)]，また，発達心理学の領域で，愛着外傷(attachment trauma)と解離との関係が注目されている[17]ことを併せ考えると，トラウマに関連する治療に今後も重要な視点を与えるものとなろう。

強調すべきは，<u>PTSDが，外傷的出来事によってトラウマを負った者の心的な反応すべてを表しているのではない(トラウマ反応≠PTSD)</u>ということである。とくに子どものときに受けたトラウマは，その後の人生に多大な影響を与える可能性がある。トラウマ反応にはさまざまなものがあり，PTSD以外の疾患，例えば，うつ病，他の不安障害，アルコール依存などを併発することも多い。また，トラウマを負った個人の素因によっては，外傷的出来事が誘因となって精神病などの精神疾患を発症することもありうる[18)]。

B 診断と評価尺度

成人の場合，日本語に翻訳され標準化されたものとしては，自記式質問紙でimpact of event scale revision (IES-R)[19)]，構造化面接法で一定の習熟を要するがclinician administered PTSD scale (CAPS)が入手可能である[20)]。子どものトラウマ反応を評価する尺度として，①子どものトラウマ反応を直接測定しようとするもの，②全般的な診断のための評価法の一部であるPTSDサブスケール，③ある特定のトラウマ体験(例えば，性的虐待)や，トラウマ反応のある側面と関連した症状および行動を評価しようとするもの，の3つに大別できる[21)]。

海外では，それぞれ多くの尺度が開発されているが，面接に長時間を要するものがあったり，対象年齢が異なっていることなど，それぞれに一長一短があり，子どもの発達課題に添ったひとつの評価法で簡便に診断することは今のところ難しい[22)]。また，国内で日本語に訳され，完全に標準化されたものは，まだ残念ながらない。日本での早急な導入・開発が待たれるところである。

<u>診断にあたって重要なのは，子ども自身のみや，親をはじめ周囲のおとなだけからの単独の情報に頼るのではなく，両者からの情報に基づいて診断することである。</u>

3 治療とケア

PTSD治療における有効性について，成人では精神療法のほうが薬物療法よりも早くから示されている[23)]。子どもの治療効果に関する対照研究はまだ少ない。国際トラウマティック・ストレス学会から出

表3 子どものPTSDに関する治療の要点

　子どもの臨床知見に基づいて治療を組み立て，PTSD症状とともに，その子どもが体験している行動・情緒問題を明らかにする。PTSDの経過や個別の症状の現れ方は，子どもによって実に多様である。必要に応じて，短期治療，長期治療，断続的治療を選択する。さまざまな水準の保護(外来診療，一時入院，入院診療)，様式(個人療法，家族療法，集団療法，薬物療法)を一人ひとりの子どもに応じて選択し，当該児の症状経過に応じて選択し直していく必要がある。PTSDの包括的治療は一般に多様であり，以下に示す要因の多くのもの，あるいはすべてを含むものである

A．心理教育
　子ども，両親，教師，当該症状に関連する人物への教育。子どものPTSDに関する臨床経過，治療法の選択，予後について行うもの。最近の研究で有効とされている

B．個人療法
1．トラウマに焦点をあてた治療
　a．外傷的出来事について聴取したり語り合ったりする。リラクセーション，脱感作/曝露などが有効である。認知行動療法的アプローチの有効性が研究により示されつつある
　b．外傷的出来事の性質について認知の歪みがあるか否かを点検し，修正する
　c．トラウマの不適切な再演を指摘するために行動介入を行う(例：性的虐待後の不適切な性的行動，自傷・攻撃など行動上の問題)
　d．侵入・再体験症状に対するコントロール感を得るための認知行動的技法
2．一部の子どもには，内省志向的，対人関係的，精神力動/精神分析的な治療介入が適切である
3．トラウマに焦点をあてた介入に付随して，PTSDとは異なる行動・情緒面の問題に向けた治療

C．家族療法
1．トラウマに焦点をあてた親治療
　a．外傷的出来事が親にどのような情緒的衝撃を与えたかについて探索し，解決を図る
　b．外傷的出来事に親が不的確な理由づけをしていることについて明確にし，修正する(例：自分や子どもを非難すること)
　c．ほどよく支持的に親の行動を明示し補足したりすることや，治療的介入に関連する親の強化を図る(例：漸進的リラクセーション法を子どもが利用できるよう，親を教育する)
　d．不適切な子どもの行為のマネジメントに関する親へのトレーニング
2．強い葛藤や過酷な抑制を抱く家族やPTSD症状を複数名有する家族には，同居する家族の全員に対して伝統的家族療法を行う。しかし通常，家族療法を開始するのは，子どもがもっとも効果的に外傷体験やトラウマ関連症状を安心して打ち明けられるようになるためであり，子どもが個人的介入を受け入れるようになってからにすべきであろう。PTSDの子どもに家族療法を適用することが妥当かどうかの合意は，実証的にも臨床的にもまだ得られていない

D．集団療法
1．トラウマへの曝露度が同じ程度で発達水準の同様な子どもたちへのトラウマに焦点をあてた集団療法は，外傷的出来事に関して率直な話し合いをしたり，適切な評価づけをすることへの促進的効果をもつ可能性がある
2．学校という集団を単位とした危機介入は，災害被災下ではとりわけ有効である
3．子どもが集団で災害や地域の暴力事件に曝された場合，成人向けの集団心理教育は，親ないし教師がかかえる懸念への取り組みに有効な可能性がある
4．性的虐待などで，虐待体験を集団療法のなかでのほうが語り合いやすい場合がある

E．薬物療法
1．抗うつ薬(選択的セロトニン再取込み阻害薬：SSRI，三環系抗うつ薬)は，併発する大うつ病やパニック障害の子どもに有効と考えられる
2．精神刺激薬ないしα_2アドレナリン作動薬は注意欠陥/多動性障害症状を呈する子どもに有効であると思われる。また，α_2アドレナリン作動薬は侵入・過覚醒症状に有効である可能性がある
3．抗不安薬はPTSDの子どもには通常使用されてこなかった。このような場合に抗不安薬投与が妥当であるかに関しては，まだ臨床的合意は得られていない

(文献[11][25]より引用・改変)

版された PTSD の治療ガイドラインに割かれた子どもの治療に関する章でも，エビデンスがある研究は多いとはいえない。臨床実践で現在，合意が得られているのは，個々の子どもに応じて薬物療法を組み合わせつつ認知行動療法や力動的精神療法をきめ細かく行うということである[24]。表3は文献[11)25]を基に改変した，概ね合意が得られている子どもの PTSD の治療ガイドラインである。

トラウマを体験した子どもたちへのケア・治療は，PTSD 症状があってもなくても基本的方針は変わらず，何にもまして重要なのは安全感の再確立である。トラウマという，生きる基盤を突然に揺るがすような体験を味わった子どもは，無力感，不信感，怒り，悲しみといった，あらゆる否定的な感情が生じる。これらに対して，「つらい大変なことが起こったけれども，自分はもう大丈夫なんだ」，「今，自分はもう守られているんだ」という安心感や安全感の回復に努めることがケア・治療の経過中を通じて求められる。安全感の回復のために，心理的なレベルだけではなく物理的なレベルを含めた，その子を取り巻く環境を整えることが大切になる。

例えば，自然災害にあったとき，家族とともに過ごせ，二次災害が襲う心配のない所に避難し，衣食が整った安全な場所を確保することが第一に求められる。治療の最終目標は，「あれはとてもつらいことだったけれども，もう過去のことで，今は自分でなんとかやっていけるんだ」という，自分で自分をコントロールできる感覚を取り戻すことである。そのためには，まとまりをもった他の記憶からは異物のように排除され，断片化されてしまったトラウマの記憶を安全な感覚のもとで再び想起し直し，自分の記憶全体のなかに統合させていくことが求められる。その作業は言葉にするのは簡単だが，トラウマがより激しく，受けた歴史がより長いほど，とても長く，つらい道程になろう。治療者は，安全な感覚が子どもに保証されているかどうかを入念に確かめながら，トラウマ体験を子どもと一緒に検討していくことになる。したがって，トラウマとなった出来事を絵に描かせたり，トラウマを話題にして子どもに話させることについては非常に慎重でありたい。トラウマを語って慰められるか，逆に，話したことで余計に傷つき，さらなるトラウマになってしまう

かは，紙一重のところにあることを常に留意せねばならない。

A 危機介入

外傷的出来事後，可及的速やかに危機介入を行うのは，早期介入による悲嘆反応やトラウマ症状の悪化および長期化の予防と，リスクの高い子どもや家族を同定し，専門的治療へとつなげるためである。危機介入として代表的なのは，非常事態ストレス・デブリーフィング(critical incident stress debriefing；CISD)をはじめとする心理的デブリーフィング(psychological debriefing；PD)である。デブリーフィングは，施行する側にも受ける側にも心理的な満足を与えながらも，予後成績は思わしくないという問い直しを迫る研究が続き，これらの研究のメタ解析によって，「デブリーフィングが慢性的な心理的後遺症への発展を予防するという主張は実証的には保証されていない」，「デブリーフィングは心理的苦痛を緩和することも，PTSD 発症を予防することもなく，トラウマ犠牲者・被災者への強制的なデブリーフィングはやめるべきである」などと結論づける研究が現れている[26]。

これらはあくまで成人を対象とした研究であるが，トラウマ直後の危機介入において現段階で受け入れられているのは，日常生活の再建支援，トラウマや悲嘆に対するコーピング・スキルの支持・強化のための心理教育であろう。実際，9．11ニューヨーク・テロ直後になされた支援活動としては，日用品の配給の際に，危機時に起こりうる「異常事態下の正常反応」に関する説明とその対処方法，メンタルヘルスの相談先が具体的に書かれたリーフレットを直接手渡すことであったと聞く。

B 精神療法

トラウマをかかえた子どもを前にしたとき，治療者は，そのトラウマについて直接話し合うことをためらいやすい。それは，トラウマをテーマにすることによって子どもの症状が悪化することをおそれ，そのまま触れずに，そっとしておきたいという願望が強く働くからであるといわれる[15]。子どものトラウマを語りたがらないという「回避」症状が，よりそれを強めてしまう。しかしながら，外傷的出来事を

直接扱うことがPTSDの治療においてもっとも重要であるとされる。Benedek, E. は，「再び語るということが再び機能することにつながり，体験をコントロールできているという感覚を取り戻すことになる」と述べ，Terr, L. C.[7]は，「外傷的体験について尋ね，子どもがどんな影響を受けたかについて問うだけでも有効である」とし，Pynoos, R. S. ら[27]は，「トラウマについて率直に話し合うことは苦痛をもたらすことではなく，不安と悲嘆に対するコントロール感を回復させるのに重要かつ即効をもたらしうるものである」と述べている。

しかしながら，トラウマそのものについて語られる前に，まず重要なのは，子どもが治療場面を安全と感じられているか否かである[28)29)]。とくに治療早期の目標となるのは，①子どもにとって外傷的出来事がどのように理解され，どのような意味づけがなされているかを探り，②子どものトラウマへの曝露度を知り，③その反応が正常であることを伝え，④そのときしたこと，できなかったこと，したかったこと，したくなかったことを明らかにし，⑤鍵となる重要なリマインダーを同定し，⑥誤っている理解の仕方や歪曲について明確にしていく作業であるとされる[24]。しかし，これらが明確な言語化を通じてではないほうがよい場合もありうる[11]。

また，これらを行っていくためには，治療者との間に安全感が保障されていなければならない。つまり，常に安全感の相互的な探索が重要となる。子どもにとって再外傷にならないよう，ほどよい環境のもとに「かかえられ」ながら，トラウマ体験を統合していくというプロセスには，力動的な理解が欠かせないだろう。虐待を受けてきた子どものように，近しい者に対して愛憎相反する感情を抱かせられる場合，このような信頼を子どもから得るのに時には数年かかり，そこから直接トラウマを扱うのに，さらに数年の治療を要する子どももいるかもしれない。トラウマに対する直接的なアプローチが難しい場合，遊戯療法や芸術療法が推奨される。一般に，年齢が幼いほど遊戯療法が第一選択となる。トラウマを負いながらも，なんら症状を呈していない子どもに対する治療については，有効性や予防性についてまだわかっていないが，遅延発症やトラウマの「冬眠効果(sleeper effect)」に対して長期的な追跡が必要であろうとされる。また，長期的なトラウマを負いながらも，精神疾患に至らない子どものもつ抵抗力・回復力が今後の研究課題として注目されている。

精神療法は，子ども自身のトラウマだけではなく，親や兄弟にトラウマが与える影響をも配慮し，学校での学業をはじめとするさまざまな行動面にも注意を向けなければならない。治療期間はさまざまであるが，トラウマへの曝露度が強い場合や，家族内の精神病理が重篤である場合などは長期的に必要となるだろう。親に対して，子どものトラウマへの対応の仕方などを心理教育し，支持もしくは治療していくことも大きな効果があるとされる。

集団療法および家族療法は，個人療法を補強したり，あるいはそれら単独で強力な治療法となりうる。集団療法には，個人療法や家族療法では得られないような治療的変化をもたらすことがあるが，ある子どもにとっては曝露度が強すぎるために個人療法が優先される場合もあるとしている。性的虐待を受けた子どもの母親で，回避，抑制，否認の強いグループは集団療法によって良い反応をみせ，情緒的に役立つようになることが示されており，子どもの不安や心配事を共有しやすくなるという。均質な群を対象として個人療法と集団療法を比較検討した研究はまだない。集団療法の有効性が示されれば，集団災害などの大規模な犠牲者に対して，治療資源に限りがあるなかでの有望な治療法となるだろう。

C 薬物療法

子どものPTSDに関する生物学的研究の知見については，紙幅の都合もあり言及することができなかったが，その知見は病態の解明のみならず，薬物療法に大きく寄与するものである[23]。極度の過覚醒症状や回避症状が増強されている場合には，子どもではおそらく成人以上に精神療法に対する効果は限られ，薬物療法の有用性が期待されるところである[24]。その他，侵入，回避症状，衝動性や睡眠障害に対しても薬物は用いられる。しかし子どもの場合，成人において得られたエビデンスや臨床経験によって処方されているのが現状である。成人の薬物療法のガイドラインについては別紙を参照願いたい[23)30)31)]。

おわりに

トラウマが，子どもに長期的にさまざまな影響を与えることについて科学的に知られるようになったのは，この20年あまりである．それまで多くの子どものトラウマに関する記述があったにもかかわらず，それがなかなか認知されなかったのには，「子どもは体験をそれほど強く記憶することなく忘れるだろう」とか，「子どもは柔軟でトラウマに影響されることはない」などといった「神話」があったからだといわれる．それはおそらく，「子どもという無垢でか弱い存在は悪意や攻撃が向けられる対象ではなく，おとなによって安全に護られ成長していく存在である」という，おとなの淡い期待から生まれてきたものではなかろうか．

ヒトはトラウマを克服し，それが生きていくうえで強い自信の源になりうることも事実である一方，事実として子どもは多くのトラウマを負う可能性があり，それによって甚大な影響を受けうることも，われわれは，しっかりと認識しておく必要がある．そのことをわれわれおとなが認識していてこそ，初めて子どもたちは，安心しておとなの世界への参加に向けた発達を遂げていけるのではなかろうか．

文献

1) 大塚俊弘，中根允文：精神科診断学体系におけるPTSD概念の位置づけ．中根允文，飛鳥井望・責任編集，外傷後ストレス障害（PTSD）（臨床精神医学講座S6巻），中山書店，東京，2000, pp. 3-17.
2) World Health Organization：The ICD-10 Classification of Mental and Behavioral Disorders：Clinical description and diagnostic guidelines. WHO, Geneva, 1992.（融道男，中根允文，小見山実・訳：ICD-10 精神および行動の障害；臨床記述と診断ガイドライン，医学書院，東京，1994.）
3) World Health Organization：The ICD-10 Classification of Mental and Behavioral Disorders：Diagnostic criteria for research. WHO, Geneva, 1993.（中根允文，岡崎祐士，藤原妙子・訳：ICD-10 精神および行動の障害；DCR研究用診断基準，医学書院，東京，1994.）
4) American Psychiatric Association：Diagnostic and Statistical Manual of Mental Disorders Fourth Edition Text Revision（DSM-Ⅳ-TR）．APA, Washington, D. C., 2000.（高橋三郎，大野裕，染矢俊幸・訳：DSM-Ⅳ-TR 精神疾患の診断・統計マニュアル，医学書院，東京，2002.）
5) van der Kolk, B. A., McFarlane, A. C.：The black hole of trauma. van der Kolk, B. A., Mcfarlane, A. C., Weisaeth, L., eds. In Traumatic Stress：The Effects of Overwhelming on Mind, Body, and Society. The Guilford Press, New York, 1996.（西澤哲・監訳：トラウマというブラックホール．トラウマティック・ストレス；PTSDおよびトラウマ反応の臨床と研究のすべて，誠信書房，東京，2001, pp. 3-33.）
6) van der Kolk, B. A., Weisaeth, L., van der Hart, O.：History of trauma in psychiatry. van der Kolk, B. A., Mcfarlane, A. C., Weisaeth, L., eds. In Traumatic Stress：The Effects of Overwhelming on Mind, Body, and Society. The Guilford Press, New York, 1996.（西澤哲・監訳：精神医学におけるトラウマの歴史．トラウマティック・ストレス；PTSDおよびトラウマ反応の臨床と研究のすべて，誠信書房，東京，2001, pp. 66-100.）
7) Terr, L. C.：Childhood traumas：An outline and overview. Am. J. Psychiatry, 148：10-19, 1991.
8) Pynoos, R. S.：子どもと災害；長期的帰結と介入についての発達的観点．こころのケアセンター・編，災害とトラウマ，みすず書房，東京，1999, pp. 28-63.
9) Davis, L. and Siegel, L. J.：Posttraumatic stress disorder in children and adolescents：A review and analysis. Clinical Child and Family Psychology Review, 3：135-154, 2000.
10) Wraith, R.：Children and personal disaster：Risk and preventive intervention. ed. by Raphael, B., Burrows, G. D., In Handbook of Studies on Preventive Psychiatry. Elsevier, Amsterdam, 1995, pp. 323-341.
11) American Academy of Child and Adolescent Psychiatry：Practice parameters for the assessment and treatment of children and adolescents with post-traumatic stress disorder. J. Am. Acad. Child. Adolesc. Psychiatry, 37：4s-26s, 1998.
12) Terr, L. C.：Children of chouchilla：A study of psychic trauma. Psychoanal Study Child, 34：547-623, 1979.
13) Zero to Three, eds.：National Center for Infants, Toddlers, and Famileis：Diagnostic classification：0-3, Diagnostic classification of mental health and developmental disorders of infancy and early childhood. 1997.（本城秀次，奥野光・訳：精神保健と発達障害の診断基準；0歳から3歳まで，ミネルヴァ書房，京都，2000.）
14) van der Kolk, B. A.：The complexity of adaptation to trauma：Self-regulation, stimulus discrimination, and characterological development. van der Kolk, B. A., Mcfarlane, A. C., Weisaeth, L., eds., In Traumatic Stress：The Effects of Overwhelming on Mind, Body,

and Society. The Guilford Press, New York, 1996.（西澤哲・監訳：トラウマへの適応の複雑さ，自己制御，刺激の弁別，および人格発達. トラウマティック・ストレス；PTSDおよびトラウマ反応の臨床と研究のすべて，誠信書房，東京，2001，pp. 203-242.）
15) Barach, P. M.：Multiple personality disorder as an attachment disorder. Dissociation, 4：117-123, 1991.（福島春子，胡桃澤伸，安克昌，他・訳：海外文献ジャーナルクラブ「多重人格障害は愛着障害である」. 精神科治療学, 14：1299-1302, 1999.）
16) Main, M. and Morgan, M.：Disorganaization and disorientation in infant strange situation behavior phenotype resemblance to dissociative states. ed. by Michelson, L. K. and William, J. R., In Handbook of Dissociation-Theoretical, Empirical, and Clinical Perspective. Plenum Press, New York, 1996, pp. 107-138.（田中究，胡桃澤伸，福島春子・訳：海外文献ジャーナルクラブ「解離性障害」. 精神科治療学, 16：967-975, 2001.）
17) 柴山雅俊：解離性同一性障害の現在. 臨床精神医学, 33：413-419, 2004.
18) 金吉晴：トラウマ反応総論. 金吉晴・編，心的トラウマの理解とケア，じほう，東京，2001, pp. 3-15.
19) Asukai, N., Kato, H., Kawamura, N., et al.：Reliability and validity of the Japanese-language version of the impact of event scale-revised (IES-R-J)：Four studies on different traumatic events. J. Nerv. Men. Dis., 190：175-182, 2002.
20) 飛鳥井望，廣幡小百合，加藤寛，他：CAPS (PTSD臨床診断面接尺度)日本語版の尺度特性. トラウマティック・ストレス, 1：47-53, 2003.
21) 西澤哲：臨床疾患の臨床評価「その他の状態；子どものトラウマのアセスメントに関するレビュー」. 臨床精神医学，臨時増刊号：256-264, 1999.
22) Nader, K.：Treatment methods for childhood trauma. ed. by Wilson, J. P., Friedman, M. J., Lindy, J. D., In Treating Psychological Trauma & PTSD. The Guilford Press, New York, 2001, pp. 278-334.
23) 廣常秀人，小川朝生，補永栄子，他：PTSDの薬物療法紹介；国際トラウマティック・ストレス学会(ISTSS)による治療ガイドラインを中心に. トラウマティック・ストレス, 1：29-38, 2003.
24) Amaya-Jackson, L.：Posttraumatic stress disorder in children and adolescents. ed. by Sadock, B. J. and Sadock, V. A., In Comprehensive Textbook of Psychiatry, 7th ed., Vol.Ⅱ. Lippincott Williams & Wilkins, New York, 2000, pp. 2763-2769.
25) 清水將之，野田隆峰：子どものPTSD. 中根允文，飛鳥井望・編，外傷後ストレス障害(PTSD)(臨床精神医学講座S6巻)，中山書店，東京，2000, pp. 215-221.
26) 廣常秀人，小川朝生：危機介入としての「デブリーフィング」は果たして有効か？ JSTSS日本トラウマティック・ストレス学会ホームページ. http://www.jstss.org/topic/treatment/treatment_05.html, 2003.
27) Pynoos, R. S., Steinberg, A. M., Goenjian, A.：Traumatic stress in childhood and adolescence：Recent developments and current controversies. van der Kolk, B. A., Mcfarlane, A. C., Weisaeth, L., eds., In Traumatic Stress：The Effects of Overwhelming on Mind, Body, and Society. The Guilford Press, New York, 1996.（西澤哲・監訳：幼少期・思春期のトラウマ性ストレス；近年の進展と現在の論争. トラウマティック・ストレス；PTSDおよびトラウマ反応の臨床と研究のすべて，誠信書房，東京，2001, pp. 391-425.）
28) Harman, J. L.：Trauma and Recovery. Basic Books, New York, 1992.（中井久夫・訳：心的外傷と回復，みすず書房，東京，1996.）
29) 田中究，白川美也子：子どものトラウマ；犯罪・いじめ・虐待などを中心に. 金吉晴・編，心的トラウマの理解とケア，じほう，東京，2001, pp. 173-194.
30) Friedman, M. J.：PTSDの薬物療法；次世紀に向けて. 中根允文，飛鳥井望・責任編集，外傷後ストレス障害(PTSD)(臨床精神医学講座S6巻)，中山書店，東京，2000, pp. 223-240.
31) 川村則行：PTSDの薬物治療. 金吉晴・編，心的トラウマの理解とケア，じほう，東京，2001, pp. 221-225.

● 廣常秀人 ●

Ⅴ 子どもが陥りやすい「こころ」と「行動」

摂食障害

はじめに

　かつては思春期や青年期の女性に発症するイメージが強かったのだが，近年，前思春期の発症も増えてきている。摂食障害では，拒食や過食などの摂食の問題行動により自分自身の身体が傷ついてしまうだけでなく，家族や治療者のような本来自分にとって大事な人との関係もうまくいかず，破壊的な関係になってしまうこともある。この障害の症状・病態がもつ意味について，よく理解してかかわらないと悪循環となって治療は難渋する。

1 摂食障害の分類

　アノレキシア(神経性無食欲症；anorexia nervosa)とブリミア(神経性大食症；bulimia nervosa)の2つに分けられる。アノレキシアは神経性食思不振症，拒食症などとも言い，ボディ・イメージの障害，やせ願望，肥満恐怖が強いために，厳しい摂食制限や不食の状態となり，その結果，正常体重を維持できずに，さまざまな精神的・身体的な症状を生じる症候群である。
　ブリミアは過食症(神経性過食症)とも言い，自制困難な過食のエピソードを繰り返し，同時に自己誘発嘔吐，下剤の乱用，極端な運動や摂食制限などで体重増加を防ぎ，結果的に体重は正常範囲内にある症候群である。

2 摂食障害の診断

　一般的には，米国精神医学会の診断マニュアルDSM-Ⅳ-TR[1]が用いられる。診断基準(表1)をみると，アノレキシアでは，最初のA.の項で正常体重の85％以下の体重をあげている。健康な小・中学生でも，その程度の体重減少は認められることもあるだろうが，若年であればあるほど体脂肪の比率が低いため，より急激に全身状態が見かけの体重よりも悪くなっていることもあるので，妥当な基準かもしれない。B.で肥満に対する強い恐怖(肥満恐怖)，C.で体型を感じる感じ方の障害(ボディ・イメージの障害)について明記されている。D.では無月経について触れられているが「初潮後の女性の場合は」と断りを入れているのは，初潮前の前思春期の児童でも診断できるように(あるいは男性例でも)ということであろう。
　ブリミアの診断基準では，むちゃ食い(過食)について触れられている。A.(1)の「明らかに多い食物」というのは若干曖昧な印象もあるが，時間(2時間以内の間)，期間と頻度(3カ月にわたって週2回)については明文化されている。
　少し，ややこしい問題としては，アノレキシアの病型として制限型(摂食制限のみの場合)と，むちゃ食い/排出型(過食や自己誘発性嘔吐，下剤の乱用を認める場合)とに分けられているのだが，アノレキシアのなかに本来ブリミアをイメージするような過食嘔吐タイプを含めていることで，アノレキシアとブリミアを区別するのに体重の値が重要になり，同一人物が，その時期の体重によって診断がアノレキ

表1 摂食障害の診断基準

● **神経性無食欲症**(anorexia nervosa)
A. 年齢と身長に対する正常体重の最低限,またはそれ以上を維持することの拒否(例:期待される体重の85%以下の体重が続くような体重減少;または成長期間中に期待される体重増加がなく,期待される体重の85%以下になる)
B. 体重が不足している場合でも,体重が増えること,または肥満することに対する強い恐怖
C. 自分の体重または体型の感じ方の障害,自己評価に対する体重や体型の過剰な影響,または現在の低体重の重大さの否認
D. 初潮後の女性の場合は,無月経,すなわち月経周期が連続して少なくとも3回欠如する(エストロゲンなどのホルモン投与後にのみ月経が起きている場合,その女性は無月経とみなされる)
　＊病型を特定せよ
　制限型:現在の神経性無食欲症のエピソード期間中,その人は規則的にむちゃ食いや排出行動(つまり,自己誘発性嘔吐,または下剤,利尿剤,または浣腸の誤った使用)を行ったことがない
　むちゃ食い/排出型:現在の神経性無食欲症のエピソード期間中,その人は規則的にむちゃ食いや排出行動(すなわち,自己誘発性嘔吐,または下剤,利尿剤,または浣腸の誤った使用)を行ったことがある

● **神経性大食症**(bulimia nervosa)
A. むちゃ食いのエピソードの繰り返し。むちゃ食いのエピソードは以下の2つによって特徴づけられる
　(1) 他とはっきり区別される時間帯に(例:1日の何時でも2時間以内),ほとんどの人が同じような時間に同じような環境で食べる量よりも明らかに多い食物を食べること
　(2) そのエピソードの期間では,食べることを制御できないという感覚(例:食べるのをやめることができない,または,何を,またはどれほど多く,食べているかを制御できないという感じ)
B. 体重の増加を防ぐために不適切な代償行動を繰り返す,例えば,自己誘発性嘔吐;下剤,利尿剤,浣腸,またはその他の薬剤の誤った使用;絶食;または過剰な運動
C. むちゃ食いおよび不適切な代償行動はともに,平均して,少なくとも3カ月間にわたって週2回起こっている
D. 自己評価は,体型および体重の影響を過剰に受けている
E. 障害は,神経性無食欲症のエピソード期間中にのみ起こるものではない
　＊病型を特定せよ
　排出型:現在の神経性大食症のエピソードの期間中,その人は定期的に自己誘発性嘔吐をする,または下剤,利尿剤,または浣腸の誤った使用をする
　非排出型:現在の神経性大食症のエピソードの期間中,その人は,絶食または過剰な運動などの他の不適切な代償行為を行ったことがあるが,定期的に自己誘発性嘔吐,または下剤,利尿剤,または浣腸の誤った使用はしたことがない

(文献[1] pp. 559-570. より引用)

シアになったりブリミアになったり,という現象が生じてしまう。

アノレキシアとブリミアに分けて考えることも大事なのだが,児童精神科の臨床では,はじめはアノレキシアだったのがブリミアに移行することは結構あるが,その逆というのはほとんどなく,初診時にブリミアであったとしても注意深く病歴をとると,その前に必ずといってよいほどアノレキシアの時期がある。そのため,まずアノレキシアを理解することが児童青年期,小児科領域では重要なので,本稿ではアノレキシアについてみていく。

3 発症の背景要因

アノレキシアの発症は周りの人たちには唐突にみえても,それぞれのケースで以下のような,さまざまな要因が複雑に絡み合った背景が存在している。本人の性格的な問題のためであるとか,母親の育て方が悪かったから,という単純なことが原因で発症するわけではない。

A 生物学的脆弱性

もともとの脳や体の特徴として,ある程度以上のストレスが加わると,それまで,なんとかバランス

をとっていた体の機能がうまく機能しづらくなるような脆さが，生まれつき，その個人に存在しているのではないかという考え方である。摂食行動をスムーズに調節する中枢神経の働きや，消化管の自律神経機能に存在する本来的な脆弱性が発症に影響を与えているのではないかということである[2]。

また90％以上の症例が女性であり[1]，他の精神疾患と比べて圧倒的に女性において発症率が高いことも，性差からの生来的な要因があるかもしれない。

B 性格特性

病前の性格でよく言われているのは，完璧主義や強迫性という点である[3]。受診された親御さんに患児について尋ねると，「手がかからない良い子である」「学校でも優等生で，誰に言われなくても自分から勉強していた」「正義感が強く，間違ったことが許せない子」「今まで，なんの心配もなく育ってきたこの子が，なぜ，こんな状態に…」という答えが返ってくることがよくある。優等生であること，強く完璧を求める気持ちは，低い自己評価が根底にあるためかもしれない。そのために他人に認められたい気持ちや，間違ってはならないという気持ちが強くなるのだろう。いろいろなことが，うまくいっているときはよいのだが，何かがうまくいかなくなったときに柔軟な対応ができなくなる。また，一度あることを正しいと思い込むと，なかなかその考えを変えることができない，という特徴も根底にはあるようだ。

C 前思春期・思春期という時期

心身ともに変化の大きい時期にいるということも問題になってくる。もう子どもでも，おとなでもないという，心身ともに過渡期といえる不安定な状態であろう。

心理的には，自分とはどんな人間なのか，独自の存在なのか，はたして，この社会において意味のある役割がとれるのか，という自分自身の確立や成熟に対する不安がある状態である。なんとなく現在の自分に居心地の悪さを感じており，その不安・不安定な状態から抜け出したいという気持ちがあるのだろう。また，もっと親，とくに母親に見ていてほしい，まだ依存していたい気持ちなのに，親の事情で，その気持ちに十分応えてやれない場合もあるし，それだけではなく，それ以上に本人自身が自分のなかで，もう求めてはいけないと決めてしまっている場合がある。もう自立しなければならないと思いつめているのだが，しかし，その答えに自分自身が本当にはまだ納得できていないために苦しい葛藤をかかえてしまう。

身体面では，第二次性徴などの急激な変化，例えば，この時期特有の成熟に伴う下半身を中心とした生理的な脂肪の増加が不安材料となる。

D 社会的風潮

横山が，摂食障害に関連した文化として「飢餓から解放された物質的に豊かな文化」「やせていることに，きわめて価値をおく文化」「他者との競争と成功を強いる文化」「高度メディア文化」の4つの要因をあげている[4]。現在の日本の社会状況は，飢餓という言葉とは無縁の飽食の時代であろう。その結果，かつて成人病とよばれていた糖尿病や高脂血症という病態が若年層でも発症しうる生活習慣病とよばれ，最近ではメタボリック症候群という言葉を子どもでも使うようになり，ダイエットが体によい行為として認識されるようになってきた。

また「お受験」という言葉が生まれてきたように，幼稚園や小学校から，受験という目に見える結果や競争で成功を納めることを求められる経験を小さい頃から積んでいく。一方では，少子化・核家族化などの影響もあり，過保護で子どもの自立性が育ちにくく，環境の変化に適応する柔軟性や葛藤を解決する能力の弱さなどの特徴が問題になってきている。

確かなものがない世の中で，情報だけが世にあふれている。テレビや雑誌，最近ではインターネットを通じて，一方では料理番組やおいしい店の紹介，グルメ特集などで娯楽・快楽としての食をあおる。同時に健康情報番組やダイエット特集などで，食に関してさまざまな不安を植え付け，誘惑に負けずにダイエットに成功すれば禁欲的で素晴らしい勝ち組になれるような錯覚を生み出してしまう装置が，メディア文化にできあがっているように思われる。

4 発症の契機

上記の背景が，さまざまに絡み合って存在しているなかで，下記のような引き金となる体験（思い）があって発症する。

A 学校での自信が揺らぐ体験

勉強，クラブ，友人関係などで思うような結果が出せないことが要因となる。勉強面では，今までのように思うように結果が出せない，以前は少し頑張ればテストでもよい点数がとれたのに，だんだんとそれが難しくなってくる。クラブでも一生懸命やっているのに，なかなかよい結果が出ない。友人関係でも，何かうまくいかない，どうも周りの子の気持ちがうまくわからない，なんだか自分だけ大きな流れから取り残されているのではないか，などの自分自身の自信が揺らぐような思いである。

B 家族関係内での不安

祖父母，父親，同胞など他の家族が病気になったり，受験があったりと大変な状態になり，その事態が一段落したときに発症することがみられる。家族内での自分の立場（母親との関係など）が不安になったことが影響して引き金となるようである。

5 病状が継続する理由

アノレキシアは悪循環の病態である。下記のようなアノレキシアの結果としての二次的変化が，さまざまに絡み合って病状が継続する。

A 身体的な「食べられない」状態

食事制限が続くほど，食べ物により胃腸に与えられる定期的な刺激のない状態が続くために，胃腸が萎縮した状態になる。そして，胃腸の働きを促進的に調節する副交感神経の機能が障害されてくる。
結果として，胃腸の運動感覚機能や胃液分泌機能が抑制され空腹感・満腹感が混乱し，味覚異常，食物の胃通過時間の遅延，消化吸収障害，便秘などの状態となる。これで当初の「食べない状態」から「食べられない体の状態」となってしまう[2]。食べることが身体的に苦しい状態になって，周りからの「食べなさい」というメッセージは効果もなく，逆に「苦しみなさい」というようにしか本人には感じられない状態となってしまう。

B （偽りの）自信の回復

自分の自信が揺らいで不安定な状態だったのが，食事を厳しく制限し，体重をどんどんと思うように減らしていくことで「自分がとても頑張っているのだ，禁欲的に完璧に，ある目的に添って成功しているのだ」という思いを手に入れることができる。そして，そのために再び普通に食べることが難しい状態になるのだろうと思われる。もう前のような不安な状態には戻りたくないのである。偽りの形といえども，自分のことをある特別な状態に維持している，という自信をもち続ける必要がある。護るべきものが脆弱であればあるほど，そのくずれやすい自信を維持するためには徹底的に妥協せずに拒食を続ける必要があるのであろう。

C 社会的立場からの退却の保証

身体的にさまざまな制限を受ける状態になったため，結果的に，困難な状態に直面していた学校などの社会的な場面から退却することが自他ともに許される状態になる。

D 母親への甘えの保証

母親に（まだ）甘えたいけれど，（もう）甘えてはいけない，というこころの状態にあったのが，（病気で）弱っている状態のために甘えてもよい，許される，という気持ちになれる。病気の状態になったのを認めるのは嫌だけれど，その弱った状態だからこそ安心して手に入れるのを許される面もあるのであろう。

E 周囲への影響力の認識

それまで受身的であることが多かった人が，結果的に体を張って，時には，わがままになったと周りから評されるほど自己主張ができるようになったりする。

F 周りからの干渉への反発

　食行動だけでなく，さまざまな問題行動に対して周りから注意されることが多くなってくる。また，自分の食事だけでなく，他の家族の食事まで口出ししてトラブルが発生したりもする。親も，患児の言い分にはどうしても無理があるため，患児を諫める結果となってしまう。また，ある程度以下の体重になると，からだを守るために行動制限が必要になる。しかし本人からすると，それは我慢ならないことで，それに素直に応じることは周りに負けてしまうように感じる状態であろう。

　以上の結果，周りからの干渉への反発が強まって，余計に行動の修正が難しくなる。

6 症　状

　拒食，低体重，無月経，やせ願望，肥満恐怖，ボディ・イメージの障害，過活動，自己誘発性嘔吐，下剤，利尿薬の乱用などである。

　頑固な拒食は，単に食欲がないためのものではないであろう。入院した本人の様子を見ていると，おいしそうな料理の載っている雑誌を無表情ながらも何度も熱心に見ている姿に出会う。自分の大事な何かを守るために，食べたいという気持ちを無理に抑え込んでいるようだ。食べてしまうことを恐れ，徹底的に拒んでいる。その無理への反動のせいか，経過のなかで過食の状態になることもある。

　低体重や無月経について，女性の成熟への抵抗という見方もできるかもしれないが，当人にとっては，自分でもよくわからない状態だろう。いろいろな事情で強い不安や不全感のなかにいる本人は，自分の状態に対して冷静で客観的な見方や対処ができなくなっている。代わりに，あるひとつの基準での成功や達成を頑なに追い求めているようである。そのため結果的に，数字としての体重を減らすことで成功することに意味がおかれる。「まだ自分の体重は重すぎる。もっと減らさないといけない」という思いで，やせることをより希求する（やせ願望）。そして，現状よりも体重が増加（本当は回復なのだが）することや，以前の自分の体重（それがどんな体重であるかには関係なく）に戻ることを極端に恐れ，もし0.1kgでも体重が増えようものなら，抑うつ状態や不安状態，自己嫌悪の状態へと陥る（肥満恐怖）。数字としての体重を減らすことに成功すれば，体が衰弱しようが無月経になろうが，自分ではどうすることもできないのであろう。

　もう以前のような恐ろしい自分の不安な状態に戻るわけにはいかないのである。「もう後戻りはできない。とにかく今の状態を死守するしかない」という命がけの強い力があるので，ちょっとやそっとの説得では，なかなかその拘りはくずせないであろう。

　また臨床の場では，本人がより若年の場合や出会って初期には，やせ願望や肥満恐怖を言語化しない（できない）ことや，聞かれることを非常に嫌がる場合もある。尋ねられて泣きだすような子を見ていると，本人たちが何か，うしろめたい感覚をもっているのかもしれないと感じることもある。

　そして，前思春期・思春期のような身体変化の著しい時期には，誰しも自分の体について自分自身で思い描いているイメージ，つまりボディ・イメージが不安定になりやすいと思われる。誰にでも理想と現実がある。ボディ・イメージにも理想の形があるのだろう[5]。しかし，本来もっとも大事な体（ボディ）の役割は，大事な自分というものを外の世界から守ってくれる境界や器のようなものなのであろう。その守るべき自分自身というものが，よくわからなくなったときに，その器をどんな形にすればよいのか，ということに混乱を生じても無理のないことかもしれない。どんなにやせた状態になっていても，まだ太りすぎている，という非現実性・不合理性に気づいている場合もあるのだけれど，いざ食事を前にすると，その現実認識は大きな不安によって容易に圧倒され，歪んだ認知になってしまう。

　また，食べることができない状態なのに，普段よりも精力的に運動したり勉強したりという過活動もみられる。これは，やせの状態を維持するための極端な頑張りという面もあるだろうし，それだけでなく，拒食による激しい飢餓状態のために動かずにはおれない気持ちになり，強迫的に一連の行動が規定されてしまっている場合もある。

　そして強引にコントロールしようとするのが，自分だけでなく家族にまで及んでしまうこともある。

大量の食事を作って，自分は食べないのに家族に無理に食べさせようとしたり，残すことを許さなかったりする。金銭的にも以前よりも極端に厳しくなり，いっさいの自分からみて無駄遣いだと思えることを家族に対しても強く禁止する。親は，どう対処したらよいのかわからなくなり，兄弟姉妹はうんざりさせられ，家族との関係は劣悪なものになってしまう。

これらのことは，自分の飢餓感を家族に代わりに満たしてほしい，あるいは，自分と同じように禁欲的になってもらいたいという願望かもしれない。自分というものがきちんと確立されていないと，容易に自分と家族を混同してしまう。あるいは，もう自立しないといけないという強い気持ちから，形だけでも家族をコントロールできるほど偉くなったのだと錯覚することで，一時的とはいえ，不安を紛らわせることができるのかもしれない。

身体的には，低体重に伴う飢餓状態と脱水状態による全身状態の悪化が認められる。浮腫，チアノーゼ，徐脈，不整脈，低血圧，心嚢液貯留，低体温，異常に寒がる，腹部膨満感，便秘，背部のうぶ毛の密生，脱毛，初潮の遅れ，無月経，低身長などの成長阻害，肝機能障害，電解質異常，低蛋白血症，低血糖，貧血，白血球・血小板減少，脳萎縮，骨密度の低下などである。アノレキシアでは高度の脱水の影響などもあり，臨床検査では重症になるまで異常にならない検査項目も多く，十分な補液後に貧血や低蛋白血症が明らかになることもあり，注意が必要である[6]。

これらの所見の大半は，治療が早ければ栄養状態の改善とともに回復する。しかし，逆に難渋すると，低身長・骨粗鬆症などの後遺症を残すことがある。14歳未満のアノレキシアでは体重減少の時期から身長の伸びが鈍化し，本来の成長曲線からはずれ，最終身長は推定最終身長より低下することがある。また1年で10％以上の骨密度の低下を生じ，その後の経過で，アノレキシアの既往のない同年齢の女性と比べて2～3.9倍の骨折率となる。ともにBMIが16kg/m^{2}以下の低体重の期間の長さが大きな危険因子となっている[6]。追跡期間によって大きな差はあるものの，死亡率5～20％，一般人口での死亡率の16倍などの報告を考えると，身体症状を早期にきちんと管理することも重要な問題であろう[3]。

7 治療

A 治療法

治療法は，精神療法，精神分析療法，薬物療法，認知行動療法，家族療法など，いろいろあるが，逆にいうと，これといった決め手となる治療法はないというのが現状である。いくつかの方法を組み合わせて，なんとかしていくということになる。

児童思春期のケースは発達の途上にあり，身体管理をきちんとしながら，精神的な発達を援助し見守る形の支持的精神療法を基盤にして，認知行動療法や家族療法との組み合わせが考えられる。薬物療法単独で治療を行うことはないが，時にアノレキシアに併発している精神症状に対して有効なことはあるようである。

B 治療の目標

治療の目標は，①普通の状態の自分でよいのだと思えるようになる，②体重の改善，食行動の正常化と月経の規則的な発現，である。①の結果として②の状態になるのが理想的ではあるが，体重減少が著しく全身状態が悪くなるほど，ボディ・イメージの障害や全般的な認知の障害が強くなる傾向がある。治療がより困難になることや，悪い全身状態が続くことで身体面での障害が不可逆的になってしまうことを避けるためにも，まずは，ある程度以上の体重・体調の回復をめざさないといけない。そのうえで，あるいはその経過のなかで，今までの理想的自己像や否定的自己像に固執することなく，新しい自己像を形成していくことを周囲が援助していく。

そして適度に自己主張をし，また，適度に甘えることもできるという状態をめざす。そんなふうに自分が変化しても，親や自分にとって大事な相手との関係が壊れたりしない，自分も相手も大丈夫と思えるようになることが必要である。自立と依存の問題をうまく処理できて，大事な相手と安定した関係を維持できることがわかって，この私でよいのだと思えるようになる。そうなれば，余計な不安からアノレキシアに固執する必要もなくなるであろう。

要するに，治療スタッフが本人や家族と協力して，

その過程を支えることが治療になる。しかし，困難な状態を支えるのは簡単なことではない。覚悟して腹をくくって付き合っていく必要がある。現状の自分をうまく受け入れられない子どもたちには，しっかりとした支えが必要なのである。

C 治療の経過

専門医療機関にたどり着いた頃には，身体的な面でも，家族との関係の調整のためにも，入院治療が必要となることが多い。その典型的な経過は，だいたい4段階に分けることができる。

第1段階は，入院治療が必要なことを納得してもらうところまでである。初診時に本人や親を責めることなくねぎらい，来院を肯定的に評価する。今の状態が，ただ悪い面ばかりではなく，あとで役立つ意味があるはずであることを伝える。

第2段階は，入院して，ある程度自分の今の状態はおかしいと意識できるようになり，食事摂取を個人差はあっても回復させ，体重や身体状態の回復にも努める。家での生活がある程度可能で，治療を外来で継続してやれそうだと判断できれば退院となり，第2段階は終了である。

続いて第3段階では，多少の拘りはあっても，摂食できる食事の量・種類が増えていくことをめざし，退院時の体重から少しずつ増やしていく（当初は維持するだけでも大変である）。同時に，強迫的な行動や周囲を巻き込むような行動が改善されていくことをめざす。この時期に反動としての過食の状態になり，抑うつを伴うこともみられるが，それを乗り切ることで本人にも家族にも大きな自信になる。

最後に第4段階として，食事や対人関係を安定させることができ，ある程度の不安・ストレスは日常生活のなかで解決していけるようになることで治療は終結する。月経に関しては，第3あるいは第4段階で発現すればよいのだが，難しい場合には婦人科の治療を受けることになる。

8 入院治療での留意点

治療は，本人，家族，治療スタッフが協力してやっていかないといけないのだが，アノレキシアでは，なかなか難しい問題がある。まず，本人自身が治療への動機づけや病識に乏しいという問題がある。また本人を支える家族も，適切な対応の治療機関にたどり着くまでに何カ所も医療機関を回り，周囲からの「母親のかかわりが悪いから，子どもが食事を食べなくなるのだ」のような無責任な非難中傷に傷つき，疲れ果てた状態である。

一方，治療スタッフも，確立された治療法がないなかで身体面・心理面両面での対応が必要であるという難しい立場にある。この苦しい状況のなかで，治療スタッフは患児や家族と向き合っていかないといけない。治療スタッフが，それぞれの考えで勝手に動くのではなく，主治医・看護師が疾患や患児についての情報を共有しながら治療にあたることが必要であろう。

A 入院時について

（1）本人・家族に対して，これまでの経過をねぎらい，入院にこぎつけたことを高く評価する。

（2）入院治療は本人・家族の協力がないとできないこと，前に進めないことを強調する。

（3）治療スタッフ，本人，家族の三者が，折り合いをつけられる退院時の体重を相談して決める（だいたい正常体重に対して−20〜−30％の範囲の体重が現実的である）。体重1kg増やすのに約7,000kcalのエネルギーが余分に必要で，平均して1〜2週間に体重1kg増加させるくらいが身体的にも過度な負担のないペースであることを説明する[7]。そして，各々の年齢でのだいたいの1日のエネルギー所要量をまず示す。そのうえで，どのくらいの食事の量を食べないと体重が増えないのかを安静度との絡みで説明する。食べることのできる量が増えないと体重は増えず，体重が増えないと行動の制限が厳しくなることも伝える。当初は，無理のない程度の食事量からの開始がよい。状態をみながら相談して増やし，摂食量・体重がある程度以下に下がれば強制栄養になることも説明しておくことが必要であろう。

B 入院後について

（1）最初に決めた枠組みを概ね守りながらも，時に大勢には影響のないところは柔軟な対応も必要で

あろう。毅然として一貫性はあるものの，柔軟な対応で根気強く付き合っていくことである。いつも強迫的に物事は○か×というのではなく，△というのも必要であることを体験をとおして伝えていく。

（2） アノレキシアと認定されたことについての，本人や家族のさまざまな感情を汲みながら付き合っていくことも大事であろう（否定的な気持ちを受け止めつつ，肯定的なものに変えていく援助）。とくに親の心のなかで生じている罪悪感（親である私のかかわりが悪かったから），不安感（これから，この子はどうなるのだろうか），不満感（入院したのに治療らしい治療をしてもらっていないように思う），失望感（専門家なら，もっと的確な答えを教えてくれると思っていたのに何も明確な答えを教えてくれない）などをうまく扱っていかないと，さまざまな困った問題が起こることがある。患児の要求に振り回されて病棟のルールを破る，スタッフに，別のスタッフの対応や言葉をもちだして，無理な要求をとおそうとする，不満や怒りを誇張して言う，などである。治療スタッフの間で分断が発生し，結果的に，操作的に動かされてしまうようなことにもなる。

（3） 面会時には，家族からは摂食量や体重については触れないようにしてもらう。治療のなかで扱う問題であり，家にいたときの繰り返しになっては入院の意味がない。

（4） 治療の結果，摂食量や体重が増えてくることについては，本人が喜びと同時に不安をもっている，そして時に，そのことについて自分では認めたくない気持ちもあることを理解してかかわる。

（5） 優等生だった子が，わがままな部分を見せだしたり，言いたいことを言い過ぎるくらいはっきり言うようになったりする。他児を巻き込んで逸脱行動をとったり，時には治療スタッフや家族を拒否したり，強い攻撃性を示すこともある。傷つくのが怖くて余計な距離をつくる，うまく甘えられず逆に攻撃的になってしまう。大切な人と，ちょうどよいくらいの関係がうまくとれずに，いろいろな不安から相手の反応を試すような行動をとることにもなるのであろう。そんなときにも，表面的な状況に振り回されず，それらの行動が新しい自己像を手に入れる過程で大事な意味があることを確認しながら，治療スタッフと家族が協力して壊れないように踏ん張ることが必要である。

（6） 本人は，体・栄養・病気について偏った知識しかもっていないことが多いので，根気強く，繰り返し正確な知識を提供していく。例えば，糖質や脂質の摂取が体脂肪の蓄積につながりやすいという知識はあっても，脳・中枢神経系の主たるエネルギー源が糖質由来のブドウ糖であること，脂質は脂溶性ビタミン（A, D, E, K）の吸収を助け，これらのビタミンは目や皮膚の働き，骨の発育や細胞膜の形成，止血など生体に欠かせないものばかりであることなどの知識はない[8]。また回復の過程で今まで抑えていた分，一時的に食べる量が増えたとしても，おいしく食べられているのなら，過食症になったと心配する必要はないこと，逆に，不必要な過剰な不安から過食嘔吐することがもっとも避けなければならないことであること，などを話していく。

（7） 状態によっては，強制栄養が必要になることもある。いろいろな考え方があるが，その際に中心静脈栄養よりは，胃粘膜の吸収能の低下を多少とも防ぐためにも鼻腔栄養のほうが望ましいと思う。

C 退院時について

（1） 退院直後は体重が減ることが多いことを，あらかじめ伝えておく。

（2） 退院後に過食になることがあることも，あらかじめ伝えておく。

（3） 繰り返し状態が悪化することを少しでも抑制するために，行動制限や再入院が必要になる体重について，あらかじめ設定しておく。

おわりに

大事なわが子が食事を摂らなくなるというのは，親（とくに母親）にとっては大変つらいことである。子どもの言葉や態度に振り回され，自分自身も不安や迷いばかりで，なかなか落ち着いて考えることもできない状態である。本人にとっても，一番楽しいはずの時期にこの障害に振り回されて，回復したあとにも後悔やつらい気持ちが残ると思う。しかし本人たちが回復したあとに，苦しかった時期について尋ねると，「なんとかその時期を乗り切れたのは，家族や周りの人たちが，決して諦めずに根気強くか

かわってくれたから」と答えてくれる。そして，「あれ(アノレキシア)を乗り越えられたのだから，多少のことは，なんとかなると思えるようになった」とも話し，今は自分らしく生きていこうとしている姿を報告してくれたりする。

摂食障害は難しい状態で，すぐによい結果を得ることができないことも多いのだが，よいかかわりが，いずれは本人のなかで活かされていくと信じて粘り強く付き合っていくことが大事であろう。

文献

1) The American Psychiatric Association：Diagnostic and Statistical Manual of Mental Disorders Fourth Edition Text Revision(DSM-IV-TR), APA, Washington, D.C., 2000.〔The American Psychiatric Association (高橋三郎，大野裕，染矢俊幸・訳)：DSM-IV-TR 精神疾患の診断・統計マニュアル 新訂版，医学書院，東京，2004.〕
2) 中井義勝：摂食障害発見の手掛かり．日医雑誌，116：1077-1081，1996.
3) Treasure, J.(傳田健三，北川信樹・訳)：拒食症サバイバルガイド，金剛出版，東京，2000.
4) 横山知行：摂食障害の時代変遷．臨床精神病理，18：141-150，1997.
5) Zerbe, K. J.(藤本淳三，井上洋一，水田一郎・監訳)：心が身体を裏切る時，星和書店，東京，1998.
6) 堀田眞理：摂食障害の身体的合併症とその治療．精神科治療学，20：711-717，2005.
7) 西園文：摂食障害のチーム医療，女子栄養大学出版部，東京，1999.
8) 中村丁次：摂食障害の女性への食事指導のポイント．日医雑誌，117：RS97-RS100，1997.

鄭　庸勝

Ⅴ 子どもが陥りやすい「こころ」と「行動」

不登校とスクールカウンセリング

はじめに

　子どもの心の問題は，不登校（non-attendance at school），いじめ，暴力行為などの問題行動（problem behavior）として学校現場や家庭のなかで出現しやすい。このような問題行動の多様化や激増については，今，突然に生じたというよりも社会の変容とともに，しだいに生じてきたものである。

　社会の変容について，例えば，戦前の農業中心のわが国においては，「学校」「地域」「家庭」の人間関係は共同体であり，互いの信頼と協力に満ちていた。しかし，1970年代からの経済成長とともに，社会の秩序や規範に対して軽視する者が増え始めた。その後，消費社会・情報社会へと移行していき，個，とくに自己主張を重視する風潮が目だつようになってきた。それと同時に，「学校」「地域」「家庭」のそれぞれの関係において溝が生じ，信頼や協力も希薄になり，それぞれの連携がとれなくなっていったと考える。

　この過程でとくに，学校では不登校やいじめが増え，学校教育のあり方が問われ，それが社会問題となってきたのである。とくに不登校という現象は，現代の学校のあり方や家庭のあり方を，おとなに大きな問題として提示している。

　本稿では不登校の問題を取り上げ，その心理的背景と，援助のあり方について触れたい。

1 不登校

A 不登校とは

　不登校は，学校恐怖症（school phobia），怠学（truancy），登校拒否（school refusal）などと歴史の流れによって，よばれ方が違ってきた。最近では，どのような生徒も学校へ行かなくなる，あるいは行けなくなることから，不登校という語が一般に用いられるようになっている。

　その定義としては，「なんらかの心理的，情緒的，身体的あるいは社会的要因という背景により，児童生徒が登校しないあるいはしたくてもできない状況にあること（ただし，病気や経済的な理由によるものを除く）をいい，年間30日以上の長期欠席者のこと」[1]をさすようになっている。文部科学省の調査（2006年）では，1955年からとくに現れ始め，1960年以降，増加が目だち，最近では増加の一途をたどっているという。

　全体の傾向を表1に示す[2]。小学生では，1995年には16,569名，1998年には26,017名と増えているが，2006年は若干の減少もみられる。しかし，中学生においては増加の傾向をたどり1998年以降は10万名を超え，大きな社会問題となっている（図1）[2]。不登校児童・生徒の在籍学校数では，小学校において全学校数の44％，中学校では86％が不登校の児童・生徒をかかえており，とくに中学校では，地域性に関係なく不登校生徒をかかえていることが示唆できる。

　次に，不登校数を学年別にみていくと，学年が上

表1 不登校児童・生徒数

年度区分	小学校	中学校	計
平成7(1995)年	16,569(0.20%)	65,022(1.42%)	81,591(0.97%)
平成8(1996)年	19,498(0.24%)	74,853(1.65%)	94,351(1.16%)
平成9(1997)年	20,765(0.26%)	84,701(1.89%)	105,466(1.34%)
平成10(1998)年	26,017(0.34%)	101,675(2.32%)	127,692(1.67%)
平成11(1999)年	26,047(0.35%)	104,180(2.45%)	130,227(1.74%)
平成12(2000)年	26,373(0.36%)	107,913(2.63%)	134,286(1.82%)
平成13(2001)年	26,511(0.36%)	112,211(2.81%)	138,722(1.90%)
平成14(2002)年	25,869(0.36%)	105,383(2.73%)	131,252(1.81%)
平成15(2003)年	24,077(0.33%)	102,149(2.73%)	126,226(1.15%)
平成16(2004)年	23,318(0.32%)	100,040(2.73%)	123,358(1.14%)
平成17(2005)年	22,709(0.32%)	99,578(2.75%)	122,287(1.13%)
平成18(2006)年	23,824(0.33%)	102,940(2.86%)	126,764(1.17%)

(文献[2])より引用)
注:(%)は全児童・生徒数に対する割合

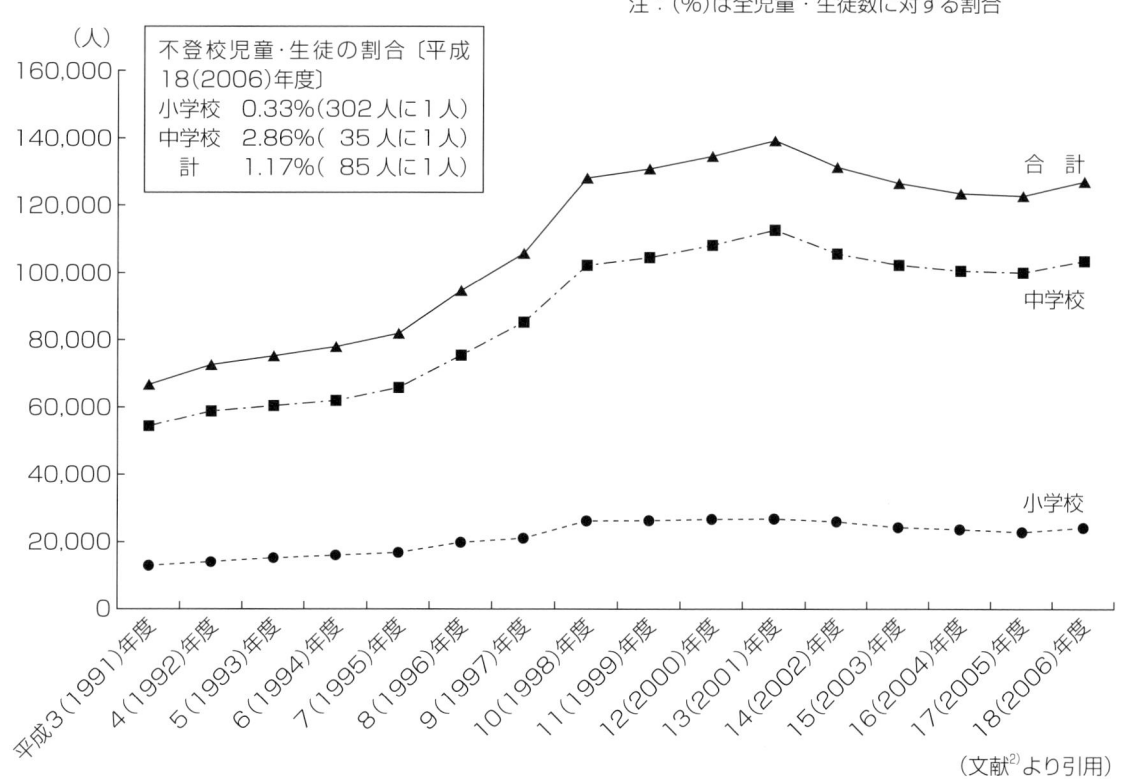

図1 不登校児童・生徒数の推移

(文献[2])より引用)

がるとともに不登校の数も増えていることがわかる(図2)[2])。小学生の場合,小学4年生時,小学5年生時にかけて増えていく特徴がみられる。これは,発達的に前思春期(pre-adolescence)を迎えることによる心の不安定さと関係していると思われる。また,小学校から中学校への移行期に圧倒的に不登校の数が増えている。このことは,思春期(puberty)の著しい心身の発達変化と学校環境の変化が同時に

figure2 学年別不登校数

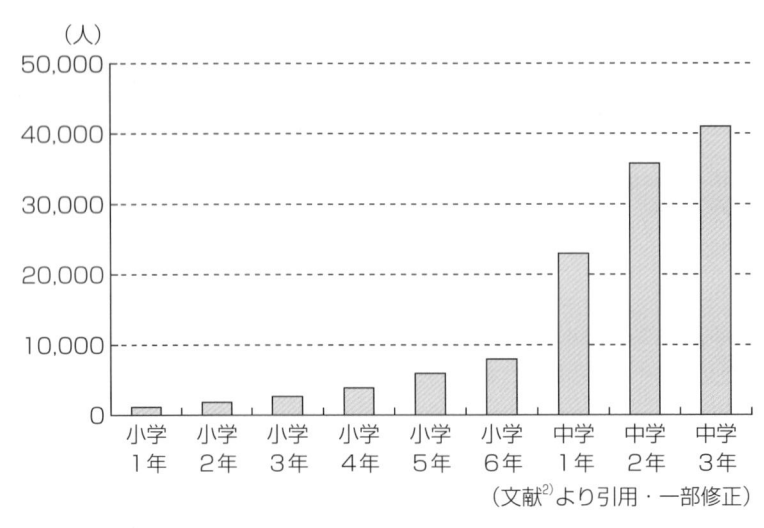

表2 不登校になった直接のきっかけ

		小学校	中学校	計
学校生活での影響	①友人関係をめぐる問題(いじめ, 喧嘩など)	3,657(15.4%)	24,227(23.5%)	27,884(22.0%)
	②教師との関係をめぐる問題(強い叱責など)	782(13.3%)	1,651(1.6%)	2,433(1.9%)
	③学業の不振(成績不振, 授業がわからない, など)	1,555(6.5%)	10,148(9.8%)	11,703(9.2%)
	④クラブ活動, 部活動への不適応	73(0.3%)	2,512(2.4%)	2,585(2.0%)
	⑤入学, 転編入学, 進級時の不適応	859(3.6%)	3,745(3.6%)	4,604(3.6%)
	⑥学校の決まりなどに関する問題	142(0.6%)	3,455(3.4%)	3,597(2.8%)
家庭生活での影響	⑦家庭の生活環境の急激な変化(父親の単身赴任, 母親の就労など)	2,302(9.7%)	5,414(5.3%)	7,716(6.1%)
	⑧親子関係をめぐる問題(親の叱責, 親の言葉, 態度への反発など)	4,243(17.8%)	9,580(9.3%)	13,823(10.9%)
	⑨家庭内不和(両親の不和, 祖母と母親の不和など)	1,357(5.7%)	4,701(4.6%)	6,058(4.8%)
本人の問題	⑩病気による欠席	2,102(8.8%)	7,451(7.2%)	9,559(7.5%)
	⑪その他, 本人にかかわる問題(極度の不安や緊張, 無気力など直接のきっかけとなるようなことが見あたらないもの)	9,003(37.8%)	37,351(36.2%)	46,354(36.5%)
	⑫その他	2,554(10.7%)	4,606(4.5%)	7,160(5.6%)
	⑬不　明	1,138(4.8%)	4,190(4.1%)	5,328(4.2%)

(文献[2])より引用・一部修正)

体験され，不適応に結びついていると考えられる。このようなことから，不登校は，児童・生徒の心の発達上の変化と大きく関係しているといえる。

不登校の直接のきっかけについての文部科学省による調査結果(2006年)を表2に示した[2]。小学校では家庭生活に起因するものが多く，そのなかでも親子関係をめぐる問題が多い。これについては，母子分離(maternal separation)が背景にあると思われる。中学校では学校生活に起因するものが多く，なかでも交友関係をめぐる問題が多い。とくに「交友関係が円滑ではない」「友人がいない」「友人ができない」など，交友関係のまずさがあげられる。

表3 不登校の動機と原因

不登校になる動機
クラス変え，席が変わる，進学，転校，交友関係上のトラブル，いじめられる，成績の低下，家族とのトラブル，親の死，身体的不調

不登校の原因	
個人的要因	自主性や自発性の乏しさ，対人関係の未熟さ(非協調的，非社交的，対人的過敏性など)，情動コントロールの欠如，自尊心の高さ，完全癖とルーズさの共存など，目標の欠如，現実吟味能力の欠如
家庭的要因	母親の過保護，過干渉的態度，父親の放任あるいは厳格すぎる態度，両親の偏った育児・教育観，両親の不仲，崩壊家族，幼児期のしつけ欠如
学校の要因	教師の対応能力の乏しさ，学校環境の魅力の乏しさ，協調性の乏しい生徒の多いクラス，教師の偏った教育観，「閉ざされた学校」など
社会の要因	物質文明・文化の歪み，高学歴社会の歪み，情報化社会の歪み，知育偏重，受験競争，地域社会の弱体化，欲求を自己主張し，責任感の欠如した時代など

(文献[3]より引用)

B 不登校の原因

不登校の現れのサインとして，5月の連休明け，夏休み後，休日の翌日などに，腹痛・頭痛・発熱などの身体症状を訴えての登校しぶりがみられることがあげられる。身体症状はある程度持続するが，重篤でない場合が多く，病院を受診することをしぶる場合もある。朝，起きられず，学校が始まる時刻は寝ているが，休んで午後ぐらいから元気になることが多い。夜になると，明日の登校準備をして眠りにつくが，朝，学校に行く時刻になると同じような身体症状を繰り返す。この特徴が2〜3日繰り返され，親にも焦りと苛立ちがみえてくるようになる。担任や両親が子どもを学校へ行かせようとすればするほど，子どもは反抗的になり，自分の部屋に逃げ込んだりする。さらに登校を強制すると，症状が悪化したり，暴力を振るったりする場合もある。このような特徴が一般的サインであり，不登校の始まりである。

長尾は，不登校の動機と原因について表3のようにまとめている[3]。この表のように，不登校の問題は，子どもの個人的要因と環境的要因が相互に絡み合って生じていると思われる。また，長尾は，現代の不登校に関する共通特徴として，「非社会性」と「耐性欠如」の2点をあげている[3]。「非社会性」とは，友人や教師とよりよい関係ができないことであり，「耐性欠如」とは，がまん強さがないということをいう。そのなかでも，小学生(低年齢)の不登校の特徴は，友人がいないことや，親からの分離不安(separation-anxiety)が内在していると思われる。家以外の世界に適応できるだけの社会性(sociality)が備わっていないのである。

筆者は，学校臨床体験から，不登校を学校環境とうまく調和できないでいる状態と捉えている。つまり，さまざまな要因が複雑に絡み不登校が出現していると考えられる。その諸要因とは，子ども自身の要因(性格的特徴)と家族の要因(家庭の不安定さ)，学校環境の要因(いじめなど)の3領域の状況がうまく調和できずに起こる現象と考えている。

最近では，中学生のなかにも分離不安がみられる。また，小学生の頃より継続的に不登校を繰り返すタイプもある。このタイプは，行ったり行かなかったりで，ひいては不登校が慢性化しやすい。登校しないことに，とくに罪悪感がなく，優しくしてくれる人とは関係を保つことができる。情緒的にも不安定で，困難や失敗を避けて安全な家庭内に逃避したりして，耐性力の欠如が目だつ。

また，中学生においては，身体の変化に対する不安や親からの心理的自立についての葛藤，さらに，仲間集団から孤立する不安や，理想自己(ideal self)

と現実自己(veal self)との不一致などから不登校になる場合も多い。登校しないことに罪悪感をもつことがあり，ささいなことを気にしやすい。いったん引きこもると，昼夜逆転など生活リズムが乱れる傾向がある。このような心理的未成熟や，それに伴う神経症的不安を示す子どもたちに対しては，強制的な指導を行ったりして悪化させないようにすることが重要である。そのためには，ゆっくりと心を癒してやる個人的対応や，適応指導教室，学校内にある相談室，地域のなかにあるフリースクールなどの適応準備の過渡的な集団を用意することも必要である。

最近の傾向として，耐性力の欠如からくると思われる怠学傾向の不登校も目だっている。学習意欲に乏しく，親や教師に言われて登校するが長続きしない無気力タイプや，学校や家庭に適応せず非行グループに入るタイプもいる。また，相談室だけの登校や保健室だけの登校を示す，集団不適応を起こしている児童・生徒のなかには，一見，明るく元気に振るまう児童・生徒もいる。しかし，対人関係においては未成熟で，安心できる空間以外では緊張感が強いことが多い。

また最近，学習障害(learning disabilities)などの広汎性発達障害をもつ児童・生徒に対する対応についての見識が深まってきているが，周囲の対応のまずさから二次的障害(対人関係上の問題)を起こし，不登校になるケースもみられる。どのような不登校のタイプであれ，関係を強化して，生徒の話に耳を傾けていく必要がある。

C 心の発達と不登校

なぜ子どもたちは，発達過程で身に付けるはずである自発性や生活体験を犠牲にして，不登校を示して集団に適応しないのであろうか。不登校の子どもたちと接して感じることは，「幼さと鋭い感受性」である。不登校を示す子どもは，子ども個人の内的世界で起こっている葛藤やコンプレックス(complex)が家族や学校とのかかわりのなかで現れ，それが現象として生じていると考える。

筆者の臨床経験から，子どもたちが示す不登校の背景には，乳幼児期の親子関係(家族関係)のあり方の問題があると捉える。心の発達は，親と子の相互作用のなかからスタートする。大切なことは，心の出発点において安心と信頼に満ちたスタートができたかどうかである。生まれてきたことを祝福され，存在自体を大切に受け入れられる体験が，その後の人間関係および心の発達の土台になる。この乳幼児期において，食事・排泄・言語の獲得が，安心できる他者の存在(とくに母親)をとおして行われることで，外的世界への安心感が確立される。これが確立されて初めて，子どもは親との分離ができるのである。子どもが最初に親の側を離れて遊ぶとき，側にいて見ていてくれることを要求している。不安になったら，いつでも親の側に戻れるような安心できるイメージと距離感をつくっている。

学校現場においても，これと同じような状況に出会っている。母親と離れることができない子どもや，食事や排泄に問題をかかえている子どもたちがいる。不登校の子どもたちにも，親に甘えたり，赤ちゃん返りがみられる。親に，一緒に寝てほしいと要求したり，満足できるまで一緒に遊んでほしいと願う子どもたちがいる。親との分離の前に，安心できる関係づくりを求めているのである。児童期の10歳前後は個性づくりをする時期である。また，同性の仲間関係を深める時期でもある。仲間関係をつくりながら個性を形成し，確立していくのである。

この時期の大きな課題は，承認欲求(need of approval)と達成感(achievement feeling)の充足である。この時期に一番大切なことは，自分が十分に他者から必要とされているという確信がもてることである。自分が他者に受け入れられていると，他者も受け入れることができる。達成感が充足すると自己評価(self evaluation)も高くなり，自分の存在も大切に感じられる。この大切な児童期に，承認欲求や達成感を味わうことなく通過している子どもたちが不登校に陥りやすい。

次の思春期は，次の世代を生み出す能力を自分のなかに取り込んでおとなになっていく過程である。性的発達や対人関係の発達段階を経て，しだいに自我同一性(ego identity)の獲得に近づいていく。その過程は不安定なもので，親からの依存性と独立性が混在している。この時期は自己表現能力が未熟であり，手がかかる行動や気になる行動をすることで，おとなに対し気にかけてほしいと訴える。例えば，

腹痛などの身体症状で訴えるなど，おとなになることの難しさを言葉以外の表現で示す場合もある。この時期，おとなは，自立心の尊重と同様に依存の充足の必要性も理解しておく必要がある。一度，赤ちゃん返りの退行（regression）をして，自我同一性の確立の基盤となる家族のあり方や親子関係のあり方を確認し，再構成していく作業が必要である。不登校を示す背景には，このような点がある。

D 不登校への対応

既述したように，不登校といってもさまざまなタイプがあり，そのタイプにより対応も異なる。学校現場において不登校の生徒を分類すると，①保健室や相談室のみ登校する生徒，②遅刻や，ときどき欠席をする生徒，③長い不登校の慢性化したタイプ，の3つがあげられる。①のタイプは，養護教師，教育相談担当，担任教師などとの連携によって状況を把握し，タイミングや準備などを考慮して教室へ入れる工夫が必要である。②に関しては，担任教師が中心になり，個人的かかわりを深めることが大切である。そして③のタイプは，誰が主にかかわるのかを十分に検討することが必要である。つまり，担任教師か養護教師か，あるいはスクールカウンセラー（school counselor）か，精神科医かを検討することである。

不登校への対応として，表3に示す原因を改善していくことが根治治療となる。しかし，不登校の要因は複雑に絡んでおり，1つの原因だけを重視すべきではないと思われる。不登校という苦い体験をした児童・生徒が，再び成長していける時間と空間が援助の基本となる。とくに，深刻ないじめなど学校現場で深く傷ついた児童・生徒にとっては，成長，回復していく場が学校に用意されるべきであり，援助の目標が再登校とは限らない。

また，不登校に伴う不安感や絶望感など，さまざまな葛藤が緩み再び外の世界に目を向けだしていく過程は，児童・生徒自身がもつ展開の仕方や速度があり，その子がもつ主体性を大事にしながら援助の方法を柔軟に設定する必要がある。このことは，個々のケースの不登校状態を十分に理解し，誰が，どのようにかかわり，支援していくのかが大きな課題である。つまり教師であれば，登校させることを目的にしやすいし，医療機関であれば，症状除去を目的とする。あるいはスクールカウンセラーであれば，家族関係の変化をねらったり，交友関係の展開をねらったりする場合もある。いずれにせよ，誰が主にかかわり，どのような連携をとり，支援していくのかを検討することが重要である。

不登校の学年別対応について，小学生の場合は分離不安を和らげる対応が大切である。そのためには，親の面接，とくに親子関係のあり方や養育態度について面接をしていく対応が必要である。小学生本人には，言葉よりも遊びやイメージ，行動をとおした「表現」（expression），「支え」（support），「訓練」（training）などによる心理的かかわりが有効と思われる。「表現」の方法としては，箱庭，絵画，粘土，コラージュ，ゲームなどがあり，とくに筆者は，この方法を積極的に使っている。「支え」とは，親や教師による助言や，本人への励ましや保証，あるいは暗示などを与えることをいう。「訓練」とは，少しずつ教室に入れるよう登校の訓練をしたり，教室に慣れさせる「訓練」があげられる。

中学生や高校生の場合は，本人との「面接」（interview）が主体となる。親子関係や交友関係，あるいは進路のことに触れ，ゆっくりとした時間のなかで話を聞いていく。しかし，思春期のこの時期は言語表現が未熟であるため，小学生と同様，遊びを介した箱庭などの表現療法も適用できる。親面接も分離という観点から，小学生の場合と同様に必要なことも少なくない。さらに，不登校生徒をもつ親のグループアプローチもある。親同士で支え合い，共感し合ってグループが展開し，親子関係が改善していくこともある。

2 スクールカウンセリング

A スクールカウンセラーとは？

文部科学省は，児童・生徒の不登校や暴力行為，いじめなどの問題行動に対して，その未然防止や早期発見，早期解決のために平成7（1995）年度から「スクールカウンセラー活用調査研究委託」事業の名称で，全国の公立小中高等学校のモデル校に臨床心理

士などの心の専門家を配置して，2年間の調査研究を開始した。当初は154校の派遣であったが，次年度からは553校となり，平成10（1998）年度には1,661校と，10倍以上に拡大した。また，平成13（2001）年度には4,406校と，スクールカウンセラーの配置が進んできた。そして，平成13（2001）年度からは，これまでの調査研究の成果を踏まえて，平成17（2005）年度までには，公立中学校のすべての生徒がスクールカウンセラーに相談できる体制の整備が開始された。このことは，スクールカウンセラーが，教育職ではない心理臨床の専門家として教育のなかに位置づけられてきているといえる。

鵜養らは，スクールカウンセラーの定義として，「学校内で子ども（青少年）の発達を援助・促進する役割をもつ立場にある特定のスタッフであり，各学校でその位置づけは多少異なるが，校内の校務分掌，あるいは，独立のポスト，あるいは特別の人材としての役割をもち，学級担任とは別に，学校全体にかかわる位置にある。かつ，ある程度自由に活動できることを保証されている存在」[4]と述べている。すなわち，心理臨床の視点から，個人の主体的活動を援助はするが，特定の不適応な児童・生徒の治療や援助だけを目的にすることではない，と捉えることができる。つまり，スクールカウンセリングは，すべての子どもの成長・発達の援助として捉え，学校教育のなかに位置づけられ，組織の一部として機能すべきであろう。

B スクールカウンセリングの現状

学校とは，一側面として，自分探しを行うための営みの場であり，そのなかで自分を形成し確立していく。近年，学校現場に「カウンセリング（counseling）」という言葉で心理臨床が定着してきた。心理臨床の仕事は，その人が，その人らしく生きるための援助であるといわれている。すなわち，個を尊重し，関係性を深めることが基本である。筆者も，平成8（1996）年度よりスクールカウンセラーとして，小学校，中学校，高等学校と経験し，現在に至っている。当初は，学校コミュニティのなかで専門家の介入が必要と思われる状況を目のあたりにし，個人対個人の心理臨床から始めた。その後，学校システムのなかで，スクールカウンセラーの果たせる機能と役割について模索するようになってきた。

具体的には，学校内に固定した帰属集団をもたなかった筆者は，教師，児童・生徒，保護者，その他外部の機関（病院，教育事務所，教育センター，保健所など）などと関係を深め連携を図る準備を行った。まず，校長・教頭との意見交換，教育相談担当者・生徒指導担当者との連絡方法の調整，相談室（カウンセリングルーム）の設置など，ハード面での体制づくりを行った。また，児童・生徒の情報収集や，相談室の利用の仕方について児童・生徒および保護者に知らせたり，教師に対しては，相談室の活動内容や役割について知らせ理解を求めた。このように，スクールカウンセラーとして学校組織に位置づけるために，かなりのエネルギーを注いだ。

以上のような経過のなかで感じたことは，個人対個人の心理臨床も重要であるが，個を大切にするという知見のもとに，学校コミュニティ自体にかかわるという全体的な視点をもつ必要性である。教師に対するコンサルテーションや外部機関との連携などの環境調整は，児童・生徒を取り巻く環境との関係性を深めることにつながり，一人ひとりの児童・生徒の成長・発達を保障し，重要な発達促進的環境になりうると思われる。

3 学校臨床のあり方

児童・生徒の発達を考えるうえで，学校と家庭は，どちらも重要な役割を担っている。とくに不登校となり，引きこもって本人と直接かかわることができない状態のときなど，学校と家庭が連絡をとり合って，本人の状態を把握し，援助の方法を確認し合うことが大切である。このような場合，スクールカウンセラーは，家族に働きかけをすることもあり，また，担任教師と家庭との仲介役となって連携がスムーズにいくよう調整していくこともある。さらに，保護者に対し，子どもに関する不安などを相談できる場所として相談室を利用できるように勧めたりもする。

ここで，本人・教師・保護者と連携をとりながら不登校に関して援助した具体的な事例をあげたい。本事例は，筆者が拠点校方式（中学校校区を単位と

し，その域内にある他の学校も対象とする方式）により小学校・中学校を担当したときの報告である。分離不安が強く，場面緘黙（mutism）の不登校姉妹に対して，小学校・中学校と連携して援助を行った。その経過を振り返りながら，不登校姉妹に対するサポートシステムやスクールカウンセラーの役割について述べたい。

A 事例概要

事　例：場面緘黙（学校場面のみ），不登校の姉妹。
　　　　長女：E子，中学１年生。
　　　　次女：N子，小学６年生。
　　　　三女：S子，小学２年生。
家族構成：父親・母親との５人家族。

　父親の仕事の都合で数回の転校があり，そのつど登校しぶりがみられる。しかし，母親の援助があれば登校はする。長女は，中学入学後２カ月経った頃より不登校となり，次女と三女も同じように不登校になる。小学校・中学校の担任より相談があり，母親の不安の軽減を目的に母親面接を行う。父親は仕事の都合上，面接を不定期に行う。

B 経　過

1）第Ⅰ期：母親とのラポールの形成（14回面接）

　担任より相談を受け，母親面接を開始する。姉妹は外に出ることはなく，いつも家で一緒にいることが多い，と母親が話す。生活リズムはくずれてはいない。孤立感を和らげるため，本人と家族の了解をもらい，担任による家庭訪問を定期的に依頼する。母親は面接の際，家族関係について振り返りながら話してくれる。担任の訪問によって，三女だけが，ときどき顔を見せるようになる。あるとき，母親が３人の姉妹を学校の駐車場に連れてくる。筆者が，駐車場の車のなかにいる３人と初めて顔を合わせると，笑顔をみせる。この時期，筆者は校内研修会で不登校について説明し，教職員の理解を深める。

2）第Ⅱ期：母子面接と感情表出（12回面接）

　次女が中学校に入学する。教科書配布の件で筆者は，直接母親に手渡すのではなく，本人たちに決めさせるように，教育相談担当・担任・母親に提案する。数日後，長女と次女は放課後，母親と一緒に登校し，教科書をもらって帰る。その後，母親同伴での保健室登校が始まる。筆者は，養護教師，担任との連絡を密にする。しばらくして，長女・次女・母親との合同面接を同時に開始する。

　また，筆者はコラージュを提案し，母親も含めたコラージュ療法を行い，感情表出の体験を促す。この頃より，保健室から相談室へと登校が変化する。相談室では，母親付き添いであり，面接日以外でも親子でコラージュを行い，筆者が後で，その内容をコメントする形をとる。これにはときどき，三女も一緒に顔を出すようになり，三姉妹と母親との面接も始める。小学校・中学校に校内研修会を開いてもらい，不登校に対する理解と対応について共通理解を深める。

　教育相談担当教師と姉妹とのノート交換（連絡帳ノート）を提案する。この頃，小学校にも相談室が設置される。

3）第Ⅲ期：教師への橋渡し（15回面接）

　この時期より，長女・次女だけで相談室登校をするようになる。三女は，母親と一緒に小学校の相談室へ登校し，面接も，長女・次女の個別面接となる。コラージュや折り紙などを行うが，コラージュも個人コラージュへと変わり，それぞれの表現の仕方にも変化がみられるようになる。筆者は，相談室での担任と本人たちとの交流をお願いし，その関係が深まっていく。母親は午後からの仕事を始め，子どもたちだけでの行動ができるようになる。長女は修学旅行にも参加し，無事，私立高校へ進学する。そして再度，校内研修会を開き，経過を振り返る事例検討会を行う。

C 考　察

　不登校姉妹に対し，母親の不安を受容しながら教師と連携し，援助を行った事例である。長期の不登校状態のため，教師などの期待感と生徒の心の変化がかみ合わないこともあったが，スクールカウンセラーは，共通理解を深めながらサポートを行った。

　そういう意味で，校内研修会の活用は有効であった。その後，これを機に，問題生徒の早期発見や予防のための，小学校・中学校を含めたカウンセラー

連絡会議を設置した。

🎗 おわりに

　子どもたちは，生きていく，その時々において，たくさんの人に出会い，そのなかで自分の存在を確かめ，生きる知恵をもらい成長していく。筆者は，臨床活動のなかで，心のなかで起こる葛藤を不登校や攻撃行動などで行動化(acting-out)したり，腹痛や頭痛などの身体症状として表現する多くの子どもたちに出会ってきた。人は，表現する場所があれば落ち着き，表現したことを理解されると癒される。自分の心を表現することによって，自分の行動や考えを調整し，統制していく力がつくのである。

　スクールカウンセラーの目的は，最近では，当初のいじめ・不登校に対してから，非行や行動障害なども含めた，あらゆる不適応行動に対して，ということに変わってきている。スクールカウンセラーは今後，学校現場において，子どもたちが自分自身を安心して委ねられるよう，子どもの心の問題を受け止める「器」づくりなどに努力していくことが重要であろう。このことが，子ども自らが健康な心の発達を成し遂げるための環境づくりであり，発達の基礎づくりの機能にもなりうると思われる。

――― 文　献 ―――

1) 文部科学省：学校基本調査報告書，2003.
2) 文部科学省：学校基本調査報告書，2006.
3) 長尾博：改訂学校カウンセリング，ナカニシヤ出版，京都，1991，p. 127.
4) 鵜養美昭，鵜養啓子：学校と臨床心理士，ミネルヴァ書房，京都，1997，pp. 43-91.

● 西村喜文 ●

Ⅴ 子どもが陥りやすい「こころ」と「行動」

被虐待児症候群

はじめに

小児の虐待は古来からあるが，医学的に注目されたのは，1946年に発表された慢性硬膜下出血と四肢の多発骨折の合併小児例の報告[1]が最初とされている。その後，多くの類似の報告がなされ，1961年，アメリカ小児科学会シンポジウムでは，小児の虐待例を国家的な規模で調査することが決定され，71の病院と77人の地方検事が，これに参画した。その成績は1962年，Kempeら[2]により報告され年間749例の事例を発見し，両親または養い親などの保護者から，重篤な虐待を受けた子どもの臨床像を battered child syndrome（被虐待児症候群）と命名した。Kempeら[2]の発表は，この方面への関心を高め，欧米各国でも同様の報告が相次ぎ，各国の実態が明らかにされた。

わが国においても，多年にわたり存在してきたと思われるが，ここ10年ぐらいの間，話題にされてきており，2000年に児童福祉法が改正され，改めて注目されてきている。ここでは，被虐待児症候群について述べるとともに，児童虐待についても解説を加える。

1 児童虐待の歴史

古代や中世には，欧米では子どもを保護するという考えや制度はそもそもなく，子捨てや子殺しが社会的に容認されてきた。例えば，ドイツのグリム童話をひもとけば，子捨て，子殺し，継子いじめ，などの話がたくさん出てくる。1874年にニューヨークに住む9歳の少女が，養母に殴打されて瀕死の重傷を負い，保護された。当時，被虐待児を保護する法律はなく，動物虐待防止協会に相談し，子どもは広義の動物であるから保護を受ける資格がある，との運動が起こった。1946年に，Caffey[1]が子どもの骨折X線像の報告で，虐待の疑いを発見し，以降，同様の報告が続き，1961年，アメリカ小児科学会でKempe教授が，殴打された子どもの症候群（被虐待児症候群）の用語を提言した。アメリカ各州では1960年代に虐待防止の州法制定が進んでいたが，1974年，児童虐待の予防と治療に関する法律が連邦法として公布された。

この後，アメリカやイギリスでは児童虐待に対して福祉の多職種が加わり，発見，保護，援助や治療，家庭保護など多方面にわたって対応策が進められた。過去，50年間にアメリカをはじめ多くの国々では，児童虐待の予防に関する法律を制定し，介入のための多種類のプログラムを導入し，組織的努力を行い，現在では，各国に多数の虐待防止活動団体が存在する。

翻って，わが国では古来より，欧米での報告と同様，人身売買や間引き，堕胎，貰い子殺し，捨て子や子どもの年季奉公など，子どもにとって不幸な時代が続いていた。残念ながら，子どもの虐待を取り巻く社会的な動きは，アメリカより30年は遅れているといわれている。児童相談所で児童虐待に関するデータがとられるようになったのは1990年代からである。法的には戦前から児童虐待防止法があったものの，実質的に効力を発揮していなかった。昭和22(1947)年に児童福祉法が制定され，要保護児童発見者の通知義務を設け，虐待通報を国民に義務づけて

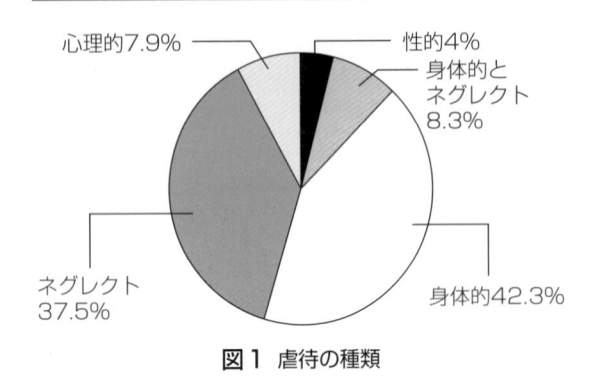

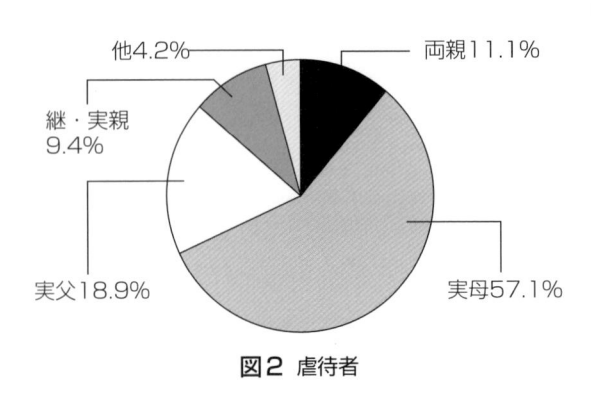

図1 虐待の種類
- 心理的 7.9%
- 性的 4%
- 身体的とネグレクト 8.3%
- 身体的 42.3%
- ネグレクト 37.5%

図2 虐待者
- 他 4.2%
- 両親 11.1%
- 継・実親 9.4%
- 実父 18.9%
- 実母 57.1%

いる。平成3(1991)年には大阪に児童虐待防止協会が設立され，これは民間ネットワークの第1号であった。平成4(1992)年には東京でも子どもの虐待防止センターが設立され，これを契機に児童虐待の防止が社会的に認知された。平成12(2000)年に児童虐待防止法が改定され，これにより，虐待対応の運用が円滑化し，関係省庁，団体による児童虐待防止対策協議会や厚生労働省内に虐待防止対策室が設置された。

2 児童虐待の定義と分類

児童虐待を定義することは必ずしも容易ではないが，以下のように定義することが可能である。児童福祉法第4条に規定する満18歳に満たないもので，親または親に代わる保護者により，非偶発的に児童に加えられた以下の行為をさす。

①**身体的暴行**：身体に外傷が生じる，または生じるおそれのある暴行を加えること。例えば，首をしめる，殴る，蹴る，投げ落とす，タバコの火を押し付ける，熱湯をかける，冬季に戸外に締め出す，などである。

②**ネグレクト**：児童の心身の正常な発達を妨げるような著しい減食，または長時間の放置その他の保護者としての監護を著しく怠ること。例えば，重大な病気になっても病院に連れて行かない，乳幼児を家に残したままたびたび外出する，乳幼児を車のなかに放置する，適切な食事を与えない，極端に不潔な環境のなかで生活させる，などである。

③**性的暴行**：児童にわいせつな行為をすること，または，児童をして，わいせつな行為をさせること。例えば，子どもへの性的行為の強要・教唆，性交や性器を見せる，ポルノグラフィーの被写体などに子どもを強制する，などの行為である。

④**心理的虐待**：児童に著しい心理的外傷を与える言動を行うこと。例えば，子どもの心を傷つけるようなことを繰り返し言う，無視する，他の兄弟とは著しく差別的な扱いをする，など心理的外傷を与える行為などである。

3 現　状

近年，虐待児は増加傾向にある。これには，核家族化による育児不安，離婚率の上昇，地域の育児支援体制の低下，などの社会的情勢の変化も大きく影響しているが，子どもの人格を尊重し，暴力を排除するという国民の認知度も高まり，専門家の認識も向上し，子どもの虐待を容認しなくなっている社会的な背景もある。性別では，やや男子が多く，思春期に入ると女子の割合が増える。また，虐待の種類は，身体的虐待42.3%，ネグレクト37.5%，心理的虐待7.9%，性的虐待4%などである(図1)。なお，主たる虐待者は図2のように，両親11.1%，実母57.1%，実父18.9%，継・実親9.4%となっており，実母と実父からの虐待が多く，昔いわれていた継母からのいじめは意外に少ない。

児童虐待の頻度については，かなりの数が家庭内に隠されている疑いがあり，実態をつかむことは困難である。前述のKempe[3]によれば，デンバーおよびニューヨークでは毎年100万につき175～222人の

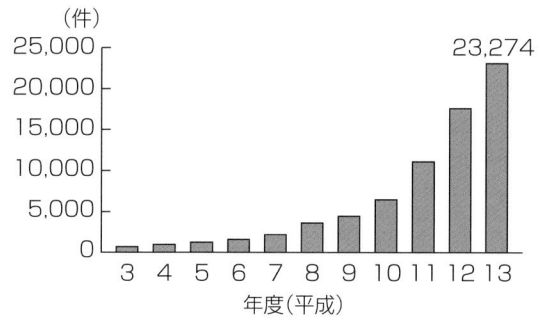

(件)
25,000 ┤   23,274
20,000 ┤
15,000 ┤
10,000 ┤
 5,000 ┤
      └─────────────────────────────
        3 4 5 6 7 8 9 10 11 12 13
                    年度(平成)

図3 年度別虐待相談の処理件数

発生の報告があり，推定上，出生1,000人につき6人は虐待を受けると推定し，年間30,000〜50,000の被虐待児の発生があると推計した。イギリスでは，年間約4,500人の被虐待児があると推定され，外傷で救急外来を受診する3歳以下の小児の10〜15％は本症であるとされている。その後，アメリカでは虐待件数が増加し，1989年には全米で約53万人の子どもが虐待を受けたとされ，そのうち，94,000人は性的な虐待であったとされる。1992年には通告260万人，虐待と確認されたケースが100万人あるといわれている。

現在では，アメリカの虐待児童出現率は，児童1,000人に対して，39.0人，イギリスでは3.42人とされている。わが国では図3に示すように，毎年，増加傾向にあり，平成13（2001）年度には，23,274件が児童相談所で相談されているが，実際には氷山の一角で，もっと多くのケースがあると思われ，実際には10万件と推定されているものの，正確な疫学研究のデータはまだない。

4 児童虐待による症状

児童虐待による症状は多彩であるが，身体的な症状，行動異常および精神症状に大きく分けることが可能である（表1〜3）。虐待への対応策や親の支援などがない限り，虐待は進行し，軽度のものから重度化することが多い。そして最悪の場合には，子どもの死亡につながる。さらに，受けた虐待の結果として，しばしば心身に後遺症を残すことも少なくない。

表1 身体面の症状

1)	低身長，低体重，成長障害
2)	皮膚外傷
	皮下出血，打撲傷，擦過傷，創傷，表皮剥離，膿疱
3)	骨折，脱臼，骨端破壊
4)	熱傷，火傷
5)	頭部外傷
	頭部皮膚外傷，頭蓋骨骨折，硬膜下血腫，頭蓋内出血
6)	内臓損傷
7)	脊椎損傷，麻痺
8)	眼症状
	網膜剥離，白内障
9)	栄養障害，飢餓，腹部突出
10)	痙攣，てんかん
11)	下痢，嘔吐，消化不良
12)	循環障害
13)	凍傷
14)	歯牙脱落，舌損傷
15)	死亡

（文献[8] p.330. より引用）

A 身体症状

身体的虐待のため死に至ることもある。外傷性眼障害から失明したり，頭蓋内出血による後遺症で障害を残すことも多い。虐待による症状は，すべて反復して受けた傷害の結果生じたもので，比較的軽症のものから死亡に結びつく重篤な変化まで多彩である。一般には，虐待により，かなり重篤な状態に至るまで放置され，どうにもならなくなった段階で，急患として医師を訪れる事例が多い。典型的な事例では，外見上，るいそう強度で栄養・発育は遅延しており，顔貌は無欲状か，逆に，おびえによる緊張状態がみられ，精神発達障害の存在を疑わせる。

直接的な傷害による変化としてもっともよくみられるものは皮膚症状であり，不潔，皮下出血，血腫，擦過傷，裂傷，創傷などが混在し，四肢よりも躯幹や背部に集中してみられる。その他，熱傷も重要な皮膚所見であり，特有なものとしてタバコの火による火傷をあげている。四肢には，骨折，脱臼，打撲によると思われる軟部組織の腫脹がみられ，同時に運動障害が存在する。頭髪は一部引き抜かれていることがあり，頭部では，致命的なものとして硬膜下

表2 行動面の症状

1) 食行動異常
   過食多飲，盗食，異食，食欲不振
2) 便尿失禁
3) 常同姿勢・常同運動
4) 自傷行為
5) 緘黙
6) 虚言
7) 盗み・万引き
8) 家出徘徊
9) いやがらせ
10) 集団不適応
11) 火遊び・放火
12) だらしなさ
13) いじめ
14) 器物破壊・暴力
15) 性的逸脱行動
16) 自殺企図

(文献[8] p. 330. より引用)

表3 精神・神経面の症状

1)	運動発達の遅れ	12)	落ち着きがない
2)	情緒発達の遅れ	13)	人との距離がない
3)	言語発達の遅れ	14)	おとなの顔色をうかがう
4)	抑うつ	15)	転換・解離症状
5)	不眠	16)	パニック
6)	過敏	17)	心因性疼痛
7)	体が硬い	18)	チック
8)	無表情	19)	不定愁訴
9)	無気力	20)	希死念慮
10)	頑固		
11)	気分易変		

(文献[8] p. 331. より引用)

血腫がしばしば認められ，大泉門の膨隆，頭囲の急速な拡大，嘔吐，痙攣，昏睡などの神経症状が現れ，網膜出血もみられる。眼科的所見では，眼底出血など広汎な眼内出血を生じ，視力障害を永久に残すことが多い。胸部では肋骨骨折，胸腔内出血がみられる。腹部損傷は硬膜下出血とならんで，しばしば致死的な結果をもたらす。

また，虐待児によくみられる身体症状の特徴としては，救急治療室に運ばれた子どもの傷の様子と，けがの説明がくい違ったり，手，指，物（ベルト）のような跡がついていたり，意識のある子どもを熱いお湯に浸けた場合にみられる特別な火傷のパターン，子どもの手やお尻に，電熱器の丸い熱傷があったり，服の外に出ている部分や性器にタバコによる熱傷があったり，目の下のあざや，人間の歯形がついていたり，鞭の跡，首をしめた跡，手首や足首の周囲にねじった跡があったりするときには虐待を念頭におく。

B 精神症状と行動異常

表2・3に示すように，虐待により多彩な精神症状や行動異常をきたす。子どもは被害にあったとしても，それを話すとは限らない。このため，子どもが発しているサインに気づくことが大切である（表4）。一般的に，被害を受けた年齢が低いほど，被害の期間が長いほど，その影響は大きくなるといえる。また，加害者が子どもに身近な人であるほど影響が大きくなる。まず乳幼児では，虐待により言語発達や情緒発達の遅れ，などの症状が顕在化することが多い。これらは，児童虐待により，発達している最中の脳の機能や神経構造に永続的な障害を与えるためであることがわかってきた。まず，最近のMRIなどの画像診断によると，児童虐待にあった子どもは，脳の左半球の発達が大きく遅れたり，左の海馬が小さかったり，扁桃体の機能変化や脳梁の発達が十分ではない，との報告がある。

次に，虐待などの被害を受けた直後には，子どもは独特の反応をする。例えば，興奮しやすく，ちょっとした刺激に驚いたり，怒りっぽくなったり，警戒心が非常に強くなることがある。眠ることが難しかったり，物事に集中できなかったり，被害の状況が繰り返し思い出されたり，悪夢をみたり，また，子どもは遊びのなかで被害の状況を繰り返し表現することもある。反対に，被害の状況を思い出せなかったり，ぼうっとしているように見えることもある。つらい体験を思い出すことや，つらい感情を感じ取ることを避けるために自分のなかに引きこもり，他の人とのかかわりを絶ってしまうこともある。これらの反応は，被害を受けた子どもが引き起こす正常な反応と考えられ，急性ストレス反応（障害）とよばれている。普通，急性ストレス反応は1カ月ぐらいすると治まってくることが多いが，1カ月以上続くと外傷後ストレス障害（PTSD）が疑われる。

表4 被害にあった子どものサイン

睡眠障害(眠れない，悪夢，夜驚)
食欲の変化
摂食障害
嘔吐，下痢
体の痛み(腹痛・頭痛など)
特定の人や場所を怖がる
不　安
攻撃的・暴力的になる
抑うつ(表情がなくなる，元気がない)
●とくに乳幼児によくみられるサイン
　発達の後退(赤ちゃん返り，幼児返り…指吸い，夜尿，
　　幼児語，分離不安)
　発達が止まる
●とくに学童期以降によくみられるサイン
　成績が落ちる
　集中できない
　むこうみずな行動，危険な行動が増える
　友達と遊ばなくなる，以前楽しんでいたことをしない
　引きこもり
　問題行動(万引き，暴力，シンナー，飲酒)
●とくに性的被害にみられるサイン
　教えられていないのに，年齢にそぐわない性的な知識
　　をもっている
　過度のマスターベーション
　口や性器の痛みを訴える
　過度な性的行動化(乱交，誘惑的態度，他者への性的
　　攻撃)
　自傷行為(体を傷つける，髪の毛やまつげを抜く，など)
　自殺企図

PTSDの具体的な症状としては，再体験，回避，過覚醒がある。再体験とは，繰り返し虐待体験のことを思い出したり，感じたりして苦しむことである。フラッシュバックともいう。ポストトラウマティックプレイといい，被害体験を遊びのなかで繰り返す場合もある。回避では，虐待に関係することを避けようとし，そのために活動の範囲が狭まったりする，被害と関連した思考や感情を避けようとするために無感覚になったり，感情が生き生きと感じられなくなったりすることもある。過覚醒では，緊張が高まり，注意の集中が悪く，睡眠の障害が現れる。過度の警戒心をもっており，驚きやすい。さらに，被害が長期にわたると，自分が悪いから，こんなことになったのだといった自己イメージの歪みや，世の中が安全で安心なところではないと思えてくるような世界観の歪み，人を恐れ信用できなくなるような対人関係の問題を生じたり，さらに，他者に対する攻撃性が高まる，などの症状を呈する。

また，解離性障害が明らかになる場合がある。解離性障害とは，大きな心理的苦痛を伴う出来事に対して，苦痛を避けるために意識的・無意識的に感情・志向・行動・記憶をばらばらにしてしまう一種の防衛反応である。自分の心が体から抜けて天井から見ていたといった幽体離脱の体験や，虐待の記憶が思い出せない解離性健忘などがこれにあたる。さらに深刻になると，解離性人格障害といって，いわゆる多重人格といわれる現象が起きることがあるといわれている。

最後に，性的な虐待を受けた場合，性被害の恐怖や嫌悪感から，性関係を避ける場合と，逆に，誰とでもすぐに性関係をもってしまう場合があり，後者は，売春や援助交際に走る場合が少なくないといわれている。また，虐待は多くの精神障害の危険因子であることが明らかになっている。

5 児童虐待の診断

虐待のケースは，外傷や全身状態の悪化で救急外来を訪れる場合がある。また，発育不良などのために小児科を訪れたり，問題行動や精神症状に気づかれて，精神科や相談機関を訪れることがある。患児の全身状態，顔貌，多彩な皮膚所見などで容易に被虐待児症候群や身体的虐待の疑いはもてるが，両親または保護者は，しばしば自分の犯した行為を認めず，単なる事故によるものと主張することが多い[4]。Elmerら[6]は，被虐待児を選出するクライテリアとして，①骨のX線検査で種々の時期の骨折が多発してみられ，②傷害症状を裏づける疾病が見あたらぬこと，③殴打したり虐待したことがあるか，または傷害症状発生を満足に説明する既往がない，という3条件をあげている。

また，身体的虐待以外の虐待を受けている場合には，一般に診断が困難である場合が多いが，養育者の態度としては，多くを語らないために診断のための情報を十分に得ることが難しいが，既往歴や病歴に矛盾が多く不自然な説明をしたり，子どもに対し

ての態度が冷淡で，子どもに対して嫌悪感を示す場合もある。対応する医療従事者や福祉関係者は，このあたりのことを念頭におきながら，粘り強く問診をし，それとともに，さまざまな情報を得ることが肝要である。

6 児童虐待の成因と危険因子

児童虐待の危険因子としては，以下のものが指摘されている。すなわち，妊娠に関するもの，望まぬ妊娠・出産，妊娠届けが遅い，妊娠中の健康診断を受けていない，未婚，妊娠中に夫が死亡・別離など，妊娠に関するものである。第二には，親自身が虐待を受けていたり，親の生活上のストレスの多さ，経済的に不安定，夫婦不仲，過大な育児不安，アルコールや薬物依存，社会的に孤立している親，親類・友人・隣人などの援助者がいない親，などの親の側の要因である。一般に，貧困な下層階級に属する家庭で起こりやすく，両親のアルコール中毒や犯罪歴を有するものなどがあげられているが，Kempe[3]は，自験400例より両親の社会階層，貧富，人種，信条，宗教，教育レベルなどには密接な相関はない，と述べている。虐待児の親の性格としては，分裂気質，ヒステリー，強迫衝動的な性格異常[4]など，社会的に不適合な素因があり，自分自身が不幸な子ども時代を経験したものが多いとされている。

Vesterdalら[7]は，虐待者を5つのグループに分類している。第1群は，折檻が小児をしつける正しい手段と信じて虐待する場合である。第2群は社会の下層階級に属し，家庭環境が悪く，犯罪歴のあるものである。第3群はアルコール依存によるものであり，第4群は偏執反応やうつ病など精神病を有するもの，第5群は特異な性格異常者で，表面的には正常な知識階級に属し一般社会に適応しているようにみえるが，感情的・精神的には未熟で，虐待行為に自分自身は気づかず，自分は子どもを愛していると信じているものである。前記5群中，第2群がもっとも多く，とくに第2群と第5群に虐待が反復する可能性が強いと述べている。

また岩田ら[8]も，虐待者の精神的特徴としては，表面的な対人関係はつくれるが，人との深い情緒的なかかわりは困難で，現実認識が一部歪んでいて，現実適応能力に障害がみられ，自分の心的世界を子どもに投影していることをあげている。さらに，自己イメージが悪く，悲しみや哀しみの気持ちを受け入れられないとしている。また，人格や性格の問題をもっていたり，精神病歴があるものも虐待の危険因子といわれている。

次に子どもの側の要因としては，望まぬ子ども・性別など，親の意に添わないとして生まれた子ども，愛情形成不全，育児困難，泣き止まない，食べない，排泄がうまくできない，反抗的態度をとる子ども，未熟児，低体重児，双・多胎児，障害児などである。虐待誘発因子としては，子どもが非常に神経質であること，呼吸器感染・中耳炎などの急性疾患により不機嫌に泣き続けることや，夜尿症などがあげられている。

その他，児になんらかの身体的欠陥を有するものに多いが，比較的報告が多いものとして未熟児がある。最後に，家庭の要因としては，育児が過大となっており，多子であったり，病人をかかえている，夫婦不和，孤立家庭，転居後，配偶者の単身赴任や死別，実家との絶縁，他人からの援助に拒否的，一人家庭，経済的不安定，未入籍，反社会的生活などがあげられる。

7 児童虐待への対応

小児の虐待は，その多彩な症状により，小児科医のみならず，外科・脳外科・整形外科・眼科・耳鼻科・精神科医，看護師，保健師，社会福祉士，精神保健福祉士など各方面より発見される機会があり，したがって，すべての医療・保健・福祉担当者が，まず本症の存在を熟知することから治療対策は始まる。この場合，児童虐待への対応は，危機介入，親と子どもへの治療的アプローチ，長期のケースワークおよび予防である。

A 危機介入

身体的な傷は，それぞれの傷に応じて適切に処置する。多くの場合，子どもと両親のカウンセリングが必要である。場合によっては，子どもがこれ以上

```
第25条（要保護児童発見者の通告義務）
保護者のいない児童又は保護者に監護させることが不適当であると認める児童を発見した者は，
これを福祉事務所又は児童相談所に通告しなければならない．但し，罪を犯した満14歳以上の
児童については，この限りでない．この場合においては，これを家庭裁判所に通告しなければな
らない
```

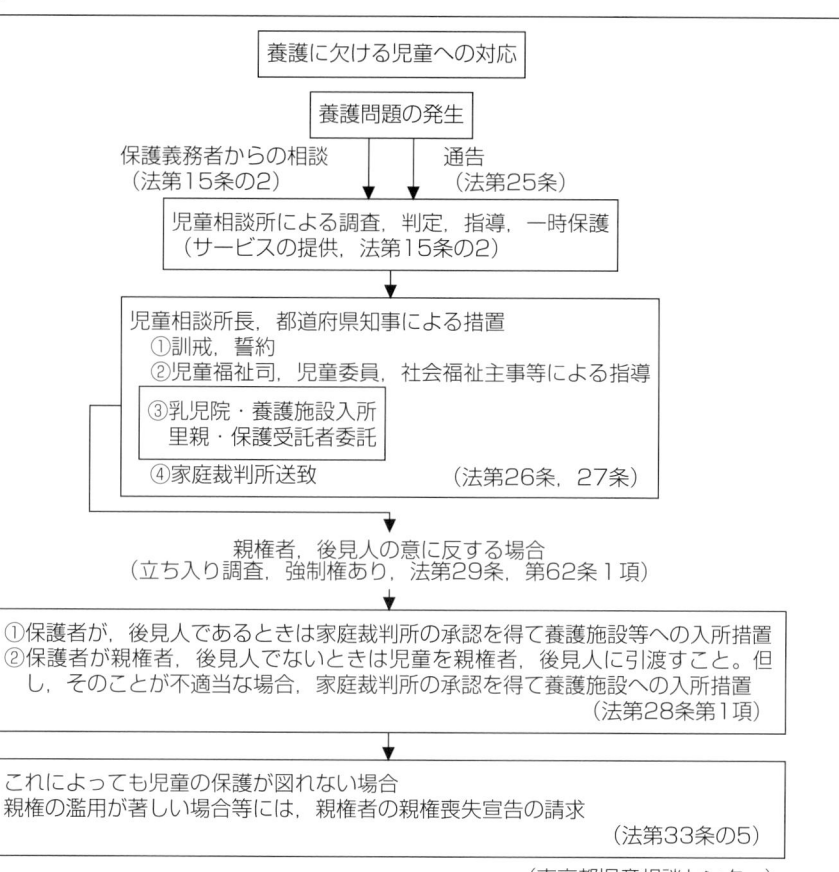

養護に欠ける児童への対応
　　↓
養護問題の発生
　保護義務者からの相談　　通告
　（法第15条の2）　　　　（法第25条）
　　↓
児童相談所による調査，判定，指導，一時保護
（サービスの提供，法第15条の2）
　　↓
児童相談所長，都道府県知事による措置
　①訓戒，誓約
　②児童福祉司，児童委員，社会福祉主事等による指導
　③乳児院・養護施設入所
　　里親・保護受託者委託
　④家庭裁判所送致　　　（法第26条，27条）
　　↓
親権者，後見人の意に反する場合
（立ち入り調査，強制権あり，法第29条，第62条1項）
　　↓
①保護者が，後見人であるときは家庭裁判所の承認を得て養護施設等への入所措置
②保護者が親権者，後見人でないときは児童を親権者，後見人に引渡すこと．但
し，そのことが不適当な場合，家庭裁判所の承認を得て養護施設への入所措置
　　　　　　　　　　　　　　　　　　　　　　　　　（法第28条第1項）
　　↓
これによっても児童の保護が図れない場合
親権の濫用が著しい場合等には，親権者の親権喪失宣告の請求
　　　　　　　　　　　　　　　　　　　　　　（法第33条の5）

（東京都児童相談センター）
（文献[8] p.334. より引用）

図4　国民の通告義務（児童福祉法）とその流れ

危険にさらされないよう，子どもを一時的または永久的に遠ざける必要もある．生命の危険や自殺のおそれがあるような場合，入院や児童相談所で一時保護をする必要がある．虐待の疑いのある子どもを発見したら，医師は児童相談所に通告する義務がある（図4）．

B　親へのアプローチ

虐待傾向を示す親などの養育者に対しては，虐待という行為を結実させた社会的要因へのソーシャルワーク的働きかけや，親自身の心理的問題などに対する治療的な働きかけが必要である．この場合，治療動機のある親や家族は，適応障害や神経症レベルにあるものが多く，従来の伝統的な心理療法の枠組みが有効なことが多いが，治療動機のない親の場合，世代間伝達といった家族の病理や，親のパーソナリティの問題など複雑な病理をもっているものが多く，介入が難しい．

C　子どもへの治療アプローチ

被虐待児へのケアは，虐待を受けた子どもが自分を大切にし，人を愛し，共感できる人間として成長し，社会のなかで生きてゆくことが目標である．それには，安心できる場所，頼れる人および長い時間

が必要である[8]。被虐待児は一般に，人間に対する不信感・被害感が強く，攻撃性が高く，満たされない愛情欲求をもっていて，人との距離が適切にとれず，自己表現が苦手で，衝動のコントロールができないことが多い。

年齢が1歳までであると親や家庭への環境調整が主となるが，2歳以上では，本人への心理療法的かかわりが必要になる。そのためには，人形やパペットを用いた個別の遊戯療法や，個別あるいは集団の描画療法が行われる[9)10]。最近，EMDR（eye movement desensitization reprocessing）や認知行動療法も試みられている[11]。

D 長期のケースワーク

虐待のケース対応には，医療機関，児童相談所，福祉事務所，保健所，警察，学校，児童養護施設，法律家などの連携が必要である。ケースワークのゴールとして，初期には親子を離すこと，後には家庭への引き取りがゴールになるのではなく，親子関係の修復プロセスそのものが大事であるとの認識が必要である。

E 予防

虐待が起こりそうな状態を認識することにより，実際に虐待が起こることを予防できる。警戒すべき徴候としては，以下のようなものがある。

以前に虐待が起こったことがある，両親に愛情や心配の様子がみられない，子どもの体を清潔に保つことができない，きちんと世話できない，両親にアルコールや薬物の問題がある，家族の生活に大きなストレス因子がある。

このような時期にカウンセリングによる介入を行うことにより，虐待を防ぐことが可能である。

8 予後と転帰

虐待の程度および期間により，死亡率，後遺症発生率は異なっており，報告者により，かなりの開きがみられるが，一般に被虐待児症候群（身体的虐待）の5～10％が死亡し，30～70％が恒久的な脳障害を残すとされている。とくに，硬膜下出血，内臓損傷が生じた場合は致命的である。

その他，身体的発育遅延，知能低下，情緒障害，言語発達遅延などの医学的・心理学的に重要な欠陥が残存すると述べており，本症の予後は，きわめて憂慮すべきものであることが伺える[4]。

おわりに

児童虐待は，医療だけで解決できる問題ではなく，行政・教育・法曹界・福祉など，多方面の理解が必要である。そのなかで，医療に携わるものとしては，児童の診療で既往歴や病歴に矛盾が多く不自然な場合には，本症を念頭におき，できるだけ早く虐待の事実を発見し，対応策を講じる必要がある。

文献

1) Caffey, J.：Multiple fractures in long bones of infants suffering from chronic subdural hematoma. Am. J. Roentgenol., 56：163-173, 1946.
2) Kempe, C. H., Silverman, F. N., Steele, B. F., et al.：The battered-child syndrome. JAMA, 181：105-112, 1962.
3) Kempe, C. H.：Paediatic implications of the battered baby syndrome. Arch. Dis. Childhood, 46：28-38, 1971.
4) 諏訪城三：被虐待児症候群．小児科, 16：449-459, 1975.
5) 元村直靖：心に傷を受けた子どもの心理・行動障害．精神科, 12：5-11, 2008.
6) Elmer, E. and Gregg, G. S.：Developmental characteristics of abused children. Pediatrics, 40：596-602, 1967.
7) Vesterdal, J.：The battered child syndrome. Anales-Nestle, ed. by the Nestle Scientific Services, New York, 1972, pp. 5-25.
8) 岩田泰子：児童虐待．児童青年期精神障害（臨床精神医学講座・第11巻），中山書店，東京，2000.
9) 西澤哲：子どもの虐待，誠信書房，東京，1994.
10) van der Kolk, B. A.：サイコロジカルトラウマ，飛鳥井望，前田正治，元村直靖・監訳，金剛出版，東京，2004.
11) Deblinger, E. and Heflin, A. H.：Treating sexually abused children and their nonoffending parents. *In* A Cognitive Behavioral Approach, Sage Publishers, London, 1996.

元村直靖

Ⅵ 病気の子どもとカウンセリング；傾聴と共感的理解を求めて

子どもへのカウンセリング

はじめに

　病気の子どもたちは，症状や治療とそれに伴う生活の変化，心理的負担や混乱などを体験しながら，それぞれの成長や発達を遂げていく。たくさんの課題を前に，痛みや，思うようにならない"からだやこころ"をかかえて，自信のなさや悔しさ，苛立ちなどの感情を体験することも多い。しかし，そうした情況を現実として受け容れ，また，環境や自分に働きかけながら，自分なりの適応を図っていくのが子どもたちの日々の営みである。

　そして，子どもたちが自分の課題に取り組むとき，（病気だけでなく）その時どきの自分を「医療者をはじめとした身近なおとなが，そのままにわかってくれていると感じられること」が，子どもたちのよりよい適応の助けとなる。

　本稿では，病気の子どもたちへの心理的援助のひとつとして，カウンセリングの中核とされる傾聴と共感的理解を取り上げる。はじめに病気の子どもたちを理解する際の留意点のいくつかを，次に，筆者が大切と考える援助者の態度について述べる。また，援助の実際の例を紹介する。

1 病気の子どもを理解する際の留意点

A 全体への視点と子どもの目線

　病気は時に，子どもやその周囲に圧倒的な影響力をもつ。しかし，病気は子どもの一部であり，ここでの援助の対象は「主体としての子ども」である。子どもは家族を含む環境とのつながりや独自の歴史をもち，また，内外の状況が刻々と変化するなかを生きている。その理解には，病気に偏ることなく，発達水準，障害や認知の特徴，経験，性格傾向，取り巻く環境など多様な側面を捉える。

　環境との関係については，子どもが心身ともに発達途上にあって影響を受けやすいのと同時に，能動的に環境に働きかける存在でもあることに留意する。病気を含めた子どもの情況が周囲に何をもたらしてきたかなど，関係や経緯をダイナミックに理解する。物事には多様な側面があり，時間の流れとともに意味も変化すること，人の行動も必ずしも合理的ではないことを頭においておく。病気という事態は，子どもや周囲をさまざまに揺さぶるものであろう。

　広い視野で全体像を捉えることと同時に大切なのは，子どもの目線に立ち，出来事がどう見え，どのように感じられているかと推し量り，その主観的体験に近づくことである。そのためには，軽度発達障害のように認知面の特徴の把握が重要な場合もある。

　援助者の見立ては，以後のかかわりあいと観察によって吟味・修正する。ステレオタイプな捉え方や，経験や知識からだけでない，多様な解釈のできる柔軟さが，子どもとの出会いにつながる。援助者の先入観や価値判断は差し控える。

B 経験の偏りや不足，開発されていない能力に留意

　病気に伴うたくさんの課題をこなしている一方で，経験の偏りや不足が生じがちであり，発達課題

が棚上げされていたり，十分に能力が開発されていないことがある。また，心理的な負担が能力の発揮を妨げることもある。したがって，目にする子どもの行動の断片や情報からの一面的な理解，思い込みをせず，これまでの経験や発達水準の凸凹，子どもの情況などを細かに把握して，適時，適切な発達課題の提示へとつなげる。

また，子どもたちの成長の舞台は，生活や治療，学習の場など複数にまたがり，病状によって忙しく変わることもある。的確な理解をし，次の場につなげながら子どもの育ちを援助していくという意識が，いずれの場においても欠かせない。

C 生活者としての具体的な病気体験を知る

例えば，「服の下から装具が透けて見えるのが気になる」思春期の子の心情の理解は難くないが，それに「教室の座席が前のほうなんだ」という子どもの言葉が加わってくると，その子の長い緊張の時間と日々が実感されてくるだろう。

子どもが生活のなかで何に重きをおくかは，それぞれに違うこと，おとなの目線では見逃しやすい部分も多いことに留意しながら，子どもの心情に配慮しつつ，具体的な生活体験に踏み込んで理解を深める。

ここで，援助者自身が「病気」に臆病になっていると，漠然とした想像や思い込みのまま子どもの実体験に近づけない。個々の子どもの生活のなかには，こともなげに「病気」とともに生きている姿をみることもある。

D いくつもの発達課題をかかえているとき

ある少年は，何事につけても「装具のせいで○○できない！ 装具のない自分がいい！」と発していたが，このとき彼がかかえていたもっとも大きな苦痛は，「締め付けられるように感じる」親からの期待や要求と見受けられた。

著しい成長期にあって，子どもは，いくつもの発達課題をかかえる。それらに苦闘するなかで，病気や治療が，不満や攻撃の対象となることがある。周囲は，病気のことと過敏にならず，冷静に子どもの情況全体を理解し対応する。病気との折り合いは，さまざまな課題の傍らにあって，ともに揺らぎつつ，少しずつ進んでいくもののように思われる。

2 傾聴と共感的理解

A カウンセリング

カウンセリングは，自己成長をめざしたり，問題や悩みをかかえる人への援助的アプローチとして用いられる。めざすのは，その人なりの，より適応的な行動や成長の獲得であり，基本的な技術として傾聴と共感的理解が重視される。

傾聴は，話し手の伝えようとすることをよりよく知ろうと積極的関心をもち，そのままに聴き入る態度である。適度な距離と，ゆとりをもちつつ，気をそらさずに相手をよく見て聴く。表情や仕草など全体の姿を捉えながら，内面の声にも耳を傾けようと，こころを能動的に働かせる作業である。共感的理解とは，話し手の感情や見方・考え方を同じように感じ取ることであり，さらに，聴いたことを「○○○ということですか」と話し手に伝え返していく。

体験や思いを語ることには感情が伴い，時に大きな揺れ動きや緊張を伴うが，そうした感情的側面をも支えられ，じゃまや否定をされずに耳を傾けられることで，おのずと発話は増える。そして，聴き手から伝え返されながら，話し手は，自分のなかにある感情や考えがどんなものなのかが明確になっていく。その時どきの聴き取り（読み取り）の確かさが，援助関係の展開に重要である。カウンセリングは，聴き手との関係をとおし，気づきや自分との対話を深め，主体である話し手自身での解決につなげていくアプローチである。

聴き手はまた，話し手の情況や生じている問題についての見立ても同時に進める。問題解決のために，直接的な援助や助言，環境への働きかけが必要かどうかの見きわめも大切である。

B 子どもへの傾聴と共感的理解

子どもの発達水準に合わせ，言葉と全身の語るところを聴き取る。また，その子が「理解されている」と十分に感じ取れるよう，わかりやすい言葉や相槌など，全身で伝えていく。言語発達の不十分な子ど

もの場合，治療や援助に描画や遊びを用いることがあるが，これら言葉を主な媒体としない技法においても，見守る姿勢や共感的理解を積極的に伝える援助者の存在が，子どもの自由な表現や展開を促進している。

3 子どものこころが動くとき
子どもの変化を支える

　傾聴と共感的理解による援助では，子どもが自分自身で課題と向き合い，自分なりの対処や新たな行動へと踏み出していく成長の力に信頼をおいてかかわる。見守られ共感されると，自分が認められていると感じ，自信がもて，こころが落ち着いたり，困難に立ち向かう元気や勇気が生まれる。しかし，言葉にすることや行動変容には，時に不安や緊張を伴う。

　病気にまつわる多くの事柄は，子どもたちの意欲を損ないやすい。ややもすれば，引っ込み思案となりがちな病気の子どもたちが，不安や緊張をかかえながらも，次の一歩へと踏み出し進んでいくことをどう援助するのか。筆者が考える援助者の要件のいくつかを述べる。

A 積極的に聴くこと，場と時間の保証

　子どもが「話し手」となるきっかけは，さまざまである。周囲の問題意識からだけでなく，子どもから解決したい悩みとしてもちかけてくることや，まだ明確な認識や言葉にならないままに聴き手を求めて，ということもある。

　必要なときに自ら声を発し，他者の助けを借りながら課題を解決していく体験は，その後の柔軟な適応力につながるだろう。そして，子どもがその求めを発するには，周囲が関心をもっているというメッセージが，日頃から子どものこころに届いていなければならない。

　子どもは，おとなの振る舞いや態度に敏感である。表情や声の抑揚，姿勢やしぐさなど諸々の手がかりが，口からの言葉以上に雄弁に子どもへの関心と，そのありようを伝える。子どもは，「この人のこころは今どこにあるか？」「馬鹿にせず，話の腰を折らずに聴いてくれるか？」「他のスタッフには，どう伝えられるのだろうか？」「日頃の態度との隔たりはないか？」など，聴き手の態度を見きわめている。そして一方，自分については，自信がなく揺らぐ自分や，受け容れたくない自分をかかえていることもある。

　まず，「あなたの言葉を聴かせてほしい」との温かみのある関心が相手から寄せられていて，この人には安心して話せそうだ，と子どもに感じ取られていなければならない。子どもが求める聴き手であるか，それを伝えているかどうかについて，自らを振り返りながら関係を築く。このとき，聴き手との関係や位置について，生活全体のなかで子どもがどう認識しているか，との客観的視点も欠かせない。

　身近なおとなには，日頃から子どもの言葉を聴こうとする意識的な努力や，微弱なサインをもキャッチするアンテナが要る。とともに，気軽に声をかけやすい「隙」（子どもにとっては「暇そうにしている雰囲気」）も，あるとよいようである。

　また話し手には，周囲を気にせず，ゆっくり表現できる空間と時間がもてるよう配慮されるべきである。これは，聴き手にとっても集中して聴くために大切な環境である。

B 子どものとる「間合い」に合わせる

　子どもは，「悪いことは起こらない」「安心して話せる」と感じられたときに，タイミングをはかり，話せる言葉から話しやすいように語り出す。他愛ないお喋りの続いたあとでポツリと，しかし，もっとも肝心な一言が発せられることがある。

　子どもは，自分が取り組もうとしている課題や聴き手に対して，その子なりの間合いをとっているのである。したがって，聴き手は，子どもの沈黙や，言葉にできないでいることについても，その意味が何なのかを考えながら寄り添ってみる。黙っている時間こそ，自分で考え，言葉を探っているということもある。黙っている時間も十分に保障されねばならない。自分にとって大切なことだからこそ，怖さや，ためらいも生じる。こころの揺れ動きに合わせながら，少しリードしつつ待つ姿勢も大切である。

　こころのSOSが周囲に届かずに心因性の歩行困難を呈した，ある小学生は，回復し，退院間近になって初めて，「お父さんとお母さんに助けてって，言

いたかったんだ」と語った。身体症状の意味に気づいた両親のかかわりの変化に「これからは両親が受け止めてくれるんだ」という手応えをもったからこそ，不安なく言葉にできた一言と思われた。また，「困ったときには，自分からも思いきって言ってみよう」との決意を表す言葉にも窺われた。

性急な問いかけや核心への接近ではなく，子どもが自分で調整している間合いに呼吸を合わせたい。静かに見守られているという安心感を得ると，自分を少し自由に振る舞わせてみたり，いくつかの自分を闘わせたり，普段できない冒険もできよう。せめぎ合いを経て踏みだされる，そのときの一歩は子どもが決める。子どもが自分の課題と取り組みながら，こころのなかに生じてくるさまざまな思いを整理して踏みだすまでを，どう援助するかが大切なことである。課題解決後に，自然で無理のない言語化に至ることがある。

C かかわりあい

子どもにとって，自分が話すことに慌てたり動揺しない，抑制の利いた聴き手の安定感が信頼と安心感を伝え，自分のそのままを発してみる勇気になる。とともに，聴き手が，新鮮さを感じながら言葉を聴くことが，子どもの言葉をより豊かに育む。自分が発して相手のこころも動く，という響き合う関係が，人とかかわる楽しさや喜びだろう。

子どもの言葉への素直な聴き手であるとともに，医療を施す（される）といった一方向の関係ではなく，その子との出会いによって自分の内に生じる感情や体験も大切にすることが，かかわりあいを自然で，かつ互いに発展的なものにする。子どもにとって，思うようにならない体を基盤にして話す言葉は，不自由で窮屈になりがちかもしれない。しかし，聴き手との関係性のなかで，言葉は，その子自身の自由な表現として生き生きと磨かれ，鍛えられ，自分の歩みを進めていく手だてとすることができる。

D ともに成長する存在であること

相手のおとなのなかに弱さや不完全さをふと見つけたとき，子どもたちは人なつこい笑みを満面に浮かべる。成長の途上，病気である自分への信頼を確かなものとするものは，自分の成長の実感だけでは

ないようである。皆，誰もが未熟さや，時には頼りなささえも，もっているということが，子どもたちのこころのこわばりを緩める。

われわれが，いろいろな課題に対処していくなかには，失敗や，うまくできないことがあり，力不足を痛感したり心細さを味わう。しかし，それをしのぎながら，自分なりの解決を探り，先へ進んでいくことを可能にするのは，ひとまず，そうした自分を受け容れ，かかえていられることにあるように思う。これは，病気をかかえる子どもも同じであろう。

本来もっている成長・発達の力，解決や調整の能力が発揮されるのは，縮こまるこころが開かれているときである。子どもの言葉を「そのままに聴こうとする」援助者自身が，困難にぶつかっての動揺や怖じ気づくこころを自分の内にも素直に感じ取れているとき，その自然さに，子どもたちは大きな安心感を感じ取れるだろう。

4 事例をとおして考える

この項では，事例をとおして傾聴と共感的理解について触れていく。

私たちが傾聴と共感的理解をもってかかわることは，子どもが自分の課題に向き合い，自分なりの対処や新たな行動に踏みだしていく子ども自身の成長の力を促す援助になると考えている。

子どもが傾聴と共感的理解をもった態度に接したとき，子どもは，見守られている，一生懸命聞いてくれている，同じ目線に立って共感されている，と意識的に，あるいは無意識的に感じてくるだろう。このような出会いがあるなら，子どもはこころを落ち着かせ，困難に立ち向かう元気や勇気を生みだしていくことができるだろう。

A A君との出会い

今回紹介するA君は，5歳のとき，知的遅れの診断を受けた。

A君は言語能力が不十分なため，自分の気持ちを伝えることが不得意だった。彼自身のことを聞かれると，「わからないから，お母さんに聞いてください」と母親任せになった。母親もこれまでは彼の

気持ちを代弁してきたが，A君が20歳になったとき，「自分の気持ちを伝える」，「自分で判断していく」ことが大切だと考えた。このような母親の思いが面接のきっかけとなった。

面接は月1回，母親との同席から始めた。回を重ねることでA君は，面接にかかわる約束や対応が身に付き，一対一の面接に移行していった。面接では自発的な言葉は少なく，話の内容は限られていた。相変わらず，「わからないから，お母さんに聞いてください」が多く聞かれるが，母親任せから，自分で考えて答えようとする態度もみられ，コミュニケーションもとりやすくなった。A君のなかで何かがゆっくりと動きだしているようだった。

このような時期，A君が戸惑いと怒りをかかえ面接場面に飛び込んできた。彼の態度は真剣そのもので迫力があった。自分の戸惑いや不安を吐きだし，自問自答し，そして自分の気持ちに気づき，最後は安定した結果へとつなげていった。この過程が，この面接のなかで展開されていった。この面接での筆者の役割・対応は，彼の言葉や気持ちに耳を傾け関心を示し，そして，理解したいというメッセージを送ることだった。

B　戸惑いと怒りをかかえてきたA君

この日，A君が姉とけんかをし，朝から機嫌が悪いことを耳にした。面接時間になっても来ないので，けんかが尾を引いて，帰ってしまったのではと考えていると，ドアが突然開き，A君が叫びながら大股で突進してきた。「頭を洗ったのに，わかってくれない！」「わかってくれない，いやなんだ」と，椅子に座っている筆者に目もくれず，怒鳴りながら部屋のなかを行ったり来たりし始めた。そのうち，こぶしを振り上げ，頭を叩きだした。彼の怒りは言葉だけではとどまらず，噴き出てくる怒りを身体全体で表現し始めた。ときどき立ち止まり私に向かって，「いやなんだ」と怒りを込めた言葉を投げつけてきた。

これほど怒っているA君に会うのは初めてである。普段は何事に対しても曖昧で，その場しのぎな対応で，面倒になると，「お母さんに聞いてください」と母親任せになる彼が，本気で怒っている。彼が怒っている原因は何か，何を伝えたいのか，と筆者の関心が動きだした。

彼は，「いやなんだ，いやなんだ」と繰り返しながら怒鳴り，部屋のなかを乱暴に歩き回っていたが，急に怒鳴り声が小さくなり，自分に話しかけているようだった。また，頭を叩き始めた。繰り返される行動を見守りながら，次のような介入をした。

「そう，いやなんだね…うん，うん…」と彼の言葉をそのまま繰り返し，頷き，言葉かけは少なくした。A君の気持ちの流れをくずすことや，別な方向に向けてしまうようなことがないように余計な言葉や態度を差し控え，彼が，自分の気持ちを表現しやすいように配慮した。そして，A君が送ってくる目線に相槌をうち，「あなたが怒っているの一生懸命聞いている」というメッセージを送り返しながら，彼の気持ちに付き合った。このような状態は30分ほど続いた。

部屋のなかを動き回っていたA君が，疲れた様子で，いつもの椅子に座った。座るや否や，頭を叩いていたこぶしで，机を叩き始めた。しばらく，このなりゆきを見ていたが，ペースを落とすことなく続いていった。これ以上続けることは，怒りを増長させ彼をさらに混乱させると思い，介入を考えたまさにそのとき，目の前の彼が，自分の身体を両手で抱き込んだ。自分のなかから噴きだす怒りを抑え込むように，身体をよじらせていた。両手は，さらに強く身体を押さえ込んでいった。しばらくすると穏やかな表情となり，この行為は，ただ怒りを抑え込むだけでなく，自分をいとおしみ，抱き締めているような優しい仕草に変わってきた。

私が彼に必要と感じた援助が，目の前で彼によって展開されていった。A君と同じ目線に立って共感していると強く認識された。彼は，自分の感情や欲求に気づき，自分の気持ちに添って行動したのである。これを境に，A君の激しい怒りの言葉や部屋を歩き回ることは消失し，椅子に座り，落ち着いた態度で私と向かい合った。

しばらくすると，A君から「昨日，頭を洗ったのに，ちゃんと洗ったのに。お姉ちゃんが，わかってくれない」と静かな口調で話し始めたが突然，「どう思う！」と荒々しい態度に変わり，かぶっていた帽子を乱暴に取り，床に叩きつけた。「ほら！」と頭を私の目の前に突きだし，私から目を離さず（この頭を

見て。ちゃんと洗ったんだ。わかる？）と声にならない言葉を添えて，しばらく，その状態で私からの答えを待っていた。挑むような，後には引けないといった強い思いが伝わった。私は，「髪を洗ったことをわかってほしいのね。あなたの言うとおり，洗ったのわかるわ。つやつやしているもの」と伝えると，ほっとした様子をみせ，帽子を床から拾い髪を整え，かぶったのである。

この後のA君に変化があった。机に両肘をおいてリラックスした態度になり，静かな口調で，ゆっくりと話し始めた。迷っているような困ったような，自信のない様子で，「お父さんとお母さんは，洗ったと言ったら，わかってくれたのに，どうして，お姉ちゃんには，わかってもらえないのかな」と，顔を机の上に伏せながら，ぽつり，ぽつりと話し始めた。次の瞬間，顔を挙げ私の顔を覗き込み，「どう思う？」と聞いてきた。この言葉は，いろいろな思いがつまっている一言だった。「あなたが納得できなくて困っているのね。あなたが納得したいのね」と言葉を返すと，顔を挙げ，「そう，ぼくが納得したいんだ！」と今の自分の気持ちに添う言葉に触れた様子だった。「納得したいの」「ぼくが，いやなんだ」と自分に言い聞かせるように何度も繰り返しているうちに，うつらうつらし始め，机に身体を伏せ，心地よさそうな寝息をたてながら寝てしまった。寝てしまうほど，この面接で費やした体力と精神的エネルギーは大変なものだったのだろう。やり終えたあとの休息のようだった。

しばらくして声をかけると，「少し，このままで居させてください」と答えながら，また寝息をたて始めた。心地よい眠りのなかで自分を癒しているようだった。見守る私も疲労感を感じながらも，この居心地を共有していた。頃合をみて声をかけると静かに起き上がり，帰り支度を始め，何も言わずに流れるように帰っていった。

この面接では，A君の言葉やこころに耳を傾け，同じ目線に立って理解し，彼に理解したことを伝えるという役割をもち，彼を支えることができたと考える。またA君も，自分の行動や言葉で気持ちを伝え，そして筆者の介入を受け容れ，自分の気持ちを理解しようと努力をしてくれた。この項の冒頭で述べたように，傾聴と共感的理解をもってかかわってくれていると子どもが感じるなら，この援助を支えに，子ども自身が問題と向き合い，展開し，自分の成長を促す力を生みだしていくと，強く実感した事例であった。

=== 文　献 ===

1) 斎藤慶子・編：病気の子どもたち：心の看護，中央法規出版，東京，1980.
2) 村瀬嘉代子：子どもの心に出会うとき：心理療法の背景と技法，金剛出版，東京，1996.
3) 大段智亮：面接の技法，第1版，メヂカルフレンド社，東京，1978.
4) 山崎晃資：症状の理解と対策．安藤春彦，山崎晃資・編，小児精神科治療ハンドブック，南山堂，東京，1989，pp. 109-120.

● 小野寺久美子，関谷智子 ●

Ⅵ 病気の子どもとカウンセリング；傾聴と共感的理解を求めて

家族へのカウンセリング

はじめに

　病気の子どもを支える家族は，大きな困難に直面している。その困難は，何かの手立てや工夫で和らげることができる場合もあるが，どうしても避けることのできない場合もある。その一方で，困難を乗り越える過程のなかで，より強力な家族の絆が結ばれてゆく可能性をもっている。医療スタッフの仕事は，和らげられる困難は，その工夫や手立てを家族とともに模索し，和らげられない困難をなんとか乗り越えてゆくことを後方から支え，見守ることである。

　「医療」に携わっていると，「病気」「家族」を目の前にしたとき，「悪い所を見つけて，それを取り除く，治す」ことを考える場合が多い。しかし，ここで提案するスタンスは，「治療」ではなく「支援」である。あくまで，解決の方向は「患児とその家族」の希望，好み，価値感にあるのであって，医療スタッフからみた「改善」だけをさすのではない。したがって，「見立て」や「アセスメント」とよばれる作業においても，「医療スタッフからみた問題点」を明らかにすることだけではなく，「患児とその家族が何を不安に感じ，どのようなことに困っていて，どうありたいのか，そのために何が必要で，医療スタッフは何を提供することができるか」が重要になってくる。

　本稿では，忙しい日常業務のなかでどのように支援していくのか，について触れ，病児を支える家族がかかえることの多い困難について示し，さらに，支援のための工夫をいくつか提案する。

1 日常業務のなかで家族を支えること

　忙しい日常業務のなかで家族を支えていくことは，高度なバランス感覚が求められる。一般的なカウンセリングの場合，1回約1時間弱，1週間に1回，または2週間に1回という間隔で話を聴く。途中で他の誰かが面接室に入ってくる可能性はほとんどなく，「話を聴く」ことに専念することができる。

　一方，日常業務のなかでの支援の場合，話を聴ける時間は短く，他の患児・家族への対応や配慮も求められる。そのような条件のもとで大切なのは，話しかけやすい雰囲気づくりである。「話しかけやすさ」は，どうしたら提供できるだろうか？　カウンセリングの理論や技法を振り返るまでもなく，「○○さん！」と呼ばれたときの返事と表情である。時間と場所が設定されているカウンセリングと異なり，日常の業務の最中に家族から声をかけられ，かかわることが求められる。

　つまり，カウンセリングよりも高度の対処能力が求められる。にっこり返事をしながら，瞬時に自分の状態を感知し，「どのくらい時間を割いて話を聴くことができるか」「話を聴いても，現在の業務が滞らないようにできるか」などについて判断して，できる範囲で話を聴く。できれば，どんな状況でも「できる範囲」で話を聴く。さらに，この「できる範囲」は，いつもほぼ同程度が望ましい。「いつも同じ対応ができること（恒常性）」が非常に大切な治療的要素となる。

243

2 家族のかかえる困難と対応

A 疲労

　患児を支える家族は，医療スタッフが想像する以上に疲労している。睡眠不足，家事・通院・仕事を両立すること，同胞への配慮…。また，身体的な疲労だけではなく，精神的・経済的な負担も大きい。そのような場合，注意力の低下，判断の偏り，問題処理能力の低下，感情の起伏，などがみられ，このような状況でなければ，なんの問題もなく処理し解決できるような事態にも対処できなくなることがある。極端な場合，病児に対する必要な世話も滞る場合がある。

　●対　応：このような家族に対しては，「批判的」に対応されることも多いが，「やむを得ない」場合もあり，「責めない」「ねぎらう」スタンスが求められる。ただ，些細な連絡事項もうまく伝わらない場合があり，医療スタッフとの行き違いが生じやすい。丁寧な説明と確認を心がけることが大切である。また，心理面の支援だけでなく，具体的・実際的な支援（例えば，家事代行サービス，同胞の一時保育など）の情報が，むしろ役立つ場合もある。

B 人間関係における困難

1）夫婦間

　子どもの病気という危機に対応することで絆が強くなり，協力体制が結ばれることもあるが，多くの場合は，家事・看病の分担，対応方法，経済的な問題などをめぐって意見や対応がくい違い，不和をまねきやすい。それは，子どもの病気以前からの場合もあり，病児の治療にも影響を及ぼす可能性がある。

　●対　応：病児へのケアが両親のどちらかに偏ってしまう場合，片方の親に大きな負担がかかり，孤立感が強くなる。けれども，両親の関係を調整することは非常に難しく，医療スタッフが立ち入れない，また，立ち入ってはいけない領域でもある。両親が協力してケアできることが望ましいが，まずは，中心となってケアしている家族が疲弊してしまわないよう，できることはないか検討し，支援する。たとえ，その家族の状態が望ましくない状況でも，やむを得ない場合があり，決して批判的にかかわることのないよう注意が必要である。もし可能であれば，慎重に他の家族にも協力を求めてみるよう励ましたり，医療スタッフからも働きかけてみる。

2）祖父母，近隣

　主に患児への対応について，多くの場合は「好意」から「アドバイス」や「批判」を受け，それが大きな負担になっていることがある。そのような場合，家族が説明をしても理解が得られず，協力を得ることも難しい。

　●対　応：医療機関からの「リーフレット」「パンフレット」「ガイドライン」などを利用できると，家族が，適切な対応について，近隣や祖父母に説明しやすい。情報提供と説明が有効である。

3）同胞

　病気の子どもに同胞がある場合，家族は，看病・通院・付き添い，などで時間をとられる。同胞は，両親の気持ちを自分に向けようとして「幼児がえり」をしたり，「わがまま」になったりして，両親を困らせることがある。または，逆に「いい子」でいようと頑張り，表面的には，おとなしく我慢しているが，あとになって，なんらかの問題として表れやすい。家族はこのような状況に対して，上手にバランスをとって対応できる場合もあるが，なかには，子どもたちに「気づかない」か，または「攻撃的」な気持ちを向ける，「罪悪感」に苦しむ…などの問題が起こりやすい。

　●対　応：入院時の面会時間は，同胞も，安全に楽しく過ごせるような場所が病院内にあることが望ましい。しかし，そのようなシステムがないときでも，留守番をしている同胞のことをいつも念頭におき，家族がバランスをとってケアできているか，配慮することが大切である。

4）医療スタッフとの関係

　適切な治療を進めるうえで，医療スタッフと患児・家族は安定した関係を結ぶことが大切であるが，「気がね」「遠慮」などのために，安定した関係が妨げられていることがある。とくに，大切な情報を得ることができる患児・家族のかかえる「不満」や

「不服」は，医療スタッフには伝わりにくい。たとえ伝えられても，医療スタッフ側がこれを「否定的」「批判的」に捉えたり，「たいしたことではない」などと「見過ごす」場合もある。また逆に，強く不満を訴えて抗議される場合もある。このような状況は，医療スタッフを不安にさせたり，驚かせたり，苛立たせたりし，適切な医療の妨げになることがある。

●対　応：小さな不安や不満を丁寧に受け止めることで，不安が軽減され，治療への協力が得やすくなる場合がある。また，強い訴えの陰にさまざまな不安が存在することが多く，あわてずに，ゆっくり話を聴く時間をとる必要がある。医療スタッフが防衛的になったり，正当性を主張しようとするのではなく，家族が何を不安に感じ，何を望んでいるのかに焦点をあて，ゆっくり話を聴くことで，解決の糸口や支援の可能性が見えてくることがある。

C 疾患に関する問題

1） 罪悪感，後悔

子どもの体調があまりよくならなかったり，悪化したりすると「あのとき，ああしておけば…」「あのとき，ああしなければ…」と，罪悪感や後悔の念を抱くことがある。罪悪感や後悔は気分の「落ち込み」につながりやすく，結果として，家族の治療意欲や養育機能が低下したりすることになる。

●対　応：家族の対応は決して間違っていないこと，体調の波はいつもあることを伝える。また，万が一「失敗」があったとしても，そのことで家族が元気をなくすことは，少しも治療の役に立たないこと，むしろ，次に何ができるかを考えることが大切であることを伝える。そして，次の作戦を立てるために，医療スタッフは協力できる準備があることを伝える。患児の体調が悪くなると，医療スタッフも家族の対応に結びつけてしまうことがあるが，注意が必要である。

2） 現在の対応についての不安

子どもの病状に対して，現在，行っている治療や対応について，「これでいいのだろうか？」「ほかに，いい方法はないのか？」と不安を抱く。とくに症状があまり改善しない場合，治療や対応に苦痛を伴う場合，患児・家族には迷いや不信の気持ちが生じ，適切な対応までも行われなくなることがある。

●対　応：医療スタッフは，できる限り時間をとり，現在，得られる限りの根拠のある情報を示し，選択可能な治療や対応の利点と不利益について説明し，患児・家族の要望を聴く時間を十分にとって，疑問に答え，納得のいく選択を支援することが望ましい。また，ひとたび選択された治療方針や対応であっても，その継続にあたっては不安や疑問が付きものであり，気軽に，そのことについて話し合える関係を維持することが大切である。

3） 予後についての不安

「この大変な状態が，いったい，いつまで続くのだろう？」「この子の状態は，ずっと，よくならないのかもしれない」…。働きかけや努力に対して変化が起きない状況に対して，家族は「無力感」を抱きやすく，医療スタッフからの提案に協力できなくなることがある。患児も同様に「無力感」を抱き，治療に非協力的な場合，患児に対して働きかけをする家族は，さらなる「苛立ち」や「無力感」を感じ，親子の「いざこざ」の元となる場合がある。

●対　応：「無力感」は，治療を進めるにあたって，もっとも大きな障害のひとつである。「無力感」は，大きな改善・変化を求めたときに生じやすい。医療スタッフは，話し合いのなかで，患児・家族の望む方向で，かつ治療促進的な対応のなかで，実現可能な対応を見出し，実行を促すことが有効である。実現可能な目標を設定することで，行動を起こしやすく，結果として「変化」「効果」が現れる。スタッフは，小さな変化を捉えて患児・家族にフィードバックし，賞賛を忘れないようにする。こうしたことが，「無力感」ではなく「自己効力感」を高めることになる。さらに，この変化は医療スタッフの「無力感」をも予防する効果があり，話し合いのなかで，「実現可能性」に焦点をあてていくことが大切である。

3 困難の背景

以上，病気の子どもを支える家族に起こりやすい困難をあげ，対応の工夫を提案してきた。これらの困難は，すべての家族に生じるわけではないが，家

族と接していると，かかわることの多い困難である。これらの困難の解決を妨げるものとして，いくつか共通して考えられる背景を以下に整理してみる。

A 情報不足・混乱

大きな困難にぶつかっても，それがどのようなもので，どのように対応すればいいのかわかると，その苦痛はかなり緩和される。「不安」「パニック」「混乱」「動揺」の状態をみると，「こころの問題」と捉えられてしまいがちであるが，よく話を聴くと，「適切な対応がされていないため，症状が続いている」ことが多い。この場合，「話を聴く」ことだけを続けていても解決には結びつかない。「今どのような状況にあり，どのように対応することが治療に結びつくのか」ということに関する適切な情報が大切である。

ただ，現在インターネットなどをとおして，さまざまな医療情報にアクセスすることができるが，その情報が，どの程度信頼できるかを判断することは難しく，ますます混乱をまねいている。医療スタッフは，できる限り信頼のおける情報を提供したり，そのような情報の発信源（親の会など）について知らせることが有効である。

B 医療スタッフとの関係

治療を進めていくうえで，さまざまな問題が生じる。その一つひとつを見つけ，解決していくことが治療のプロセスであるともいえる。問題の内容は多岐にわたり，その解決には，いろいろな知識と工夫が必要である。しかし，そのプロセスが始まるためには，患児・家族が，「訴える」ことが必要である。かつ，その訴えは，「理路整然と」「具体的に」語られることは珍しく，「呟き」「愚痴」「批判」など，少し形を変えて現れることも多い。

また，患児・家族が人とのかかわりが苦手な場合は，直接，医療スタッフに語られない場合もある。しかし，治療を進めるうえでは，この「訴え」を捉えることが大切で，そのためには「訴えられる」関係が必要である。治療が進まない，支援がうまくいかない，などの背景には「訴えられる」関係ができていないことが考えられる。

4 支援のステップ

以上のような，さまざまな困難をかかえる家族に対して，どのように支援していくかについて整理したい。「カウンセリング」という言葉を聞くと，「深層に触れる」「正しいほうに導く…」といったイメージをもたれる場合もあるが，支援は，「現実的」「表面的」「具体的」なことから始めるのが安全である。「改善」「変化」は，「相談が深いほど起こりやすい」のではない。「改善」「変化」への力は，患児・家族がすでにもっているのであって，ほんの少しの「現実的な支援」があるだけでも「改善」へ向かう可能性をもっている。支援は，「現実的」「具体的」「浅い」「容易な」ものから始めるのが合理的で安全である。

A ねぎらい

「カウンセリング」とはいえないかもしれないが，一番「安全」で，「どのような問題にも利用」でき，「簡単」であるが「有効」な対応といえる。「温かい声かけ」や「笑顔」，また，たとえ言葉にしなくても，患児・家族が「困難」な状況にあることを「わかっている」ことは，患児・家族が自ら「解決する力」を強力に支援する。

B 情報提供

家族のかかえている困難が，主に「子どもが病気であること」から生じていると考えられる場合，「病気がよくなること」こそが，改善をもたらす。治療に役立つ適切な情報を提供し，適切な対処を実施できるよう支援することが役に立つ。

また，経済的な問題や教育的な問題の解決のための，福祉的な資源，教育的な資源についての情報も有用である。しかし，そのような情報を常に更新し，広く集めることは多大な労力を必要とする。病気に関しては，「患者の会」などの自助支援グループが情報を整理していることもある。

C 医療スタッフとの関係調整

治療へ向けてのさまざまな問題を解決する場合，問題ごとに解決や工夫があるが，その大前提としては，医療スタッフとの関係が良好で安定してい

とが必要となってくる。良好で安定した関係が築かれていると，課題も見つけやすく，解決への行動も実行に移されやすい。ただ，この段階がもっとも難しい。

医療スタッフと患児・家族の「対人関係スキル」によっても，その関係が異なってくる。「話しかけにくい」「言いたいことが言えない」「表現が感情的になってしまう」「少しくらいは我慢して，言わないでおく」などの状況は，治療に向けては妨害的に働く。このような状況をまずは見つけることが大切で，見つけたら，もっとも日常的にかかわる看護スタッフが，他の医療スタッフと患児・家族との「橋渡し」，つまり，言い出しにくいことを伝えることを励まし，言い方を相談し，お互いの発言の「翻訳」などの役割を担うことになる。

その際，医療スタッフへの批判や非難などを耳にする場合，医療スタッフ間のチームワークを乱すような発言もあるが，感情的になったり反発したり，また，医療スタッフをかばったりするのではなく，発言は発言として伝え，かつ医療スタッフ間のチームワークを保つ工夫が必要である。

D 問題解決の支援

ねぎらい，情報提供，医療スタッフとの信頼関係を基盤にして，解決すべき課題を設定し，具体的に解決への支援をする段階である。ここでは，Eganによって示された，カウンセリングのステージとステップ[1]を紹介する(表1)。ここに示したステージとステップは，カウンセリングの進み方と直線的に対応するのではなく，クライエントがどの状況にあるかを見きわめ，そのときのクライエントに必要なかかわりを提供していくものとしている。

カウンセリングというと，「話を受身的に聴くこと」というイメージも強いが，もっと積極的に，問題の解決に向けて支援していくこともできる。ただし，そのときの解決の目標は，医療スタッフの価値観や判断によるのではなく，あくまでも患児・家族の好み，希望，価値観などによって設定されるものである。医療スタッフは，ぼんやりとしている課題を明確にし，目標を設定し，その実行を支援する。「実現可能性」が大切であり，患児・家族，および医療スタッフ自身が「無力感」を抱くことを防ぎ，「達

表1 カウンセリングのステージとステップ

ステージⅠ 問題状況の確認と明確化	
ステップ1：話をするように援助する …話をするとき	
ステップ2：焦点化と問題の明確化 …可能性があると思える問題のうち，どれを選んで取り組むかを決めるとき	
ステップ3：新しい展望をもつように援助する …盲点に対処し，新しい展望を開くとき	
ステージⅡ 好ましいシナリオをつくる	
ステップ1：新しいシナリオづくり …一連の選択可能なシナリオをいろいろと考えるとき	
ステップ2：新しいシナリオの評価 …現実的な目標を立てるとき 現実的な目標の基準①実現可能 ②具体的 ③測定可能 ④現実的 ⑤目的達成に貢献する ⑥価値観の一致 ⑦ほどほどの期間に達成できる	
ステップ3：目標の選択と決断の支援 …それらの目標を実行する決断をするとき	
ステージⅢ 好ましいシナリオを実行する	
ステップ1：実行のためのストラテジーを立てる …目標達成に向けてストラテジーを考えるとき	
ステップ2：実行のための計画を立てる …現実的な実行計画を立てるとき	
ステップ3：実行 …計画を成就するとき	

(文献[1]を参考に筆者が作成)

成」できることを支援する。

おわりに

多忙をきわめる日常業務の実践のなかで，患児の家族を，カウンセリングをとおして支援していくことは非常に難しい。しかし，さまざまな困難をかかえている家族に対して，その問題解決を支援することは患児の治療上も有効である。日常業務とのバラ

ンスを考え，他のスタッフとも情報交換しながら可能な範囲で支援することができたら，実現可能な「変化」が生じ，家族の困難を和らげることになり，医療スタッフのやり甲斐にもつながっていくと考えられる。

―――― 文　献 ――――

1) Egan, G.（福井康之，飯田栄・訳）：熟練カウンセラーをめざす．カウンセリング・ワークブック，創元社，大阪，1992．

● 松嵜くみ子 ●

VI 病気の子どもとカウンセリング；傾聴と共感的理解を求めて

医療スタッフへのカウンセリング

はじめに

　ここでいう「医療スタッフへのカウンセリング」とは，病気の子どもをサポートする医療スタッフへ，カウンセリングの視点からスーパービジョンを行うことと理解したい。筆者の視点では，このスーパービジョンでは，以下の2つの問題が重要である。

①クライエント（病気の子ども）の状態を理解すること（「対象知」の問題）
　　クライエントの状態の診断と介入の理論的技術的アドバイス（クライエントの前に居つづける能力）の検討。

②クライエントにかかわるスタッフ自身の状況を理解すること（「主体知」の問題）
　　クライエント（病気の子ども）のサポートをとおして，スタッフ自身が受ける，また，与える心的影響の認知とその言語化の検討。

　医療一般のスーパービジョンでは，その内容が治療対象についての情報検討（対象知）のための「症例検討会」であることが多い。しかし，カウンセリングのスーパービジョンでは，クライエントについての理解（対象知）以上に，カウンセラー自身の心的状況の自己理解（主体知）が大切である。対象知と主体知の相互作用が，関係現象としてのカウンセリングにほかならないからである。したがって，「医療スタッフへのカウンセリング」では，スーパーバイザーは，スタッフがどのように対象（病気の子ども）を把握しているか，また，どのように自己をセルフ・モニタリングできているか，について助言と指導を行うのである。

　さて紙面の都合で，①「診断と介入の理論的技術的アドバイス」における筆者の言及は他の機会に譲り，②クライエント（病気の子ども）のサポートをとおして，「スタッフ自身が受ける心的影響の認知とその言語化」（主体知の問題）に焦点を絞って論を進めたい。

1 救済者ファンタジー

　「救済者ファンタジー」という用語が，医療や福祉のスーパービジョンで使われることがある。これは，クライエント（病気の子ども）の「痛み」（肉体的苦痛のみならず，心身全体の不全の認知）を，医療スタッフが「救済できる」，あるいは「私が救済しなければならない」と思い込んでしまうことなのである。

　実のところ，このファンタジー（幻想）は病気の子どもにではなく，医療スタッフ自身の「痛み」を癒すために使われている。臨床に携わる私たちは，自覚的・無自覚的に自己の内部に「親子関係の葛藤」をかかえていることが多い。この葛藤が潜在的な「痛み」となって，ケア・プロセスに影響を与えてしまうのである。

　病気の子どもをサポートする医療スタッフは，必要にして十分なケアを実践しようとする。しかし，なかには，必要なのに不十分，あるいは不要なのに過剰なケアを行うスタッフもいるだろう。この医療スタッフは，病気の子どもをサポートすることで，かつての「無能な保護者」（親）に代わる，「有能な自己」の能動性を味わい，満たされなかった親子関係の葛藤を治めようとしている可能性がある。その結果，ケアリングは病気の子どもの現実を反映しなく

なる。このような場合，医療スタッフは，自分が「救済者ファンタジー」に陥っている危険性に注意する必要があるのだ。

「ケアを受け，ケアをなす」というケアリングの人間関係には，援助者・被援助者の相互に退行的な依存関係が現象しやすい。とりわけ病気の子どもたちにかかわる医療スタッフは，対象がおとなであるとき以上に，このケアリングに思い入れや，こだわりをもち込んでしまうことがある。それは，ケア対象が「子ども」であることで，スタッフが，無自覚なまま今日まで引きずってきた，「親子関係の未解決の問題」（甘えられなかった怨み）が引き出されやすいからである。

例えば，「私は母に愛されなかった」「父は私を拒否した」「兄弟姉妹より私だけが損してきた」などの，子どもの頃の「トラウマの物語」を引きずっている医療スタッフもいるだろう（本人の自覚は，きわめて乏しい！）。しかし今は，彼（彼女）は無能な存在であった子どもの頃の自分ではなく，病気の子どもを前に「有能なおとな」として臨床に携わる医療スタッフである。かつての親子関係の「心の傷」を修復できる場が，「病気の子どもをサポートする」ことで求められるのだ。しかし，医療スタッフが患児に感ずる切なさの奥には，自身の親子関係の「怨みの物語」が息づいていることに気づく医療スタッフは多くはない。

おとなと比較すれば，子どもは自分の状況を適切に主張することができない。医療スタッフの「救済者ファンタジー」の前に，子どもたちが自分の現実をフィードバックできないことに医療スタッフは注意しなくてはならない。加えて，医療側には「自分の行為は愛情でなされている」との意識が強くあるので，自分のケアリングの客観化と内省化が低下していることを医療スタッフは自覚すべきである。つまり病気の子どもの現実性が弱いので，医療スタッフの都合（ファンタジー）に添った，「かわいそうな子どもを救いたい」との物語が成立しやすい。かくして，病気の子どもの「痛み」を無視したケアリングに，自身が「癒される」医療スタッフが出現するのである。

このように「救済者ファンタジー」とは，援助者がケアの動機となる「自らの痛み」を十分に検討することなくケアリング場面に臨み，結果として，病気の子どもを置き去りにした一人よがりのケアリング実践を行ってしまう危険性をさす概念である。だが，いうまでもなく，ケアリングとはクライエントのニーズに応えることである。そこに自分のニーズを紛れ込ませれば，そのケアリングは混乱する結果となる。効果的なケアリングには，援助対象者のニーズと，援助者自身のニーズとを明確に弁別できていることが大前提である。しかし，病気の子どもをケアする医療スタッフには，必ずしもこの問題をクリアできている保障はなく，また，その検討をサポートするスーパービジョンの機会も乏しいのが現状であろう。

一般にキュア・プロセス（治療）においては，対象者の診断とその治療がすべてである。治療者は交代可能な「善意の第三者」と見なされ，治療者の心的状況を問われることは少ない。しかし，ケア・プロセス（看護・介護・援助）では，対象者の理解と同等に，援助者自身の心的状況が検討されなければならない。病気の子どもをサポートする医療スタッフには，そのサポートをとおして，スタッフ自身が受ける，また，与える心的影響の認知とその言語化の検討こそ重要な課題なのである。

2 ある小児科ナースの事例から

A Aナースのケア

「愛着障害」と診断された患児（7歳）には，15歳になる兄がいるが，現在は母親と2人家族（患児が発病後，離婚調停を経て正式離婚。兄は父親が引き取る）。

両親の離婚話による家族内騒動までは，患児は，とくに発達・知的障害もなかった。しかし，離婚をめぐって夫婦間の口論が続くと，患児は過食・嘔吐，粗暴な行動を示すようになる。どなる，うなる，暴れることが彼の表現手段となり，小児科を受診した。

当初，周期性嘔吐症の診断で治療していたが，いっこうに改善が得られなかった。野獣のように暴れ，うなりまくる彼に（明るく，ごく普通の活発な少年の顔のときもあるのだが…）点滴治療は困難をきわ

めた。点滴刺入部をギプス固定しても引きちぎられる日々だった。

　発達支援グループの医師・臨床心理士・保育士がかかわるようになってから，患児は徐々に落ち着きをとり戻し始めた。しかし，発達支援グループのかかわりがある昼間はいいのだが，夜勤のナースにとっては戦いの場であった。素っ裸になり，いくら促しても服は着ない。しまいには，ベッド上にわざと尿便失禁をする（発病以前は，排泄は自立していた）。その汚いベッドの上で，やみくもに過食・嘔吐を繰り返した。この患児が穏やかに眠ってくれている日は，夜勤ナースたちは，ほっとした気分を味わっていた。

　この病棟に勤務するエキスパートのAナースは，患児の寝姿を見て，切なく哀しくなったという。素っ裸になり（真冬でも）真ん丸になり，ベッドの端っこに小さくなって眠る彼に，「赤ちゃんになりたいんだね？　本当に赤ちゃんになれたらいいのにね？」と語りかけているAナースがいた。彼女にとってショックだったのは，彼が過食するとき食べている物であった。たった7歳の子どもが，酒のつまみのような物ばかりを過食し，必ず嘔吐していたからだ。実はAナース自身，思春期に過食・嘔吐の経験があり，「見ていて胸がつぶれるような苦しさを感じた」という。

　それからは，Aナースは患児へのかかわりを積極的にもった。彼女がボール紙で作った刀で，戦いごっこをするのが患児は大好きだった。Aナースと遊ぶと，患児は穏やかな笑顔をみせるようになった。また，当初この病名を受け入れられないでいた母親にも，かかわりを増やした。医師からの説明，臨床心理士との定期的カウンセリング，預かり保育，経済的社会支援手続きなどに戸惑う母親に，Aナースは常時サポートを続けた。母親とともに一般向け愛着障害の本を読み，一つひとつ符合する点などをAナースと語り始めてから，母親は徐々に現実と患児を受け入れられるようになってきていた。何度も短期の外泊を繰り返し，そして長期外泊を試み，入院後1年2カ月で退院に成功した事例である。今も定期的に発達外来に通院している母子を見ると，「切なさがこみあげる」Aナースであった。

　この母子に，Aナースのかかわりが大きなサポートとなったことは疑いない。しかし，Aナースの仕事への情熱は，単に職業上のものだけではない。両親の離婚をめぐる患児の「痛み」を察知したAナースは，「切なさ」に襲われた。この「切なさ」を癒すためには，彼女は，この母子を「助け」なければならなかったのである。Aナースのケアリングを内側から動機づけたのは，患児への臨床的興味でも，同情でもなく，彼女自身の「内なるパッション」であった。それゆえ，患児の行動の困難さにもかかわらず，問題解決への情熱は欠くことなく備給され続けていたのである（事実，他のナースは，患児のケアへの意欲を失っていた者もいた）。

　幸いに，Aナースの現実感覚の健全さが，彼女のケアの客観性と内省性を保ち続ける機能を果たした。彼女の内なる情熱は，外部の対象（患児ら）に適切に配分することに成功したのである。

B　Bナースのケア

　Bナースは，ある病院の小児科に勤務している。彼女はエキスパートのナースであるが，子どもたち（とその家族）にはあまり人気がない。彼女は，病気の子どものニーズに必要にして十分な対応をするが，それ以上のサービスには熱心でない（ように見える）からである。その小児科病棟には，「親身のケア」と評判の「優しいナース」が何人もいるので，ちょっとBナースは目だたない存在であった。しかし，その病棟で，あるとき，たて続けに重篤な病気の子どもの入院があった。そこへ定期人事異動に伴うナースの配置転換が重なったので，病棟は目の回る忙しさに陥った。日頃，熱心に病気の子どもに接していたナースたちも，忙しさに気持ちの余裕をなくしていた。

　すると不思議なことに，Bナースの周りに病気の子どもが集まりだした。病棟サロンで，Bナースが担当の病気の子どもと一緒に過ごしていると，何人もの他の病気の子どもたちが，彼女の周りで「遊び」始めたのだ。日頃の「優しいナース」たちは，気持ちに余裕がなくなると，「後でね！」と笑顔をみせながらも，病気の子どもとの接触が徐々に減っていたようなのだ。

　子どもの感性は敏感である。とくに傷病によって日常性を奪われている子どもには，おとなの態度の

微妙な変化に，自己否定のメッセージを読み込んでしまうことがある。「昨日はやさしい，今日はこわい！」，「その理由は，ぼくが何か悪いことをしたからだ！」。その日の気分で変動するおとなの「優しさ」は，子どもたちには，実は危険な対人態度であった。おとなたちの機嫌の悪さは，ダイレクトに子どもたちのアイデンティティを揺るがす。それゆえ，常に「一貫した態度」のBナースの存在は，病気の子どもたちには「安全なおとな」として機能したのである。

Bナースには，彼女なりの「ケアの哲学」があった。彼女は，病気の子どものニーズには頑張って応えるが，そこに自分のニーズを混ぜ入れないことに注意していた。「病気で，かわいそうな子どもたち！」「私が親に代わって抱きしめてあげたい」「(本心は)自分の子どもが病気でなくてよかった」等々。これらの情念や観念は，すべて援助者である彼女自身のニーズ(都合)である。しかしBナースは，病気の子どもを利用して自分のニーズを満たすことを厳に戒めていた。「援助を求める者」のニーズをサポートしながらも，そこに「援助を行う者」のニーズを明確に弁別する。それこそナースとしてのプロフェッショナリズムであるとBナースは理解し，実践していたのである。

C A・Bの事例が示すもの

ケアリングの臨床で，「クライエントの(見える)ニーズ」をサポートするのは比較的容易である。しかし，「援助者自身の(見えない)ニーズ」のセルフ・モニタリングを行いつつケアリングを続けるのは，なかなか困難である。このセルフ・モニタリングが乏しいナースは，自らのケアリングの失敗を「問題のある患者」として「相手のせい」にして逃れてしまう。「対象は見えるが，自分は見えない」という人間関係のシンプルだが困難な問題を乗り越え，ケアリングを成功させるためには，「見える対象」への援助をとおして，「見えない主体」である自己の心的状況への不断の気づき(主体知)が必要である。とりわけ，病気の子どもとかかわる医療スタッフへのスーパービジョンとして，この主体知の問題こそ重要なポイントなのである。この意味で，Bナースのケアリングは，援助者自身の人間としての主体性構築の働き

かけにほかならないのである。

3 キュアとケア

病気の子どもをサポートするとき，私たちはケアリングの原点に根ざす問題意識を求められる。すなわち，医療スタッフへのスーパービジョンでもっとも重要なポイントは，ケア(看護・介護など；care)とキュア(治療；cure)の違いを明確に認識することにある。この違いが医療スタッフに不明確であると，病気の子どもへのサポートにおいて重大な失敗につながるのである。

わが国の医療スタッフの多くは，看護学校・大学などで「キュア優先型ケアリング・モデル」による教育を受けてきている。このモデルでは，医学知識と看護技術にウエイトがかかったカリキュラムで学生の指導がなされる。この場合，患者という対象知の習得には，かなり徹底した学習がなされるが，患者との関係で，どのような自己が現象するかの，主体知についての訓練は必ずしも十分ではないであろう。すると対象知の普遍性(理性)を前に，主体知の独自性(感性)は「個人的な現象」として従属させられてしまう。スタッフ・ミーティングで検討されるのは，もっぱら患者の対象知の情報とその対処戦略である。その患者とかかわった医療スタッフの感性の情報は，治療行為には不要なプライベートな情報と見なされ，個人的内省に委ねられてしまう。それゆえ，ここに「救済者ファンタジー」が出現する背景ができてしまうのだ。

病気の子どもをサポートする医療スタッフへのスーパービジョンで，ケアとキュアの違いを認識することが重要であるということは，それだけ，このサポートがケアリングの根幹にかかわる原理的問題であることを示している。ここで基礎に戻って，キュアとケアの問題について整理・検討してみよう。

医療プロセス[注1]を「援助を求める者への肯定的・

註1) ここでいう医療とは，臨床現場で行われるケアリング全般を意味し，広義のキュアと狭義のケアとの統合されたプロセスである。むしろ，「診断と治療に特化したケアリング」をキュア(診療)とよぶのである。

機能的な働きかけ」とマクロに把握した場合，キュアとは，「援助を求める者」の状態を適切に把握し，疾病・障害部位への直接的な介入・操作による問題解決（診断と治療）のプロセスである。このキュアの問題は，客観的な観察と検査，標準化された治療法により，対象化された患者像（疾病・障害モデル）をいかに構築できるかにある。このモデルの構築が，すなわち治療法を確定し，キュアの問題を解決するからである。

しかしケアでは，傷病部位への直接的な介入は，手段であっても目的ではない。ケアの問題は，健常な「くらし」を傷病により欠損・低減された患者の，セルフ・コントロール[注2]をいかに回復できるかにある。キュアは患者の「いのち」の回復を直接の目的にするが，ケアは「くらし」の回復を目的とするからである。

ここでいう「くらし」とは，私たちの「いのち」をマネージメントし，健康を維持する方法である。その方法とは，以下の能力によってサポートされている。

①自分でできることは，自分で行う能力（自律遂行機能）
②自分でできないことは，他者に援助を求める能力（援助要請機能）。

健康な「くらし」とは，健康維持のための行動を遂行し，疾病・障害への予防を心がけること。そして，疾病・障害の状況に陥れば，事態を自己評価し，自助努力と必要な援助を他者に求めるセルフ・コントロールが可能なことである。この意味で，ケアとは患者の自助努力（例えば，糖尿病の食事療法）と，必要な援助システムの構築（例えば，腎臓病の人工透析）をそれぞれサポートすることで，患者のQOLのセルフ・コントロール能力を高め，「くらし」の回復を図ろうとすることである。

ここで，キュアが②の患者からの援助に応える機能であるのに対して，ケアは①と②の全体を包含していることに着目してほしい。いわゆる「保健師・助産師・看護師法」にいう「診療の補助」と「療養上の世話」とは，この②と①に対応するのである。

つまりキュアでは，患者は医療者の操作対象として受動的な存在であるのに対して，ケアでは，患者のセルフ・コントロールをサポートするという，患者の主体性構築こそ，その目的となる。確かに，医療プロセスの全体でいえば，医師や看護師が直接コントロールできる範囲は限られている。医療者がいくら熱心に働きかけても，「HgA1cが高値安定したままの糖尿病患者」は少なくない。したがって，ケアの問題は，いかにして患者自身にセルフ・コントロールの能動性を回復・維持させるかにある。

ケアにおけるセルフ・コントロール回復に必要なのが，患者自身の個体の体力を基礎に，患者をサポートする家族・友人・知人らの人間関係の力である。この人間関係は，患者の「いのち」を静かに力強くサポートする肯定性と，一方的な同情や押し付けではない相互性が機能していることが重要である。このような「肯定的相互性の人間関係」を，筆者は人間関係における「共同性」と規定している。

いくら内容が正しくとも，否定形のメッセージは共同性が機能しない。また，いくら肯定的でも一方的な決め付けでは共同性は歪んでしまう。肯定的相互性の対人援助こそ，人間関係の力をクリエイトする共同性なのである。そして人間の主体性[注3]は，その者の個体の能動性ではなく，実は，この共同性にサポートされていることに注目しなければならない。私たちは，他者との肯定的相互性に支えられ，初めて自らのアイデンティティを確立できる。それゆえ，共同性のサポートが減ずれば主体性もまた低下する。逆に，自分の傷病へのセルフ・コントロールが立ち上がっている患者には，必ず適切な共同性のサポートが機能しているのである。

しばしば誤解されていることだが，ケアの問題の本質は「援助を求める者」にではなく，「援助を行う者」がいかに適切な共同性を提供できているか，に求めなければならない。「援助を求める者」（患者・利用者，他）と「援助を行う者」（看護師・介護者，他）

注2）セルフ・コントロールとは，自己の行動制御との意味以上に，人生への自己決定や「覚悟」のレベルまでを含むコンセプトである。その意味で，究極の自己決定とは，ターミナル・ケアにおける自己の「死の受容」である。

注3）主体性とは，問題解決場面における適応的行動の選択が，本人によって行われ，その結果も本人に直接フィードバックされる行動システムである。

との共同性に，まさにケアの問題は存するからである。そして，共同性の乗り越えるべき問題は，「対象のニーズは見えるが，主体のニーズは見えない」ということにある。

4 援助者の孤独を生きる！

「救済者ファンタジー」を言語化しなければ，ケアリング実践に重大な問題を起こす危険性があると述べた。しかし，「救済者ファンタジー」を筆者は全面的に否定するものではない。今，そこに病気の子どもを見て，「自分にできることをしてあげたい」と思うのは，おとなとしての自然な感情である。「困っている存在を私が救済できる，しなければならない」というファンタジーをイメージできなければ，そもそもケアリングそのものが成り立たないであろう。

問題は，このファンタジーを体験しながらも，今，目前にいるケア対象者の現実とケア従事者の現実とが，実は，「違う現実」であることに気づけるか否かにある。この問題を乗り越えるコンセプトを，筆者は「援助者の孤独を生きる！」ことと理解している。この気づきは，自分と他者との孤独の相違をいかに自覚するかにかかっている。この意味でケアリングとは，自他の孤独を明確化するプロセスでもある。

この，孤独を明確化するには，以下の二点が大切である。

①言語化の原則（明らめる孤独）
　病気の子どもから，どのような「痛み」を「受け取った」か，を言語化する努力。

②禁欲の原則（諦める孤独）
　自分の孤独を「癒す」媒体として「病気の子ども」を利用しない努力。

言語化の原則が「明らめる孤独」なら，禁欲の原則が「諦める孤独」である。また，「明らめる孤独」が言語化をとおして自己の孤独を普遍化する努力なら，「諦める孤独」は自己の孤独を独自化する努力である。ケア従事者には，これら2つの孤独の追求が求められよう。「明らめる孤独」と「諦める孤独」は，ともにケア従事者自身が自覚する孤独である。自覚できない孤独は不安であるが，自覚する孤独は「切なさ」となる。この「切なさ」こそ「共存への志向性」に起因する感性であり，ケア対象者とともに在るケア従事者が，そのケアリング実践の根拠となすべき体験と思われる。

ケア従事者が「共存への志向性」を「生きる」とき，ケア対象者は孤独から解放され，またケア従事者は，臨床の場で「救済者ファンタジー」を越えることができるのである。

――――― 文　献 ―――――

1) 品川博二：アマデウス・シンドローム，文園社，東京，1991．
2) 品川博二：臨床心理からみた死の問題．関東学院大学人文科学研究所・編，死を考える，理想社，東京，1994, pp. 93-116．
3) 品川博二：よい依存，わるい依存．児童心理，49：287-291, 1995．
4) 品川博二：かちんむかっぐさッ：対人トラブルの心理学．関西看護出版，大阪，1996．
5) 品川博二：指示待ちの子の心理．児童心理，51：1018-1023, 1997．
6) 品川博二：叱れない親の心理．児童心理，53：456-461, 1999．
7) 品川博二：心に効くクスリ，品川博二・監，マキノ出版，東京，1999, pp. 8-12, 78-83．
8) 品川博二，赤水誓子：死別から共存への心理学，関西看護出版，大阪，2005．

● 品川博二

VII 子どもと家族

父親の役割と子どもへの想い

はじめに 娘・紀子について

私の娘・紀子は，平成元(1989)年9月1日に双子の長女として生まれました。生まれてすぐ「双体間輸血症候群」という病気になっていることがわかりました。長女の紀子は「血液が多く流入したために」多血症と診断され，次女の章子は「血液が少なく」心不全の状態であることを知らされました。

すぐ仙台赤十字病院に搬送され，NICUに入院し診察を受けました。まもなく紀子が「硬膜下血腫」であることを知らされました。数時間後には呼吸が停止し，人工呼吸器をつけながら，さまざまな治療を受けました。約5週間の入院で退院することができましたが，紀子の体には重篤な知的障害・四肢麻痺が残りました。

早期の療育が必要であることを助言いただき，宮城県拓桃医療療育センターへの通院も始まりました。1歳半のときに障害者手帳1級が交付され，以後，定期的な診察・リハビリテーションなどを受けています。

現在は名取市内にある通所施設に通っています。日常生活はすべて介助が必要です。食事はペースト状のものを少しと，他は口腔ネラトンで摂っています。風邪をひいたりすることもなく元気に過ごしていますが，成長に伴い体の変形が大きくなってきています。父親の役割については，子どもの成長過程に応じて変わってきたように思います。

ここでは，乳児期，幼児期，小学校期，中学校期，高校期の5期に分けて考えたいと思います。

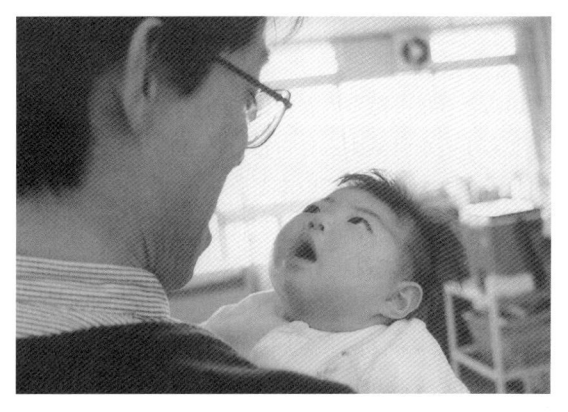

写真1 乳児期 (1)

1 乳児期

わが家は核家族で，近くに親や親戚がいるわけでもなく，しかも2人の子どもの父親になったことで期待よりは不安のほうが多くありました。今考えると，「子どもが好き」という想いだけで頑張れたように思います。

生後5～6カ月頃，2人とも宮城県拓桃医療療育センターに母子入院をしました。入院中は，勤務先からは1時間ほどかかりましたが，都合がつく限り仕事の帰りに立ち寄り，子どもたちの様子を見ていくように心がけました(写真1)。障害をもつ子がいる4つの家族が一緒に入院していましたが，訓練の様子や家に戻ってからの接し方について直接，医師や看護師・訓練士から詳しく聞くことができ，離れていても父親としての責任を感じる毎日でした。

子どもたちが退院して家に戻ってからは，私が家

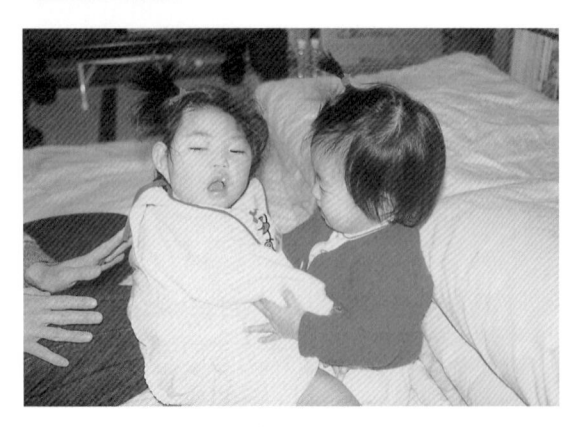

写真2 乳児期 (2)

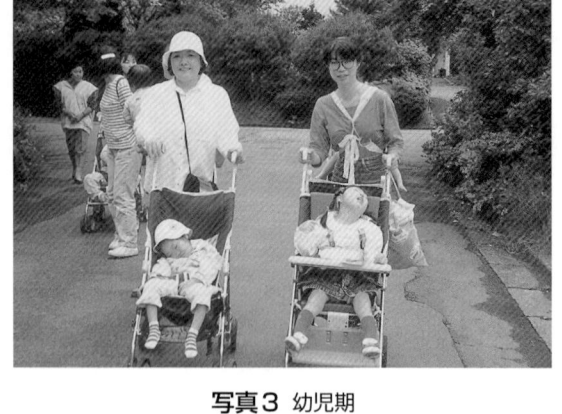

写真3 幼児期

にいるときは，障害の有無にかかわらず，親1人が子ども1人を世話する暮らしでした。また，いつも同じ子どもを世話していると子ども本来の成長過程が見えなくなるので，交代で世話をするように心がけました。「洗濯や掃除など」の家事も積極的にするように努めました。この時期は日々の子どもの成長がわかりやすく，障害のある紀子の遅れが目だってきた時期でもありました(**写真2**)。

父親として「障害に向き合うこと」「母親の心の不安を取り除くこと」など，ゆったりとした環境を整えることを最優先して考えました。実際に口腔ネラトン法や吸引の仕方について覚え，自分でもできるようになりました。父親が積極的に育児・家事にかかわることで，子どもたちの育児について，お互いに意見を出し合い，じっくり話し合うことで不安を解消できたように思われます。ただ，この時期は，障害について親として，どんなことがしてやれるか漠然としか考えることができませんでした。

次女の章子が活発に動き始めるようになってからは，家の中だけでは「たくさんの経験」をさせることができないので，2人とも天気のいい日には，たくさん外で遊ばせるようにしました。アパートに住んでいたので，他の家の子どもたちが紀子に寄ってきて，「どうして変なの？」「目が見えないの？」などと話しかけてくることが多くありましたが，そのたびに小さな子どもにもわかるように話しかけ，紀子が「できること」「できないこと」を話すようにしました。

同じアパートに住んでいる人だけではなく，地域の多くの人に紀子の障害のことを「なんとなくでも」わかってもらうために，近くの公園や買い物にも，なるべく連れて行きました。休みの日に一緒に連れ出すことで，自分たちだけで頑張ろうという意識から抜け出すことができたように思います。

自分の娘の障害について地域の人たちに積極的に知らせていくことについては，母親だけよりも，夫婦2人のほうが気負わずにできると思いました。母親の育児，家事の軽減，そして精神面での父親のサポートが，やはり必要だと思いました。

2 幼児期

この時期，次女の章子は，紀子の介護が必要との理由で「保育所の入所」を認めていただきました。母親が紀子と触れ合う時間がとても増えました。市内にある母子通園施設にも通うようになりました。いろいろな障害をもった子ども，そして保護者が一緒に活動することは大変勉強になりました(**写真3**)。

しかし，ともすれば障害を背負ってかわいそう，大変という母親の想いだけが先行してしまうことがありました。父親としてこの時期は，実際的なサポートのほかに何ができるのかを模索した時期でもありました。通っている母子通園施設の行事には進んで参加するようにしました。先生との話のなかから，重い障害はあっても「伸ばせる力を伸ばしていきたい」と考えるようになりました。

この時期は三女の淑子も生まれ，保育所での行

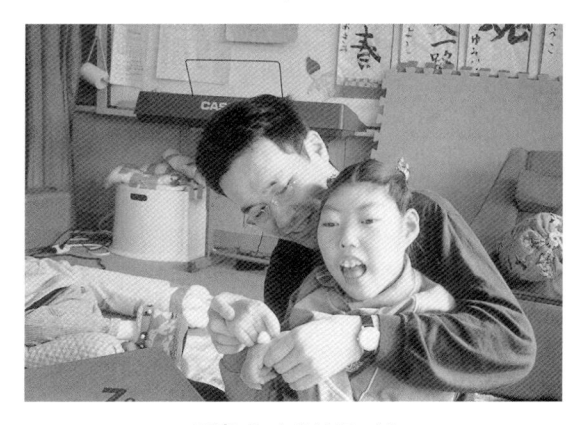

写真4 小学校期 (1)

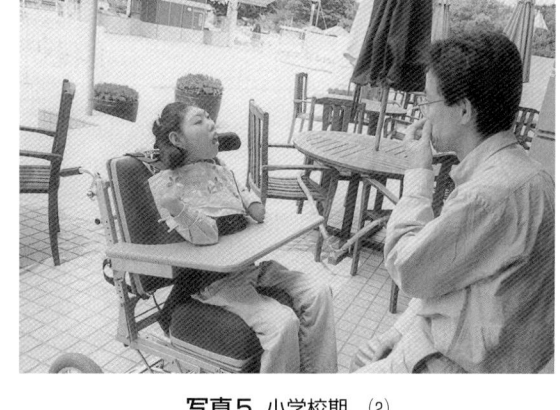

写真5 小学校期 (2)

事・通院・訓練など，母親1人ではこなせないほどの行事がありました。仕事の合間をぬって，母子通園施設・保育所と，どちらの行事にもなるべく参加することを心がけました。自分の家に障害をもった子がいることで，たくさんの方に手助けをしていただくことが多くあることを知って，自分でも「保育所の親の会」の仕事をさせていただきました。

わずか2年でしたが，そのなかでは障害の有無に関係なく，「子ども」に対してたくさんの悩みや不安をかかえている親がいることがわかりました。子どもを真ん中に置いて話をする機会に恵まれ，「地域」の大切さを感じることが多くありました。"地域が子育てを支えること"，そのための父親の役割が実感できた時期でした。

3 小学校期

紀子が小学校に入るときには，四女・恵子も生まれていました。紀子は市内にある県立の養護学校，章子は市立の小学校，そして三女・淑子は市立の保育所に入所しました。この時期は，紀子にかかわってくださる先生の数も増え，たくさんの刺激を受け，成長していった時期のように思います(写真4)。

身体も少しずつ大きくなって，父親としては，紀子と一対一でかかわる時間をつくりました。ひとつは，朝の起床・着替え・水分補給・洗顔・歯磨きなどの介助です。毎日接していることで，小さな変化にも気づくことができました。例えば，朝起きたときの体の硬さや変形の様子・薬の効果・正しい姿勢をとることの大切さ，などです。日常的に触れ合うことで，一晩程度の泊まりであれば父親でも対応ができるようになりました。このことで母親にも自由な時間を保証することができるようになり，少し離れて子どもを見ることが可能になったようです。

障害をもつ子どもの親たちの団体にも参加することになりました。親として，外に向けての活動の必要性を感じていたときでもありました。この先，何が必要なのか，父親としてできることを模索していた時期でしたので，自分の子どもばかりでなく，幅広い年代の障害をもつ人たちとの触れ合いは何よりも励まされました。いろいろな団体の活動のなかから，自分の子どもの将来について客観的に考える機会を数多く与えていただき，いろいろな福祉制度を知ることができました。

6年生の修学旅行にも，医療的ケアが必要なため，ついて行きました。先生方に囲まれ，普段どのように紀子に接してくださっているのかがわかり，親の立場とは違う見方があることを知りました(写真5)。

4 中学校期

中学校に入ると，障害をもつ紀子ではあっても，おとなとして将来を考える時期にきたように思います。声のかけ方・接し方が，まるで幼い子どもに接するような態度ではいけないと自分自身を戒め，子

Ⅶ　子どもと家族

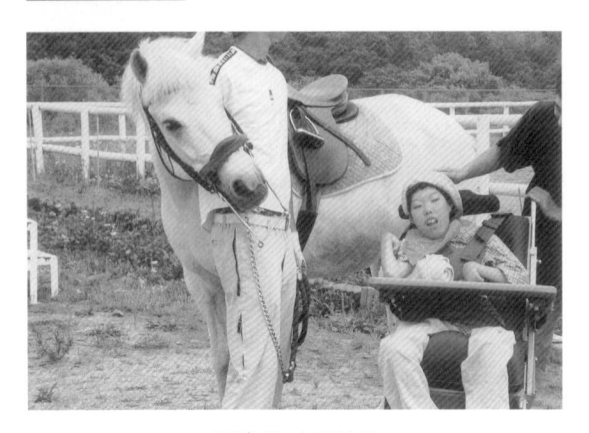

写真6　中学校期

離れできるよう心がけました。

　先生と一緒に馬に乗ったり，お風呂に入ったりした1泊2日の宿泊学習(写真6)。水分補給のため，夜と朝だけは私が付き添いました。学校から出ての活動は，紀子にとって多少疲労はたまるものの，新しい発見がたくさんあり，笑顔でいる時間が多かったような印象です。

　父親として，学校での様子を間近で見ることは成長の様子を実感でき，うれしく思いました。家庭では，体力的には充実している時期なので，積極的に外に出る機会をつくりました。光のページェント・定禅寺ジャズフェスティバル・クラシックのコンサートなどです。光を感じたり，生の音楽を聴いたりする機会を多くもつことで，「うれしい・びっくり」が素直に表に出るようになり，表情も豊かになったような気がします。

　この時期は，父親として，紀子の将来の進路について考えることが多くあったような気がします。そんななかで市内の知的障害をもつ子どもの親の会で通所施設を立ち上げ，運営するお手伝いをする機会に恵まれました。父親として，紀子の将来通う場所を確保するために行政に働きかけ，普段暮らしている地域のなかで障害に合った生活が送れるよう，子どもに代わって声をあげることの大切さを感じました。

5 高校期

　高等部は，地域の中学校からの入学生もいて，「新しいスタート」になりました。

　高等部の先生は，紀子に対して「おとな」の扱いをしてくださり，その場に応じた参加の仕方をいつも考えてくださいました。また，隣のクラスの生徒さんが声をかけてくれたり，手紙をくれたり，車椅子を押してくれたりしました。また，3年間「とっておきの音楽祭」に参加し，みんなの前で音楽を披露できたことは，音楽の楽しさ・みんなで作り上げる喜びを感じることができたようです。

　反面，高校では担任の入れ替わりも多くありました。年度が替わるたびに「今までの活動」が少しずつ変わり，親として戸惑うことが多く，学校に話し合いの機会をもってもらえるよう働きかけました。通っている養護学校は，同じ敷地内に小・中・高がありますが，そのなかの連携については，担任の先生方も難しさを感じていたようです。12年間は「あっという間」でした。とくに親は，ほんの小さな伸びでも，その成長を喜び，毎日の生活に活かしていくことが，自分の生きがいや励みにもつながることがわかりました。

　高等部では，卒業に向けて，さまざまな取り組みがありました。就業体験では，実際に通うことが可能な施設での体験をすることができました。普段めんどうをみるのは「母親」ですが，卒業後の進路について，受けるサービスについて，しっかり話し合っておくことや，「体力面」での配慮について夫婦で話し合うことは，ぜひとも必要と思いました。

おわりに

　学校も終わり，これからは介護の必要性・通所施設での暮らし，また，本人が親と離れて暮らすことについて考えていくことが父親の役割であると考えています。

　よき支援者とめぐりあい，紀子を託し，少し離れて見守ることができるようになれば，と思うこのごろです。

● 下川原茂和 ●

VII 子どもと家族

発達障がい児親の会を立ち上げて
みんな楽しくやってみよう！
障がい児休日活動サークル"むーみんクラブ"立ち上げの記録

はじめに

わが家の長男（現在13歳・中学2年生で特別支援情緒学級在籍）には，知的な遅れを伴う自閉の障がいがある。それを知る周囲の方々から，「大変だね」とよく言われるが，私は少し違うと思っている。大変さや困難さも確かにあるが，それに障がいの有無は関係がなく，普通の子育てだと思っている（健常とよばれる子どもたちと同じ喜びもある）。

数ある障がいのなかでも，かかわりがとくに難しいとされる自閉の子どもとの生活は，時に，かかえきれないほどの重荷を負うことになる。そんなときはこう考える。「自分は一人ではない」と。家族はもちろん，周囲のたくさんの方々に助けられ，導かれ，今の子どもや自分がある。それらの優しさに背中を押され，また前向きに歩き始めることができる。同じ障がい児の母親としての立場で，さまざまな体験を重ねてきた"むーみんママ"の存在は大きい。悲しみも喜びも共有し合える人たちであり，つらいはずのことも，なぜか冗談まじりに笑い飛ばせる，唯一無二の仲間である。

これは，そんな仲間たちと作り上げた，障がい児休日活動サークル"むーみんクラブ"の5年間の記録である。モットーは，子どもはもちろん保護者やボランティアも，「みんな楽しくやってみよう！」である。

1 "むーみんクラブ"立ち上げの経緯

きっかけは，息子が小学3年生の2003年4月に遡る。知人からいただいた，埼玉県のあるNPO団体の土曜教室に関する新聞記事であった。学校の完全週休2日制が始まり，周囲の無理解に悩むAD/HDやLD，自閉症の子どもをもつ親たちが会を作り「子どもを外に連れ出そう」と自主的な活動を始めた，という内容であった。

読み終えて，共感を覚えた。学校以外に，どこで受け入れてもらえるだろうか。休日に居場所が必要なのは，みんな同じなのに。受け入れてくれる場所が，あまりにも少なすぎる。そんななかで，「探してもないものは自分たちで作ればよい」の考えは，眼から鱗の発想であった。それをモデルとして構想を練った。次に，活動メンバーや共感者を募ることである。また活動場所探しを始めた。そしてメンバー募集の案内を作成した。その原文を次に掲載する。

障がい児・休日活動サークル発足について

土曜や日曜，または長期休暇，皆さんの子どもは，どのように過ごしていますか？ 周囲に迷惑をかけるから・受け入れ先がないから・できることがないから，そんな理由で，なんとなく家に居たりしていませんか？ 確かに迷惑をかけることもあるし，受け入れ先もあまり（ほとんど）ありません。できることにも限りがあります。しかし，理解を求めれば手助けしてくれる人が出てくるかもしれません。受け入れ先がないのなら，自分たちで作ることもできます。できることは今は少ないかもしれませんが，多くの可能性もあるはずです。そんな気持ちで，このサークルを立ち上げようと思っています。

> 自分一人でつらい気持ちも，何人か集まれば笑いながら相談できるかもしれません。子どもも楽しい・おとなも楽しい，そんなサークルにしたいと思います。

　メンバーとして友人数名に声をかけ承諾は得ていたが，もっと多くの方と接点をもち，広く意見を聞きたかった。そこで，就学前にお世話になっていた療育機関「こまくさ学園」卒園児のお母さんたちに声をかけ，説明を兼ねた茶話会を開くことにした。活動場所も，発足間もないNPO「発達支援研究センター」が協力してくださることに決まった。1回目の茶話会では，互いの近況報告などを交え，みんなでさまざまな話をした。学校生活・家庭でのこと・家族や兄弟関係など，通う学校や学年が違っても，共通する問題のなんと多いこと。むろん，すぐに解決する問題ではないが，話すことで気持ちが整理され，さまざまな情報交換もできた。そして，子どものためと考えていたサークルは，実は親自身にとって大きな意味があることに気づいた。

　提案したサークル立ち上げについて，何人かから，その場で同意を得，まずは母親たちで定期的な会活動を始めることに決めた。それが現在の"むーみんママ"の始まりである。そして現在まで，その活動は続いている。

　サークル名の「むーみん」は，童話やアニメで有名なキャラクター，ムーミン・トロールに因んでいる。彼の暮らすムーミン谷では，個性豊かな仲間が，それぞれを尊重し合いながら，自分たちのペースでのんびり生きている。サークルの子どもたちにも，その障がいにばかりとらわれることなく互いの個性を尊重し，自分たちのできることを探してほしい，との願いを込めた命名である。

2 サークルの4本柱

　立ち上げに際して，子どもの活動はもちろん，母親・父親・兄弟それぞれの会を作ることにした。さまざまなサポートは，本人のみならず家族全員が，それぞれにとって必要なことである。

　わが家には，4歳年の離れた弟（現在，小学4年生）がいる。妊娠中に兄が障がいの診断を受け，すぐさま相談や療育機関への参加などで，なにかと兄中心の慌しい生活になった矢先に生まれた子どもである。今までも，寂しい思いや満たされない気持ちも，ずいぶんあっただろうと心が痛む。障がい児にサポートが必要なように，そのきょうだいにも同じくらいのサポートが必要である。わかっているし気にはなりながらも，十分に手をかけられない現実があり，親自身の悩みにもなっている。それをなんとかしたかった。それが，きょうだいのための"むーみんキッズ"設立理由である。

　当初の定例会時には，入園前の小さいきょうだいたちに託児ボランティアをお願いし，子どもたちは楽しい時間を過ごし，母親自身もリフレッシュすることができた。今は，だいぶ大きくなったキッズたちであるが，やがて，きょうだいであるがゆえの問題が起きたり，周囲からの心ない言葉で傷つくことも，きっと起きるだろう。そのときこそ，「キッズ」の本当の意味が問われる。親が解決してやることのできない自分自身の問題を，同じ立場の仲間で語り合い，助け合い，互いの道を拓くヒントにする，そんな場になることを願ってやまない。今はただ，静かに，その成長を見守りたい。

　そして，もうひとつ重要なのが"むーみんパパ"である。周囲を見回すと，母親が孤軍奮闘してしまう傾向が強く，父親も巻き込んだ活動にしたかった。ちょうど働き盛りとよばれる年代であり，仕事が生活の中心であるのは，むろんわかっているのだが，時に正面から子どもと向き合ってほしいと感じる母親は少なくない。また，父親自身にも同じ立場で腹を割り，気兼ねなく本音で話せる場が必要だとも常々感じていた。その"むーみんクラブ""むーみんママ""むーみんパパ""むーみんキッズ"の4つをサークルの柱に据えた。

3 実際の活動開始

　次の定例会で，どんな活動を始めるか話し合った。その頃，加入家族は10家族ほどになっていたが，自分たちに何ができるのか見当もつかなかったが，ア

クションを起こそうと，他サークル（ピーターパン・山形）のプール活動に体験参加してみた。

今でも忘れられないエピソードがある。そのプールでは，水泳帽が必要であったのだが，自分の子どもはこだわりが強く，絶対にかぶらないので参加は無理という方がいた。事前に管理者より特別に許可をもらって備えたのだが，その子はこちらの心配をよそに，周囲を観察し当然のことであるかのように，すんなり帽子をかぶった。そのとき，おとなの勝手な思い込みや決めつけが，彼らの本来の力を妨げているのかもしれないと気づいた。障がいを理由に，できないと決めつけているのは，実は親自身なのではないかと深く考えさせられた一件である。

その後，サークル独自の活動として野外の児童遊園遊びの計画を立て，サポーターを募った。その際も「発達支援研究センター」にお世話になり，羽陽短期大学のボランティアサークルを紹介していただいた。皆の協力で，第1回の活動は無事終了した。それは，立ち上げを考えてから数カ月後のことである。こんなに早く活動が始められたのも，保護者の何かをしなければ，という強い思いがあったからではないだろうか。その後，夏休みのプール活動などを経て，また新たな出会いが訪れる。

4 ボランティアサークル「清い翼」との出会い

2003年9月，市報で公募のあった野外活動イベントに何組かの親子で参加した。電車での移動時，同じグループのボランティア学生に声をかけ雑談。自分たちはこんなサークルで，活動時のボランティアを探していると話をすると，同じ車内の友人を呼んで紹介してくれた。彼女は山形県立保健医療大学の学生で，ボランティアサークルの一員であった。顧問の先生に連絡をとってみてはと薦められ，連絡先を教えていただいた。

数日後，早速サークルの案内と手紙を郵送。活動に興味をもたれた先生より，すぐさま電話連絡をいただき，研究室を訪問した。それが，この後のサークル活動の大きな転機となる，「清い翼」と「浅倉次男先生」との出会いであった。

5 「清い翼」とともに

発達心理学専門の浅倉先生のお話は興味深く，もっと，いろいろなことを教えていただきたいと思った。そこで，個人的に子どもの相談をお願いし，月に1回，定期的に面談カウンセリングを行っていただけることになった。そこでの手応えを感じた私は，思いきってサークルの顧問（アドバイザー）をお願いしてみた。多忙な日常にもかかわらず，承諾をいただけたのは幸いであった。

その後も"むーみんクラブ"独自の活動として，日帰りの電車旅行や音楽療法など，さまざまな試みを行った。また，外部のお誘いでクリスマスリース作りなどにも参加した。活動のたび，新しい発見があった。自分の子どもたちにこんなこともできる，と親自身も手ごたえを感じ，大変さのなかにも充実感があった。その際も，ボランティアとして，「清い翼」のメンバーが多数協力してくださった。その後も，カレー作り（山形学院高校・ボランティアサークル「MASK」のご協力）や，さくらんぼ狩りなどを一緒に行い，「清い翼」の方々とも，しだいに親しくなっていった。

そんななか，「清い翼」と合同の「交流芋煮会」の企画をいただいた。しかし，初めてのことであり互いに心配事もたくさんあった。慣れない場所だし，野外での火の使用もある。それでも，まずはやってみようと考えたのは，それまで一緒に活動してきた信頼感や互いの自信ではなかっただろうか。当日，「清い翼」の皆さんの綿密な準備のおかげで行事は無事に終了した。本来，使用できないはずの大学グラウンドでの煮炊きの交渉・楽しいゲーム・大人数の買い出しなど，きっと大変な負担であったと思う。感謝の一言である。また，何名かの"むーみんパパ"が初参加。初対面同士が協力し，力仕事や火の扱いなどで大活躍をみせた行事であったことも，一言付け加えておきたい。

その後，「交流芋煮会」は毎年恒例となり，今年の秋で5回目の開催となった。秋晴れの空の下，伸び伸びと遊ぶ子どもたちの姿，学生との楽しい笑いが絶えない時間を過ごした。みんなで作る山形名物芋煮の味は最高である。2年目からは山形名所の馬

見ヶ崎川の河川敷での開催となったが，他団体と同じ場所にいても，大きな迷惑をかけることなく楽しんでいる。

こうした活動が，社会性や集団でのルールを身に付けるのに役立っているのではないだろうか。楽しみながらの学習は，子どもたちの体と心に深く伝わっているに違いない。いつか，県外出身の学生に子どもたちが芋煮の作り方を伝授する，そんな日がくるかもしれない。毎年，サークルのみんなが心待ちにしている楽しい行事のひとつである。

6 わくわくキャンプへの参加

「清い翼」では毎年，夏休み中，浅倉先生指導のもと，近隣山間部にて2泊3日の療育キャンプを開催している。そのキャンプにも，今年で4回目の参加となった。どれも準備に時間をかけた丁寧な設定であり，担当者は大変な苦労であろう。しかし，そのおかげで子どもたちは，なんの心配もなく充実した時間を過ごせるのである。保護者を代表して，お礼の気持ちを伝えたい。

また，夜は懇談会が設けられており，学生・先生方（山形県立保健医療大学の他の先生も参加）・保護者が話し合いを行う。学生は担当児と接しての感想や反省，先生はコメントやアドバイス，親は感想や意見などを述べ，翌日への活動へつなげる。親たちも，普段はなかなか話せない子どもへの気持ちを話す，よい機会にもなっている。

今後は，子どもを参加させるばかりではなく，親自身も，療育キャンプの意味を再度考え直す必要性があるように感じる。また，親とは違う視点で考え，アプローチしてくれた学生の気づいた点を学べることが，このキャンプのひとつの重要な意味なのかもしれない。学び合い，高め合い，一緒に子どもたちの成長の喜びを分かち合いたい，ともに活動し，そんな感想をもった母親の私である。今後とも，互いに協力し合いながら，"むーみんクラブ"と「清い翼」の両者が，切磋琢磨し合える関係でありたいと願ってやまない。

おわりに

「子どもたちと一緒にいると楽しいから」，ボランティアへの参加理由を尋ねると，よく耳にする返事である。苦労もあるが，勇気を出し声をあげれば，助けてくれる方々がたくさんいることを毎回実感する。必要なサポートを求めることは決して恥ずかしいことではない。それに甘え，依存してしまう姿勢が恥ずかしいのである。親も学ぶ気持ちを示し，それを社会の方々に還元させてもらう。それが，子どもが受けたサポートに対するお返しになるのではないだろうか。それが，この5年間で私の出した答えである。

障がいがある＝不幸である，それが一般的な見方である。確かに足りない部分はたくさんあるし，努力だけでは補えないのも事実である。しかし，彼らにも限りない可能性があるし，人一倍の努力もする。実際，"むーみんクラブ"をとおして，数多くの嬉しい驚きを目の当たりにもした。私は，彼らのその真っすぐなエネルギーを信じ，ひたむきな努力を讃えるとともに，達成を心から期待したい。そして家族や仲間やボランティアも，それを笑顔で一緒に喜んでほしい。そこに不幸の影はあるだろうか。それは決して，お金で買うことのできないものであり，長い時間をかけ，家族や多くの方々とともに積み上げてきた成果である。

子どもは決して親だけが育てているわけではない。たくさんの方々の愛情を受けた子どもたちは，人とのかかわりが大好きになる。それは，他人に対する関心が薄いといわれている自閉の子どももまた同じである。たとえ話し言葉がなくても，その表情や身振り・態度で示してくれる。彼らはコミュニケーションの方法に難があるだけで，伝えたい気持ちも表現したい思いも，たくさんもっている。そしてそれは，彼らの心を理解したいと思った者にしか伝わらない。

"むーみんクラブ"の子どもたちは，他人とかかわるのが大好きである。それは多くの方々の温かい真心のおかげに違いない。少し不器用な彼らの心に寄り添いたいと思う気持ちが，子どもたちの深い部分に確かに伝わっている。本当に幸せな子どもたちである。

子どもの虐待やいじめは日常の話題になっているし，不登校の増加が社会問題として再び大きく取り上げられてもいる。それこそが不幸であり，誰にも届くことのない子どもたちの悲痛な叫び声に切なくなる。私には，その対極の位置で，"むーみんクラブ"の子どもたちの姿が静かに輝いて見える。それは，みんなとともに歩んだ5年間の軌跡の証そのもののように思うのである。

● 笹原洋子 ●

VII 子どもと家族

孫を介護するということ
祖父母の立場から

はじめに

　時代が高齢化社会に直面し，子どもが親を介護する世帯が増えてきていることを，地域社会に生きていて実感しているところである。老老介護という世帯も珍しくはなくなった。時代の大きな移り変わりのなかで，"介護する"ということにおいて，社会的・経済的な問題がますます深刻化していると思う。そのような背景で，高齢者である私たちが，まさか孫の介護にかかわることになろうとは，考えてもいなかったことだった。

1 ある日突然…

　私は74歳，妻（出口キヨ）は71歳であり，現在，奈良市に住んでいる。私たち夫婦には2人の子どもが生まれたが，次女は生後8カ月で病気のため亡くなった。だから長女は，私たちにとって一人娘と同じである。現在は結婚して横浜に住み，夫婦で学習塾をして生計を立てている。そのため，私たち夫婦は奈良に二人で暮らしている。60歳で定年退職になってからは健康に留意しながら，ボランティアやアルバイトをして過ごしてきた。

　娘夫婦には子どもが3人いる。長女・次女・長男の，女2人男1人である。長女と次女は，順調に元気に成長している。そして長男は，1991年12月25日のクリスマスの当日に生まれたので「聖（きよし）」と名づけた。私たち夫婦も娘夫婦も，男子誕生を心待ちにしていたし，跡取りができたことを大変喜んだ。しかし，しばらくして，その子の行動や言葉に異常がみられるようになり，娘夫婦は，いろいろな機関に相談に行った。地域療育センターの診察により自閉症とわかり，約2年間お世話になった。自閉症と聞いたときは，それがどのような病気で，どのような障害があるのか，まったく知る由もなかったが，勉強を重ねていくと大変な障害であるということがわかってきた。

　療育センターと併用して，地域の幼稚園に通園した。幼稚園の先生方にも，いろいろ面倒をかけたと聞いている。卒園後，近隣の小学校に入学した。学校の先生方とも相談し，また，先生方の計らいもあって個別支援学級に入級させていただき，先生方にお世話になりながら1年生を終えた。そして，2年生の2学期の終業式の朝，登校時に悲劇が起きたのである。

　1999年12月24日，午前8時前，家を出て集団登校するため，通学路になっている横断歩道近くの集合場所で，聖は姉2人とともにみんなを待っていた。少し遅れた児童がいて，その児童が来たとき，「来た，来た」という友達の声を聞いて道路に足を運んだ瞬間，右から徐行を怠って走行してきた乗用車にはねられた。乗用車の前部左側面ではねとばされて身体は数回転し，歩道にたたきつけられる事故にあったのである。乗用車の，取れて飛んでいった左車外ミラーで頭部と顔面を強打し口内出血を起こし，出血が口の中に充満して呼吸ができなかったようだ。顔色に血の気がなく，現場は悲惨であったと聞いている。

　救急車で大学病院の救命救急センターに運ばれたという一報が，その日の午前9時前，奈良にいた私たち夫婦のもとに入った。「聖が事故にあった。意

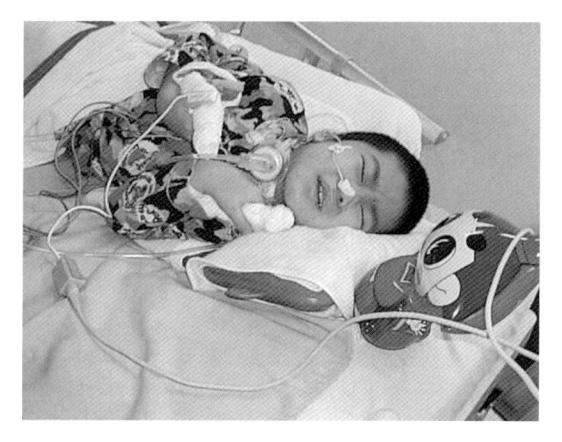

写真1 大学病院入院時（急性期）

識不明で危篤状態だ。救命救急センターに収容された」との知らせに，私たちはびっくりした。何をどうしたらよいのか，うろうろするばかりだったが，とにもかくにも，娘夫婦がいる横浜に行こうとマイカーで出発した。こんなときは，気を落ち着けて安全に走らなければいけないと思いながらも，汗ばんだ手でハンドルを握っていたことを覚えている。車内には喪服を積んでいた。

娘夫婦に状況を聞き，一緒に救命救急センターに行った。許可を得て，手足を消毒して指示に従い，治療を受けている孫の聖を見て血の気が引いた。孫の身体には，いろいろな器具が付けられ，先生方や看護師さんが真剣な態度で治療にあたっておられる。聖はピクリとも動かない。身体には低体温療法のためにマットが掛けられ，身体が冷やされていた。先生の話では，助かるか，助からないかは3日間が山だとのこと。病院と先生方にお任せするほかはない。自分たちでは，どうすることもできない（写真1）。

以前に会ったときは，あんなに元気だったのに，今見る聖は…。なんだか涙がこみあげてきた。"可哀想だ。聖は自分たちの孫だ。なんとか助かってほしい。神様，仏様，聖を！ 孫を！"と念じながら，できることなら，代われるものなら，余生短い私が代わってやりたい。"聖，頑張れ"と心のなかで祈るだけだった。しかし，もし回復しても大きな障害が残り，終生，誰かの世話になりながら一生生きるのなら，このまま意識が戻らないほうが聖には幸せかもしれない，と祖父として考えてはならないことも脳裏をかすめた。

また，事故を起こした相手の運転者に対しては，通学路で横断歩道のところに児童が集合していたら，少しは気を配り徐行してくれていたらと思うと，無性に腹が立った。幸か不幸か，神仏の加護があったのか，孫の聖は山といわれた3日間を生き延び，意識は戻らないが命は助かったのである。

それから，聖の闘病生活と，娘夫婦や聖の姉たち，そして手助けする私たち祖父母の，聖を介護する日々が始まった。

2 孫の回復を祈る日々

自分たちの子どももかわいいが，孫はまた，違ったかわいらしさがある。孫にする介護というのは，たとえそれが苦しくても，他人の孫ではできなくても，自分の孫となると別である。病気になったり，けがをしたりすると，なおのことのようである。妻も同じであろう。私たち夫婦は，孫の聖も可哀想だが，事故により娘夫婦の家庭が，生活が，壊れるのを恐れた。娘夫婦の学習塾の経営に支障をきたさないかと心配だった。

救命救急センターのスタッフの皆さんの懸命な治療により，年が明けて2000年1月中旬に集中治療室から専用病棟に移った。治療のため喉に穴を空け，症状も一進一退であり，微熱ではあるが，いつも熱があった。娘夫婦と毎日，病院に行った。短い時間しか病院にいることができなかったが，聖の様子をみるだけで気持ちが落ち着いた。

事故から約1カ月は大学病院で治療を受けていたが，病院の都合により転院することになった。もう少し入院させてほしかったのだが，結局1月下旬，自然に恵まれた，海の近くにある同じ大学病院の病棟に移った。看病に行く距離はだいぶ遠くなったが，病院はきれいで，景色もよく，環境もいいところだった。事故から1カ月経ったが，意識はまだ戻っておらず，いつも37～38℃くらいの微熱があった。転院してから，小学校の校長先生や担任の先生が相次いで見舞いに来てくれた。病院では検査を含め，いろいろな治療が始まったが，ただ手足の関節が，かな

り硬くなってきているように思った。娘夫婦と交代しながら、妻と二人の病院通いが続いた。

2月に入って、手足のリハビリテーション（以下、リハビリ）治療が始まった。意識は戻らないが目を少し開けるようになり、また、喉の穴から痰を取ったり、治療で痛かったり、苦しかったりしたときには声が出た。熱も、時には40℃に上がるときもあったが、入院中なので、すぐに処置してもらえるため心配はなかった。食事は流動食で、鼻から胃へ管で入れている。

3月に入ると、本格的なリハビリを受けるようになった。車椅子も2時間ぐらいは乗っていられるようになり、また、リハビリのせいか手足が少し動くようになった。3月末になって、目線がしっかりしてきた。人の顔をじっと見つめ、大きく開けるときれいだった。

4月、許可を得て車椅子に聖を乗せ、病院の外に出た。桜も満開で、妻と聖を連れ、少しの時間だったが花見をした。4月16日、うれしい一報である。孫の聖が声を出して笑ったのを娘夫婦が見たのである。私たち夫婦は4月20日に、その笑顔に会った。"やっと意識が回復したのかな！　3カ月と20日目だ"しかし、聖の喉の穴は、なかなかふさがらない。

5月になっても、聖の回復は期待するほどはよくならなかったが、リハビリのせいか、手足の動きは少しずつだが、よくなってきた。病室から家に帰るとき、孫は、私たちが帰るのを感じてか寂しい顔をするので、帰りの別れがつらくなってきた。そんななか、またまた転院である。6月下旬、約5カ月間お世話になった大学病院から、リハビリセンター病院に転院することになった。今回も、できれば、もう少し入院させてほしかった。

転院先のリハビリセンター病院は、前の病院とは少し雰囲気が違っていた。車椅子の患者さんが多く、リハビリの内容も、OT（作業療法）、PT（理学療法）をはじめ、心理、言語、院内学級と、施設が整っていた。ただ、娘夫婦や私たちが付き添い介護に来るのには少し遠くなった。道路が空いていると1時間と少しだが、渋滞すると2時間以上かかった。でも、頑張るしかないと思った。聖のリハビリ訓練が始まった。相部屋のため、少々トラブルがあったが、看護師さんの対応がよく、大事には至らなかった。

7月も終わりに近づいた頃から、食べる訓練が始まった。聖も、OT、PT、心理、言語と、毎日厳しい訓練が続いた。9月に入り初めての外泊許可が出て、家に帰った。リハビリも、徐々に成果が表れてきているようである。

10月、前に入院していた大学病院の看護師さんが、非番を利用して友人と病院まで見舞いに来てくれた。転院した後も気にしてくれていたのかと、大変うれしかった。小学校の先生や親戚の人たちも絶えず見舞いに来てくれた。10月中旬、流動食や水分を胃に流していた経管がはずされ、それ以後、食事は口から摂ることができるようになった。12月、聖の喉の穴を閉じる手術を耳鼻科で受けた。全身麻酔による手術で経過もよく、今ではきれいに治っている。

2001年、私たち夫婦は横浜で新年を迎えた後、しばらくは奈良に帰ることもあったが、聖の看護が気になり、できる限り病院に行くようにした。約8カ月半あまり、病院の皆さんにお世話になったが、3月中旬、リハビリセンター病院を退院することになった。退院後は月2回の通院で、治療と訓練を続けながら小学校に復学することになった。

4月から、事故前に在籍していた小学校の個別支援学級に4年生として復学することになった。聖の入院中の約1年3カ月は、妻と二人、ほとんど横浜の娘夫婦の家に住み、病院に行き聖の看護をしていた。しかし聖が復学したことにより、これから孫の介護について、どうかかわっていくか悩んだ。事故による四肢麻痺・高次脳機能障害と自閉症の障害をもつ聖。復学しても、意識回復まで4カ月近くかかり、筋肉が硬くなったのか、リハビリを受けてはいるが、まだまだ歩くことはできないので登・下校時の送迎も必要であり、衣服の着脱も1人ではできない。トイレにしても1人では行けず、風呂も食事も介助を要し、また、脳障害により知能も遅れており、言葉に関しても、声は出るがコミュニケーションができない。さらに、症状が回復するにつれて、心配していた自閉症の症状も出てきた。

聖の入院中は、私も定年退職後だったことと、妻の実家が住まいの隣だったこともあって雑用は妻の実家に助けてもらい、必要なときは奈良に戻って処理しながら、なんとかしてきた。聖の回復には月日が必要なようで、長期間の介護生活になりそうだが、

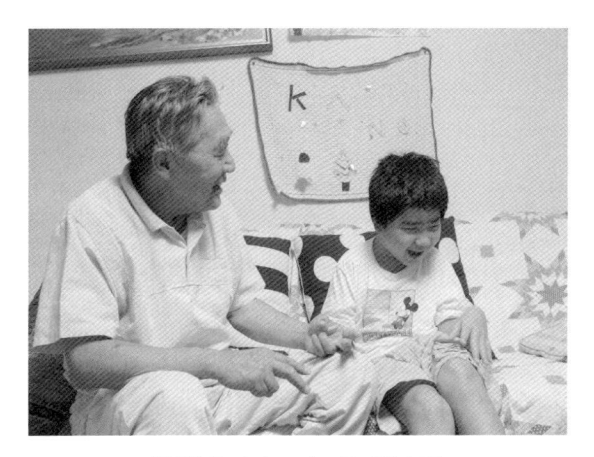

写真2 自宅でくつろぐ私と孫

奈良の家のほうも，自治会・隣組・近所の行事や付き合い，また老人会，年金の申請など，用事も結構ある。しかし，娘夫婦が自営業であることが幸いしま，聖の姉2人に手伝ってもらえることもあるので，娘夫婦と話し合い，妻は奈良にいて，私1人だけが横浜に来て，孫の介護の手助けをすることにした。

聖は，心身の発達は遅れても食べることは人間の本能なのか，よく食べ，また，食べることによりストレスを解消しているようだった。そして成長期でもあるため，事故当時よりかなり大きくなり，身長・体重も増えてきた。逆に私は，年齢的にも体力が落ちてきて介護が大変になってきた。それをカバーするためにも病院の先生方のアドバイスを受け，いろいろ考えながら，自分でできることをやるようにしている。

3 祖父母としての孫の介護

介護されることになりうる私たちが，よりによって孫の介護をしなければならないことの現実に戸惑いはあった。それは体力的にも衰えていることが原因のひとつだと思うが，その一方で，孫が私たちを当てにし，頼りにしてくれることの喜びもある。核家族化が進んでいる世帯の現実をみると，高齢者の行き場が少なくなっているのである。そういった状況のなかで，遅々として回復しない孫，聖の症状と私たちの体力の衰えに苛立ちを感じながらも，孫たちゃ，そして娘夫婦が私たちを頼りにしてくれていることへの充実感をもつことができるのはうれしい（写真2）。

ところが，ここに大きな問題があることに気がついた。物理的な孫の介護は私たち祖父母でもできることが多いのだが，娘夫婦の精神的な問題があることである。

娘夫婦は，聖が先天的障害，自閉症であるということを受容できていた。年月はかかったようだが，自閉症とともに生きるという心構えが，すでにできていたのである。その矢先に，交通事故によって，四肢麻痺と高次脳機能障害という後天的な障害を新たに負ってしまったわけである。自閉症の症状が，かなりのペースで軽くなってきていただけに，せっかく受け入れることができた「障害の受容」に関して，時計を逆回ししたような心情に陥ってしまったようだった。私たち祖父母が立ち入ることのできない娘夫婦のおかれた状況に，重い空気を感じる日々だった。

孫の聖が学校に通っているうちは，まだ行き場がある。では，彼が学校を卒業した後の行き場は…。24時間，孫をみていなければならない精神的なストレス。親亡き後の孫は，どのように生きていったらいいのか。娘夫婦は，山積している諸々の問題をかかえている。そのことに対して，私たち祖父母は，自分たちができることの限界を感じている。

2008年，みんなに支えられながら事故から9年が経った。聖は今も，通院治療を続けながら，養護学校の高等部で頑張っているが，事故による四肢麻痺・高次脳機能障害は病症固定となり，これ以上の回復は見込まれないと診断されている。それでも，私は孫の回復を信じ，できることはなんでもしたいと思っている。と同時に，私たち夫婦も70歳を超えているゆえ，年齢的な体力の衰えのため，できることの限界を感じざるを得なくなっている。しかし，聖は，私たち夫婦の孫である。孫の介護とその両親の精神的なケアを，地域社会や行政に協力していただきながら，愛情をもって，これからも温かく見守ってやりたいと思っている。

● 出口年明，出口キヨ ●

索　引

あ

愛着　35, 49, 130
　　──障害　156
　　──の質　50
　　──のパターン　49
アイデンティティ　51
アカウンタビリティ　7
赤ちゃん返り　174
明らめる孤独　254
諦める孤独　254
アスペルガー障害（症候群）　185, 187
あそび（遊び）　104, 204
アタッチメント　35, 49
アドボカシー　5
アニミズム的思考　36
アノレキシア　211
アパシー的適応機制　130
甘え　12
アメリカ教育使節団報告　61
安全基地　43
安全なおとな　252

い

医学的診断と心理・教育アセスメント　68
医学モデル　135
生き方の術　129
閾値論的仮説　155
意志の伝達　8
異性　143
依存　130
1日尿量　29
遺伝と環境　47
癒しの関係の過程　125

医療的ケア　257
医療プロセス　252
陰性感情　156
インターネット　132, 133
院内学級　13, 92
インフォームド・アセント　11, 17
インフォームド・コンセント　11, 15, 38

う

ウエルビーイング　52, 135

え

エコ・システム　137
エコロジカル・パースペクティブ　137
エリクソン　33
遠城寺式発達検査　31
援助役割　124
援助要請機能　253
延滞模倣　35
エンパワーメント　136, 138

お

オートエロティズム　175
想い　80
親ガイダンス　153
親子関係の葛藤　249
親子間のコミュニケーション　50
親になる過程　41
親の状態観察　22
親の養育態度　50

か

解決志向アプローチ　139
外在化（攻撃性など）　139, 149
解放　157
外傷後ストレス障害　199, 232
外傷性ストレス　201
改正教育基本法　89
開発史からみた知能検査の役割の変化　68
海浜学校　92
解離　205
　　──性健忘　205
カウンセリング　22, 23, 226, 236, 237
過覚醒症状　204
学習支援システム　132
学習指導要領　94
学習障害　93, 179, 187, 224
学習障害児に対する指導について　63
学習障害における知能検査の活用　73
学童期　44
家族からの分離の禁止　8
家族の介護　148
家族の動揺　115
家族療法　206
学校恐怖症　220
学校検尿　92
活動　77
　　──制限　77
家庭内暴力　166
過保護　133
感覚運動的段階　33
感覚過敏　195
環境因子　77

索引

環境調整　155
環境適応　118
環境のなかに・ある人　137
看護師　142
観察法と心理検査法　74

き

危機　12
　——介入　234
聴き手との関係性　240
気質　45
　——タイプ　46
機能障害（構造障害を含む）　77
基本的（な）信頼　43, 172, 173
　——感　47
キャリーオーバー　126
ギャンググループ　37
キュア優先型ケアリング・モデル　252
救済者ファンタジー　249
急性ストレス反応（障害）　232
清い翼　261
教育・遊びの機会の保証　8
教育基本法改正　89
教育刷新委員会　61
教育者　1
共感　157
狭義の心身症　149
協同　7
共同性　253
強迫行為　167
強迫性障害　166
拒食や過食　174
筋ジストロフィー　109
　——患者　142
勤勉性　44, 49

く

具体的操作期　37
クリップルスクール　98

クレーン現象　34
訓練　225

け

ケアリング　7
形式的操作期　37
傾聴　155
　——"受容""共感"　157
　——と共感的理解　237, 240
軽度発達障害　185
血液・腫瘍疾患　10
限界設定　156
健康学園　92
言語化　240
現実自己　224
権利　5

こ

喉咽頭機能障害　146
高機能自閉症　93, 185
広義の心身症　149
口腔ネラトン　255
攻撃　173
高次脳機能障害　266
口唇期　48
抗精神病薬　192
肯定的相互性　253
行動異常　231
行動化　228
行動観察法　74
　——としての発達検査　74
行動変容　239
行動療法　154
校内委員会　66
広汎性発達障害　187, 224
　——日本自閉症協会評定尺度　59
肛門期　49
公立養護学校整備特別措置法　62

誤嚥　146
コーピング　121
　——・クエスチョン　140
呼吸機能　28
呼吸不全　146, 147
国際疾病分類　199
国際障害分類　4, 76
国際生活機能分類　2, 76, 100
告知　131
国立特殊教育総合研究所　96
国立療養所西多賀病院　99
心の危機のサイン　151
心の相談　23
心の理論　194
個人因子　77
個人療法　206
骨年齢　30
子どもの権利条約　5
子どもの心　19
　——相談医　19
子どもの心身の健康　19
子どもの対象喪失　130
子どもの沈黙　239
子どもの病気理解　127
誤認知　205
個別支援学級　266
個別の教育支援計画　66, 88
コミュニケーション　13
　——能力　104
　——の障害　187
今後の特別支援教育の在り方について（最終報告）　64
コンサルテーション　226
コンセント・フォーム　17
コンピテンス　138

さ

支え　225
挫折体験　168
サポート希求　121

索 引

参加 77
　　──制約 77

【し】

ジェネラリスト・ソーシャル
　　ワーク 137
自我 9, 51
　　──同一性 37, 224
視覚障害 93, 179
時間的展望 130
時間のイメージ 130
試験通学 161
自己意識 51, 132
自己イメージの歪み 233
自己概念 51
自己価値 13, 130
自己観 44
自己決定 115
　　──権 2, 12, 17
自己肯定感 152
自己効力感 12, 132, 152
自己催眠 205
自己刺激行動 175
自己実現 133
自己性愛 175
自己チェックリスト 4
自己中心性 36
自己点検べからず集 4
自己評価 224
四肢の多発骨折 229
思春期 44, 221
　　──医療 19
自傷行為 190, 192, 205
自助具 133
施設入院療法 161
自然治癒力 152
持続因子 155
自尊感情 13
自尊心 41
自体愛 175
肢体不自由 93

児童虐待の危険因子 234
児童虐待防止協会 230
児童虐待防止法 230
児童相談所 235
児童福祉法 229
児童用ウェクスラー知能
　　検査 180
死にゆく子ども 132
自発性 49
自分への信頼 240
自閉症 187, 259, 264
　　──児 41
　　──スペクトラム障害 60
自閉性障害 182, 187
自閉的精神病質 193
社会性 13, 223
　　──と情動の能力を育成する
　　　教育 52
　　──の障害 188
社会的参照 173
社会的引きこもり 169
就学基準 94
習慣的態度 45
重症心身障害 100, 109
集団療法 206
主観的体験 237
授産 98
主体・主観 80
主体性 253
「主体知」の問題 249
受容・共感 154
準備因子 155
準備状態 155
障害 77
　　──告知 198
　　──者基本計画 89
　　──者自立支援法 105
　　──に応じた柔軟な学校
　　　制度 67
　　──の重度・重複化 63
　　──の受容 267
消化管 29

情緒障害 179
情緒的引きこもり 169
常同行動 193
小児がん経験者 126
小児気管支喘息 155
小児期崩壊性障害 190
小児心身医学 149
小児心身症の医学モデル 155
小児の虐待 229
小児保健 19
承認欲求 224
情報機器 133
情報提供 114, 115, 118
将来のイメージ 130
職業指導 98
食事 146
　　──環境 147
自律遂行機能 253
自律性 43, 48
自律尊重原則 6
人格 45
　　──的活力 47
神経性習癖 151
神経性無食欲症 211
神経症的症状 166
人権擁護 5
人工呼吸器 144
診察 21, 22
心身医学的アプローチ 149
心身機能 77
心身症 96
心身障害児 98
心身相関 149
身体的・心理社会的ストレッ
　　サー 150
身体構造 77
身体的な症状 231
身体的暴行 230
身体発育曲線 25
身体不自由 99
心的外傷 12, 199
シンボル機能 36

271

心理アセスメント 104
心理教育 206
　──的介入 155
心理検査 20
心理・社会的発達理論 33, 47
心理社会の要因 149
心理相談 20
心理治療 152
心理的援助 156, 237
心理的虐待 230
心理的ストレス 128
心理的世界 132
心理的引きこもり 169
心理的変化 115
心理テスト 104
心理療法 20

す

水泳 148
髄鞘 25
睡眠障害 208
スクールカウンセラー 225, 226
スケーリング・クエスチョン 139
ストレス・コーピング 201
ストレス対処能力 128
ストレス認知 33
ストレングス 136, 138, 139
ストレンジ・シチュエーション 49
スポーツ 148

せ

生育歴 102
性格 45
生活介護 108
生活機器 133
生活教育 132
生活指導 98

生活上の引きこもり 169
正義原則 6
成功の代理体験 114
誠実 6
精神障害 165
精神症状 231
精神的麻痺 205
精神保健福祉センター 165
生態学的視点 137
成長・発達 39
性的暴行 230
生物・心理・社会モデル 77
生理的な欲求 43
積極的関心 238
積極的対処 121
摂食障害 174, 211
説明 114
　──と同意 8, 15
セルフ・コントロール 253
善行原則 6
前思春期 221
前操作的段階 33
センター的機能 88
選択権 115
選択肢 115
選択的緘黙 192
前兆形成 205

そ

増悪因子 155
早期幼児自閉症 187
双極性感情障害 59
相互援助システム 138
操作的段階 33
喪失体験 130
　──の連鎖 130
双体間輸血症候群 255
ソーシャルスキル 152
ソーシャル・レファレンシング 173

ソーシャルワーク 135, 136, 137, 138

た

退行 12, 162, 173, 174, 225
　──現象 36
対象喪失 130
「対象知」の問題 249
対処行動 128
　──の促進 114, 118
対処能力 116
対処力 138
対人関係の拒否 169
対人恐怖 166
耐性欠如 223
唾液腺 29
達成感 12, 224
多動性－衝動性 183
男根期 49
探索行為 34

ち

知性化 128
知的障害 93, 179
注意獲得的な行動 173
注意欠陥(如)/多動性障害(症候群) 93, 160, 182, 187
忠誠 6
中立性 156
聴覚障害 93, 179
長期フォローアップ外来 126
超重症児 109
腸内細菌 29
直感的思考 36
治療的信頼関係 156

つ

通級による指導 63

て

低体温療法　265
適応指導教室　224
適応力　239
テストステロン　30
デュシェンヌ型筋ジストロフィー　142
転換型ヒステリー　162
てんかん発作　192

と

動機づけ　153
登校拒否　220
統合失調症　187
統合モデル　77
逃避・回避的対処　121
同胞　22
冬眠効果　208
特別支援教育コーディネーター　66
読字障害　179
特殊教育総合研究調査協力者会議　62
特別支援学級　93
特別支援学校　93
特別支援教育　57, 61, 91
　——コーディネーター　185
　——支援員　66
　——推進体制モデル事業　64
　——におけるアセスメント　68
　——における知能検査の活用　72
　——における知能検査の役割　69
　——を推進するための制度の在り方について（答申）　64
特別支援連携協議会　66

独立行政法人国立特別支援教育総合研究所　96
トラウマ　12, 199
　——症状　201
トラッキング　139

な

内在化（うつなど）　149
内的緊張　157
納得　114
難治性・進行性疾患児　98

に

ニート者　165
二次性徴　30
二次的疾病利得　155
二次的（な）障害　59, 224
21世紀の特殊教育の在り方について（最終報告）　63
日本版デンバー式発達スクリーニング検査　31
乳児期　42
ニュールンベルク裁判　16
ニュールンベルク綱領　16
人間の行動　127
認知機能障害　187
認知行動療法　156
認知スタイルに合わせた個別的支援計画の作成　72
認知の修正　156
認知発達理論　33
認知療法　160, 162

ね

ネグレクト　230

の

脳重量　25

ノーマライゼーションの進展　63
望ましい行動　156
ノン・コンプライアンス　155

は

パーソナリティ　45
　——の形成　47
　——の層構造　46
パートナーシップ　139
肺胞　25
箱庭療法　154
パソコン　143
発達　127
　——課題　40, 47, 133, 237
　——支援　98
　——支援研究センター　261
　——障害　187
　——障がい児親の会　259
　——段階　40, 41, 114
　——の節目　33
　——評価表　100
場と時間の保証　239
鼻マスクによる人工呼吸　144
母親参照　173
場面緘黙　227
ハロウィック水泳法　148
反響言語　189
反抗的態度　36
反応性愛着障害　192, 196
反復的行動　205

ひ

ピアジェ　33
ピーターパン・山形　261
引きこもり　165
被虐待経験　156
被虐待児　59
　——症候群　229
微細脳損傷症候群　182

非社会性　223
非常事態ストレス・デブリーフィング　207
非侵襲的陽圧的換気療法　144
ヒステリー　201
人見知り　21, 35
非日常　9
描画療法　236
病気　127
　　──イメージ　128
　　──体験　238
　　──との折り合い　238
表現　225
　　──療法　225
病弱・虚弱教育　92
病弱教育　91
病弱養護学校　92
平等　8
敏感期　39

ふ

不安　129
フィードバック　115
復学　266
不適応　149, 172
　　──行動　173
不登校　171, 220
父母面接　154
プライバシーの保護　8
フラッシュバック　233
フリースクール　224
プレパレーション　118, 119
　　──ツール　115, 116
　　──の方法　114
フロアホッケー　148
プロセス・モデル　81
分離個体化　51
分離不安　35, 223

へ

ペアレントトレーニング　153
ヘルシンキ宣言　16

ほ

防衛機制　9
暴走族　173
保護者の責任　8
母子健康手帳　25
母子通園施設　256
ポジティブメンタルヘルス　52
母子分離　222
母子並行面接　163
ポストトラウマティックプレイ　204, 233
保存の概念　36
ボディ・イメージの障害　211
ホメオスターシス　150

ま

間合い　239
まき込まれること　125
マシューズ　114, 116
慢性硬膜下出血　229
慢性疾患　10, 120
慢性肺胞低換気症状　148

み

見捨てられることへの不安　172
診たて　152
ミラクル・クエスチョン　140

む

むーみんクラブ　259
無危害原則　6
むせ　146
無力化　12
無力感　12

め

目線　240

も

盲学校と聾学校の義務教育　62
モデリング　114, 116, 118
問題解決　154, 247

や

薬物療法　206
役割行動　45

ゆ

遊戯療法　154, 236
誘発因子　155
有力化　12

よ

養護学校義務制実施　62
養護学校建設費補助　62
幼児期　43
抑制と拘束　8
読み取りの確かさ　238

ら

ライフモデル　136, 137

り

リストカット　174
理想自己　223
リハビリテーション　148

索引

リフレイム 140
療育の概念 98
療育目標 103
療養意欲の低下 120
療養介護 108
リラックス 157
臨界期 39
林間学校 92
臨床心理学 24
臨床心理士 19
倫理 5

れ

例外 139
レジリアンス(レジリエンス) 52, 121
レット障害 190

欧文

A

achievement feeling 224
acting-out 228
AD/HD 93, 160, 182, 187, 259
——児 41
advocacy 5
anorexia nervosa 211
apathy 的適応機制 130
Asperger's disorder 187
Asperger's syndrome 187
attachment 49
attention asking behavior 173
attention-deficit/hyperactivity disorder 182, 187
autism 187
autistic disorder 187
autoerotism 175

B

British-Columbia 大学児童精神科 174

C

character 45
CISD 207
counseling 226
critical incident stress debriefing 207

D

disempowerment 12
DSM-Ⅳ-TR 187, 199
Duchenne muscular dystrophy 128
Duchenne 型筋ジストロフィー 128

E

ego 51
——identity 224
Emde, R. 173
EMDR 236
empowerment 12
Erikson, E. H. 33, 172
expression 225
eye movement desensitization reprocessing 236

F

Fromm, E. 172

I

ICD-10 187
ICF 2, 76, 100
——Children and Youth Version 77
——-CY 77
——-CY Japan Network 81
——関連図 79
——児童青年期版(仮訳) 77
ICIDH 4, 76
ideal self 223
International Classification of Functioning, Disability and Health 76
International Classification of Impairment Disability and Handicap 76
IT 技術 132

K

K-ABC の特徴とその解釈法 71
Kübler-Ross 131

L

LD 93, 179, 187, 259
learning disabilities 179, 187, 224

M

Mahler, M. 172
maternal referencing 173
maternal separation 222
Mathews, A. 116
MBD 182
minor brain damage syndrome 182
misperception 205
mutism 227

N

need of approval 224
non-attendance at school 220
NPPV 144
——導入 145

O

omen formation 205

P

PARS　59
PDD　187
person-in-environment　137
pervasive developmental
　disorders　187
Piaget　33
posttraumatic stress
　disorder　199
pre-adolescence　221
psychological trauma　199
PTSD　199, 232
puberty　221

Q

QOL　5, 106, 148
quality of life　106

R

regression　225

resilience　52, 121

S

school counselor　225
school phobia　220
school refusal　220
SEL　52
self-concept　51
self-consciousness　51
self evaluation　224
separation-anxiety　223
sleeper effect　208
social and emotional
　learning　52
sociality　223
social referencing　173
strange situation　49
Sullivan, H. S.　172
support　225

T

temperament　45
theory of mind　194
TOM　194
training　225
trauma　199

V

veal self　224

W

Wechsler intelligence scale for
　children　180
WHO　2
WISC　180
　——-Ⅲと K-ABC の特徴と
　その解釈法　69
　——-Ⅲの特徴とその解釈
　法　70

| JCOPY | 〈(社)出版者著作権管理機構 委託出版物〉

本書の無断複写は著作権法上での例外を除き禁じられています。
複写される場合は，そのつど事前に，下記の許諾を得てください。
(社)出版者著作権管理機構
TEL.03-3513-6969　FAX.03-3513-6979　e-mail：info@jcopy.or.jp

子どもを理解する
―「こころ」「からだ」「行動」へのアプローチ―

定価（本体価格3,000円＋税）

2008年12月10日　第1版第1刷発行
2011年 5 月 5 日　第1版第2刷発行
2018年 7 月10日　第1版第3刷発行

監　修　　浅倉　次男
発行者　　佐藤　枢
発行所　　株式会社　へるす出版
　　　　　〒164-0001　東京都中野区中野2-2-3
　　　　　電話　（03）3384-8035（販売）　　（03）3384-8155（編集）
　　　　　振替　00180-7-175971
印刷所　　広研印刷株式会社

©2008 Printed in Japan　　　　　　　　　　　〈検印省略〉
落丁本，乱丁本はお取り替えいたします。
ISBN978-4-89269-631-2